Kinderverhaltens-therapie

Grundlagen und Anwendungen

5. überarbeitete und ergänzte Auflage

Herausgegeben

von

Franz Petermann

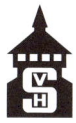

Schneider Verlag Hohengehren GmbH

Umschlaggestaltung: Gabriele Majer, Aichwald

Umschlagfoto: fotolia.de

Gedruckt auf umweltfreundlichem Papier (chlor- und säurefrei hergestellt).

Bibliografische Information der Deutschen Nationalbibliothek

Die Deutsche Nationalbibliothek verzeichnet diese Publikation in der Deutschen Nationalbibliografie; detaillierte bibliografische Daten sind im Internet über ›http://dnb.d-nb.de‹ abrufbar.

ISBN 3-8340-1430-6

Schneider Verlag Hohengehren, Wilhelmstr. 13, 73666 Baltmannsweiler

Hompage: www.paedagogik.de

Das Werk und seine Teile sind urheberrechtlich geschützt. Jede Verwertung in anderen als den gesetzlich zugelassenen Fällen bedarf der vorherigen schriftlichen Einwilligung des Verlages. Hinweis zu § 52a UrhG: Weder das Werk noch seine Teile dürfen ohne vorherige schriftliche Einwilligung des Verlages öffentlich zugänglich gemacht werden. Dies gilt auch bei einer entsprechenden Nutzung für Unterrichtszwecke!

© Schneider Verlag Hohengehren, 73666 Baltmannsweiler 2015
Printed in Germany – Druck: Djurcic, Schorndorf

Inhaltsverzeichnis

Vorwort 17

I. Grundlagen der Kinderverhaltenstherapie

Lernpsychologische Grundlagen

Ulrike Petermann und Franz Petermann

1.	Historische Wurzeln	21
2.	Lernprinzipien und verhaltenstherapeutische Methoden	22
3.	Klassisches Konditionieren	25
4.	Operantes Konditionieren	30
4.1	Verhalten und Konsequenzen	32
4.2	Verstärkungspläne und wichtige operante Techniken	35
4.2.1	Verstärkungspläne	35
4.2.2	Wichtige operante Techniken	37
4.3	Verzögerte Belohnung	41
4.4	Verstärkerarten und Generalisierung von Verstärkerreizen	42
4.5	Bestrafung	44
5.	Kontingenzmanagement	46
5.1	Durchführung von Kontingenzmanagement	47
5.2	Bedeutung und zukünftige Entwicklungen	48
6.	Diskriminationslernen	49
6.1	Reizdiskrimination	50
6.2	Reaktionsdiskrimination	52
6.3	Simultanes und sukzessives Diskriminationslernen	54
7.	Beobachtungslernen und sozial-kognitive Lerntheorie	55
7.1	Beobachtungslernen: Wichtige Begriffe	55
7.2	Die sozial-kognitive Lerntheorie nach Bandura	56

7.3	Neurowissenschaftliche Grundlagen des sozial-kognitiven Lernens	60
7.3.1	Grundlagen der kognitiven Repräsentation	60
7.3.2	Grundlagen der Motivation	62
8.	Hilflosigkeit und Selbstwirksamkeit	63
8.1	Kontrollierbarkeit und Vorhersagbarkeit	63
8.2	Wirksamkeits- und Ergebniserwartung	66
9.	Literatur	69

Verhaltensanalyse und Therapieplanung

Ulrike Petermann

1.	Einleitung	72
2.	Historische Wurzeln	72
3.	Grundlegende Elemente und begriffliche Vielfalt	73
3.1	Verhaltensanalyse	74
3.2	Problemanalyse	75
4.	Individualisierung versus Standardisierung	78
5.	Verhaltensanalyse in der Kinderverhaltenstherapie	79
5.1	Das SORKC-Modell	80
5.2	Informationssammlung	82
6.	Beispiele	86
6.1	Entwicklungsbezogene Verhaltensanalyse	87
6.2	Situationsbezogene Verhaltensanalyse	88
7.	Bedeutung für die Therapieplanung	91
8.	Literatur	93

II. Ausgewählte Anwendungsgebiete der Kinderverhaltenstherapie

Kinderverhaltenstherapie: Methoden und Anwendungsgebiete

Franz Petermann

1.	Einleitung	97
2.	Methoden der Kinderverhaltenstherapie	98
3.	Anwendungsgebiete der Kinderverhaltenstherapie	100
4.	Komplexe Verhaltenstrainings	102
5.	Voraussetzungen für komplexe Verhaltenstrainings	103
6.	Anforderungen an komplexe Verhaltenstrainings	104
7.	Zur Effektivität von komplexen Verhaltenstrainings	105
8.	Qualitätssicherung in der Kinderverhaltenstherapie	106
9.	Literatur	107

Verhaltenstherapie in der Frühförderung

Reiner Hasmann, Thomas Pietzsch, Aline Dörr, Nikola Del Fabro und Olaf Hampel

1.	Einführendes Beispiel	109
2.	Spezifika des Anwendungsbereichs	111
2.1	Entwicklungsstörungen mit Indikation zur Verhaltenstherapie	111
2.2	Ursachen von Entwicklungsstörungen	112
2.3	Prognose der Verhaltenstherapie bei Entwicklungsstörungen	112
2.4	Frühfördertherapeuten und die organisatorischen Rahmenbedingungen ihrer Arbeit	112
2.5	Eingangs- und Verlaufsdiagnostik mit Erstellung des Förder- und Behandlungsplans	113
2.6	Förderziele	114

2.6.1	Verhaltenstherapie als Strukturierung von Lernprozessen	114
2.6.2	Wichtige verhaltenstherapeutische Techniken für die Frühförderpraxis	116
3.	Anwendungsformen, Anwendungsgebiete und praktisches Vorgehen	120
3.1	Vorschulische Sprachförderung	123
3.2	Förderung von ruhigem Arbeitsverhalten bei Vorschulkindern	127
3.3	Verbesserung der Erziehungs- und Förderkompetenzen bei den Eltern	129
4.	Barrieren, Nachteile und Chancen der Kinderverhaltenstherapie	132
5.	Literatur	133

Verhaltenstherapie in der Kinder- und Jugendpsychiatrie

Lutz Goldbeck und Sylvia H. Oswald

1.	Einführendes Beispiel	136
2.	Überblick über die Versorgungsstrukturen und den klinischen Behandlungsrahmen	138
3.	Praktisches Vorgehen: Verhaltenstherapie bei Trennungsangst	140
3.1	Das Störungsbild und seine Behandlung	140
3.1.1	Klinisches Bild	140
3.1.2	Therapieziele	142
3.2	Verhaltensanalyse	143
3.2.1	Klassische Konditionierung des ängstlich-anklammernden Verhaltens	143
3.2.2	Operante Konditionierung des ängstlich-anklammernden Verhaltens	143
3.2.3	Kurz- und langfristige Kontingenzen	143
3.2.4	Kognitive Faktoren	144
3.2.5	Makroanalytische Faktoren	144

3.3	Verhaltenstherapeutische Intervention	145
3.3.1	Psychoedukation	145
3.3.2	Selbstbeobachtung und Protokoll des Verhaltens in Trennungssituationen	145
3.3.3	Kognitive Techniken	146
3.3.4	Affektregulation	146
3.3.5	Konfrontation in vivo	146
3.3.6	Rehabilitation psychosozialer Funktionen	147
3.3.7	Aufbau eines entwicklungsfördernden Erziehungsverhaltens	147
3.3.8	Beratung von Erziehern und Lehrern	148
4.	Chancen und Schwierigkeiten der Verhaltenstherapie im (teil-) stationären Rahmen	150
5.	Literatur	152

Verhaltenstherapie in der Kinderheilkunde

Meinolf Noeker

1.	Einführendes Beispiel	154
2.	Spezifika des Anwendungsbereiches	156
2.1	Pädiatrische Krankheitsbilder mit Indikation zur Verhaltenstherapie	156
2.2	Übergeordnete Interventionsstrategien	157
3.	Praktisches Vorgehen: Verhaltenstherapie bei Neurodermitis	161
3.1	Das Störungsbild und seine Behandlung	161
3.1.1	Klinisches Erscheinungsbild	161
3.1.2	Therapieziele	161
3.1.3	Juckreiz-Kratz-Zirkel	162
3.2	Lernprozesse	162
3.2.1	Respondente Konditionierung des Kratzverhaltens	162
3.2.2	Operante Konditionierung des Kratzverhaltens	163

3.2.3	Kurzfristige und langfristige Kontingenzen	164
3.2.4	Soziale Verstärkung	164
3.3	Verhaltenstherapeutische Interventionen	165
3.3.1	Stimuluskontrolle durch Therapiemitarbeit	165
3.3.2	Selbstbeobachtung und Kratzprotokoll	167
3.3.3	Kognitive und imaginative Techniken	167
3.3.4	Reaktionsbezogene Interventionen: Verhaltenseinübung von Kratzalternativen	168
3.3.5	Operante Verfahren: Kontingenzmanagement	170
3.3.6	Gewohnheitsumkehr	170
3.3.7	Gewohnheitsumkehr bei den Eltern	171
3.4	Familienberatung zu psychosozialen Folgebelastungen	172
3.5	Verhaltenstherapie assoziierter internalisierender Störungen	174
4.	Barrieren, Nachteile und Chancen der Kinderverhaltenstherapie	175
5.	Literatur	177

Verhaltenstherapie in der Kinderneuropsychologie

Anja C. Lepach und Franz Petermann

1.	Einführendes Beispiel	180
2.	Spezifika des Anwendungsbereichs	185
3.	Anwendungsformen, Anwendungsgebiete und praktisches Vorgehen	187
3.1	Neuropsychologische Diagnostik	187
3.2	Neuropsychologische Therapie	191
3.2.1	Neuropsychologische Therapie bei Kindern	191
3.2.2	Eltern- und Angehörigenberatung	192
3.3	Verhaltenstherapie und Klinische Kinderneuropsychologie	193

3.4	Exemplarische Trainings	194
4.	Barrieren, Nachteile und Chancen der Kinderverhaltenstherapie	200
5.	Literatur	200

III. Manualisierte Therapieprogramme

Was spricht für eine manualgestützte Kinderverhaltensherapie?

Franz Petermann

1.	Vor- und Nachteile von Therapiemanualen	205
2.	Anforderungen an Manuale	210
3.	Literatur	211

Programme des Nordwestdeutschen Präventionsforums: Verhaltenstrainings zur Förderung sozialer und emotionaler Kompetenzen

Ute Koglin und Franz Petermann

1.	Einleitung	212
2.	Grundlagen	213
3.	Das Verhaltenstraining im Kindergarten	216
3.1	Inhalte und Vorgehen	216
3.2	Wirksamkeit des Verhaltenstrainings im Kindergarten	219
4.	Das Verhaltenstraining für Schulanfänger	220
4.1	Inhalte und Vorgehen	220
4.2	Beschreibung der Trainingsstufen	223
4.2.1	Erste Trainingsstufe	223
4.2.2	Zweite Trainingsstufe	225
4.2.3	Dritte Trainingsstufe	227
4.2.4	Vierte Trainingsstufe	229
4.3	Wirksamkeit des Verhaltenstrainings für Schulanfänger	233

5.	Das Verhaltenstraining für Grundschüler	234
5.1	Inhalte und Vorgehen	234
5.2	Wirksamkeit des Verhaltenstrainings in der Grundschule	237
6.	Das Training mit Jugendlichen	238
6.1	Inhalte und Vorgehen	238
6.2	Wirksamkeit des Trainings mit Jugendlichen	241
7.	Zusammenfassung	242
8.	Literatur	244

Stressbewältigungstrainings

Petra Hampel und Franz Petermann

1.	Einleitung	247
2.	Stressbewältigungstrainings für Kinder und Jugendliche	249
3.	AST mit Elternbeteiligung (AST_8)	251
3.1	Trainingsziele	252
3.2	Methoden	252
3.2.1	Allgemeine Methoden	252
3.2.2	Trainingselemente	254
3.3	Rahmenbedingungen	256
3.4	Beschreibung der Sitzungen	256
4.	Weitere Versionen des AST	262
4.1	Anti-Stress-Training ohne Elternbeteiligung (AST_6)	262
4.2	Kurzversion des Anti-Stress-Trainings (AST_4)	262
4.3	Anti-Stress-Training als Baustein für andere Interventionsprogramme (AST_2)	263
4.4	Auffrischungskurs	263
4.5	AST für Erstklässler	264
4.6	Schulbasierte Versionen des AST	265

5.	Empirische Ergebnisse	265
5.1	AST im ambulanten und stationären Rahmen	265
5.2	Schulbasierte Versionen des AST	268
6.	Zusammenfassung und Ausblick	269
7.	Literatur	269

Gruppenprogramm „Stimmungsprobleme bewältigen"

Wolfgang Ihle und Dörte Jahnke

1.	Einleitung	272
2.	Diagnosekriterien	273
3.	Ursachen	274
4.	Das Programm „Stimmungsprobleme bewältigen"	277
4.1	Diagnostik	278
4.2	Übersicht über das therapeutische Vorgehen	279
4.3	Ausgewählte Inhalte und Materialien	281
5.	Empirische Ergebnisse	291
6.	Schlussfolgerungen	292
7.	Literatur	293

Training mit aufmerksamkeitsgestörten Kindern

Gerhard W. Lauth und Peter F. Schlottke

1.	Erscheinungsbild	296
2.	Diagnosekriterien und Differenzialdiagnostik	300
3.	Ursachen	302
4.	Diagnostik und therapeutisches Vorgehen	304
4.1	Diagnostik zum Aufmerksamkeitstraining	305
4.2	Übersicht über das therapeutische Vorgehen	307

4.3	Basistraining: Training von Basisfertigkeiten und einfacher Verhaltensregulation	308
4.4	Strategietraining zur Einübung von Verhaltensorganisation (Planungsfertigkeiten)	310
4.5	Begleitende Anleitung von Eltern und Lehrern	312
5.	Empirische Ergebnisse	314
6.	Literatur	317

Training mit aggressiven Kindern

Franz Petermann

1.	Erscheinungsbild	319
2.	Diagnosekriterien	320
3.	Ursachen	321
4.	Diagnostik und therapeutisches Vorgehen	324
4.1	Diagnostik	324
4.2	Ziele des Trainings	326
4.3	Übersicht über das therapeutische Vorgehen	328
4.4	Ausgewählte Inhalte und Materialien	332
5.	Empirische Ergebnisse	334
6.	Literatur	337

Training mit sozial unsicheren Kindern

Ulrike Petermann

1.	Erscheinungsbild	340
2.	Diagnosekriterien	341
3.	Ursachen	343
4.	Diagnostik und therapeutisches Vorgehen	345
4.1	Diagnostik	345

4.2	Ziele des Trainings	346
4.3	Übersicht über das therapeutische Vorgehen	347
4.4	Ausgewählte Inhalte und Materialien	351
5.	Empirische Ergebnisse	353
6.	Literatur	356

Familienorientierte kognitiv-verhaltenstherapeutische Intervention

Fritz Mattejat und Wolfgang Ihle

1.	Bedeutung familienorientierter Interventionen	358
2.	Familienorientierte Interventionen bei spezifischen Störungsbildern	361
2.1	Allgemeine Hinweise	361
2.2	Aggressiv-dissoziale Störungen	361
2.3	Depressive Störungen	364
2.4	Angststörungen	364
3.	Wirksame Bestandteile familienorientierter Interventionen	365
4.	Praktisches Vorgehen am Beispiel des Familien-Kooperations-Modells	369
5.	Fallbeispiele	372
5.1	Elterntraining bei einfacher Aktivitäts- und Aufmerksamkeitsstörung (F90.0)	372
5.2	Familien-Vertragsmanagement bei Trennungsangststörung mit Schulverweigerung (F93.0)	374
5.3	Multisystemische Therapie (MST) bei Störung des Sozialverhaltens mit depressiver Störung (F92.0) und Cannabisabusus (F12.1)	376
6.	Literatur	378

Glossar 383

Sachwortregister 403

Verzeichnis der Autorinnen und Autoren 415

Vorwort

Die Ursprünge der Kinderverhaltenstherapie kann man in das Jahr 1924 zurückverfolgen. In diesem Jahr wurde eine Falldarstellung von Mary Cover Jones veröffentlicht, in der man zeigte, wie man mit einer systematischen Desensibilisierung eine Phobie bei Kindern erfolgreich behandeln kann. Bis in die 60er Jahre des letzten Jahrhunderts war in Deutschland jedoch die Kinderverhaltenstherapie weitgehend unbekannt. Erst Anfang der 70er Jahre wurde auf wenige Störungsbilder begrenzt (z. B. die Enuresis-Behandlung und die Förderung geistig behinderter Kinder) die Kinderverhaltenstherapie in Deutschland eingeführt. Im Jahre 1978 wurde im deutschen Sprachraum das erste kinderverhaltenstherapeutische Manual veröffentlicht (das „Training mit aggressiven Kindern"). Ab den 80er Jahren bis heute wurde eine Vielzahl weiterer kinderverhaltenstherapeutischer Behandlungsprogramme entwickelt, die heute meist in Manualform publiziert vorliegen. Erfreulicherweise sind mittlerweile viele Behandlungsprogramme empirisch gut abgesichert.

Entscheidende Impulse für die Kinderverhaltenstherapie vermittelte in den 90er Jahren die Entwicklungspsychopathologie. Die damit verbundene biopsychosoziale Perspektive trug dazu bei, mit empirisch begründeten Entwicklungsmodellen die Entstehung und den Verlauf psychischer Störungen im Kindes- und Jugendalter zu beschreiben. Erst die differenzierte Kenntnis über Ursachen, Vorläuferstörungen und klinische Verläufe gestattet es, stärker indikationsbezogene Behandlungsprogramme zu entwickeln.

Ende der 90er Jahre – als Folge des Psychotherapeutengesetzes in Deutschland – wurde die Bundesvereinigung für Verhaltenstherapie im Kindes- und Jugendalter gegründet. Mit dieser Vereinigung war es möglich, berufspolitische und Ausbildungsinteressen gezielter im Kontext der Verhaltenstherapie mit Kindern und Jugendlichen zu verfolgen. Seit 2002 verfügt die Bundesvereinigung für Verhaltenstherapie im Kindes- und Jugendalter mit der Zeitschrift „Kindheit und Entwicklung" (aus dem Hogrefe-Verlag) über ein Publikationsorgan.

Das vorliegende Buch hat eine mehr als 20-jährige Tradition: So geht die ursprüngliche Initiative zu diesem Buch auf eine Veranstaltung im Rahmen der Verhaltenstherapiewoche in Freiburg (September 1992) zurück. Aus der Dokumentation dieser Tagung, die 1993 in erster, 1994 in zweiter erweiterter Auflage erschien, resultierte eine neu gestaltete Buchpublikation im Jahre 1997. In den folgenden Jahren wurde 2003 eine zweite, 2006 eine dritte und 2011 eine vierte Auflage publiziert, die im Schwerpunkt auch detaillierte Verfahrensbeschreibungen der wichtigsten Manuale zur Kinderverhaltenstherapie enthielt bzw. über wichtige Berufsfelder informierte. Ab der dritten Auflage wurden die wichtigsten Anwendungsfelder der Kinderverhaltenstherapie (z. B. Kinderheilkunde) näher beschrieben.

Ich danke den Autorinnen und Autoren dafür, dass sie sich meinem strengen Zeitmanagement bei der Neugestaltung dieses Buches unterworfen haben. Meine Mitarbeiterin, Frau Anja Nöpel, unterstützte mich bei den Korrekturen und bei der Erstellung des Glossars. Dem Verlag, besonders Herrn Schneider, danke ich für die knapp 25-jährige Kooperation und dafür, dass ich dieses Buch aktualisieren und durch ein Glossar ergänzen durfte. Dem Leserpublikum wünsche ich eine gewinnbringende Lektüre.

Bremen, im Januar 2015   Franz Petermann

I.
Grundlagen der Kinderverhaltenstherapie

Lernpsychologische Grundlagen

Ulrike Petermann und Franz Petermann

1. Historische Wurzeln

Die erste Kinderverhaltenstherapie publizierte Lightner Witmer vor über 100 Jahren. Er behandelte einen lerngestörten Jungen, indem er sich einerseits in Diagnostik und Therapie an beobachtbarem Verhalten ausrichtete und andererseits experimentelle Ergebnisse aus der Wahrnehmungs- und Lernpsychologie seiner Zeit umsetzte (Witmer, 1907). Der nächste, in der Literatur dargestellte klinische Einzelfall stammt von Mary Cover Jones, die den Jungen Peter mit einer „Pelzphobie" erfolgreich mit systematischer Desensibilisierung behandelte. Dazu wandte sie erstmals die Prinzipien des klassischen Konditionierens im Sinne einer Gegenkonditionierung an, indem sie positive Emotionen durch Füttern auslöste und anschließend eine schrittweise Annäherung an die gefürchteten Pelzobjekte durchführte (Jones, 1924a). Systematisch untersuchte sie weitere Methoden zur Behandlung kindlicher Ängste, die heute kognitive Umstrukturierung, Modelllernen und Reizüberflutung durch direkte Konfrontation genannt werden (Jones, 1924b). Ebenfalls auf Konditionierungsprozessen beruhend waren die Behandlungsansätze des Bettnässens von Mowrer und Mowrer (1938), die, wenn auch um Verstärkungspläne und Elternarbeit erweitert, heute noch im Rahmen der Klingelmatten oder -hosen in der Kinderpsychologie ihre Anwendung finden.

Wahrnehmungs- und Lernpsychologie

Kognitive Umstrukturierung, Modelllernen, Reizüberflutung

Einen anderen Ansatz verfolgte Edward L. Thorndike, der „Lernen durch Versuch und Irrtum" in vielfältigen Tierexperimenten untersuchte und das „Gesetz der Wirkung" postulierte. Das Versuch-Irrtum-Lernen wird durch den Effekt beziehungsweise Erfolg dahingehend beeinflusst, ob und mit welcher Intensität sowie Qualität weitere Versuche, also Handlungen und Verhaltensweisen, ausgeführt werden. Damit legte Thorndike die Grundsteine für die S-R-Psychologie des Lernens (Stimulus-Response- bzw. Reiz-Reaktions-Psychologie) sowie für die operante Lernpsychologie, und zwar im Hinblick auf die Effekte von Erfolg und Misserfolg, also von folgender oder nicht eintretender Belohnung. Seine experimentell gewonnenen Ergebnisse machte Thorndike in der Pädagogik besonders für die Gestaltung von Lern- und Unterrichtsprozessen fruchtbar, indem er Verstärkungsprinzipien in Form von Belohnungen bei Lernprozessen von Schülern anwendete – ein für die damalige Zeit nicht selbstverständliches Vorgehen, stand doch Bestrafung im Vordergrund von Lern- und Erziehungsprozessen (vgl. Bower & Hilgard, 1983; Gagné, 1980).

S-R-Psychologie

Die berichteten Beispiele früher Kinderverhaltenstherapie fanden kaum Beachtung und wurden noch viel weniger von damaligen Kinderpsychotherapeuten angewandt. Besonders Witmer und Jones waren ihrer Zeit um Jahrzehnte voraus. Noch Ende der sechziger Jahre des letzten Jahrhunderts existierten gerade um die 70 Artikel zur Verhaltenstherapie mit Kindern; heute hingegen ist die diesbezügliche Literatur kaum zu überblicken.

Betrachtet man die Anfänge der Kinderverhaltenstherapie wurden am häufigsten verhaltenstherapeutische Techniken bei Kindern mit Ängsten und bei geistig behinderten oder intelligenzgeminderten Kindern angewandt (vgl. Sinzig & Schmidt, 2013). Gerade bei der letzten Gruppe von Kindern sind die klassischen Methoden, nämlich klassisches und operantes Konditionieren, wegen ihrer hohen Effektivität häufig eingesetzt worden, was von den sechziger Jahren an bis heute zutrifft. Inzwischen werden nahezu alle psychischen Störungen im Kindesalter verhaltenstherapeutisch behandelt, ob es sich um Verhaltens-, Entwicklungs- oder emotionale Störungen oder die psychosozialen Folgen körperlicher Erkrankungen handelt (vgl. F. Petermann, 2009).

Klassische Methoden = Konditionieren

2. Lernprinzipien und verhaltenstherapeutische Methoden

Wie an den historischen Ausführungen leicht zu erkennen ist, resultierten die ersten verhaltenstherapeutischen Versuche mit Kindern

- aus den Befunden der experimentellen Psychologie und
- aus der sich entwickelnden Lerntheorie.

Ausgangspunkte waren beispielsweise die Ergebnisse zur Wahrnehmung, zum Gedächtnis sowie zum Assoziationslernen, etwa von Ebbinghaus oder Thorndike, und zu verschiedenen Lernphänomenen, wie dem Lernen bedingter Reaktionen von Pawlow oder dem Lernen nach dem Gesetz der Wirkung von Thorndike oder dem Verstärkungslernen von Skinner (vgl. Bower & Hilgard, 1983; 1984; Gagné, 1980; U. Petermann, 1992). Bewusst wandten sich die empirischen Lernforscher den beobachtbaren und operationalisierbaren Phänomenen menschlichen Handelns zu und von den verdeckten, innerpsychischen Prozessen samt den phänomenologisch ausgerichteten Interpretationen ab. Es ging ihnen um die Prozesse des Neulernens, Umlernens und Verlernens, also um die zentralen Aspekte bei der Entstehung und Veränderung menschlichen Verhaltens (vgl. Perrez & Zbinden, 1996). Die Verhaltensmodifikation, ein von J. Stanley Gray 1932 erstmals verwendeter Begriff, steht folglich auch im Blickpunkt der ersten Verhaltenstherapeuten. Entsprechend den lerntheoretischen Zusammenhängen geht es dabei bis heute darum, die das Verhalten auslösenden und aufrechterhaltenden Bedingungen zu analysieren und Problemverhalten dadurch zu modifizieren, dass das Verhalten unter neue Bedingungen gebracht wird (vgl. Linden & Hautzinger, 2011; Mazur, 2004). Wenn heute interne Prozesse, wie Kognitionen, berücksichtigt und einer Kognitionsanalyse (Schulte, 1998) sowie einer kognitiven Verhaltensmodifikation (Meichenbaum, 1995) zugeführt werden, dann bedeutet dies keine Abwendung vom traditionellen verhaltenstherapeutischen

Verhaltensmodifikation

Vorgehen, vielmehr eine Erweiterung des Methodenrepertoires, um der Komplexität menschlichen Handelns gerecht zu werden.

Die Verhaltenstherapie insgesamt weist heutzutage eine beachtliche Zahl an einzelnen Verfahren auf (vgl. in Linden & Hautzinger, 2011, ca. 80 Methoden). Auch für Kinder lassen sich eine Vielzahl verhaltenstherapeutischer Methoden benennen. Für diesen Beitrag ist dabei ihre lerntheoretische Begründung von Interesse. Aus diesem Grund wurde versucht, einen Überblick über Methoden der Kinderverhaltenstherapie zu geben und diese den angewandten Lernprinzipien zuzuordnen. *Methodenvielzahl*

In Tabelle 1 sind eine Reihe gängiger Einzeltechniken sowie komplexe Verfahren aufgeführt, ohne jedoch einen Anspruch auf Vollständigkeit zu erheben. Bei der Zuordnung zu den angewandten Lernprinzipien treten Eins-zu-Eins-Zuordnungen ebenso wie Mehrfachzuordnungen auf. Das bedeutet, dass eine Methode sowohl mehreren Lernprinzipien folgen kann als auch ein Lernprinzip in mehreren Methoden realisiert ist. Der Übersicht wegen wurde jedoch die Zuordnung der Methoden auf einen Grundlagenbereich beschränkt, also zum Beispiel die Methode „Verhaltensvertrag" nur im Bereich „Selbstwirksamkeit" aufgeführt und nicht etwa auch im Bereich „operantes Konditionieren"; innerhalb der Selbstwirksamkeit können jedoch sowohl Ergebnis- als auch Wirksamkeitserwartungen (vgl. S. 67) bei einem Verhaltensvertrag von Bedeutung sein. *Selbstwirksamkeit*

Im Folgenden werden die lerntheoretischen Grundlagen analog der in Tabelle 1 aufgeführten Lernprinzipien dargestellt. Auch hierbei müssen die Ausführungen lückenhaft bleiben, da die eine oder andere frühere Theorie unberücksichtigt bleiben muss, beispielsweise Hulls systematische Verhaltenstheorie oder die Feldtheorie von Kurt Lewin (vgl. Bower & Hilgard, 1983; 1984). Die Ergebnisse neurowissenschaftlicher Forschung über Lern- und Gedächtnisprozesse können hier ebenfalls nicht aufgegriffen werden (vgl. jedoch Gluck, Mercado & Myers, 2010); sie bestätigen allerdings die nach wie vor gegebene Gültigkeit von zentralen Lerntheorien, nämlich das klassische und operante Konditionieren, welche zur Gruppe des assoziativen Lernens gehören. Dabei weisen Reiz-Reaktions- sowie Reaktions-Konsequenz-Assoziationen neuronale Korrelate in Form von spezifischen Veränderungen der synaptischen Erregungsübertragung auf (vgl. Birbaumer & Schmidt, 2010; Menzel, 2001). Neuropsychologische Aspekte des Lernens zeigen sich auch in der Unterscheidung zwischen explizitem und implizitem Lernen. Die Unterscheidung betrifft nicht nur Lerngegenstände, sondern auch die jeweilige neuronale Beteiligung. An explizitem Lernen ist der mediale Bereich des Temporallappens beteiligt. Es handelt sich um ein Lernen über die Welt; das heißt, Wissen über Menschen, Orte und Dinge ist im Bewusstsein ständig verfügbar. Die Speichermechanismen des impliziten Lernens befinden sich innerhalb der an der Lernaufgabe beteiligten sensorischen und motorischen Systeme. Dieses Lernen bezieht sich also auf motorische und wahrnehmungsbezogene Fähigkeiten und somit darauf, wie etwas zu tun ist; diese Lernprozesse sind nicht bewusste Vorgänge (vgl. Birbaumer & Schmidt, 2010; Kolb & Wishaw, 1996; Kupfermann & Kandel, 1996). *Neuronale Korrelate*

Tab. 1: Überblick und Zuordnung von Lernprinzipien und Methoden.

Angewandte Lernprinzipien	Methoden der Kinderverhaltenstherapie
1. Klassisches Konditionieren	
Lernen bedingter Reaktionen	• Aversionsbehandlung • Entspannungstraining
Gegenkonditionierung	• Systematische Desensibilisierung, Konfrontation
Extinktion	• Systematische Desensibilisierung, Konfrontation
2. Operantes Konditionieren	
Belohnung	• Bekräftigung (kontingent und intermittierend) • Handlungsverstärker nach dem Premack-Prinzip • Verhaltensformung (Shaping) • Verhaltensverkettung (Chaining) • Differenzielle Verstärkung • Verstärkungs-(Token-)pläne, Münzverstärkung
Bestrafung	• Bestrafung (direkt und indirekt durch Verstärkerentzug) • Time-out-Technik (Auszeit, sozialer Ausschluss) • Ignorieren • Differenzielle Verstärkung • Verstärkungspläne: Response-Cost-Verstärkung
3. Diskriminationslernen	
Reizdiskrimination	• Reizkontrolle • Wahrnehmungstraining • Problemlösetraining • Verhaltenstraining
Reaktionsdiskrimination	• Problemlösetraining • Verhaltenstraining
4. Modelllernen	
Symbolisches Modelllernen	• Medienvermitteltes Vorbildlernen (z. B. via Film, Bildergeschichten)
Teilnehmendes Modelllernen	• Beobachtungslernen mit realem Vorbild in einer Therapiesituation • Beobachtungslernen in vivo
5. Sozial-kognitives Lernen	
Selbstkontrolle	• Selbstbeobachtung • Selbstbewertung • Selbstverstärkung • Gedankenstopp • Selbstinstruktion, Selbstverbalisation
Kognitive Umstrukturierung	• Selbstinstruktion, Selbstverbalisation • Reattributionstraining (= Neubenennen)
6. Selbstwirksamkeit und Kontrollerfahrung	
Aufbau von Ergebniserwartung	• Verhaltensvertrag • Sozialverhaltenstraining, soziales Kompetenztraining • Selbstsicherheitstraining
Aufbau von Wirksamkeits- und Kontrollerwartung	• Verhaltensvertrag • Sozialverhaltenstraining, soziales Kompetenztraining • Selbstsicherheitstraining • Verhaltensübung, Rollenspiel • Hausaufgabentechnik
Herstellen von Vorhersagbarkeit	• Sicherheitssignale setzen • Verhaltensregeln absprechen, Hausaufgabentechnik • Verhaltensvertrag einsetzen

Lernpsychologische Grundlagen

Allem lerntheoretischen Verständnis ist gemeinsam, dass Lernen immer einen Veränderungsprozess aufgrund individueller Erfahrung voraussetzt, bei dem Merkmale zu- oder abnehmen. Die Merkmale können sich auch in ihrer charakteristischen Struktur verändern (vgl. Kasten 1). Dies ist in einer operationalen Form feststellbar, auch wenn es sich um personinterne Veränderungen handelt (vgl. Klein, 1996). So ist es naheliegend, die Entstehung von psychischen und vor allem von Verhaltensstörungen lerntheoretisch zu erklären; aber auch verhaltenstherapeutisches Vorgehen selbst basiert auf Lernvorgängen (Perrez & Zbinden, 1996).

Kasten 1: Definition von Lernen.

> Lernen wird als Verhaltensänderung in einer bestimmten Situation verstanden, wobei diese Verhaltensänderung auf wiederholten Erfahrungen einer Person in dieser spezifischen Situation beruht. Von Lernprozessen sind Veränderungen im Kontext von
>
> - Wachstum,
> - angeborenen Reaktionen (zum Beispiel Lidschlagreflex),
> - passageren Zuständen aufgrund externer Einflüsse (wie Alkohol und Drogen) oder
> - internen Bedingungen (wie Unterzuckerung und Müdigkeit)
>
> zu unterscheiden. Lernen bezieht sich auf Verhalten, komplexe Handlungen, Fertigkeiten, Einstellungen, Erwartungen, Kognitionen und Emotionen. Die feststellbare Veränderung muss für einen gewissen Zeitraum bestehen bleiben; das heißt, das Lernergebnis muss wiederholt auftreten, damit von Lernen gesprochen werden kann.

Lernen = Verhaltensveränderung

3. Klassisches Konditionieren

Der Vorgang des klassischen Konditionierens wird mit einer Reihe weiterer synonymer Begriffe belegt, nämlich:

- Lernen bedingter Reaktionen,
- Lernen konditionierter Reaktionen,
- Lernen respondenten Verhaltens,
- Signallernen und
- Assoziationslernen (S-S- und S-R-Assoziation).

Weiter ist dieser lerntheoretische Ansatz mit dem Namen Pawlow und seinen Hundeexperimenten eng verknüpft, um nicht zu sagen „konditioniert". Aufgrund unzähliger Experimente mit systematisch variierten Versuchsanordnungen, beispielsweise hinsichtlich der Zeitintervalle zwischen konditioniertem und unkonditioniertem Reiz, arbeitete er seine Theorie aus und prägte bis heute viele Grundbegriffe in der Lernpsychologie einschließlich des amerikanischen Behaviorismus. Die Standardversuchsanordnung besteht darin, dass einem Hund zwei Reize gleichzeitig dargeboten werden, wovon einer unbedingt einen Reflex beim Hund auslöst. Es handelt sich zum Beispiel um Futter, welches als unkonditionierter Reiz beziehungsweise

Pawlow

Behaviorismus

Stimulus (UCS) die unkonditionierte Reaktion (UCR) beim Hund auslöst, nämlich den reflexhaften Speichelfluss. Der zweite, mit dem UCS gepaarte Reiz kann jeder beliebige, neutrale Reiz sein; erfolgt die kombinierte Reizdarbietung mehrmals hintereinander, so erhält der ehemals neutrale Reiz die Qualität des unkonditionierten Reizes und wird somit zum konditionierten Reiz, also zum CS. In den Experimenten handelt es sich beim neutralen Reiz zum Beispiel um akustische (Klingel) oder visuelle (Licht) Reize. Diese vermögen dann als CS alleine die Reaktion, nämlich den Speichelfluss, auszulösen, wodurch die ehemals unkonditionierte Reaktion nun zur konditionierten (CR) wird (vgl. Bodenmann, Perrez, Schär & Trepp, 2004; Edelmann, 2000; Mazur, 2004; Winkel, Petermann & Petermann, 2006).

Assoziationslernen

Klassisches Konditionieren

Aufgrund der assoziativen Verknüpfung eines unkonditionierten Reizes mit einem neutralen Reiz, welcher indirekt die konditionierte Reaktion auslöst (S-S-Assoziation), wird das klassische Konditionieren der Gruppe des Assoziationslernens zugeordnet. Dabei handelt es sich nicht um eine einfache Übertragung der Qualität des einen Stimulus (UCS) auf einen anderen Stimulus (CS). Das bedeutet, dass Pawlows Stimulussubstitutionstheorie als Prinzip des klassischen Konditionierens nicht ausreicht beziehungsweise in manchen Fällen nicht zutreffend ist, um Verhalten im Sinne einer konditionierten Reaktion vorherzusagen: Die konditionierte Reaktion kann der unkonditionierten sowohl sehr ähnlich als auch sehr unähnlich sein (vgl. Bower & Hilgard, 1983; Mazur, 2004). Schematisch lässt sich die Standardversuchsanordnung nach Pawlow wie folgt skizzieren (vgl. Kasten 2):

Kasten 2: Die vier Stufen des Lernprozesses einer bedingten Reaktion.

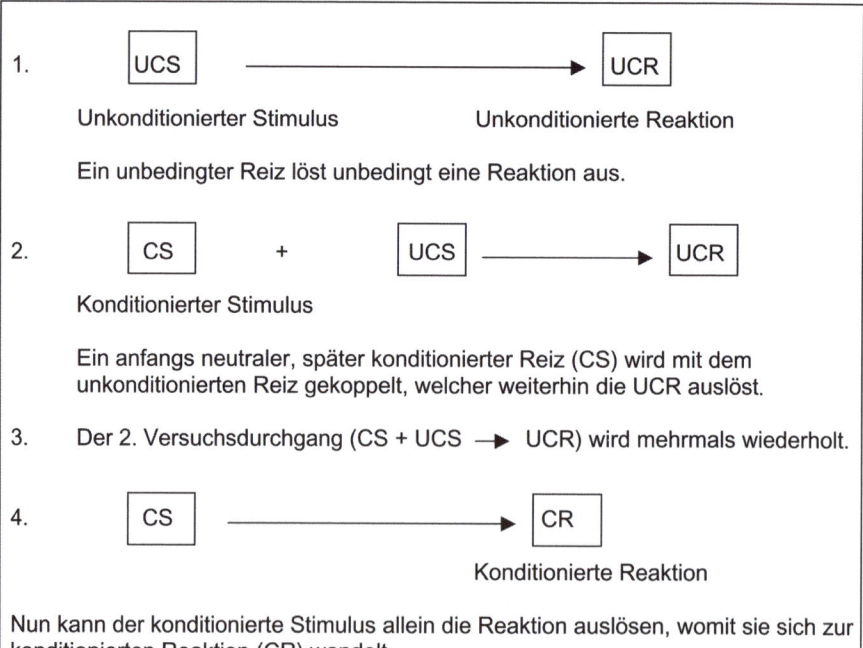

Untersuchungen konditionierter Reaktionen beim Menschen bezogen sich sowohl auf Reflexe und physiologische Reaktionen als auch auf emotionale Aspekte. Beispielsweise kann als körperliche Reaktion beim Menschen der Speichelfluss konditioniert werden, ebenso Atemreaktionen, Übelkeit, Blinzeln oder der elektrische Hautwiderstand. Gerade die physiologischen Parameter sind es, die durch Entspannungsverfahren konditioniert werden können, so dass bei entspannungsgeübten Personen anfangs neutrale Reize, wie die Worte „Warmer Arm" oder auch eine spezifische Sitz- und Körperhaltung, zu einem CS werden und körperliche Entspannungsreaktionen (CR) auslösen können (vgl. Petermann, 2014). Konditionierte emotionale Reaktionen sind zum Beispiel Schreck, Furcht oder Angst, aber auch Wut und Ärger. Schließlich sind primäre wie sekundäre Bedürfnisse, also Hunger, Durst, Sexualität sowie die Bedürfnisse nach Nähe, Geborgenheit, sozialem Anschluss oder Anerkennung, gleichermaßen konditionierbar.

Entspannungsverfahren

Die Konditionierung einer emotionalen Reaktion führten erstmals Watson und Rayner (1920) in ihrem Aufsehen erregenden Experiment mit dem kleinen Albert durch, und zwar zwischen seinem neunten und 13. Lebensmonat. Das Ergebnis bestätigte die Theorie des klassischen Konditionierens: Der kleine Albert, der zu Beginn des Versuches vor weißen Ratten keine Furcht zeigte, das Tier anfasste und streichelte, reagierte nach Abschluss des zirka fünfmonatigen Experiments schon beim Anblick der Ratte mit Angst in Form von Erschrecken, Weinen und Ähnlichem. Was war geschehen? In einer Reihe von Versuchsdurchgängen mit unterschiedlichen Unterbrechungen wurde die Anwesenheit der Ratte, bisher ein neutraler oder sogar positiver Reiz, mit einem plötzlichen und lauten Lärm gekoppelt. Der Lärm wurde mit einer Eisenstange hinter dem Kopf des Jungen erzeugt. Dieser Lärm löste als unkonditionierter Reiz Schreckreaktionen und Furcht bei Albert aus. Die Zeitgleichheit der Signale „Anblick der Ratte" und „unkontrollierbares, lautes Geräusch" führten dazu, dass das Tier zum konditionierten Reiz wandelte und allein die Angstreaktionen auslösen konnte.

Klein-Albert-Experiment

Der kleine Albert wurde auch mit anderen pelzähnlichen Objekten konfrontiert, zum Beispiel mit einem Kaninchen, einem Hund, einem Seehund-Fell und mit Watte. Watson und Rayner (1920) wollten damit feststellen, ob die Angst- und Schreckreaktionen auf ähnliche Reize generalisierten. In der Tat konnten sie in Abhängigkeit von dem Grad der Ähnlichkeit des Objektes eine Reizgeneralisierung beobachten. Bei der Watte war die Reaktion von Albert am schwächsten. Die Schlussfolgerung war: Je ähnlicher ein anderer neutraler Reiz dem konditionierten Reiz ist, umso wahrscheinlicher löst dieser ebenfalls die konditionierte Reaktion aus.

Reizgeneralisierung

Neben der zu hinterfragenden Ethik eines solchen Experimentes blieb seine Interpretation bezüglich der prinzipiellen Konditionierbarkeit eines jeden Reizes und der Reizgeneralisierung nicht ohne Kritik. Replikationsstudien zeigten nämlich, dass sich nicht jeder dargebotene Reiz zur Konditionierung und Generalisierung eignet, was der ursprünglichen Annahme der Äquipotentialität von Reizen sowie deren

Generalisierungsfähigkeit widerspricht (vgl. Perrez & Zbinden, 1996). So kann man zu Recht fragen, warum es mehr Menschen mit einer Spinnenphobie als mit einer Verkehrs- oder Auto- oder Steckdosenphobie gibt.

Die Antwort muss zwei Aspekte berücksichtigen: Zum einen bestehen individuelle Differenzen in der Konditionierbarkeit; sie hängt zum Beispiel von dem Temperament, der Angstbereitschaft, den Selbstwirksamkeitserwartungen, dem Selbstvertrauen und den Bewältigungskompetenzen für schwierige Situationen ab. Zum anderen sind Reiz-Reaktions-Verbindungen (= S-R-Assoziationen) selektiv, und zwar in Abhängigkeit phylogenetischer Voraussetzungen des Menschen (Preparedness-Hypothese). Das bedeutet, dass es ein Prinzip des biologisch vorbereiteten Lernens zu geben scheint. Nach diesem Prinzip können bestimmte Reize mit spezifischen Furcht- und Vermeidungsreaktionen schnell verknüpft werden (= adaptive Lernbereitschaft für Furcht und Angst; vgl. Seligman, 1971). So ist es leichter, Angst vor krabbelnden, kriechenden Tieren (wie Spinnen und Schlangen) zu empfinden als vor Autos oder elektrischem Strom.

Biologisch vorbereitetes Lernen

In unserer Zeit und geographischen Region ist eine Angst vor krabbelnden, kriechenden Tieren jedoch unbegründet, da Autos und Steckdosen lebensbedrohlicher als Spinnen sind. Aber bei diesen Tieren handelt es sich evolutionär betrachtet um solche Reize, die sich als Signale für eine lebensbedrohliche Situation eignen und im Laufe der Phylogenese herausbildeten. Eine solche Lernbereitschaft führt zu sehr schnellen klassischen Konditionierungen, um das Überleben einer Spezies zu garantieren. Vermutet wird, dass biologisch vorbereitetes Lernen über spezifische neuronale Vorbahnungen angelegt ist. Wenn auch diese Überlegungen plausibel und hilfreich sind, die Entstehung von spezifischen Tierphobien, Agoraphobie und sozialen Phobien sowie das damit verbundene Vermeidungsverhalten zu verstehen, so ist doch auf die uneinheitliche Ergebnislage empirischer Studien hinzuweisen (vgl. Mazur, 2004).

Lernbereitschaft

Wird ein bedingtes Verhalten eine zeitlang ausschließlich von dem konditionierten Reiz ausgelöst, dann wird die bedingte Reaktion wieder gelöscht, was auch Extinktion genannt wird. Erfährt also der kleine Albert beim Anblick der Ratte kein unkontrollierbares, lautes, erschreckendes Geräusch mehr, und zwar einige Male hintereinander, dann wird die Konditionierung wahrscheinlich wieder aufgelöst. Klein Albert verließ jedoch die Klinik, bevor „therapeutische Versuche" von Watson und Rayner (1920) folgen konnten. Wenn aber hin und wieder CS und UCS gepaart auftreten (intermittierend), bleibt die bedingte Reaktion mit großer Wahrscheinlichkeit erhalten. Aber auch wenn eine Extinktion erfolgreich stattgefunden hat, kann zeitweise das bedingte Verhalten durch den ehemals konditionierten Reiz wieder auftauchen. Dieses Phänomen wird als spontane Erholung bezeichnet. In der Therapie muss man sich auf dieses Phänomen einstellen, um nicht zum Beispiel verfrüht die Methode zu wechseln. Es ist auch hilfreich, diesen Sachverhalt einem Patienten zu erläutern, damit seine Therapiemotivation nicht allzu sehr leidet.

Um das Lernen bedingter Reaktionen effektiver zu gestalten, müssen einige Voraussetzungen gegeben sein (vgl. Gagné, 1980; U. Petermann, 1992 und Kasten 3). Die Bedingungen für effektives klassisches Konditionieren sind insofern von Bedeutung, als sie für den Abbau von Flucht- und Vermeidungsverhalten genutzt werden können. Hierzu werden beispielsweise positive Emotionen, wie Freude und sich wohl fühlen, erzeugt. Im therapeutischen Setting geschieht dies durch Entspannungsverfahren, bei Kindern manchmal auch mit Hilfe von bevorzugten Nahrungsmitteln. Die positiven Emotionen müssen einen hohen Grad von Intensität und Stabilität erreicht haben und sich leicht auslösen lassen, damit sie dann mit einem angstauslösenden Ereignis gekoppelt werden können. Durch die positiven Emotionen wird der CS, also das angstauslösende Ereignis, reziprok gehemmt. Die Angstgefühle werden auf diese Weise mit nicht zu vereinbarenden positiven Emotionen gegenkonditioniert. Das dazugehörige verhaltenstherapeutische Verfahren nennt man „systematische Desensibilisierung". Der oben geschilderte Fall Peter (Jones, 1924a) gibt ein Beispiel für eine erfolgreiche Gegenkonditionierung.

Gegenkonditionierung

Kasten 3: Voraussetzungen optimalen Lernens bedingter Reaktionen.

1. Kontiguität

Bedingter und unbedingter Reiz müssen fast zeitgleich auftreten; am günstigsten ist ein Intervall, welches zwischen Null und 1,5 Sekunden liegt.

2. Reihenfolge

Der unbedingte Reiz muss dem bedingten immer folgen; am idealsten im 0,5 Sekunden Abstand.

3. Wiederholung

Damit der konditionierte Reiz die konditionierte Reaktion auslöst, muss die gleiche Reizkombination, also CS und UCS, mehrmals auftreten. Die Anzahl der Wiederholungen hängt wiederum von verschiedenen Faktoren ab: von der Intensität des UCS, von der Art der zu konditionierenden Reaktion und von individuellen Merkmalsausprägungen, zum Beispiel der Ängstlichkeit einer Person.

Allerdings, so kritische Anmerkungen, wirkt bei der systematischen Desensibilisierung, vor allem in der Therapie mit Kindern, nicht allein das Prinzip der reziproken Hemmung. Eine Gegenkonditionierung kann auch in operanter Weise dadurch gegeben sein, dass der Therapeut positiv bekräftigt und unterstützt, zum Beispiel durch seine Anwesenheit bei In-vivo-Übungen; auch eine positive und vertrauensvolle Therapeut-Kind-Beziehung hat verstärkenden Charakter (Petermann, 2013). Schließlich kann das Therapeutenverhalten als furchtloses Modell reaktionserleichternde Funktion für einen ängstlichen Patienten haben (vgl. Schneider, 2004).

Gegenkonditionierung in operanter Weise

4. Operantes Konditionieren

Der zentrale Unterschied zwischen operantem und klassischem Konditionieren besteht darin, dass beim klassischen Konditionieren eine Person reagiert, und zwar auf einen vorausgehenden Reiz, und beim operanten Konditionieren erfährt eine Person für ihr Verhalten eine Konsequenz, also einen nachfolgenden Reiz. Ohne Verhalten/Reaktion einer Person gibt es auch keine Konsequenz. Diese Konsequenz führt je nach ihrer Art dazu, ob das vorherige Verhalten häufiger und intensiver auftritt oder gehemmt wird. Damit ist das Verhalten eine Funktion seiner Konsequenzen. Von daher liegen synonyme Begriffe zum operanten Konditionieren nahe, nämlich

Konsequenzen steuern Verhalten

- Verstärkungslernen und
- instrumentelles Lernen.

Konsequenzen werden dann als Verstärker definiert, wenn durch sie die Auftretenswahrscheinlichkeit eines Verhaltens erhöht oder erniedrigt wird (vgl. Kasten 4). Mit dem Begriff des Verstärkungslernens wird zu Recht der Name Burrhus Frederic Skinner assoziiert (vgl. Eschenröder, 2004). Skinner leistete mit seiner Forschung zum operanten Konditionieren einen wichtigen Beitrag zur Entwicklung der modernen Verhaltenstherapie (Metzger, 2005). An dieser Stelle soll jedoch auch auf die konzeptuelle Nähe zu Thorndikes „Gesetz der Wirkung" hingewiesen werden (Zimbardo & Gerrig, 2004).

Kasten 4: Konsequenzen, Verstärker und Reize.

Konsequenzen sind Ergebnisse oder Umwelteffekte, die den Handlungen beziehungsweise Verhaltensweisen folgen.

Verstärker sind zum Verhalten kontingente Konsequenzen, die die Auftretenswahrscheinlichkeit des Verhaltens verändern.

Reize sind nicht nur Verhalten auslösende Stimuli, sondern auch einem Verhalten nachfolgende Konsequenzen mit Verstärkerqualität.

Verstärker lassen sich danach differenzieren, ob sie eine positive und angenehme oder negative und aversive Reizqualität für eine Person besitzen, was individuell höchst verschieden sein kann. Angenehme Verstärker erhöhen die Verhaltenswahrscheinlichkeit, unangenehme und aversive Reize werden möglichst gemieden. Positive und negative Verstärker beziehungsweise Reize können gegeben oder auch entfernt werden, wodurch sich unterschiedliche Verstärkungs- und Bestrafungstypen ergeben. Diese Verstärkungsbedingungen lassen sich in einer Vierfeldertafel systematisieren (vgl. Edelmann, 2000; Schulte, 1998; Zimbardo & Gerrig, 2004 und Kasten 5).

Reizqualitäten

Lernpsychologische Grundlagen

Kasten 5: Vierfeldertafel zum Verstärkungslernen.

	Positiver Verstärker = angenehmer Reiz	**Negativer Verstärker** = aversiver Reiz
Darbieten	Wirkt als: Belohnung C^+ Effekt: Verhaltensaufbau Bezeichnung: Positive Verstärkung	Wirkt als: Bestrafung C^- Effekt: Verhaltensabbau Bezeichnung: Direkte Bestrafung (Typ1-Bestrafung)
Entfernen	Wirkt als: Bestrafung $\cancel{C}^+$ Effekt: Verhaltensabbau Bezeichnung: Indirekte Bestrafung (Typ 2-Bestrafung)	Wirkt als: Belohnung $\cancel{C}^-$ Effekt: Verhaltensaufbau Bezeichnung: Negative Verstärkung

Vierfeldertafel

Eine positive Verstärkung besteht demnach darin, einen angenehmen, erwünschten, belohnenden, in jedem Fall einem Verhalten nachfolgenden Reiz zu geben; dieser Reiz wird auch Konsequenz genannt. Es handelt sich hierbei um die eine Art von Belohnung. Die zweite Art von Belohnung nennt man negative Verstärkung, die nicht mit Bestrafung identisch ist; vielmehr wird ein negativer, unangenehmer Reiz entfernt. Beide Belohnungsarten erhöhen die Auftretenswahrscheinlichkeit eines operanten Verhaltens. Naheliegenderweise werden diese Formen des operanten Konditionierens zum Aufbau von erwünschten Verhaltensweisen eingesetzt.

Will man hingegen Problemverhalten löschen, das bereits ausgeprägt und gefestigt ist, so genügt es unter Umständen nicht mehr, nur die das Problemverhalten verstärkenden Bedingungen zu entfernen oder positive Verhaltensansätze zu bekräftigen. Stattdessen kann eine Bestrafung angezeigt sein, die die Auftretenswahrscheinlichkeit des Problemverhaltens reduziert. Auch bei der Bestrafung sind zwei Arten unterscheidbar: Es handelt sich um die direkte und indirekte Bestrafung. Bei der direkten Bestrafung (Typ 1) folgt ein unangenehmer und aversiver Reiz kontingent auf ein Verhalten. Wird ein positiver, angenehmer Verstärker entzogen, so stellt dies eine indirekte Bestrafung (Typ 2) dar (vgl. auch Bower & Hilgard, 1983).

Bestrafungsformen

Damit Verstärkungen optimal im Sinne des operanten Konditionierens wirken, müssen an Verstärkungsvorgänge bestimmte Bedingungen geknüpft werden (vgl. Kasten 6; vgl. Bower & Hilgard, 1983; Gagné, 1980).

Kasten 6: Bedingungen des Verstärkungslernens.

---

1. Verstärkungskontingenz

Das Lernen eines bestimmten Verhaltens ist abhängig von der direkt folgenden Konsequenz. Eine Bekräftigung muss dann einsetzen, wenn das zu lernende Verhalten auftritt, und nur bei ihm. Mit der Verstärkungskontingenz ist also die Zuverlässigkeit der Beziehung zwischen Verhalten und Konsequenz und damit deren Zusammenhang gemeint.

> **2. Kontiguität**
>
> Sie bezieht sich auf das Zeitintervall zwischen auftretender Reaktion und folgender Verstärkung. Je unmittelbarer die Verstärkung auf zu lernendes Verhalten folgt, also mit der geringst möglichen zeitlichen Differenz, umso schneller ist das Lernziel erreicht.
>
> **3. Wiederholung**
>
> Eine kontinuierliche Wiederholung der Verstärkung und eine intermittierende Verstärkung führen zu einer hohen Stabilisierung des Lernzieles. In der Regel wird ein Lerneffekt zuerst durch eine kontinuierliche Verstärkung erzielt. Mit der im zweiten Schritt realisierten intermittierenden Verstärkung wird ein operantes Verhalten löschungsresistent. Damit ist gemeint, dass eine partielle Bekräftigung, die nur bei einigen und nicht bei allen zu erlernenden Reaktionen erfolgt, diese Reaktionen stabilisiert. Die Häufigkeit der wiederholten Verstärkung hängt von der Schwierigkeit des zu lernenden Verhaltens ab, von der Unähnlichkeit bereits erlernter Verhaltensweisen sowie von den Anforderungen an die Diskriminationsleistung beim Lernvorgang (vgl. zum Diskriminationslernen Abschnitt 6).
>
> **4. Reihenfolge**
>
> Eine Verstärkung darf nie vor dem erwünschten oder zu lernenden Verhalten gegeben, sondern erst im Anschluss daran gewährt werden; dann muss sie jedoch im Sinne der Kontiguität unmittelbar erfolgen. Auf diese Weise werden die richtigen Kontingenzen im Sinne eines engen kausalen Zusammenhangs zwischen operantem Verhalten und nachfolgender Konsequenz aufgebaut.
>
> **5. Folgerichtigkeit**
>
> Wenn ein zu lernendes Verhalten gezeigt wird, dann muss die Verstärkung beginnen, aber sofort wieder aufhören, wenn das erwünschte Verhalten zurückgeht, nicht wieder auftritt oder sogar unerwünschtes Verhalten wieder beobachtbar ist.

Intermittierende Verstärkung

4.1 Verhalten und Konsequenzen

Den Einfluss von Verhaltenskonsequenzen auf Art, Häufigkeit und Stärke eines Verhaltens können wir erst einschätzen, wenn wir dasselbe Verhalten zu einem späteren Zeitpunkt beobachten. Wenn ein Verhalten zukünftig mit größerer Wahrscheinlichkeit und höherer Intensität auftritt, können wir berechtigt annehmen, dass die Konsequenzen das Verhalten im Sinne von Belohnung verstärkt haben. Von einer Bestrafung spricht man hingegen, wenn die Reaktion unwahrscheinlicher oder schwächer geworden ist. So haben die Konsequenzen die Funktion einer Bestrafung angenommen. Somit entscheidet immer die Zu- oder Abnahme von Reaktionen darüber, welche der Konsequenzen als Verstärkung oder Bestrafung aufgefasst werden müssen. Dieser Einfluss kann nur rückwirkend erschlossen werden.

Verhaltensanalyse

Dieser Verstärkungszusammenhang ist für die Erstellung einer Verhaltensanalyse unverzichtbar (vgl. Schulte, 1998 und das Kapitel zur „Verhaltensanalyse und Therapieplanung" in diesem Buch). Für jedes Kind muss die Beziehung und damit der Zusammenhang zwischen Konsequenzen und Verhalten individuell ermittelt werden.

Es ist nicht ratsam, eine Konsequenz im Voraus als Belohnung oder Bestrafung aufzufassen. Häufig stellt sich eine vermutete Belohnung als Bestrafung heraus und umgekehrt. Trotzdem sollen einige Beispiele für die vier unterschiedlichen Verstärkungsmöglichkeiten im Alltag von Kindern gegeben werden (vgl. Kasten 7). Ihre Gültigkeit im Einzelfall ist immer im Rahmen einer Verhaltensanalyse zu prüfen.

Kasten 7: Beispiele für Belohnung und Bestrafung.

Beispiele für direkte Belohnung C^+
- Ein Kind, das bei einem gemeinsamen Spiel sitzen bleibt, nicht herumzappelt und die Spielfiguren auf dem Spielbrett nicht umwirft, wird dafür von der Mutter angelacht und gelobt.
- Ein Kind räumt ohne Aufforderung die Spülmaschine aus. Die Mutter freut sich, nimmt es in den Arm, lobt das selbstständige Verhalten und bedankt sich für die Hilfe.
- Ein Kind erledigt zügig, ohne Diskussion sowie ordentlich und fehlerfrei seine Schulaufgaben. Anschließend darf es sofort zum Spielen nach draußen und zur Belohnung auch etwas später nach Hause zurückkehren.

Beispiele für direkte Bestrafung C^-
- Ein dreijähriges Kind tritt in einem Wutanfall aufgrund eines Streites sein jüngeres Geschwister. Die Mutter, die das Verhalten sieht, untersagt ihm ausdrücklich, sein kleines Geschwisterchen zu treten, und schickt das Kind zur Strafe kurz aus dem Zimmer.
- Ein neunjähriges Kind kommt am Abend eine Stunde später als verabredet vom Spielen draußen nach Hause zurück. Die Eltern sorgten sich bereits, dass dem Kind etwas zugestoßen sein könnte. Am nächsten Nachmittag darf das Kind deshalb nicht zum Spielen nach draußen.
- Ein Kind macht seine Hausaufgaben unordentlich und sehr fehlerhaft. Es muss die Schulaufgaben noch einmal anfertigen.
- Ein Kind bleibt trotz mehrmaliger Bitte nicht ruhig beim Essen sitzen. Ein Glas mit Saft fällt um. Das Kind muss unter Anleitung und Aufsicht den ausgeleerten Saft vom Tisch und Boden aufwischen.

Beispiele für indirekte Belohnung $\cancel{C}^-$
- Ein Kind wird im Kindergarten von einem anderen Kind immer wieder attackiert, zum Beispiel indem ihm ein Spielzeug weggenommen oder es geschlagen wird (= C^-). Das Kind weiß sich nicht angemessen zu wehren. Dies erzeugt bei dem Kind Angst (= C^-). Durch einen Wutausbruch und aggressives Verhalten verschafft es sich bei dem anderen Kind Respekt; das heißt, es wird nicht mehr attackiert (= $\cancel{C}^-$), wodurch seine Angst verschwindet (= $\cancel{C}^-$).

Unangenehmes beenden = indirekte Belohnung

- Ein Kind ist nachmittags alleine zuhause, da beide Eltern arbeiten und es im Heimatort keine geeigneten Betreuungsmöglichkeiten gibt. Um Einsamkeit und Langeweile (= C^-) zu vertreiben, macht es den Fernseher an. Durch das Fernsehen hat das Kind den Eindruck, nicht mehr allein und einsam zu sein (= $\cancel{C}^-$).

Beispiele für indirekte Bestrafung $\cancel{C}^+$

- Ein Kind verhält sich tagsüber wiederholt den Eltern gegenüber frech, provozierend sowie oppositionell; es darf deshalb am Abend trotz Ferien nicht länger aufbleiben und nicht mit den Eltern gemeinsam einen Fernsehfilm ansehen.
- Ein zehnjähriges Kind räumt trotz mehrmaliger Bitten und Aufforderungen der Mutter seine Spielsachen in seinem Zimmer nicht auf. Nach einigen Tagen räumt die Mutter die Spielsachen, so wie sie es angekündigt hatte, in Kisten und verschließt diese für einige Tage (= $\cancel{C}^+$). Das Kind kann nur noch mit dem verbleibenden Spielzeug, welches aufgeräumt war, spielen.

Angenehmes entziehen = indirekte Bestrafung

Problemverhalten tritt wieder auf

Wird das Problemverhalten eines Kindes falsch verstärkt, so zeigt sich analog zum klassischen auch beim operanten Konditionieren eine spontane Erholung des Verhaltens. Das bedeutet, dass ein Problemverhalten erneut auftritt, obwohl es vorher erfolgreich modifiziert worden war. Ein Beispiel verdeutlicht den Zusammenhang:

Das unangemessene Dazwischenreden eines Kindes wird durch konsequentes Ignorieren (= $\cancel{C}^+$) gelöscht. Erfährt das Kind zu einem späteren Zeitpunkt wieder Aufmerksamkeit (= C^+), wenn es dazwischenredet (= inkonsequentes Ignorieren), dann wird dieses Problemverhalten erneut häufiger auftreten. Dabei resultiert die falsche Verstärkung aus zwei Umständen:

- Das Kind kann durch sein Dazwischenreden andere beim Gespräch unterbrechen und die Aufmerksamkeit erfolgreich auf sich lenken (= C^+).
- Auch wenn das Dazwischenreden des Kindes getadelt wird, so bedeutet dies verstärkende Zuwendung (= C^+) und inkonsequentes Ignorieren (= $\cancel{C}^-$ intermittierend; s. S. 32).

Konsequentes Ignorieren

Wird ein Verhalten durch Ignorieren zu löschen versucht, was in der Regel einer indirekten Bestrafung $\cancel{C}^+$ gleichkommt, so tritt anfangs das Problemverhalten verstärkt auf, bis es schließlich bei konsequentem Ignorieren zurückgeht. Dies verlangt von Erwachsenen im Umgang mit Kindern eine hohe Erziehungskompetenz zum einen und eine Unterscheidungsfähigkeit, welches Verhalten ignorierbar ist, zum anderen.

Verstärkungsformen

Bei den bisher angesprochenen Verstärkungsformen handelte es sich implizit um Fremdverstärkung; das heißt, eine Person erfährt einen externen verstärkenden Reiz. Daneben gibt es auch die Selbstverstärkung, wenn sich beispielsweise jemand für seine Anstrengungen selbst lobt oder ein Eis gönnt. Die obigen Beispiele für eine indirekte Belohnung ¢⁻ stellen ebenfalls Selbstbekräftigungen dar. Die Selbstbekräftigung stellt eine wichtige Möglichkeit im Rahmen der Selbstkontroll- und Selbstmanagementtherapie dar (vgl. Winkel, Petermann & Petermann, 2006; s. a. Abschnitt 8). Schließlich besteht die Möglichkeit der stellvertretenden Verstärkung. Damit ist gemeint, dass eine Person eine andere dabei beobachtet, welche ihrer Handlungen verstärkende Konsequenzen erfahren. Diese Verstärkungsform spielt besonders beim Modelllernen eine Rolle (vgl. Abschnitt 7).

Selbstbekräftigung

Stellvertretende Bekräftigung

4.2 Verstärkungspläne und wichtige operante Techniken

Wenn nun die Konsequenzen darüber entscheiden, ob sich ein Verhalten zukünftig verringert oder ob es zunimmt, so rücken die Umstände, in welche die Konsequenzen eingebettet sind, ins Blickfeld. Sie lassen sich in sogenannten Verstärkungsplänen darstellen, die über die Konsequenzen Aufschluss geben. So wird ein Kind, wenn es das Wörtchen „bitte" ausspricht, um eine Süßigkeit zu bekommen, mit Süßigkeiten nur verstärkt, wenn es sich auf diese höfliche Weise verhält. Die Verstärkung erfolgt hier unmittelbar und im Sachzusammenhang „Süßigkeit erbitten", also kontingent. Durch die gezielte Veränderung von Verstärkungsplänen können komplexe Verhaltensweisen oder Verhaltensketten aufgebaut werden. Die wichtigsten operanten Techniken in diesem Zusammenhang sind

- die Verhaltensformung (Shaping),
- die Verhaltensverkettung (Chaining),
- die Verhaltensprovokation (Prompting),
- die differenzielle Verstärkung und
- die Methode der inkompatiblen Reaktionen.

Mit Hilfe der beiden letzten Methoden können zugleich unerwünschte Verhaltensweisen reduziert werden.

4.2.1 Verstärkungspläne

Verstärkungspläne geben Hinweise darüber, wie oft eine Verhaltensweise ausgeführt werden muss, bis ein Verstärker zu erwarten ist. Manchmal wird ein Verstärker erst dann vergeben, wenn eine Reihe von Bemühungen erfolgt ist. So muss ein Kind zum Beispiel erst zwei Stunden lang seine Hausaufgaben erledigen oder drei Seiten in seinem Rechenbuch bearbeiten, bevor ihm erlaubt wird fernzusehen. Wir sprechen hier von episodischer Verstärkung im Unterschied zu kontiguierter Verstärkung, bei der ein Verstärker zeitlich unmittelbar auf ein Verhalten folgt. Die letztere spielt bei Sozialkontakten eine große Rolle, wenn die Reaktionen des einen Interaktionspartners die Konsequenzen für den jeweils anderen bilden. Die unmittelbaren, wechselseitigen Verstärkungs- und Bestrafungsprozesse steuern so den Kommunikationsverlauf.

Verstärkungsformen

Verstärkungspläne lassen sich weiterhin danach unterscheiden, ob eine kontinuierliche oder intermittierende Verstärkung vorliegt. Wenn ein Kind jedes Mal, wenn es

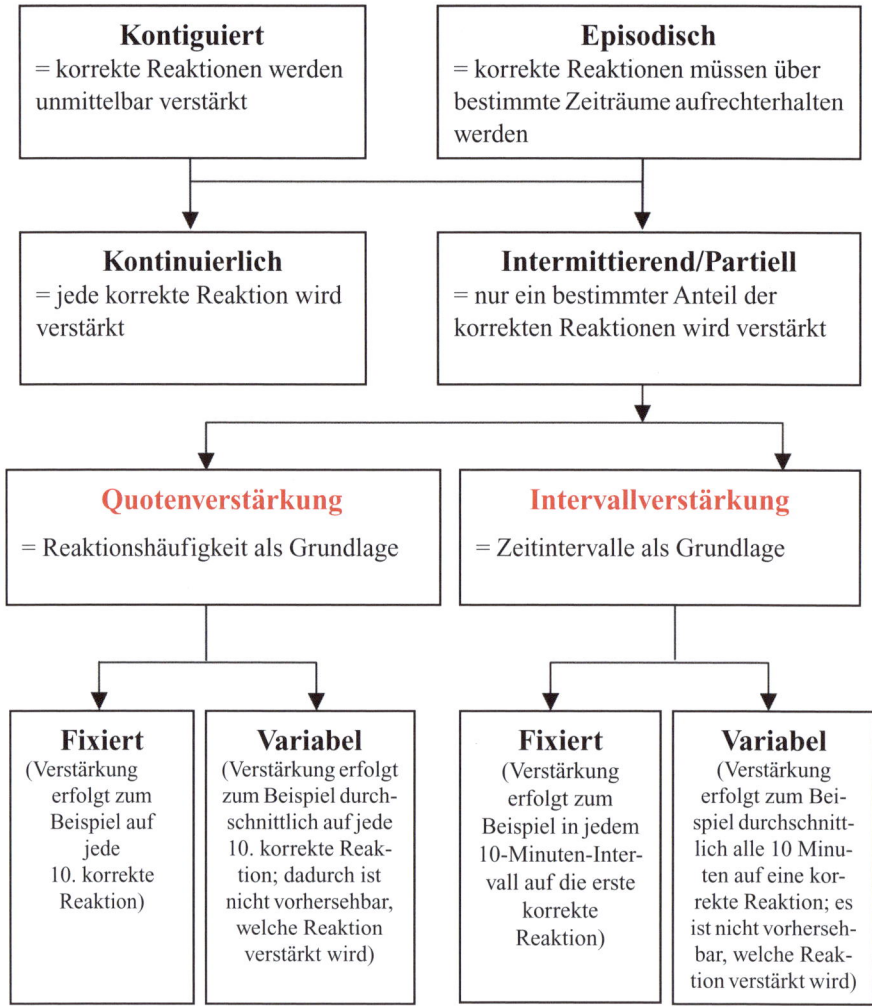

Abb. 1: Unterschiedliche Verstärkungspläne (modifiziert nach Winkel, Petermann & Petermann, 2006, S. 122).

drei Seiten in seinem Rechenbuch bearbeitet hat, die Erlaubnis erhält, eine halbe Stunde fernzusehen, so wird es kontinuierlich verstärkt. Wenn es manchmal die Erlaubnis erhält und manchmal nicht, so liegt eine intermittierende Verstärkung vor (wird auch partielle Verstärkung genannt). Intermittierende Verstärkung kann auf zwei Wegen realisiert werden: Durch Intervallverstärkungspläne (= die Verstärkung erfolgt immer auf die erste Reaktion nach einer bestimmten Zeiteinheit) und durch Quotenverstärkungspläne (= es wird nur eine bestimmte Rate aller richtigen Reaktionen verstärkt). Die Verstärkungsrate bei der intermittierenden Verstärkung kann

Verstärkungsrate

Lernpsychologische Grundlagen

jeweils fix oder variabel sein. Eine fixe Verstärkung erfolgt immer nach einem ganz bestimmten Zeitintervall (fixe Intervallverstärkung) oder immer nach einer ganz bestimmten Anzahl von gezeigten richtigen Reaktionen (fixe Quotenverstärkung). Verstärkt man dagegen unsystematisch, so handelt es sich um eine variable Form der Verstärkung (vgl. Abb. 1).

Intervall-/ Quotenverstärkung

Wenn eine Verhaltensweise neu gelernt und aufgebaut wird, erweist sich die kontinuierliche Verstärkung als die effektivste Methode. Intermittierende Verstärkung ist zu bevorzugen, wenn man erreichen möchte, dass ein neu gelerntes Verhalten stabilisiert wird und in Alltagssituationen, in denen nicht immer eine Verstärkung erfolgt, aufrechterhalten bleibt. Verstärkungspläne müssen daher so gestaltet werden, dass sie den Lernprozess am nachhaltigsten beeinflussen. Als optimal erweist sich, zu Beginn eine Verstärkung kontinuierlich zu verabreichen und anschließend, nachdem das Verhalten aufgebaut ist, zu einer intermittierenden Verstärkung überzugehen. Die Verstärkung wird dann ab und zu nicht gegeben. Dies wird als Ausblenden von Verstärkung *(Fading out)* bezeichnet.

Ausblenden (Fading out)

Ein weiterer wichtiger Aspekt bei Verstärkungsplänen betrifft die Zeitspanne, die zwischen der Ausführung des Verhaltens und dem Erhalt des Verstärkers liegt (vgl. im Kasten 6: Kontiguität). Im Allgemeinen wirkt eine Konsequenz um so erfolgreicher, je unmittelbarer sie erfolgt. Dies gilt sowohl für Verstärkung als auch für Bestrafung. Eine zeitliche Verzögerung verringert die Wirkung!

4.2.2 Wichtige operante Techniken

Damit die Auftretenshäufigkeit eines erwünschten Verhaltens durch Verstärkung erhöht werden kann, muss das Verhalten überhaupt erst einmal gezeigt werden. Dieser Sachverhalt ist keineswegs trivial, denn je nach Veranlagung und vorangegangenen Lernerfahrungen eines Kindes kann es sein, dass man auf das spontane Auftreten eines erwünschten Verhaltens (z. B. anderen Personen helfen) sehr lange oder sogar vergeblich warten muss. Erwünschtes Verhalten kann jedoch auch gezielt aufgebaut werden, indem die operanten Prinzipien der Verhaltensformung *(Shaping)*, der Verhaltensverkettung *(Chaining)* und der Verhaltensprovokation *(Prompting)* angewendet werden.

Bei der Verhaltensformung werden zunächst alle Äußerungen verstärkt, die dem gewünschten Zielverhalten ähnlich sind. Genaue Beobachtung hilft dabei, diejenigen Verhaltensweisen im Verhaltensrepertoire eines Kindes ausfindig zu machen, die dem erwünschten Verhalten tendenziell ähneln (Tharp & Wetzel, 1975). Shaping kann es durchaus erforderlich machen, zunächst „unerwünschtes" Verhalten zu verstärken, wenn dieses Verhalten stärker in die Richtung des erwünschten Verhaltens geht als anderes unerwünschtes Verhalten. Die Kriterien für Verstärkung verändern sich schrittweise; und zwar wird die Schwierigkeit, die Verstärkung zu erreichen, allmählich erhöht. Schließlich erfolgt die Verstärkung nur noch dann, wenn das Verhalten vollkommen richtig ausgeführt wird (vgl. Kasten 8). Der Verstärkungsplan kann

Shaping

zunehmend differenzierter gestaltet werden, um komplexe Verhaltensmuster in kleinen Schritten aufzubauen. Bei jeder Veränderung des Verstärkungsplans muss darauf geachtet werden, dass das Kind durch die neuen Bedingungen nicht überfordert wird.

Kasten 8: Beispiel für Verhaltensformung.

> Ein retardiertes und sprachbehindertes Kind muss anfangs nur das Wort „Keks" sagen, um seine Belohnung zu erhalten. Diese Belohnung erhält das Kind zunächst auch dann, wenn es das Wort „Keks" in einem Tonfall äußert, der unerwünscht ist. Dagegen erhält das Kind keine Belohnung, wenn es lediglich auf den Keks zeigt oder ein falsches Wort sagt. Das eigentliche Ziel wird über mehrere Zwischenschritte (z.B. „Will Keks!" oder „Bitte Keks!") erreicht, um das Kind nicht zu überfordern. Angestrebt wird letztlich, dass das Kind in höflichem Ton einen vollständigen Satz spricht: „Ich möchte gerne einen Keks, bitte!"

Häufig ist es erforderlich, nicht nur einzelne neue Verhaltensweisen, sondern ganze Abfolgen von Verhaltensweisen zu lernen (z.B. beim Kochen). Um längere Verhaltensketten aufzubauen, kann man mithilfe von Verstärkungen sukzessiv einzelne Elemente zu bestehenden Komponenten hinzufügen (Verhaltensverkettung). Ausgangspunkt des Lernprozesses ist das letzte Glied in der Verhaltenskette, das durch kontingente Verstärkung fest im Verhaltensrepertoire verankert wird (z.B. Füllen der Teller; unmittelbare Verstärkung: Essen). Dadurch gewinnt dieses Verhalten selbst die Qualität eines Verstärkers (sekundärer Verstärker; vgl. den Abschnitt 4.4). Das Verhalten kann nun (**Premack-Prinzip**; vgl. den Abschnitt 4.3) als Verstärker für neuzulernende Verhaltensschritte dienen (z.B. Wasser aufsetzen; Kartoffeln schälen). Auf diese Weise können komplexe Handlungsabläufe aufgebaut werden.

Das Vorgehen wird insbesondere bei geistig behinderten Kindern, beispielsweise zum Aufbau von Körperpflege und selbstständigem Essen, erfolgreich angewandt (vgl. Sinzig & Schmidt, 2013 und Kasten 9). Ein praktischer Vorteil des **Chainings** besteht darin, dass Verhaltensweisen als Verstärker für andere Verhaltensweisen dienen (Premack-Prinzip) und die ursprünglichen Verstärker (z.B. Essen, Geld) nicht mehr so häufig gegeben werden müssen (Tharp & Wetzel, 1975).

Lernpsychologische Grundlagen

Kasten 9: Beispiel für Verhaltensverkettung.

> Ein geistig retardiertes Kind soll lernen, selbstständig zu duschen und dabei eine sinnvolle Handlungsfolge einhalten:
>
> - Alle Kleidungsstücke ausziehen und in die Waschmaschine stecken,
> - duschen und dabei gründlich waschen,
> - abtrocknen und
> - frische Kleidung anziehen.
>
> Das Kind wird zunächst für das Anziehen frischer Kleidung verstärkt (z. B. mit Essen), später für das Abtrocknen (z. B. indem es nur dann frische Kleidung erhält, wenn es sich gut abgetrocknet hat). Ein Handtuch zum Abtrocknen erhält das Kind nur dann, wenn es sich wirklich gründlich gesäubert hat. Ist auch dieser Schritt sicher gelernt, darf das Kind nur noch duschen, wenn es vorher alle Kleidungsstücke in die Waschmaschine gesteckt hat. Damit ist die Handlungsfolge vollständig erworben.

Auch wenn ein Verhalten oder eine Verhaltensabfolge durch Verhaltensformung beziehungsweise Verhaltensverkettung erfolgreich gelernt worden ist, so kann sich weiterhin das Problem stellen, dass das erwünschte Verhalten in relevanten Situationen nicht „automatisch" gezeigt wird. Dies kann zum Beispiel daran liegen, dass ein Kind nicht erkennt, welches Verhalten in einer bestimmten Situation gefordert ist (z. B. nach dem Betreten eines Gebäudes die Tür hinter sich zu schließen), obwohl es das angemessene Verhalten eigentlich beherrscht. In diesem Fall kann das Prinzip der Verhaltensprovokation (Prompting) eingesetzt werden (vgl. Kasten 10). Dabei handelt es sich einfach um eine verbale Anweisung, bei der einem Kind gesagt wird, was es tun soll (z. B. „Bitte schließ die Tür hinter dir!").

Prompting = Verhaltensprovokation

Durch Anweisungen können jedoch auch ganz neue Verhaltensweisen oder neue Abfolgen von Verhaltensweisen gelernt werden (z. B. wenn ein Lehrer das richtige Vorgehen bei einer neuen Aufgabe erläutert). Verhaltensprovokation stellt also eine verbale Alternative zum Shaping und Chaining dar und bietet den wesentlichen Vorteil, dass neues Verhalten viel schneller und gezielter erworben werden kann. Wichtige Voraussetzungen für den Erfolg von Prompting sind, dass

Prompting führt zu beschleunigtem Lernen

- das Kind genau versteht, was mit der Anweisung gemeint ist (unklare Aufforderungen wie „Benimm dich anständig!" helfen meist wenig) und
- das erwünschte Verhalten im Anschluss an die Durchführung verstärkt wird (z. B. durch ein Lob).

Insbesondere der letzte Punkt ist sehr wichtig: Verhaltensprovokation funktioniert nur dann, wenn ein Kind weiß, dass es sich lohnt, die Anweisungen der Eltern oder Erzieher zu befolgen. Im Laufe des Lernprozesses kann Prompting auf immer unauffälligere Weise erfolgen (z. B. lediglich durch einen Blick der Mutter auf die offenstehende Tür), bis das Verhalten schließlich ganz ohne Aufforderung gezeigt wird.

Kasten 10: Beispiel für Verhaltensprovokation.

> Ein sehr schüchternes und zurückgezogenes Kind soll in der Therapie lernen, mehr auf andere Kinder zuzugehen und Kontakt mit ihnen aufzunehmen. Die neuen Verhaltensweisen werden zu Beginn der Therapie in Probesituationen herausgebildet und geübt (z. B. durch Shaping; im Rollenspiel). Im Rahmen realistischer Situationen (z. B. auf dem Spielplatz) gibt der Therapeut dem Kind zunächst sehr konkrete Anweisungen, zum Beispiel: „Frage das kleine Mädchen dort drüben, ob es mit dir zusammen eine Sandburg bauen möchte!" Befolgt das Kind die Anweisung, wird es auf jeden Fall belohnt (unabhängig vom Erfolg seines Versuchs). Die anfänglich noch sehr genauen Anleitungen zum kompetenten Sozialverhalten können mit zunehmender Sicherheit des Kindes variabler gestaltet werden, zum Beispiel: „Wähle ein Kind aus und sprich es an!" Im weiteren Verlauf der Therapie werden diese Anweisungen in Form von Selbstinstruktionen verinnerlicht.

Differenzielle Verstärkung

Wenn man ein Verhalten aufbauen und gleichzeitig ein anderes unerwünschtes abschwächen möchte, so kann man zu diesem Zweck einen Verstärkungsplan entwickeln. Das erwünschte Verhalten wird konsequent verstärkt, während man das unerwünschte entweder nie verstärkt (Löschung) oder durch Bestrafung unterdrückt. Eine solche Strategie wird als differenzielle Verstärkung eines neuen Verhaltens bezeichnet (vgl. Kasten 11).

Kasten 11: Beispiel für differenzielle Verstärkung eines neuen Verhaltens.

> Eine Mutter will ihrem Kind beibringen, wie es auf sozial angemessene Weise nach Süßigkeiten fragt. In diesem Falle würde die Mutter Sätze wie „Gib mal die Schokolade!" nicht verstärken, indem sie derart formulierte Forderungen konsequent nicht beachtet. Einer Bitte in der Form „Würdest du mir bitte etwas Schokolade geben?" würde sie nachgeben und somit die erwünschte Formulierung festigen.

Diskriminationstraining

Wird hingegen nur eine hohe, aber keine niedrige Auftrittsrate eines Verhaltens bekräftigt, dann spricht man von einer differenziellen Verstärkung großer Häufigkeit oder im umgekehrten Sinne, wenn eine niedrige Rate belohnt wird, von einer gezielten Verstärkung des seltenen Auftretens. Die differenzielle Verstärkung ähnelt dem sogenannten Diskriminationstraining (vgl. den Abschnitt 6). Bei diesem Vorgehen würde man die Bitte des Kindes „Würdest du mir einen Keks geben?" nur unter bestimmten Bedingungen verstärken. So zum Beispiel, wenn das Kind aus der Schule nach Hause kommt, jedoch nicht, wenn die Familie sich gerade an den Mittagstisch setzt.

Methode der inkompatiblen Reaktionen

Der Aufbau eines erwünschten Verhaltens bei gleichzeitigem Abbau eines unerwünschten Verhaltens kann auch durch die Methode der inkompatiblen Reaktionen erfolgen. Diesem Vorgehen liegt der Gedanke zugrunde, dass ein Kind in einer Situation nicht zwei Aktivitäten gleichzeitig ausführen kann. Eine Erhöhung der

Auftretensrate von erwünschtem Verhalten in dieser Situation geht demnach automatisch mit dem Abbau von unerwünschtem Verhalten einher. Das erwünschte Verhalten muss also verstärkt werden, damit es häufiger als vorher auftritt und für das unerwünschte Verhalten praktisch keine Zeit übrig bleibt (vgl. Kasten 12).

Erhöhte Auftretensrate von erwünschtem Verhalten senkt unerwünschtes Verhalten

Kasten 12: Beispiel zur Methode der inkompatiblen Reaktionen.

> Ein geistig behindertes Kind verbringt im Kindergarten viele Stunden damit, in stereotyper Form immer wieder bestimmte Bewegungen zu wiederholen (z. B. Schaukeln mit dem Körper; Lutschen an den Fingern). Diese unerwünschten Verhaltensweisen sollen reduziert werden. Als erwünschte, mit den Stereotypien inkompatible Verhaltensweisen werden „aktives Spielen mit anderen Kindern" und „sinnvolle Beschäftigung mit Spielzeug" angestrebt.
>
> Alle Ansätze der Kontaktaufnahme mit anderen Kindern oder des sinnvollen Spielens werden von den Erzieherinnen kontingent verstärkt (z. B. durch die Gabe einer Süßigkeit), bis sich die Häufigkeit dieser Verhaltensweisen spürbar erhöht und das stereotype Verhalten entsprechend seltener auftritt.

4.3 Verzögerte Belohnung

Verstärker sind nicht nur materielle Dinge, die Kinder für ein bestimmtes Verhalten erhalten. Manchmal kann auch ein Verhalten ein anderes belohnen. Dies hängt mit der unterschiedlichen Auftretenswahrscheinlichkeit von verschiedenen Verhaltensweisen zusammen. Wenn ein Kind aus der Schule kommt, schaltet es vielleicht eher den Fernseher ein als seine Hausaufgaben zu erledigen. Das eine Verhalten ist somit wahrscheinlicher als das andere. David Premack (1959) formulierte als erster den Grundsatz, dass ein Verhalten mit einer hohen Auftretenswahrscheinlichkeit ein Verhalten mit einer geringen Auftretenswahrscheinlichkeit bekräftigen kann (Premack-Prinzip). Eltern, die von ihrem Kind verlangen, dass es zuerst seine Hausaufgaben erledigt, bevor es den Fernseher einschaltet, wenden dieses Prinzip an. Sie stellen eine Verknüpfung zwischen dem weniger und dem eher wahrscheinlichen Verhalten her und bekräftigen dadurch die weniger wahrscheinlichen Reaktionen, also das Erledigen der Hausaufgaben.

Premack-Prinzip

Erst Unangenehmes, das Angenehme zur Belohnung

Obwohl die empirische Begründung für das Premack-Prinzip noch Fragen offen lässt (Knapp, 1976), so erlaubt es doch eine beträchtliche Erweiterung der Verstärkungsmöglichkeiten. Wir können so auf eine Vielzahl von Lieblingsaktivitäten der Kinder als Verstärker zurückgreifen. Wir lernen diese wirkungsvollen Verstärker am leichtesten und besten kennen, wenn wir ein Kind bei freien Spielaktivitäten beobachten. Um dieses Prinzip anwenden zu können, muss man die Bedingungen kontrollieren können, unter denen Verstärker gegeben oder entzogen werden. Im oben genannten Beispiel kann das Fernsehen nur dann als Verstärker eingesetzt werden, wenn die Eltern verhindern können, dass der Fernseher schon vor dem Erledigen der Hausaufgaben eingeschaltet wird. Hier liegt jedoch kein grundsätzlicher Unterschied zu anderen Methoden des operanten Konditionierens vor. Die Möglichkeit, die Bedingungen des Handelns steuern zu können, ist eine zentrale Voraussetzung für externe Verstärkung und damit für Erziehung.

4.4 Verstärkerarten und Generalisierung von Verstärkerreizen

Verhalten kann durch ganz unterschiedliche Reize verstärkt werden. Neben begehrten Objekten (z. B. schmackhafte Nahrungsmittel oder Geld) können auch angenehme Formen der sozialen Interaktion oder beliebte Verhaltensweisen (z. B. Fernsehen; Premack-Prinzip) verstärkende Qualität besitzen. Prinzipiell lassen sich daher materielle, soziale und Handlungsverstärker unterscheiden (vgl. Kasten 13).

Kasten 13: Unterschiedliche Verstärkerarten.

Beispiele für Verstärkerarten

---

1. Materielle Verstärker

Es handelt sich um Verstärker, die aus wie auch immer geartetem Material bestehen, zum Beispiel Geld, Süßigkeiten, Spielsachen, Blumen, Kleidung, Musik-CD's.

2. Soziale Verstärker

Dies sind Verstärker, die in einem angenehmen zwischenmenschlichen Kontakt bestehen; zum Beispiel Lob, Streicheln, aufmerksames Zuhören, Beifall klatschen, Zulachen, ermunternd Zurufen.

3. Handlungsverstärker

Sie bestehen darin, eine angenehme Handlung durchzuführen; zum Beispiel Spielen, Fernsehen, Lesen, Basteln, ins Kino gehen, Musik hören.

Generalisierung

Wie beim klassischen Konditionieren (vgl. Abschnitt 3) beobachtet man auch in Bezug auf verstärkende Reize das Phänomen der Generalisierung. Die Bedeutung eines Verstärkers muss nicht über die Zeit konstant bleiben; andere Reize können seine Funktion übernehmen. Reize, die verstärkend wirken, ohne dass jemals zuvor ein Lernprozess stattgefunden hat, werden als primäre Verstärker bezeichnet. Primäre Verstärker befriedigen primäre biologische Bedürfnisse, zum Beispiel nach Nahrung, Wasser, Schlaf und Aufrechterhaltung der Körpertemperatur. Es kann angenommen werden, dass auch bestimmte soziale Verstärker (z. B. Körperkontakt; Anerkennung) und Reize, die Neugier befriedigen, primärer Natur sind. Das Streben nach Kontakt und sozialem Einfluss sowie die Neugier sind Motive, die eine biologische Grundlage besitzen und daher zu den primären menschlichen Bedürfnissen gezählt werden können.

Es ist nun möglich, ursprünglich neutralen Reizen die Qualität eines Verstärkers zu verleihen, indem man einen neutralen und einen primären verstärkenden Reiz regelmäßig paarweise darbietet. Man spricht dann von sekundären Verstärkern (z. B. Urkunden oder Medaillen als Verstärker bei sportlichen Wettkämpfen). Sekundäre Verstärker erhalten ihre Verstärkerqualität also durch Lernprozesse. Wenn beispielsweise die Mutter beim Anblick eines guten Schulzeugnisses regelmäßig lächelt, das Kind in den Arm nimmt und es lobt, so können die Noten eine eigene Verstärkerqualität entwickeln. Die vormals neutralen Ziffern auf einem Blatt Papier sind zum konditionierten, erworbenen Verstärker geworden. Aus diesem Grunde können wir Verhalten von Kindern nicht nur durch primäre Verstärker wie Nahrung oder Zuwendung, sondern auch durch sekundäre Verstärker wie Schulnoten, Urkunden oder bunte Stempel bekräftigen, die zunächst nicht motivieren können.

Verstärkerqualität erlernt

Werden ursprünglich neutrale Reize mit einer großen Vielzahl unterschiedlicher primärer oder sekundärer Verstärker gekoppelt, so spricht man von generalisierten Verstärkern. Ein typischer generalisierter Verstärker ist das Geld. In Kasten 14 werden die Formen der Generalisierung von Verstärkerreizen noch einmal aufgeführt.

Kasten 14: Generalisierungsgrade von Verstärkerreizen.

---

1. Primäre Verstärker

Es handelt sich um Verstärker, die primäre Bedürfnisse befriedigen und ohne vorangegangene Lernprozesse verstärkend wirken, zum Beispiel Nahrung und Wasser. Auch grundlegende soziale Verstärker wie Anerkennung und Körperkontakt sowie Reize, die Neugier befriedigen, gehören zu dieser Gruppe.

2. Sekundäre Verstärker

Dabei handelt es sich um Reize, die ursprünglich neutral sind und ihre verstärkende Qualität durch die Paarung mit primären Reizen erhalten. Bei Kindern sind dies zum Beispiel modische Kleidung, Spielsachen oder Musik-CDs, aber auch Schulnoten.

3. Generalisierte Verstärker

Dies sind sekundäre Verstärker, die mit einer großen Zahl von primären oder sekundären Verstärkern verbunden sind; sie können gegen eine große Zahl unterschiedlicher Verstärker eingetauscht werden. Wichtige generalisierte Verstärker sind Geld und die äußeren Attribute von Macht oder Ruhm (z. B. Titel des „Superstars" oder „Supermodels").

Geld = generalisierter, sekundärer Verstärker

Ähnlich wie neutrale Reize durch Paarung mit wirkungsvollen Verstärkern eigene Verstärkerqualitäten annehmen können, so können neutrale Reize auch zu Strafreizen werden, wenn sie mit unangenehmen Reizen gekoppelt sind. Beispiele von erworbenen Strafreizen sind Tadel, missbilligendes Stirnrunzeln, Schimpfen oder Drohungen. Um diese so zu gestalten, dass sie wirksam Verhalten unterdrücken können, müssten sie mit einer Ausübung direkter, z. B. körperlicher Bestrafung, dem Wegfall von Vergünstigungen oder dem Entzug von sozialen Verstärkern, wie Aufmerksamkeit und Zuwendung, verbunden werden. Da es sich hier um Konditionie-

Konditionie-rung 2. Ordnung

rungen zweiter Ordnung handelt, die erworben werden, wird klar, warum Ermahnungen für einige Kinder bedeutsame Strafreize darstellen und für andere nicht. Ebenso ist leicht einsehbar, warum einige Kinder aufgrund ihrer persönlichen Verstärkungsgeschichte durch Lob oder Lächeln zu verstärken sind, während andere davon vollkommen unberührt bleiben.

4.5 Bestrafung

Verschiedentlich ist auf die Bestrafung als eine Form der Konsequenz im Rahmen des operanten Konditionierens eingegangen worden. Da Bestrafung sicherlich kontrovers bewertet wird, ist eine fundierte Diskussion am Platze, besonders dort, wo es sich um körperliche Strafen handelt (vgl. Reinecker, 2011).

Wenn körperliche Strafe als Konsequenz auf ein Verhalten erfolgt, dann wirkt sie als Strafreiz im Sinne des operanten Lernens, das heißt, sie verringert die Auftretenswahrscheinlichkeit des Verhaltens. Gleichzeitig stellt der zugefügte Schmerz einen unkonditionierten Reiz im Sinne des klassischen Konditionierens dar, denn er kann zu Angst mit den begleitenden physiologischen Erregungszuständen führen. Diese Verbindung von Schmerz und Angst ist gut belegt worden, auch wenn die Bedeutung von Strafe beim menschlichen Lernen im Allgemeinen noch Fragen offen lässt. Offensichtlich vermeiden Kinder ein früher einmal bestraftes Verhalten, da die mit dem Verhalten verknüpften Reize Angst auslösen. Die Angst kann das Kind dadurch verringern, indem es das bestrafte Verhalten aufgibt, das heißt es tritt Vermeidungsverhalten auf. Ein angstauslösender Reiz kann auch die bestrafende Person selbst sein. Eine solche Person würde in Zukunft gemieden werden. Je nachdem, um wen es sich hierbei handelt, mag dieser Nebeneffekt der Bestrafung wünschenswert sein oder nicht.

Vermeidungsverhalten

Wir müssen nun klären, ob mit Bestrafung ein problematisches Verhalten tatsächlich dauerhaft gehemmt werden kann. Bestrafung führt in der Tat zur Unterdrückung von Problemverhalten durch konditionierte, unangenehme Reize. Sind diese Reize nicht mehr präsent, kann das bestrafte Verhalten wieder hervortreten, besonders, wenn andere Konsequenzen auftauchen, die es bekräftigen. Aus diesem Grunde ist es wichtig, Bestrafungstechniken um Methoden zu ergänzen, die einen Aufbau von erwünschten Verhaltensalternativen gewährleisten (vgl. Petermann & Petermann, 2012; Reinecker, 2011).

Aufbau erwünschten Verhaltens

Wenn wir den Nutzen der Bestrafung als ein Verfahren der Kinderpsychotherapie angemessen einschätzen wollen, so ist es aufschlussreich, sich an die Definition der Bestrafung zu erinnern; demzufolge senkt sie die Auftretenswahrscheinlichkeit eines Verhaltens. Bestrafung umfasst also eine breite Spanne von Gegenständen und Ereignissen, unter denen zugefügter Schmerz nur die Variante darstellt, die aufgrund ihrer erwähnten emotionalen und zwischenmenschlichen Auswirkungen am problematischsten ist (Reinecker, 2011). So wurde beispielsweise nachgewiesen, dass Schüler, die von ihren Eltern körperlich bestraft wurden, ihren Mitschülern gegenüber häufiger gewalttätiges Verhalten zeigten (Kuntsche & Wicki, 2004). Zunächst sollten daher positive Bekräftigungen unterlassen, Vergünstigungen entzogen, Wiedergutmachungen oder Geldbußen auferlegt werden, bevor man als letzte Möglichkeit Schmerz zufügt. Sicherlich ist zugefügter Schmerz in den Fällen zu rechtfertigen, in denen eine konkrete Gefahr für die Gesundheit oder die Sicherheit eines Kindes besteht und keine andere Möglichkeit gegeben ist, diese abzuwenden.

Eine andere Bestrafung bei massiv oppositionellem oder aggressivem Verhalten kann die Time-out-Technik sein. Hierbei handelt es sich um eine Auszeit bei wiederholt auftretendem Problemverhalten. Die Wirkung dieser Maßnahme beruht darauf, dass alle Reize, die zu einer Eskalation der Situation beitragen könnten, ausgeschaltet werden (Reizkontrolle) und alle das Problemverhalten verstärkenden Konsequenzen (wie Aufmerksamkeit, Bedauern, Lachen oder Blickkontakt von anderen, Spaß bereitende Tätigkeiten) vermieden werden.

Auszeit

Reizkontrolle

Eine Time-out-Maßnahme wird einem Kind vorher angekündigt. Zur Durchführung der Auszeit bedarf es einer geeigneten Örtlichkeit. Die Dauer ist vorher festgelegt (ein bis zwei Minuten pro Lebensjahr eines Kindes). Die Maßnahme wird beendet, wenn ein Kind wenigstens in der letzten Minute der Auszeit seine Impulsivität und seine unangemessenen Verhaltensweisen kontrollieren kann. Im Anschluss an die Auszeit wird nach Möglichkeit an der Situation, die zur Auszeit führte, wieder angeknüpft. Das kann beispielsweise bedeuten, dass ein Kind einer zuvor gegebenen Aufforderung Folge leisten, sich bei einem anderen Kind entschuldigen und um Wiedergutmachung bemühen oder einen Schaden regulieren muss. Beendet ein Kind ohne Erlaubnis die Auszeit, wird es ruhig in die reizkontrollierte Situation zurückgebracht; als Konsequenz beginnt die Auszeit von vorne. Dies wird dem Kind kurz erklärt.

Die Ausführungen verdeutlichen, dass diese Methode geplant und gezielt, das heißt bei extremen Verhaltensweisen eines Kindes und damit eher selten, angewendet werden kann. Bei professioneller Durchführung ist die Time-out-Technik jedoch sehr erfolgreich (vgl. Petermann, Natzke, Gerken & Walter, 2013).

Damit Strafen im Sinne einer natürlichen Folge und nicht willkürlich sowie ungerecht wirken, sollten bei negativen Konsequenzen, die gegeben werden, und bei Verstärkerentzug einige Anforderungen beachtet werden:

1. Sinnvoll strafen: Ein unangemessenes Verhalten und eine Strafe müssen im Zusammenhang stehen. Hat ein Kind beispielsweise unerlaubt ferngesehen, und darf es deshalb am nächsten Tag nicht fernsehen, so ist dies ein sinnvoller Zusammenhang. Aber: Erhält ein Kind Fernsehverbot, weil es in der Schule etwas anstellte, so gibt dies für ein Kind keinen Sinn.

Strafen = natürliche Folge eines Verhaltens

2. Kontiguität beachten: Es ist bekanntermaßen der zeitliche Zusammenhang zwischen Verhalten und Konsequenz gemeint. Ein Kind hat zum Beispiel am Nachmittag aus Wut Geschirr auf den Boden geworfen. Die Mutter kündigt eine Bestrafung für den Abend an; dadurch geht dem Kind der Zusammenhang für

Verhalten und Strafe verloren. Eventuell wird sogar durch ein verspätetes Einsetzen von Strafe zwischenzeitlich gezeigtes positives Verhalten bestraft. Dies ist ein Beispiel für nicht eingehaltene Kontiguität.

3. **Person konstant halten:** Ist ein Erwachsener bei einem Fehlverhalten eines Kindes anwesend oder erlebt ein Erwachsener mit einem Kind eine Konfliktsituation, so muss der betreffende Erwachsene reagieren. Er kann dies nicht einer anderen Person übertragen. Der Satz einer Mutter „Warte nur, bis der Papa heute Abend nach Hause kommt!" signalisiert einem Kind mangelnde Erziehungskompetenz der Mutter. Die Anforderung der Kontiguität ist zudem nicht gewährleistet. Mit solchem Verhalten wird Erziehungsverantwortung abgegeben und Erziehungshilflosigkeit gezeigt.

Erziehungskompetenz

4. **Zeitliche Begrenzung:** Bei einer Bestrafung muss immer ein dem Kind vorher mitgeteiltes Ende berücksichtigt werden. Spricht zum Beispiel eine Mutter mit ihrem Kind zur Strafe den ganzen Tag nicht oder verhängt sie für eine Woche Fernsehverbot, so sind dies, vom Kriterium „sinnvoll strafen" einmal abgesehen, zu lange Zeitspannen für Strafen. Strafen werden nur selten dadurch wirkungsvoller, dass sie sich auf einen langen Zeitraum erstrecken.

Werden diese Anforderungen berücksichtigt, so bekommen Strafen durchaus einen versöhnlichen Charakter, können zu Lerneffekten führen und vermeiden unnötige Angst.

5. Kontingenzmanagement

Operantes Konditionieren

Der Begriff des Kontingenzmanagements bezieht sich auf den regelmäßigen, geplanten Einsatz von klar definierten Verhaltenskonsequenzen (z. B. Rückmeldungen, positive oder negative Verstärkung, direkte oder indirekte Bestrafung) mit dem Ziel der Verhaltenssteuerung. Kontingenzmanagement bedeutet daher die direkte Anwendung der Erkenntnisse aus der Forschung zum operanten Konditionieren, zum Beispiel im Rahmen der Kinderverhaltenstherapie. Die Besonderheit dieser Interventionsform besteht darin, dass Verhalten in der natürlichen Umgebung des Kindes unter Einbezug natürlicher Verstärker gezielt stattfindet. Dabei werden alle Bezugspersonen des betroffenen Kindes als unmittelbare Co-Therapeuten einbezogen (vgl. den Abschnitt 5.1).

Die Grundannahme des Kontingenzmanagements lautet, dass Problemverhalten durch Lernerfahrungen entsteht und aufrechterhalten wird sowie durch neue Lernerfahrungen verändert werden kann. Durch die gezielte Veränderung der Kontingenzen, also der Zusammenhänge zwischen Verhalten und Verhaltenskonsequenzen, kann unerwünschtes Verhalten wirksam beeinflusst werden.

5.1 Durchführung von Kontingenzmanagement

Im Rahmen des Kontingenzmanagements können verschiedene operante Methoden eingesetzt werden, darunter verbales Lob, Token, kontinuierliche versus intermittierende Verstärkung und variable versus fixierte Verstärkungspläne. Eine erfolgreiche Anwendung des Verfahrens setzt voraus, dass auf ein Verhalten immer die gleichen, im Sinne der erwünschten Verhaltensänderung „richtigen" Konsequenzen erfolgen. Erwünschtes Verhalten muss regelmäßig verstärkt, unerwünschtes Verhalten muss konsequent gelöscht oder bestraft werden. Da Kontingenzmanagement in der natürlichen Umwelt stattfindet, müssen die Regeln zur Verstärkung oder Bestrafung des Verhaltens unbedingt von der gesamten Umwelt der betroffenen Person eingehalten werden. Alle direkt beteiligten Personen haben daher die Funktion eines unmittelbaren Co-Therapeuten und werden für ihre Aufgabe vom Therapeuten geschult. Im Gegensatz zu Erwachsenen ist die soziale Umwelt vor allem jüngerer Kinder in der Regel noch so überschaubar, dass alle beteiligten Personen (z. B. Eltern, ältere Geschwister, Lehrer) einbezogen werden können, um die Rolle des unmittelbaren Co-Therapeuten zu übernehmen (vgl. Kasten 15).

Lob, Token

Co-Therapeuten

Kasten 15: Kontingenzmanagement bei unerwünschtem Verhalten.

> Ein Kind verwendet häufig obszöne Ausdrücke, um seine Umgebung zu provozieren und Aufmerksamkeit zu erhalten. Wenn das Kind lernen soll, diese Ausdrücke nicht mehr zu verwenden, so müssen alle Bezugspersonen des Kindes auf die gleiche Weise reagieren, wenn das Kind in ihrer Gegenwart ein solches Wort gebraucht (z. B. das Gespräch unterbrechen; sich für eine bestimmte Zeit nicht mit dem Kind beschäftigen). Durch den konsequenten Entzug des Verstärkers „Aufmerksamkeit durch schimpfen" sollte die Häufigkeit des unerwünschten Verhaltens im Lauf der Zeit sinken. Diese Regel muss jedoch von allen beteiligten Personen (unmittelbare Co-Therapeuten) konsequent eingehalten werden. Wenn sich beispielsweise nur die Eltern an die Regel halten, während sich die Lehrerin doch immer wieder provozieren lässt und mit Schelten reagiert oder wenn die Mitschüler lachen (= Zuwendung von Aufmerksamkeit), funktioniert das Kontingenzmanagement nicht und das unerwünschte Verhalten wird weiter aufrechterhalten.

Kontingenzmanagement kann bei einzelnen Kindern, aber auch bei Gruppen (z. B. Schulklassen) angewendet werden. Wichtig sind in jedem Fall die exakte Einhaltung der geplanten Kontingenzen, eine genaue Registrierung des Verhaltens und häufige Kontrollen der konkreten Durchführung (z. B. Prüfung, ob sich die geplanten Konsequenzen im Alltag realisieren lassen).

Das Verfahren dient jedoch nicht nur der Behandlung von Verhaltensstörungen. Es kann auch dazu verwendet werden, spezifische Entwicklungsbedingungen herzustellen oder zu rekonstruieren, um ein Kind geregelt zu fördern. Diese Möglichkeit ist insbesondere für die Behandlung von Kindern mit Entwicklungsstörungen oder geistiger Behinderung von großer Bedeutung. Bei diesen Kindern können mithilfe von Kontingenzmanagement zum Beispiel der sprachliche Ausdruck oder das Explorationsverhalten gefördert werden. Dazu müssen alle entsprechenden Verhaltensäußerungen kontingent verstärkt werden (z. B. erhält ein Kind einen Gegenstand zum Spielen, wenn es den Namen sagt; oder ein Kind findet in einer Box, wenn es sie genauer untersucht, eine Süßigkeit).

Entwicklungsstörung / geistige Behinderung

5.2 Bedeutung und zukünftige Entwicklungen

Studien haben gezeigt, dass es sich beim Kontingenzmanagement um eine sehr wirksame Methode handelt,

- um kindliche Verhaltensstörungen zu behandeln (DuPaul & Eckert, 1997; Gerber-von Müller et al., 2009) und
- um die Entwicklung bei Kindern mit Entwicklungsstörungen günstig zu beeinflussen (vgl. Süss-Burghart & Brack, 1991; Gunther & Hautvast, 2010).

Man kann festhalten, dass die Möglichkeiten des Kontingenzmanagements im Rahmen der Kinderpsychotherapie immer noch zu wenig genutzt werden. Als Ursachen kann man verschiedene Vermutungen aufstellen: einerseits die ideologisch begründete Bevorzugung kognitiver Methoden, wie sie auch bei der Therapie von Erwachsenen angewendet werden (z. B. Gespräche), andererseits aber auch den von Therapeuten befürchteten Prestige-Verlust, weil beim Kontingenzmanagement Eltern, Lehrer und andere Personen als „Co-Therapeuten" eingesetzt werden müssen.

Reichert (2004) beobachtet in den letzten Jahren jedoch wieder eine zunehmende Hinwendung zu operanten Methoden und Kontingenzmanagement im Rahmen der Kinderpsychotherapie. Dies wird mit dem zunehmenden Bemühen der Therapeuten erklärt, in der Therapie Bedingungen zu schaffen, unter denen versäumte, ungünstig oder unvollständig abgelaufene Entwicklungsprozesse zumindest teilweise nachgeholt werden können. Die gezielte Konstruktion optimaler Entwicklungsbedingungen erfordert ein solch systematisches Vorgehen wie das Kontingenzmanagement. Insgesamt ist das Kontingenzmanagement heute als eine zentrale Strategie der Kinderverhaltenstherapie mit bewährter Wirksamkeit anzusehen, die auch zukünftig von großer Bedeutung sein wird – insbesondere bei der Therapie von jüngeren Kindern und Kindern mit geistigen Behinderungen und Entwicklungsstörungen, aber auch bei Kindern mit chronischen Krankheiten und in der neuropsychologischen Rehabilitation. Mögliche Weiterentwicklungen der Interventionsform könnten in einer stärkeren Integration von Kontingenzmanagement und kognitiven Verfahren (z. B. Selbstkontrollansätze und Verhaltensverträge) bestehen, um im fortgeschritteneren Stadium der Therapie oder mit zunehmendem Alter der Kinder allmählich eine höhere Selbstständigkeit zu erreichen.

Kontingenzmanagement besonders effektiv

6. Diskriminationslernen

Diskriminationsleistungen bestehen darin, Unterschiede zu erkennen; daran können alle Sinnesorgane beteiligt sein: die visuellen, auditiven, olfaktorischen und sensorischen Organe. Beispielsweise können

- verschiedene Farben, Größen oder Entfernungen erkannt,
- Tonarten, Lieder oder Geräusche unterschieden,
- unterschiedliche Stoffe und Materialien oder Oberflächenstrukturen ertastet, Gegenstände erfühlt,
- die Körperlage sowie körperliche Befindlichkeit festgestellt und schließlich
- Gerüche unterschieden sowie
- gutes und schlechtes Essen geschmeckt werden.

Diskriminationsleistungen

Die Bedeutung von Diskriminationsleistungen im alltäglichen Leben wird mit der Aufzählung deutlich. Darüber hinaus ist Diskriminationslernen für den Erwerb kognitiver, sozialer und motorischer Fertigkeiten unerlässlich. Kinder müssen beim Spracherwerb Lautfolgen, Aussprache und grammatikalische Regeln unterscheiden lernen. In der Schule müssen Buchstaben, Silben, Wörter, Zahlen und Rechenoperationen unterschieden werden. Bei Bewegungen, zum Beispiel beim Springen, Rennen, Turnen, Schwimmen, müssen komplizierte Koordinationsleistungen, zum Beispiel Auge-Hand-Koordination, vollzogen sowie Biofeedbacksignale und ihr Zusammenhang zu Bewegungen diskriminiert werden. Und schließlich müssen sich Kinder situativ unterschiedliches Sozialverhalten aneignen, um angemessenes und kompetentes Handeln zu entwickeln. Dazu lernen sie, zwischen Situationen zu unterscheiden, in denen ein Verhalten einmal erwünscht, das gleiche Verhalten ein anderes Mal unpassend ist, beispielsweise in welcher Situation mit welcher Lautstärke gesprochen wird. Führt man sich vor Augen, wie viele Lernergebnisse letztlich auf Diskriminationsleistungen zurückzuführen sind, dann kann die Bedeutung von Diskriminationslernen nicht hoch genug eingeschätzt werden. Sie wird jedoch leicht übersehen, und zwar auch deshalb, da Diskriminationslernen täuschend einfach zu sein scheint (vgl. U. Petermann, 1992; 2011). Unter kontrollierten Bedingungen zeigt sich jedoch deutlich, dass Diskriminationsaufgaben für Kinder sehr schwierig sein können. Der Schwierigkeitsgrad solcher Aufgaben beruht zum großen Teil auf den Eigenschaften der Reizvorlage, und gerade in natürlichen (z. B. sozialen) Situationen können diskriminative Reize sehr subtil sein.

Es kann zwischen Reiz- und Reaktionsdiskrimination sowie zwischen simultanem und sukzessivem Diskriminationslernen unterschieden werden. Bei der Reizdiskrimination ist noch einmal zwischen förderlichen und hinderlichen diskriminativen Stimuli zu trennen.

Reiz-/ Reaktionsdiskrimination

6.1 Reizdiskrimination

Die Unterscheidungsleistungen können sich einerseits auf einem Verhalten vorausgehende Reize und Signale sowie andererseits auf Reaktionen oder Verhaltensweisen beziehen. Dabei können die Reaktionen gezielt in Häufigkeit, Intensität sowie Art und Weise auf diskriminative Reize abgestimmt sein. Die Ausführung eines Verhaltens ist dann vom Auftreten eines spezifischen Reizes abhängig; das Verhalten wird also von einem Reiz kontrolliert, weswegen Skinner von Stimuluskontrolle spricht (vgl. Bower & Hilgard, 1983; Schulte, 1998). Diese, einem Verhalten vorausgehenden Reize werden von Skinner weiter in förderliche oder hinderliche Reize unterschieden, wofür sich die folgenden Symbole etabliert haben:

Stimuluskontrolle

S^D oder $S\uparrow$: für förderliche Reize
$S^\triangle$ oder $S\downarrow$: für hemmende Reize

Die Ausführungen zeigen, dass nicht nur beim klassischen, sondern auch beim operanten Konditionieren vorausgehende Reize bedeutsam sind. Der Unterschied zum klassischen Konditionieren besteht darin, dass ein Stimulus beim operanten Lernen nicht reflexhaft und damit nicht zwangsläufig ein Verhalten auslöst. Auch findet keine Kopplung zweier Reize im Sinne von CS und UCS statt; vielmehr wird eine Assoziation zwischen einem Reiz, der einem Verhalten vorausgeht, und einer Verstärkung, die diesem Verhalten folgt, aufgebaut. So wirkt der Reiz als diskriminativer Stimulus in dem Sinne, dass er eine Verstärkung oder Bestrafung für ein Verhalten anzeigt, womit die Auftretenswahrscheinlichkeit für eine operante Reaktion (R^{Op}) indirekt beeinflusst wird. Ein förderlicher diskriminativer Stimulus ($S\uparrow$) erhöht die Auftretenswahrscheinlichkeit von R^{Op}; ein hemmender Stimulus ($S\downarrow$) reduziert die Auftretenswahrscheinlichkeit von R^{Op}. Hemmende Reize sind noch einmal dahingehend zu differenzieren, ob sie Flucht- oder Vermeidungsverhalten auslösen. Ist eine vorausgehende Situation bzw. ein Reiz aversiv, so folgt daraus Fluchtverhalten. Kündigt ein diskriminativer Reiz eine aversive Situation an, so tritt mit hoher Wahrscheinlichkeit Vermeidungsverhalten auf (vgl. U. Petermann, 2011).

Fluchtverhalten

Die ein Verhalten im operanten Sinne steuernden Reize werden auch Hinweisreize genannt, da sie die Darbietung oder Entfernung differenzieller Verstärkung ankündigen. Wird Verhalten auf diskriminative Reize nicht verstärkt, so setzt Löschung des Verhaltens ein. Eine Bekräftigung von Reaktionen, die durch Hinweisreize ausgelöst wurden, erhöht deren Auftretenswahrscheinlichkeit. Diskriminative Stimuli können aus äußeren Reizen, aus körperlichen Zuständen sowie aus Emotionen und Kognitionen bestehen.

Die Funktion diskriminativer Reize hängt von bestimmten Bedingungen im Rahmen einer Abfolge von Verhaltensweisen ab. Solche Reizbedingungen bestehen in

- der Bekanntheit eines Hinweisreizes, das heißt, ein Reiz oder Signal muss in seiner Bedeutung kommuniziert sein;

Lernpsychologische Grundlagen

- der Eindeutigkeit eines Hinweisreizes, das heißt, ein Reiz muss von anderen abgrenzbar sein;
- der Wahrnehmbarkeit eines Hinweisreizes, das heißt, ein Reiz muss visuell, akustisch oder taktil in Relation zur räumlichen Entfernung, Helligkeit oder Dunkelheit und Ähnlichem erkennbar sein;
- dem subjektiven Bekräftigungswert eines Hinweisreizes, das heißt, ob ein Reiz bekräftigend oder bestrafend wirkt, hängt von persönlichen Erfahrungen mit Konsequenzen und daraus resultierenden Bewertungen ab;
- der Sättigung oder Deprivation bezüglich eines Hinweisreizes, das heißt, dass ein Reiz seinen Aufforderungscharakter verliert, wenn er bereits zu einem Verhalten mit verstärkender Wirkung führte. Umgekehrt bedeutet Deprivation, dass ein Reiz einen hohen Aufforderungscharakter ausübt, wenn ein Verhalten mit verstärkender Wirkung schon lange nicht mehr gezeigt wurde.

Die Kriterien der Reizbedingungen werden am Beispiel der Funktion einer Essensglocke verdeutlicht. Für Kinder eines Feriencamps stellt das Läuten einer Glocke nur dann das Signal zum Essen dar, wenn ihnen dies vorher mitgeteilt wurde (Bekanntheit des Hinweisreizes). Die Glocke muss sich von der Kirchenglocke, die in der Nähe läutet, klanglich und zeitlich unterscheiden (Eindeutigkeit eines Hinweisreizes). Die Kinder müssen die Essensglocke auch hören können. Die Glocke darf also nicht zu leise und die Kinder nicht zu weit entfernt sein (Wahrnehmbarkeit eines Hinweisreizes). Das Essen muss den Kindern überwiegend schmecken und darf nicht mit unangenehmen Ereignissen verknüpft sein; zum Beispiel dürfen die Kinder nicht während des Essens für vorheriges unangemessenes Verhalten, welches nicht mit dem Essen im Zusammenhang steht, getadelt werden (subjektiver Bekräftigungswert eines Hinweisreizes). Die Kinder müssen hungrig sein. Haben die Kinder vorher schon gegessen, so stellt die Glocke für sie keinen Hinweisreiz mehr da, da sie, im tatsächlichen Sinne des Wortes, gesättigt sind (Sättigung bezüglich eines Hinweisreizes).

Wahrnehmbarkeit eines Hinweisreizes

Beim operanten Konditionieren werden hauptsächlich Konsequenzen auf ein Verhalten verändert. Es werden Verstärker sowie Bestrafungen gegeben oder genommen. Hierbei verliert man oft den diskriminativen Reiz aus dem Auge, der jedoch ebenfalls sehr geeignete Ansatzpunkte zur Verhaltenssteuerung bietet. Wird beispielsweise ein unangemessenes Verhalten durch einen bestimmten Hinweisreiz gesteuert, so kann das Verhalten dadurch gelöscht werden, indem man den Reiz ausblendet. Umgekehrt kann ein angemessenes Verhalten aufgebaut werden, indem ein Hinweisreiz mit positiven Konsequenzen eines Verhaltens verknüpft wird. Stellt sich ein Hinweisreiz für ein operantes Verhalten als nicht deutlich genug heraus, so kann dieser dadurch wirksamer gestaltet werden, indem er entweder differenziert oder ein neues Signal hinzugenommen wird. Ein Beispiel soll dies verdeutlichen: Ein Kind erhält nachmittags auf eine Bitte hin von der Mutter Süßigkeiten. Am nächsten Tag (mittags nach der

Verhaltenssteuerung

Schule) kann das Kind diesen Wunsch nicht gegenüber der Mutter durchsetzen. Daraufhin wird das Kind wütend, schimpft und knallt die Tür zu. Will die Mutter das Wutverhalten ihres Kindes verändern, muss sie ihm helfen zu unterscheiden, warum es an einem Tag Süßigkeiten erhält und am anderen nicht. Den Satz: „Du bekommst jetzt keine Süßigkeiten!" kann sie zu einem differenzierten Hinweisreiz wandeln, indem sie formuliert: „Du bekommst jetzt keine Süßigkeiten, weil wir bald essen; am Nachmittag kannst du welche haben!" Durch die Zusatzinformation lernt das Kind zu erkennen, wann und warum es sinnvoll oder unpassend ist, um Süßigkeiten zu bitten. Dieser eindeutige, diskriminative Reiz kann selbstverständlich nur unter der Voraussetzung wirken, dass die Mutter sich immer gleich verhält, das heißt konsequent bleibt, auch wenn das Kind während des anfänglichen Lernprozesses noch wütend reagiert oder in drängender Weise weiter um Süßigkeiten bittet.

Reizgeneralisierung Beim klassischen und operanten Konditionieren wurde bereits auf die Möglichkeit der Reizgeneralisierung verwiesen. Auch beim Diskriminationslernen können Generalisierungsprozesse auftreten. Das bedeutet, dass nicht nur ein Hinweisreiz, an den ein Verhalten ursprünglich gekoppelt war, in der Lage ist, ein Verhalten hervorzurufen, sondern ebenso eine Bandbreite ähnlicher Reize. Es gilt auch hier die Regel: Je ähnlicher die neuen Reize dem ursprünglichen Hinweisreiz sind, desto größer ist die Wahrscheinlichkeit, dass sie die Funktion des ersten diskriminativen Reizes übernehmen und deshalb ein Verhalten auslösen.

Reizdiskrimination nicht nur zur Verhaltenssteuerung Bisher wurde Reizdiskrimination ausschließlich auf verhaltenssteuernde Prozesse bezogen. Der Vollständigkeit wegen sei jedoch darauf verwiesen, dass bei Denk- und Problemlöseaufgaben spezifische Reizdiskriminationsaufgaben abverlangt werden, wie beim Erkennen einer spezifischen Schnörkelfigur, beim Erkennen der richtigen geometrischen Figur aus einer Serie ähnlicher Figuren oder bei der Analyse einer sozialen Konfliktsituation. Bei dieser Reizdiskrimination spielt besonders die visuelle Wahrnehmung in Wechselwirkung mit Kombinationsfähigkeit und systematischer Arbeitsstrategie eine Rolle.

6.2 Reaktionsdiskrimination

Sie bezieht sich zum einen auf Lernprozesse, durch die bestimmte Merkmale eines Verhaltens verändert werden sollen. Es kann sich dabei um die Dauer, Intensität, Geschwindigkeit, Form, Latenzphase oder den Ausprägungsgrad einer Reaktion handeln. Zum anderen spricht man von Reaktionsdiskrimination, wenn aus einer Reihe alternativer Verhaltensweisen eine angemessene ausgewählt werden soll. Besteht zwischen den wählbaren Reaktionen nur ein geringfügiger Unterschied, gestaltet sich die Reaktionsdiskriminationsaufgabe schwierig. Reaktionsdiskrimination zielt also auf die Differenzierung von Verhalten ab, weswegen auch der Begriff *Reaktionsdifferenzierung* „Reaktionsdifferenzierung" Verwendung findet. Der Lernprozess zur Reaktionsdifferenzierung erfolgt über sukzessive Annäherung an ein gewünschtes Verhalten, das differenziell verstärkt wird. Es handelt sich hierbei um die sogenannte Verhaltens-

Lernpsychologische Grundlagen 53

formung (Shaping); (vgl. Abschnitt 4.2.2). Eine Verhaltensformung ist über zwei Wege möglich: Entweder wird jede Reaktion, die dem gewünschten Verhalten annähernd entspricht oder die eine Voraussetzung für ein Verhaltensziel darstellt, verstärkt; oder ein Verhalten wird

Shaping

- in seine Komponenten zerlegt,
- nach Schwierigkeit oder Sinnhaftigkeit hierarchisch geordnet,
- sukzessive abverlangt und eingeübt, wobei jeder Verhaltensschritt differenziell verstärkt wird.

Auf diesen beiden Wegen kann sich durch Verhaltensformung eine komplexe Verhaltenskette entwickeln, die sich vom ursprünglichen Verhalten deutlich unterscheidet.

Nicht nur für soziales, sondern auch für kognitives Lernen sind Reaktionsdiskriminationsleistungen bedeutsam. Ein Schüler muss beispielsweise unterscheiden lernen, welche Rechenoperationen für das Lösen einer Textaufgabe erfolgreich sind, welcher Arbeits- und Pausenrhythmus sinnvoll ist oder welche Problemlöseschritte bei einer Denkaufgabe die richtige Arbeitsstrategie darstellen.

Kognitives Lernen

Im Rahmen des sozialen Lernens bestehen Reaktionsdiskriminationsleistungen darin, angemessen selbstbehauptendes Verhalten, beispielsweise als Problemlösung für einen Streit, von aggressivem Durchsetzungsverhalten abzugrenzen. Die verstärkenden und bestrafenden Bedingungen motivieren schließlich auch zur richtigen Verhaltenswahl.

Soziales Lernen

Ein ausgeführtes Verhalten kann selbst zu einem diskriminativen Reiz werden, da bei der Verhaltensausführung Feedbackprozesse wirksam werden, zum Beispiel in Form von differenzieller Verstärkung. Zentral können hier Selbstwirksamkeitserlebnisse sein, die einen hohen internalen Verstärkungswert besitzen. Es ist damit deutlich geworden, dass sich Reiz- von Reaktionsdiskriminationen in der Realität nicht so klar trennen lassen, wie dies theoretisch möglich und in den bisherigen Ausführungen geschehen ist. Aus diesem Grund sollten beide Diskriminationsarten als Prozess betrachtet und ihre wechselseitige Bedingtheit offengelegt werden. Vier Phasen können in einem Reiz-Reaktions-Diskriminationsprozess unterschieden werden, die Kasten 16 aufzeigt.

Differenzielle Verstärkung

Kasten 16: Phasen eines Reiz-Reaktions-Diskriminationsprozesses.

> 1. Reize müssen differenziert mit allen Sinnesorganen wahrgenommen werden, damit charakteristische Unterschiede für Personen, Objekte oder Situationen bemerkt werden.
> 2. Hinweisreize zeigen eine Verstärkung oder Bestrafung an, die mit einem operanten Verhalten verbunden sind.
> 3. Nun erfolgt die Wahl eines für angemessen erachteten Verhaltens, sei es im Sinne eines Annäherungs- oder Flucht- bzw. Vermeidungsverhaltens.
> 4. Die Ausführung der gewählten Reaktion wird mit ihrem Ergebnis zum erneuten Hinweisreiz für ein Verhalten, das entweder Verstärkung mit sich bringt oder Bestrafung vermeiden hilft.

6.3 Simultanes und sukzessives Diskriminationslernen

Simultanes Diskriminationslernen bedeutet, dass unterschiedliche Hinweisreize gleichzeitig dargeboten werden, zum Beispiel sowohl solche für zu erwartende Verstärkung als auch Bestrafung. Diese Vorgehensweise bietet sich besonders im Rahmen des sozialen Lernens an, da simultane Reizkonstellationen eher der Realität entsprechen. Zugleich wird neben der Reizdiskrimination auch eine Reaktionsdifferenzierung verlangt. Bei verhaltensgestörten Kindern klaffen beide oftmals in der Weise auseinander, dass sie zwar wissen, welches Verhalten angemessen ist, sie sich aber nicht bei der Reaktionsauswahl danach entscheiden. Sie verfügen also über die Kompetenz der simultanen Reizdiskrimination, verhalten sich aber nicht mit der darauf abgestimmten Reaktionsdiskrimination. Die Gründe für diesen Sachverhalt sind vielfältig und stehen mit der persönlichen Verstärkungsbiografie in Zusammenhang. Aus diesem Grund ist eine Verhaltensanalyse notwendig (vgl. das Kapitel „Verhaltensanalyse und Therapieplanung"). Mit der Information aus der Verhaltensanalyse kann ein Verhalten mit simultaner Reizvorgabe provoziert und gezielt im Sinne eines erwünschten Zielverhaltens verstärkt werden, um eine Verhaltensmodifikation bei Kindern mit unangemessenem Sozialverhalten zu erreichen.

Reizdiskrimination

Reaktionsdiskrimination

Eine sukzessive Diskrimination bezieht sich auf nacheinander vorgegebene Reize. Damit erfolgt keine Wahl zwischen Reizen und Verhalten, sondern ein schrittweises Lernen, zum Beispiel bei dem einen Reiz zu reagieren und es bei dem anderen zu unterlassen. Es wird hierbei analog der Verhaltensformung nach hierarchisch geordneten Schwierigkeitsgraden, also von leicht zu schwer, sukzessive vorgegangen. Dadurch ist ein fehlerloses Lernen möglich, das heißt ein Lernen ohne Löschungsprozesse, da Fehler aufgrund der Lernbedingungen vermieden werden. Der Vorteil liegt darin, dass starke emotionale Reaktionen ausbleiben, denn es gibt keine direkte oder indirekte Bestrafung im Lernprozess. Für kognitive Leistungen ist das sukzessive Diskriminationslernen mit einem besseren Lernergebnis verbunden. Es erweist sich deshalb bei der Sprachentwicklung, bei lernbehinderten oder impulsiven Kindern als günstig, zumal durch die Erfolgserlebnisse die Lernmotivation angehoben werden kann.

Lernen ohne Löschungsprozesse

7. Beobachtungslernen und sozial-kognitive Lerntheorie

Die in den bisherigen Abschnitten vorgestellten Lernmechanismen und Therapiestrategien beruhen auf sogenannten assoziativen Lernprozessen: Reize werden mit anderen Reizen assoziativ verbunden (klassisches Konditionieren), oder es werden Zusammenhänge zwischen einem Verhalten und seinen Konsequenzen gebildet (Lernen durch Verstärkung und Bestrafung; Diskriminationslernen). Neben diesen Prozessen existieren jedoch noch weitere wichtige Lernmechanismen, durch die Kinder neue Verhaltensweisen erlernen können und die im Bereich der Kinderpsychotherapie von zentraler Bedeutung sind. Dazu gehört unter anderem die Ausbildung und Verallgemeinerung von Erwartungen über zukünftige Ereignisse und eigene Kompetenzen sowie das Lernen durch Beobachtung.

Assoziative Lernprozesse

7.1 Beobachtungslernen: Wichtige Begriffe

Bevor die bedeutende Theorie des sozial-kognitiven Lernens nach Bandura (1976) vorgestellt wird, sollen einige wichtige Begriffe geklärt werden. Zentral sind in diesem Zusammenhang die Begriffe „Imitation", „Modelllernen", „Lernen durch Beobachtung" und „sozial-kognitives Lernen" (vgl. Kasten 17).

Sozial-kognitives Lernen

Kasten 17: Wichtige Begriffe im Zusammenhang mit der sozial-kognitiven Lerntheorie.

- **Imitation:** Bei der Imitation werden Verhaltensweisen, die bei anderen Personen beobachtet werden, reflexartig nachgeahmt. Man findet diese Form des Lernens auch bei Säugetieren (z. B. Affen) und auch schon bei Säuglingen.
  Es wird angenommen, dass Imitation beim Säugling eine Vorstufe des späteren, komplexeren sozial-kognitiven Lernens darstellt (Meltzoff & Moore, 1999; Damm, Petermann & Petermann, 2011).
- **Lernen durch Beobachtung:** Lernen durch Beobachtung bildet den zentralen Aspekt in Banduras Theorie. Diese Lernform führt zu mehreren Effekten: Es wird nicht nur neues Verhalten gelernt, sondern der Beobachter erwirbt auch Wissen darüber, in welcher Situation welches Verhalten angemessen ist und zu welchen Konsequenzen ein Verhalten in einer bestimmten Situation führt. Dies gilt auch für solche Verhaltensweisen, die man bereits beherrscht.
- **Modelllernen:** Modelllernen ist ein Effekt von Lernen durch Beobachtung. Der Beobachter erlernt durch die Beobachtung eines Modells ein neues Verhalten, das er zuvor noch nicht beherrscht hat. Für den Erfolg von Modelllernen müssen zahlreiche Bedingungen erfüllt sein (vgl. den Abschnitt 7.2), zum Beispiel die Ähnlichkeit zwischen Modell und Beobachter.
- **Soziales Lernen:** Dies unterstreicht die Bedeutung von sozialen Situationen und Erwartungen an Situationen beziehungsweise an Handlungen. Neben der stellvertretend wahrgenommenen Verstärkung spielen auch die Einschätzung eigener Kompetenzen sowie der Selbstwirksamkeit eine Rolle (vgl. den Abschnitt 8.2).

Banduras Theorie

Soziales Lernen findet zumeist in sozialen Kontexten (Familie, Kindergarten, Schule, Freundeskreis) statt. Aufgrund der Verbindung von kognitiven und sozialen

Soziale Kompetenzen

Elementen wird diese Art des Lernens als sozial-kognitives Lernen bezeichnet. Verhaltenskonsequenzen spielen jedoch auch hier eine ganz wesentliche Rolle. Durch therapeutische Vorgehensweisen und Trainingsprogramme, die sich an den Konzepten der sozial-kognitiven Lerntheorie orientieren, können Kinder wichtige soziale Kompetenzen, wie prosoziales und selbstbewusstes Verhalten, erwerben (z. B. Petermann & Petermann, 2015; Petermann & Suhr-Dachs, 2013).

7.2 Die sozial-kognitive Lerntheorie nach Bandura

Die sozial-kognitive Lerntheorie nach Bandura (1976; 1979) verknüpft Konditionierungseinflüsse mit Selbstregulationsprozessen. Ging man anfangs im Rahmen des Behaviorismus davon aus, dass Verhalten ausschließlich eine Funktion der Umwelt sei, so wurde diese Sichtweise um 1975 um kognitive Aspekte ergänzt (vgl. z. B. Bandura, 1976; Meichenbaum, 1995). Wahrnehmungs-, Gedächtnis- und Informationsverarbeitungsprozesse rückten in den Blickpunkt. Dadurch wird betont, dass Lernen, besonders von komplexen Verhaltensweisen, keinen ausschließlich klassischen und operanten Konditionierungsvorgang sowie auch kein mechanisches Kopieren im Rahmen des Modelllernens darstellt. Es wird vielmehr davon ausgegangen, dass auch eine persönliche Kontrolle durch Denkvorgänge in Lernprozessen gegeben ist. Externe Einflüsse und persönliche Entscheidungen spielen gleichermaßen zusammen. Zeigt beispielsweise ein Kind aggressives Verhalten, weil es bei einem Spiel verliert, so hat es sich für dieses Verhalten als Form der Emotionsregulation entschieden. Damit initiiert es, dass die Umwelt auf das aggressive Verhalten des Kindes bestrafend reagiert; auf diese Weise werden eventuell neue Auslöser für aggressives Verhalten gesetzt. Ein Kreislauf von Hinweisreizen, Verhalten und Konsequenzen zwischen Personen ist in Gang gekommen.

Modelllernen und Selbstregulationsprozesse

Es stellt sich im Rahmen des Beispiels die Frage, warum sich das Kind für aggressives Verhalten entschied. Dies kann sowohl anhand situativer Bedingungen als auch unter biographischer Perspektive beantwortet werden, wobei in der Regel mehrere Erklärungsansätze zutreffend sind: Neben den bereits behandelten Konditionierungseinflüssen ist Modelllernen zu beachten, das die Entstehung von Verhalten beeinflusst. Nicht die unmittelbare Erfahrung steht dabei im Vordergrund, sondern stellvertretendes Lernen. Dies geschieht durch Beobachtung und Imitation des Verhaltens anderer Personen, weswegen als synonyme Begriffe auch Beobachtungs-, Nachahmungs-, Vorbild-, Imitations- oder soziales Lernen Verwendung finden.

Stellvertretendes Lernen

Durch kognitive, motivationale und sonstige selbststeuernde Prozesse wird das beobachtete Verhalten einer Person jedoch nicht unverändert übernommen, sondern durch die genannten Prozesse auf die Eigenheiten der eigenen Person angepasst. Diese Prozesse sind letztlich auch dafür verantwortlich, ob ein durch Beobachtung gelerntes Verhalten auch tatsächlich ausgeführt wird. An diesem Sachverhalt wird die persön-

Lernpsychologische Grundlagen

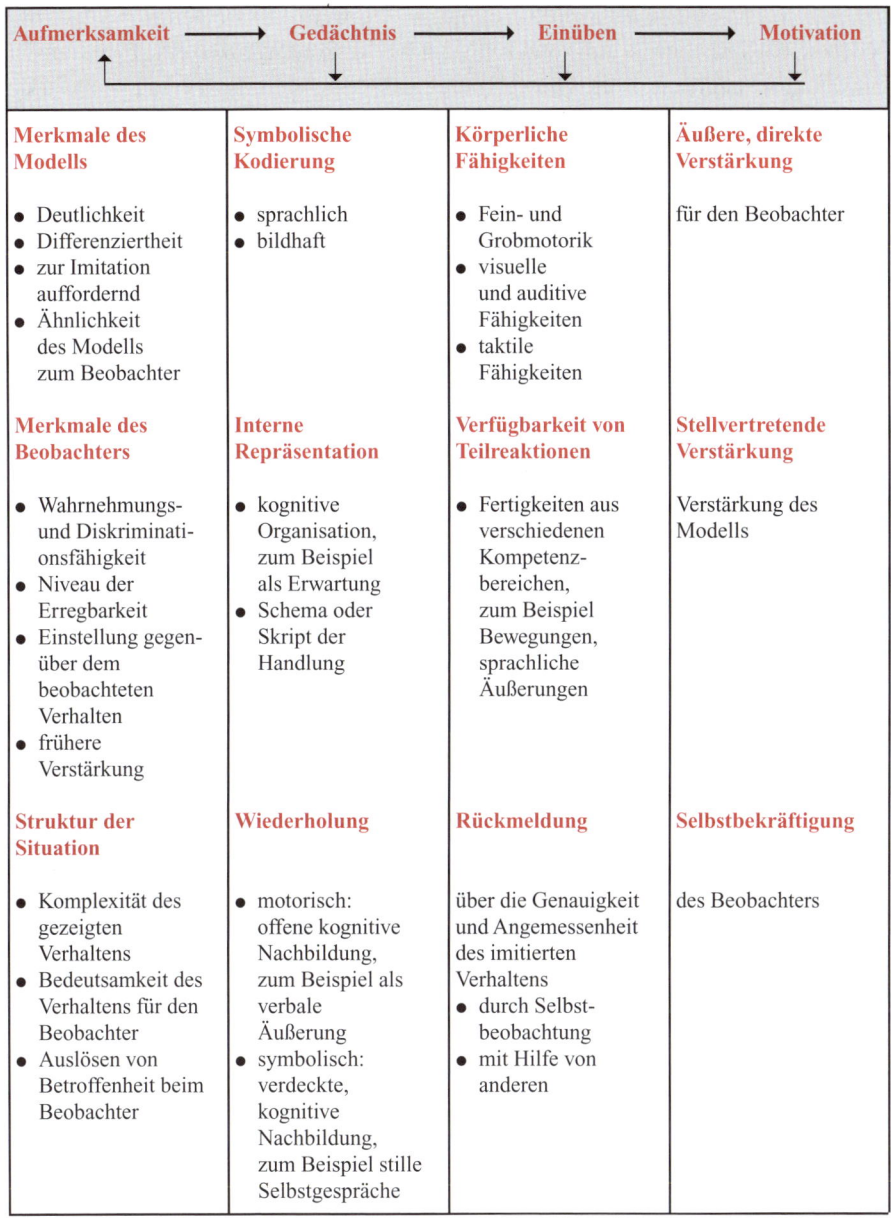

Abb. 2: Prozesse des sozial-kognitiven Lernens (modifiziert nach Petermann & Petermann, 2012, S. 83).

liche Kontrolle in Relation zur Umweltkontrolle, womit Verstärkungskontingenzen gemeint sind, deutlich. Bandura (1976; 1979) drückt dies damit aus, dass ein Verhalten sowohl Ursache als auch Funktion von Umweltbedingungen sein kann; das bedeutet, ein Verhalten ist aufgrund von Verstärkungskontingenzen eine Funktion der Umwelt; und zugleich ist die Umwelt durch das Verhalten einer Person beeinflusst. Bandura (1979) führt hierfür den Begriff der reziproken, also wechselseitigen Kontrolle ein.

Reziproke Kontrolle

Wie persönliche und Umweltkontrolle im Rahmen sozial-kognitiven Lernens ineinander greifen können, zeigen beispielhaft die Prozesse zum Beobachtungslernen im Modell von Bandura (1976) auf (vgl. auch Bauer, 1999; U. Petermann, 1992; und vgl. Abb. 2).

Beobachtungslernen

- **Aufmerksamkeit**

Der Ausgangspunkt für sozial-kognitives Lernen wird durch ein Minimum an Aufmerksamkeit gebildet. Diese ist von drei Bedingungen abhängig:

Merkmale des Modells

Merkmale des Modells. Es muss ein Verhalten differenziert zeigen. Durch Auslösen von Betroffenheit fordert es zur Imitation auf; es muss überzeugend wirken. Es darf von den Fähigkeiten des Beobachters nicht zu weit entfernt, nicht zu perfekt, und der Status des Modells darf nicht zu hoch, aber auch nicht zu niedrig sein. Es muss also eine gewisse Ähnlichkeit zwischen Modell und Beobachter gegeben sein.

Merkmale des Beobachters

Ein Minimum an Interesse gegenüber dem Modellverhalten ist notwendig und das gezeigte Verhalten muss für den Beobachter bedeutsam sein; ohne Wahrnehmungs- und Diskriminationsfähigkeiten kann Modelllernen nicht stattfinden. Die Einstellung gegenüber dem beobachteten Verhalten darf nicht ausschließlich negativ und ein minimaler Grad an Aktivierung muss gegeben sein, wobei schließlich frühere Verstärkungserfahrungen den Beobachter beeinflussen.

Anforderungen an die Situation

Struktur der Situation. Die Situation muss klar und eindeutig sein; sie darf nicht zu einfach, aber auch nicht zu komplex angelegt sein. Ein Handlungsablauf muss widerspruchsfrei sein und das Verhalten darf keinen zu hohen Schwierigkeitsgrad aufweisen. Beginn und zeitliches Ende der Situation müssen eindeutig erkennbar sein.

- **Gedächtnis**

Ist ein Ereignis aufmerksam wahrgenommen worden, setzen Informationsverarbeitungs- und Gedächtnisprozesse ein. Kodierungsvorgänge ermöglichen, dass beobachtetes Verhalten kognitiv repräsentiert und damit wieder erinnert werden kann, wozu auch Wiederholungen des Wahrgenommenen notwendig sind. Die Wiederholungen können in verdeckter oder offener Form erfolgen.

- **Einüben**

Aufmerksamkeits- und Gedächtnisprozesse ermöglichen das Einüben. Hierbei handelt es sich um wiederholte motorische Reproduktionen des beobachteten Verhaltens, allerdings noch ohne „Ernstcharakter", also ohne reale Konsequenzen. Als geeignetes Vorgehen in der Therapie hat sich hierzu das gelenkte Rollenspiel bewährt (vgl. Petermann & Petermann, 2012; 2015). Für die Phase des Einübens sind körperliche, emotionale und kognitive Fähigkeiten genauso eine Voraussetzung wie die Verfügbarkeit von Teilreaktionen. Damit sich beispielsweise ein Kind mit einem anderen verabreden kann, muss es den Mut haben, das andere Kind anzusprechen und zudem wissen, wie es dieses macht. Für den Lernprozess ist schließlich in der Phase des Einübens die Rückmeldung zum gezeigten Verhalten von großer Bedeutung. Das Feedback muss über die Genauigkeit und Korrektheit des geübten Verhaltens Auskunft geben.

Rückmeldung ist zentral

- **Motivation**

Spätestens mit dem erfolgreichen Einüben ist ein Verhalten gelernt und der Lernprozess eigentlich abgeschlossen. Ob das gelernte Verhalten jedoch auch gezeigt wird, hängt von der Motivation, das heißt von den Verstärkungskontingenzen ab. Hat beispielsweise ein Kind beobachtet, dass das aggressive Verhalten eines anderen Kindes bestraft wird, dann wird es dieses Verhalten kaum nachahmen. Es hat also stellvertretend die Verstärkung erfahren und orientiert sein Imitationsverhalten danach. Weiß dieses Kind jedoch, dass in seinem Alltag die externe Bestrafung ausbleiben wird, und kann es sich mit dem beobachteten aggressiven Verhalten, wenn es dieses selbst ausführt, sogar noch Vorteile verschaffen, dann wird es das Modellverhalten imitieren. Empfindet es sich dann noch dem Modell überlegen, weil es für aggressives Verhalten nicht bestraft wurde, so stellen die damit verbundenen Stolzgefühle eine deutliche Selbstbekräftigung dar. Die verschiedenen Bekräftigungserfahrungen prägen nicht nur die Motivation zur Handlungsausführung, sondern auch die zukünftige Aufmerksamkeit für ähnliches zu beobachtendes Verhalten. Dadurch entsteht ein Kreislauf zwischen den vier Prozessen des sozial-kognitiven Lernens.

Stellvertretende Verstärkung und Imitationsverhalten

Selbstbekräftigung

Neben den Verstärkungskontingenzen können jedoch auch weitere, und zwar interne Prozesse die Motivation zu einem Verhalten begünstigen oder hemmen. Zu denken ist hierbei an Selbstgespräche und Selbstinstruktionen, die einen zentralen Bestandteil von Selbstkontrolle und damit von selbstreguliertem Verhalten darstellen. Selbstverständlich können Bekräftigungserfahrungen in die Inhalte von Selbstverbalisationen ebenso eingehen wie Kognitionen zu Strategien für eine Problemlösung oder wie Bewertungen über Ereignisse, Verhaltensweisen und Personen. Selbstinstruktionsinhalte können positiv wie negativ gefärbt sein und sich auf Emotionen sowie Stimmungen entsprechend auswirken. Sagt etwa ein ängstliches Kind zu sich: „Das kann ich sowieso nicht!", so wird es folglich passiv verharren; seine damit verbundenen Gefühle, zum Beispiel im Sinne von: „Ich bin ein Versager!", sind negativ und dem Aufbau von Selbstvertrauen sowie einem positiven Selbstwertgefühl nicht zuträglich. Selbstgespräche und Selbstinstruktionen sind Menschen oftmals nicht bewusst. In einer Therapie gilt es, diese internen selbstregulativen Prozesse zu berücksichtigen, bewusst zu machen und zu modifizieren.

Selbstkontrolle

Selbstgespräche

Das Modell von Bandura erklärt nicht nur, wie Verhalten entsteht, sondern es kann auch zur Grundlage von Modifikationstechniken herangezogen werden. Um den

Aufbau von sozial kompetentem Verhalten zu begünstigen, haben wir für die Trainings mit aggressiven und sozial unsicheren Kindern aus den vier Prozessen zum sozial-kognitiven Lernen Materialien und therapeutische Vorgehensweisen abgeleitet (vgl. Petermann & Petermann, 2012; 2015). Beispielsweise wurden Videoszenen erstellt, um Modelllernen anzuregen. Zentrale Bestandteile, vor allem in den Gruppentrainings, bilden strukturierte Rollenspiele zur Verhaltenseinübung. Selbstinstruktionstechniken werden eingesetzt, indem die Kinder in Rollenspielen mit Hilfe von sogenannten Selbstinstruktionskärtchen lernen, ihr Verhalten mit positiven Selbstinstruktionen zu steuern. Für aggressive Kinder ist zum Beispiel eine Instruktion zur Reaktionszeitverzögerung hilfreich, um bei Wutgefühlen nicht die Selbstkontrolle zu verlieren, sondern sich zu überlegen, wie sie sich auf angemessene Weise wehren, selbst behaupten oder Wutgefühle äußern können. So lauten Selbstinstruktionen beispielsweise (vgl. Petermann & Petermann, 2012; 2015):

Strukturierte Rollenspiele

- „Zähle langsam bis zehn, dann wird's schon gehn!" oder
- „Nur ruhig Blut, dann geht alles gut!"

Tokensysteme Weiter sind in diese Trainings Tokensysteme integriert, um über diese Verstärkungskontingenzen Motivationsprozesse günstig zu beeinflussen.

Die bisherigen Beispiele, auch in den früheren Abschnitten, illustrieren die „Zweiseitigkeit" von Lerntheorien. Sie geben nicht nur mögliche Erklärungsmodelle für die Entstehung von Verhalten ab; sie zeigen zugleich auch den Weg für eine Verhaltensänderung auf.

7.3 Neurowissenschaftliche Grundlagen des sozial-kognitiven Lernens

Lernen durch Beobachtung stellt eine kognitive Leistung dar, die rein operantes Lernen deutlich an Komplexität übertrifft. Es erscheint plausibel und nachvollziehbar, dass beispielsweise ein Kind im Kindergarten häufiger Bilder malt, wenn es dafür schon einmal von der Erzieherin gelobt wurde. Aber wie kann man aus neurowissenschaftlicher Sicht erklären, dass ein Kind zu malen beginnt, nachdem es beobachtet hat, wie ein anderes Kind für sein Bild gelobt worden ist? Die Frage nach den neurowissenschaftlichen Grundlagen dieser Art des Lernens lässt sich in zwei Aspekte gliedern, die im Folgenden betrachtet werden sollen:

- die Frage nach der neurologischen Grundlage der kognitiven Repräsentation des Gelernten und

Neuropsychologische Grundlagen
- die Frage nach der neuropsychologischen Grundlage für die Motivation, das gesehene Verhalten nachzuahmen.

7.3.1 Grundlagen der kognitiven Repräsentation

Die Frage nach der kognitiven Repräsentation eines beobachteten Verhaltens kann man auch so formulieren: Wie gelingt die motorische Umsetzung einer Beobachtung in eigenes Verhalten – und dies auf der bloßen Grundlage einer flüchtigen visuellen

Wahrnehmung? Bandura (1979) nahm an, dass die kognitive Repräsentation als verbindendes Glied zwischen Wahrnehmung und eigener Ausführung des Verhaltens steht. Die Forschung hat nun in den letzten Jahren interessante Hinweise auf die neurologischen Grundlagen des Nachahmungsverhaltens geliefert, die auch die sozial-kognitive Lerntheorie Banduras unterstützen. Zentral sind dabei die sogenannten Spiegelneuronen, spezialisierte Neuronen, die auf die Beobachtung von Handlungen reagieren (vgl. Kasten 18).

Nachahmungsverhalten

Kasten 18: Spiegelneuronen und Lernen durch Beobachtung.

> Die „Spiegelneuronen" wurden Anfang der neunziger Jahre von einer Forschergruppe der Universität Parma bei Versuchen an Affen entdeckt. Es handelt sich dabei um bestimmte Neuronen in einer Region des prämotorischen Kortex, die als Area F5 bezeichnet wird und die mit Mund- und Handbewegungen in Verbindung gebracht wird. Diese besonderen Neuronen feuern immer dann, wenn der Affe beobachtet, dass ein anderer Affe eine bedeutungsvolle Handlung durchführt (z. B. nach einem Gegenstand greift oder diesen manipuliert). Weil sie aktiviert werden, wenn die Handlung eines anderen Affen (oder eines menschlichen Versuchsleiters) beobachtet wird, wurden diese Zellen Spiegelneuronen genannt. Bewegungen allein oder der Anblick eines Objekts allein veranlassen diese Neuronen nicht zur Aktivität. Wichtig ist offenbar, dass eine bedeutungsvolle, zielgerichtete Handlung beobachtet wird.
>
> Wenige Jahre später wurde mithilfe nicht-invasiver Methoden (z. B. transkranielle Magnetstimulation, EEG, Magnetenzephalographie) auch beim Menschen eine neuronale Aktivierung nachgewiesen, die durch die Beobachtung von bedeutungsvollen Handlungen ausgelöst wird. Dies belegt die Existenz von Spiegelneuronen beim Menschen. Bei der Beobachtung von Greifhandlungen scheinen auch dieselben Hirnregionen beteiligt zu sein wie bei den untersuchten Affen. Es wird vermutet, dass die Funktion der Spiegelneuronen darin liegt, eine kognitive Repräsentation der beobachteten Handlung aufzubauen. Diese kognitive Repräsentation hat vermutlich zwei wesentliche Funktionen:
> - Sie dient dem Verständnis der beobachteten Handlung, und
> - sie kann in nachfolgenden, ähnlichen Situationen aktiviert werden und das Verhalten steuern.

Aus diesen Überlegungen kann gefolgert werden, dass die Spiegelneuronen möglicherweise die neuronale Basis des Beobachtungslernens darstellen (Gluck et al., 2010). Dabei wird angenommen, dass unterschiedlich komplexe Formen von Nachahmungsverhalten auf verschiedenen neuronalen Grundlagen (sogenannten Resonanz-Mechanismen) beruhen. Einfaches, reflexartiges Nachahmungsverhalten, wie es auch bei Säuglingen und Tieren beobachtet wird, soll durch Resonanz-Mechanismen niederer Ordnung gesteuert werden. Die Nachahmung von zielgerichtetem Verhalten soll dagegen auf der Grundlage von Resonanz-Mechanismen höherer Ebene erfolgen, und nur hier sollen auch Spiegelneuronen beteiligt sein (Rizzolatti, Fadiga, Gallese & Fogassi, 2002). Diese Annahmen lassen sich sehr gut mit Banduras Modell vereinbaren, was für die Gültigkeit der sozial-kognitiven Lerntheorie spricht.

Neuronale Basis des Beobachtungslernens sind Spiegelneuronen

7.3.2 Grundlagen der Motivation

Zur Beantwortung der zweiten Frage kehren wir wieder zum Beispiel des Kindes zurück, das beobachtet, wie ein anderes Kind gelobt wird. Wie gelingt es dem Kind, aus der Beobachtung einer solchen Episode zu schließen, dass das Verhalten eines anderen Kindes nachahmenswert wäre? Mit anderen Worten: Welche neurowissenschaftlichen Prozesse laufen ab, wenn Lernen durch stellvertretende Verstärkung stattfindet?

Erfährt ein Kind Lob, so muss ein beobachtendes Kind zum Beispiel aus dem Gesichtsausdruck des gelobten Kindes schließen können, dass dieses gerade angenehme Gefühle empfindet. Wird ein anderes Kind für sein Verhalten (z. B. aggressives Verhalten) dagegen bestraft, so muss das beobachtende Kind aus der Situation schließen können, dass diese Konsequenz unangenehm ist – obwohl das beobachtende Kind selbst augenblicklich nicht betroffen ist! Mit anderen Worten: Das beobachtende Kind muss die Fähigkeit zur Empathie besitzen; nur dann kann Beobachtungslernen funktionieren. Gallese (2003) nimmt an, dass auch für diesen Aspekt letztlich die Fähigkeiten der Spiegelneuronen verantwortlich sind (vgl. Kasten 19).

Kasten 19: Spiegelneuronen und Empathie.

Empathie

> Die bisher entdeckten Spiegelneuronen reagieren nur auf die Beobachtung von Handlungen. Gallese (2003) geht jedoch davon aus, dass im Gehirn unterschiedliche Arten von Spiegelneuronen existieren und spezialisierte „Spiegelsysteme" bilden, die für die Spiegelung zum Beispiel von Handlungen, Empfindungen oder Gefühlen anderer Menschen verantwortlich sind. Gallese zufolge sind es diese Spiegelsysteme, die gemeinsame Erfahrungen und damit ein Gefühl der Ähnlichkeit und Verbundenheit mit anderen Menschen überhaupt erst ermöglichen. Die Fähigkeit zur Empathie könnte demnach auf der Tätigkeit emotionaler Spiegelneuronen beruhen, die durch die Wahrnehmung emotionaler Ereignisse bei anderen Menschen angeregt werden.

Sozial-kognitives Lernen

Spiegelneuronen haben nach der Auffassung von Gallese (2003) also die Funktion, sich besser in die Mitmenschen hineinversetzen zu können, und dienen damit einem erfolgreichen sozialen Zusammenleben. Neuere Studien belegen, dass sich Spiegelneuronen tatsächlich nicht nur auf die Beobachtung von Handlungen beziehen, sondern auch noch andere Funktionen haben (vgl. Bauer, 2005). Es ist zu vermuten, dass die zukünftige Forschung auf diesem Gebiet noch wichtige Beiträge zum Verständnis des sozial-kognitiven Lernens liefern kann.

8. Hilflosigkeit und Selbstwirksamkeit

Bei Hilflosigkeit und Selbstwirksamkeit handelt es sich im Prinzip um zwei Seiten desselben zentralen Konzeptes: Es geht um die Überzeugung, durch sein eigenes Handeln erwünschte Wirkungen erzielen oder bestimmte Ergebnisse erreichen zu können (Selbstwirksamkeit) beziehungsweise die Erwartung, wichtige Konsequenzen nicht durch sein Verhalten kontrollieren zu können (erlernte Hilflosigkeit). Beide Aspekte sind eng mit sozialem Lernen verbunden und beeinflussen zukünftige Lernprozesse nachhaltig.

Erlernte Hilflosigkeit

8.1 Kontrollierbarkeit und Vorhersagbarkeit

Nach Seligman (2010) sind Erwartungen über die Kontrollierbarkeit und Vorhersagbarkeit zukünftiger Ereignisse für den Erwerb von neuem Verhalten von großer Bedeutung. Kontrollierbarkeit bedeutet, dass eine Person in der Lage ist, zukünftige Ereignisse durch ihr eigenes Verhalten und Handeln zu beeinflussen. Ereignisse sind dann unkontrollierbar, wenn willentliche Handlungen nicht zu den zu erwartenden Konsequenzen führen. Verhalten und seine Folgen sind also unabhängig voneinander, da das Eintreffen der Konsequenz genauso wahrscheinlich ist wie ihr Ausbleiben (vgl. Kasten 20).

Kontrollierbarkeit schafft Verhaltenssicherheit

Kasten 20: Beispiele für kontrollierbare und unkontrollierbare Situationen.

- **Beispiel für eine kontrollierbare Situation:** Eltern können mit ihrem Kind vereinbaren, dass es zusätzlich zu seinem üblichen Taschengeld immer dann einen Zuschlag erhält, wenn es zusätzlich bestimmte Aufgaben im Haushalt übernimmt (z. B. beim Abspülen oder im Garten helfen). Unter diesen Bedingungen kann das Kind durch sein Verhalten selbst beeinflussen, ob es mehr Taschengeld als sonst erhält oder nicht. Die Höhe des Taschengeldes hängt direkt vom Verhalten des Kindes ab: Das Kind kann also das Ereignis „Taschengeld" kontrollieren.

- **Beispiel für eine unkontrollierbare Situation:** Problematisch stellt sich die Situation dar, wenn die Eltern das Taschengeld von einer Leistung abhängig machen, die das Kind nicht oder nur teilweise kontrollieren kann. Dies gilt zum Beispiel für Schulnoten. Ein Kind kann zwar durch Lernen in einem gewissen Rahmen seine Leistung beeinflussen, aber die Zensuren werden auch durch andere Faktoren mitbestimmt, auf die das Kind kaum Einfluss hat (z. B. Leistungen der anderen Schüler; persönliche Erwartungen des Lehrers). Im ungünstigsten Fall erhält das Kind wegen einer schlechten Note nur wenig Taschengeld, obwohl es vielleicht fleißig gelernt hat. Man spricht daher von der Unkontrollierbarkeit der Situation.

Unkontrollierbarkeit ist insbesondere bei negativen oder unangenehmen Ereignissen problematisch. In Studien konnte gezeigt werden, dass wiederholte Erfahrungen mit unkontrollierbaren unangenehmen Ereignissen zu einem ungünstigen psychischen Zustand führten, der sogenannten erlernten Hilflosigkeit (Seligman, 2010). Dieser

Zusammenhang wurde zunächst im Tierexperiment untersucht, seine Gültigkeit wurde jedoch auch für den Menschen nachgewiesen (vgl. Kasten 21).

Kasten 21: Experiment zur erlernten Hilflosigkeit (Seligman & Maier, 1967).

> Seligman und Maier (1967) verwendeten in ihrem Experiment zur erlernten Hilflosigkeit drei Gruppen von jeweils acht Hunden als Versuchstiere. Das Experiment bestand aus einer Lern- und einer experimentellen Phase.
>
> In der Lernphase erhielt Gruppe 1 in unregelmäßigen Abständen Stromstöße, konnte diese jedoch selbst durch Drücken einer Platte beenden. Gruppe 2 erhielt ebenfalls elektrische Schläge, konnte diese jedoch nicht selbstständig abstellen (Unkontrollierbarkeitsbedingung).
>
> **Hunde unter Unkontrollierbarkeit** — Die Stromstöße der Hunde aus der Unkontrollierbarkeitsbedingung (Gruppe 2) waren an die Stromexposition der Gruppe 1 gekoppelt, so dass alle Tiere insgesamt der gleichen Anzahl von Schocks ausgesetzt waren (sogenannte yoked groups). Nur die Hunde aus der Gruppe 3 erhielten keine elektrischen Schläge.
>
> In der experimentellen Phase befanden sich die Hunde in einem anderen Käfig. Hier konnten sie den Stromstößen durch das Überspringen einer Barriere entgehen. Die Hunde aus Gruppe 1 und 3 lernten nach wenigen Durchgängen, die Schocks durch Flucht zu vermeiden. Der Großteil der Hunde aus Gruppe 2 (Unkontrollierbarkeitsbedingung) hingegen reagierte vollkommen passiv. Die Hunde aus der Unkontrollierbarkeitsbedingung lernten auch nach einem gezieltem Training nicht, den elektrischen Schocks zu entkommen.

Aufgrund des besonderen Designs mit der gekoppelten Kontrollgruppe lässt sich aus dem Experiment sicher schließen, dass sich die Unkontrollierbarkeit der Situation und nicht die unangenehme Erfahrung (Stromstöße) auf das Lernvermögen negativ ausgewirkt hat (vgl. auch Petermann, 1992 und Winkel, Petermann & Petermann, 2006). Im Zustand der erlernten Hilflosigkeit bestehen auch beim Menschen motivationale, kognitive und emotionale Defizite. Betroffene Personen verhalten sich teilnahmslos sowie passiv und versuchen nicht, an ihrer Situation etwas zu ändern (motivationales Defizit). Ihre Gefühle sind negativ oder verflacht (emotionales Defizit), und ihre Lernfähigkeit ist eingeschränkt (kognitives Defizit).

Dreifache Defizite

Inkonsequentes Erziehungsverhalten — Bei Kindern kann sich erlernte Hilflosigkeit entwickeln, wenn sich Bezugspersonen oder Erzieher inkonsequent oder aus Sicht des Kindes unverständlich verhalten (vgl. Kasten 22). Erziehungsverhalten ist inkonsequent, wenn dasselbe Verhalten des Kindes in unsystematischer Weise einmal belohnt und ein anderes Mal bestraft oder ignoriert wird. Folglich kann das Kind den Erhalt von Belohnungen oder die Vermeidung von Bestrafungen nicht gezielt durch sein Verhalten bewirken. Erziehungsverhalten kann aber auch konsequent und trotzdem aus Sicht des Kindes unverständlich sein, dann nämlich, wenn Kinder wichtige Verhaltensregeln nicht kennen und wegen der Übertretung dieser Regeln bestraft werden. Kinder, die bestraft werden, ohne dass sie genau wissen warum, können ihr Verhalten jedoch nicht angemessen verändern. Daher haben sie auch keine Kontrolle über eventuelle zukünftige Bestrafungen, was zu unnötiger Angst bei Kindern führt. Für die Kinderpsychotherapie folgt daraus die Notwendigkeit klarer Verhaltensregeln und -verträge, die auch von Therapeutenseite genau eingehalten werden müssen.

Kasten 22: Beispiele für Erziehungsverhalten, das zu erlernter Hilflosigkeit führen kann.

- **Beispiel für inkonsequentes Verhalten:** Eine Mutter reagiert auf den Anblick ihres Kindes unabhängig von seinem Verhalten manchmal freundlich und herzlich, manchmal aber auch gereizt und lieblos. Ihre Reaktion richtet sich tatsächlich mehr danach, wie es ihr selbst gerade zumute ist, als nach dem Verhalten ihres Kindes. Das Kind weiß daher nicht, wie es sich verhalten soll, um die negativen Reaktionen seiner Mutter zu verhindern. Schließlich geht das Kind seiner Mutter so weit wie möglich aus dem Weg.
- **Beispiel für (aus Sicht des Kindes) unverständliches Verhalten:** Ein Junge kommt in die erste Klasse der Grundschule und weiß noch nicht, welche Regeln dort gelten. Nachdem er wegen einiger Verhaltensweisen, die im Kindergarten erlaubt waren (z. B. Aufstehen vom Platz, Essen oder Reden mit dem Sitznachbarn), getadelt worden ist, zieht er sich ganz in sich zurück und beteiligt sich nicht mehr am Unterricht.

Das Konzept der Kausalattributionen steht in einem engen Zusammenhang mit der Kontrollierbarkeit (Weiner, 1994). Bei Kausalattributionen handelt es sich um subjektive Erklärungen für vergangene Ereignisse, die verallgemeinert werden und zur Bildung von Erwartungen über die zukünftige Kontrollierbarkeit von Ereignissen beitragen können. So kann beispielsweise ein Kind seine schlechte Leistung in einer Mathematikarbeit mit seiner mangelnden Fähigkeit erklären (nicht kontrollierbar) oder mit der Tatsache, dass es sich kaum auf die Arbeit vorbereitet hat (kontrollierbar). Durch ungünstige Attributionsmuster können Motivationsverluste und Lernschwierigkeiten entstehen. Im Rahmen der Kinderpsychotherapie können Reattributionstrainings eingesetzt werden, um die Entwicklung von realistischen und lernförderlichen Attributionsmustern zu unterstützen (Ziegler & Schober, 2001).

Attributionsmuster und Motivationsproblem

Im Gegensatz zur Kontrollierbarkeit bezieht sich das Konzept der Vorhersagbarkeit lediglich auf die Frage, ob das Auftreten zukünftiger Ereignisse sicher vorhergesagt werden kann – unabhängig davon, ob die Ereignisse selbst kontrollierbar sind oder nicht (Seligman, 2010). Ist ein zukünftiges Ereignis unvorhersehbar, so bedeutet dies, dass sein Eintreffen genauso wahrscheinlich ist wie sein Ausbleiben, also unvorhersagbar ist. Insbesondere die Vorhersagbarkeit von unangenehmen Situationen ist von großer Bedeutung für das psychische Wohlbefinden, da Ungewissheit über bevorstehende unangenehme Ereignisse zu dauerhaften Gefühlen der Unsicherheit, des Unbehagens und der Angst führt (Seligman, 2010). Kinder suchen daher nach Sicherheitssignalen, die anzeigen, ob und wann ein unangenehmes Ereignis bevorsteht. Sicherheitssignale beschränken die Furcht vor dem Ereignis auf den relevanten Zeitraum und ermöglichen Entspannung in der übrigen Zeit (vgl. Kasten 23).

Vorhersagbarkeit zentral für psychisches Wohlbefinden

Kasten 23: Sicherheitssignale und Vorhersagbarkeit.

> Ein Kind hat Angst vor Spritzen und fürchtet sich ständig davor, dass es bald wieder einmal zum Arzt muss und dort möglicherweise eine Injektion erhält. Wenn dieses Kind beispielsweise dem Kalender der Familie entnehmen kann, wann genau die nächste Impfung beim Kinderarzt ansteht (Sicherheitssignal), wird das Ereignis „Impfung" für das Kind vorhersagbar. Auch wenn das Kind den Vorgang des Impfens nicht beeinflussen und sich ihm nicht entziehen kann, so weiß es doch, dass es an allen anderen Tagen keine Angst vor der Spritze haben muss und entspannt spielen kann.

Sicherheitssignal

Gerade in sozialen Kontexten ist die Verwendung von Sicherheitssignalen wichtig, da soziale Interaktionen häufig komplex sind und für Kinder sehr schwer durchschaubar sein können. Sicherheitssignale informieren Kinder darüber, was in einer Situation geschehen wird und wie sie sich verhalten sollen. Das Fehlen von Sicherheitssignalen und damit die mangelnde Vorhersagbarkeit sozialer Situationen kann bei Kindern die Entstehung von Angststörungen mit verursachen (vgl. Kasten 24). In der Kinderpsychotherapie werden Sicherheitssignale daher gezielt für die Behandlung von Ängsten genutzt.

Kasten 24: Folgen von Unvorhersagbarkeit in der Interaktion zwischen Eltern und Kindern.

> Die Eltern eines vierjährigen Mädchens möchten einen Abend im Theater verbringen und haben deshalb die Nachbarin als Babysitter engagiert. In der Hoffnung, ihrem Kind (und sich selbst) einen tränenreichen Abschied ersparen zu können, verlassen sie das Haus erst, als ihre Tochter schläft; sie haben ihre Tocher nicht auf ihre Abwesenheit vorbereitet, also nicht darüber informiert. Nach einer Stunde erwacht das Mädchen zufällig und geht ins Wohnzimmer, wo es nicht wie erwartet die Eltern, sondern nur die Nachbarin vorfindet. Das Kind reagiert mit Erschrecken und Weinen und lässt sich kaum beruhigen. In den folgenden Wochen weigert sich das Mädchen zur Verwunderung seiner Eltern, ins Bett zu gehen, sodass es häufig Streit gibt. Ist das Mädchen erst im Bett, kann es lange nicht einschlafen. Es schreckt häufig aus dem Schlaf auf und kommt mitten in der Nacht ins Schlafzimmer der Eltern, um zu kontrollieren, ob sie noch da sind. Erst als die Eltern mit ihrer Tochter eine klare Regelung treffen und ihr genau ankündigen, an welchen Abenden sie zu Hause sein und wann sie ausgehen werden, bessern sich diese Probleme allmählich: Dem Mädchen fällt es zwar immer noch schwer einzuschlafen, wenn die Eltern ausgehen, aber an den anderen Abenden schläft es nun wieder gut.

8.2 Wirksamkeits- und Ergebniserwartung

Sozialkognitive Lerntheorie

In der sozial-kognitiven Lerntheorie wurde die persönliche Kontrolle, also selbstreguliertes Verhalten, hinsichtlich verschiedener Kontingenzbedingungen und Selbstkontrolltechniken betrachtet. Neben den dort aufgeführten Möglichkeiten persönlicher Kontrolle werden weitere Motivationsquellen für selbstkontrolliertes Handeln angenommen, und zwar die

- Wirksamkeitserwartung sowie die
- Ergebniserwartung.

Wirksamkeits- und Ergebniserwartung bilden die zentralen kognitiven Vorgänge in Banduras Konzept der Selbstwirksamkeit (Bandura, 1977, 2003). Selbstwirksamkeitserwartungen beziehen sich darauf, Ziele erreichen und Situationen bzw. andere beeinflussen zu können, also mit eigenem Handeln und Verhalten einen erwünschten Effekt erzielen zu können. Bandura unterscheidet die beiden oben genannten Arten von Selbstwirksamkeitserwartungen. Mit der Wirksamkeitserwartung sind Effektivitäts- bzw. Effizienzerwartungen gemeint; sie beziehen sich auf die Überzeugung einer Person, Kompetenzem zu besitzen, ein Verhalten so auszuführen, dass ein angestrebtes Ergebnis erreicht wird. Flammer (1990) spricht deshalb auch von Kompetenzwissen. Davon unterscheidet er die Kompetenzmeinung, sofern es sich nicht um ein faktisches Wissen, sondern um eine subjektive, eventuell falsche Selbsteinschätzung handelt. Die Ergebniserwartung nennt Bandura auch Konsequenzerwartung, woraus die Bedeutung schon ersichtlich wird. Es handelt sich um die Erwartung einer Person, dass ein bestimmtes Verhalten zu einem spezifischen Ergebnis führt. Flammer (1990) führt hierfür, in Ergänzung der Begriffe „Kompetenzwissen" und „Kompetenzmeinung", die Termini „Kontingenzwissen" und „Kontingenzmeinung" ein. Kontingenzwissen umfasst die Kenntnisse einer Person über angemessene Vorgehensweisen und deren Ergebnisse; die Kontingenzmeinung beschreibt den selben Sachverhalt, jedoch mit der Möglichkeit des Irrtums. Diese subjektiven Sichtweisen von Selbstwirksamkeitserwartungen stellen bei Flammer (1990) sogenannte Kontrollmeinungen dar. Somit führt er eine wichtige begriffliche Differenzierung als Ergänzung zum Banduraschen Konzept der Selbstwirksamkeitserwartung ein; nämlich die Unterscheidung von faktischer und vermeintlicher Selbstwirksamkeit.

Kompetenzwissen

Kontingenzwissen

Der Unterschied zwischen Wirksamkeits- und Ergebniserwartung besteht also darin, dass bei der Ergebniserwartung eine Person weiß oder zu wissen glaubt, welches Verhalten zu welchem Ergebnis führt. Sie kann dieses Ergebnis jedoch nicht erreichen, wenn sie daran zweifelt, dass sie über die Fähigkeiten zur Handlungsausübung verfügt. Diese Person zeigt dann eine niedrige Wirksamkeitserwartung. Eine geringe Wirksamkeitserwartung bewirkt keine oder eine mangelnde Anstrengung, das erforderliche Verhalten auszuführen. Es ist in therapeutischer Hinsicht zu berücksichtigen, ob jemand tatsächlich oder vermeintlich über notwendige Fähigkeiten verfügt oder nicht. Im ersten Fall müssen Fertigkeiten aufgebaut werden, im zweiten Fall muss eine kognitive Umstrukturierung das therapeutische Ziel sein. Weniger die Ergebniserwartung als das Ausmaß der Wirksamkeitserwartung entscheidet darüber,

Kognitive Umstrukturierung

a) ob ein Verhalten ausgeführt wird oder nicht,
b) mit welcher Anstrengungsbereitschaft eine Handlung vollzogen wird und
c) ob eine Situation bewältigt wird oder nicht beziehungsweise
d) ob ein Verhalten von Erfolg oder Misserfolg begleitet wird.

Vermeidungsverhalten und Anstrengungsbereitschaft

Die wahrgenommene Wirksamkeit entscheidet somit über die Verhaltensauswahl, also über Annäherungs- und Vermeidungsverhalten, je nach dem, ob eine Person glaubt, eine Situation bewältigen oder nicht meistern zu können. Das Maß der aufgewendeten Anstrengungen hängt von der Höhe der wahrgenommenen Wirksamkeit ab. Diese entscheidet auch darüber, wie lange Bemühungen bei Erschwernissen und Misserfolgen aufrechterhalten werden (vgl. Bandura, 1977; 2003). Dieser Zusammenhang ist besonders relevant für Lern- und Leistungssituationen, zum Beispiel im schulischen Bereich (vgl. Huether, 2004).

Wirksamkeitserwartung

Wirksamkeitserwartungen variieren hinsichtlich ihres Ausmaßes, ihrer Generalisierung und Stärke. Ein großes Ausmaß von Wirksamkeitserwartungen bewirkt, dass sich jemand beispielsweise nicht nur leichten, sondern auch mittelschweren oder sehr schweren Aufgaben zuwendet. Je nach Erfahrung bleibt eine Wirksamkeitserwartung auf eine Situation begrenzt oder generalisiert auf andere Situationen. Schwache Wirksamkeitserwartungen werden leicht durch erwartungswidrige Erfahrungen gelöscht, während sich eine Person mit starken Wirksamkeitserwartungen nicht durch mit ihren Erwartungen unvereinbaren Erfahrungen beirren lässt (Bandura, 1979).

Hilflosigkeit

Erlebte Selbstwirksamkeit bei Handlungen steht in Wechselwirkung mit zukünftigen Selbstwirksamkeitserwartungen, und zwar im Hinblick auf deren Ausmaß, Situationsspezifität oder Generalisierung sowie deren Stärke. Führen Erfahrungen wiederholt dazu, dass Wirksamkeitserwartungen nicht erfüllt werden, so kommt nach einer anfänglichen „Kampfphase", in der die Wirksamkeitserwartungen zu bestätigen versucht werden, die Phase der Hilflosigkeit. Sie zeigt sich in den Phänomenen der Resignation, Passivität und Initiativelosigkeit. Erfährt jemand häufig Unkontrollierbarkeit, so erlebt er sich selbst auch nicht als wirksam, sondern als hilflos (erlernte Hilflosigkeit; vgl. den Abschnitt 8.1)).

Wirksamkeitserfahrungen sind für den Therapieerfolg bedeutend

Aus diesen Gründen stellt die Entwicklung und Förderung von Selbstwirksamkeit in der Psychotherapie von Kindern und Jugendlichen ein zentrales Ziel dar. Selbstwirksamkeitserwartungen werden nicht nur über eigene erfolgreiche Handlungen aufgebaut. Auch durch Modelllernen stellvertretend erworbene Erfahrungen, durch die verbale Überzeugungskraft anderer sowie durch physiologische Zustände, wie zum Beispiel emotionale Erregung, können Selbstwirksamkeitsüberzeugungen entwickelt oder ungünstig beeinflusst werden. Jeder dieser Wege eröffnet spezifische therapeutische Schritte, wobei es unstrittig sein dürfte, dass für einen langfristigen und stabilen Therapieerfolg eigene Wirksamkeitserfahrungen am bedeutsamsten sind.

Verhaltenstherapeutische Techniken, seien es Verhaltensübungen, sei es symbolisch vermitteltes oder teilnehmendes Modelllernen, Unterstützung durch Selbstinstruktionen oder Bekräftigung durch Feedback- und Tokensysteme, sind aufgrund ihres alltagsnahen und verhaltensbezogenen Ansatzes besonders dafür geeignet, Wirksamkeitserfahrungen zu vermitteln. Im therapeutischen Prozess ist jedoch darauf zu achten, wie Patienten ihre Selbstwirksamkeitserfahrungen erklären. Ein wichtiges Ziel besteht nämlich darin, zu erkennen, dass eigene Fähigkeiten und Bemühungen, jedoch nicht in jedem Fall äußere Umstände daran beteiligt sind. Erst dann können Erfolge die Selbstwirksamkeitserwartungen erhöhen.

9. Literatur

Bandura, A. (1976). Die Analyse von Modellierungsprozessen. In A. Bandura (Hrsg.), *Lernen am Modell* (S. 9–67). Stuttgart: Klett.

Bandura, A. (1977). Self-efficacy: Toward a unifying theory of behavioral change. *Psychological Review, 84*, 191–215.

Bandura, A. (1979). *Sozial-kognitive Lerntheorie*. Stuttgart: Klett-Cotta.

Bandura, A. (2003). *Self-efficacy: The exercise of control* (6. Nachdruck). New York: Freeman.

Bauer, J. (2005). *Warum ich fühle, was du fühlst. Intuitive Kommunikation und das Geheimnis der Spiegelneurone*. Hamburg: Hoffmann und Campe.

Bauer, M. (1999). *Modellierungsmethoden in der Verhaltenstherapie*. Regensburg: Roderer.

Birbaumer, N. & Schmidt, R.F. (2010). *Biologische Psychologie* (7., vollst. überarb. und erg. Aufl.). Heidelberg: Springer Medizin.

Bodenmann, G., Perrez, M., Schär, M. & Trepp, A. (2004). *Klassische Lerntheorien*. Bern: Huber.

Boerdlein, C. (2005). B.F. Skinner: Leben, Werk und heutige Rezeption. *Verhaltenstherapie und psychosoziale Praxis, 37,* 713–720.

Borg-Laufs, M. & Hungerige, H. (2005). *Selbstmanagementtherapie mit Kindern. Ein Praxishandbuch*. Stuttgart: Pfeiffer bei Klett-Cotta.

Bower, G.H. & Hilgard, E.R. (1983). *Theorien des Lernens. Band 1* (5., veränd. Aufl.). Stuttgart: Klett-Cotta.

Bower, G.H. & Hilgard, E.R. (1984). *Theorien des Lernens. Band 2* (3., veränd. Aufl.). Stuttgart: Klett-Cotta.

Damm, F., Petermann, F. & Petermann, U. (2011). Imitationsfähigkeit von Kleinkindern in den ersten beiden Lebensjahren. *Psychologische Rundschau, 62,* 93–100.

DuPaul, G.-J. & Eckert, T.-L. (1997). The effects of school-based interventions for Attention Deficit Hyperactivity Disorder: A meta-analysis. *School Psychology Review, 26,* 5–27.

Edelmann, W. (2000). *Lernpsychologie* (6., vollst. überarb. Aufl.). Weinheim: Beltz.

Eschenröder, C.T. (2004). B.F. Skinner zum 100. Geburtstag. *Verhaltenstherapie und psychosoziale Praxis, 36,* 91–92.

Flammer, A. (1990). *Erfahrung der eigenen Wirksamkeit. Einführung in die Psychologie der Kontrollmeinung*. Bern: Huber.

Gagné, R.M. (1980). *Die Bedingungen des menschlichen Lernens* (5., neu bearb. Aufl.). Hannover: Schroedel.

Gallese, V. (2003). The roots of empathy: The shared manifold hypothesis and the neural basis of intersubjectivity. *Psychopathology, 36,* 171–180.

Gerber-von Müller, G., Petermann, U., Petermann, F., Niederberger, U., Stephanie, U., Siniatchkin, M, & Gerber, W.-D. (2009). Das ADHS-Summercamp – Entwicklung und Evaluation eines multimodalen Programms. *Kindheit und Entwicklung, 18,* 162–172.

Gluck, M.A., Mercado, E. & Meyers, C.E. (2010). *Lernen und Gedächtnis. Vom Gehirn zum Verhalten*. Heidelberg: Spektrum Adademischer Verlag.

Gunther, T. & Hautvast, S. (2010). Addition of contingency management to increase home practice in young children with a speech sound disorder. *International Journal of Language & Communication Disorders, 45*, 345–353.

Huether, G. (2004). Woher kommt die Lust am Lernen? Neurobiologische Grundlagen intrinsisch und extrinsisch motivierter Lernprozesse. In F. Dammasch & D. Katzenbach (Hrsg.), *Lernen und Lernstörungen bei Kindern und Jugendlichen. Zum besseren Verstehen von Schülern, Lehrern, Eltern und Schule* (S. 17–32). Frankfurt a.M.: Brandes & Apsel.

Jeannerod, M. (1994). The representing brain: Neural correlates of motor intention and imagery. *Behavioral and Brain Sciences, 17,* 187–245.

Jones, M.C. (1924a). A laboratory study of fear: The case of Peter. *Pedagogical Seminary, 31,* 308–315.

Jones, M.C. (1924b). The elimination of children's fears. *Journal of Experimetal Psychology, 7,* 383–390.

Klein, S.B. (1996). *Learning: Principles and applications.* New York: McGraw-Hill.

Knapp, T.J. (1976). The Premack-Principle in human experimental and applied settings. *Behavior Research and Therapy, 14,* 133–147.

Kolb, B. & Wishaw, I.Q. (1996). *Neuropsychologie* (2., erw. Aufl.). Heidelberg: Spektrum.

Kuntsche, E.-N. & Wicki, M. (2004). Wenn Eltern ihre Kinder schlagen – Veränderungen elterlicher Gewaltanwendung und Zusammenhänge mit dem Gewaltverhalten Jugendlicher von 1998 bis 2002 in der Schweiz. *Psychologie in Erziehung und Unterricht, 53,* 189–200.

Kupfermann, J. & Kandel, E.R. (1996). Lernen und Gedächtnis. In E.R. Kandel, J.H. Schwartz & T.H. Jessell (Hrsg.), *Neurowissenschaften* (S. 667–684). Heidelberg: Spektrum.

Linden, M. & Hautzinger, M. (Hrsg.). (2011). *Verhaltenstherapiemanual* (7., vollst. überarb. u. erw. Aufl.). Heidelberg: Springer Medizin.

Mazur, J.E. (2004). *Lernen und Gedächtnis* (5., aktual. Aufl.). München: Pearson.

Meichenbaum, D.W. (1995). *Kognitive Verhaltensmodifikation* (unveränd. xerograph. Nachdruck der Aufl. von 1979, Urban & Schwarzenberg, München). Weinheim: Beltz.

Meltzoff, A.N. & Moore, M.K. (1999). Persons and representations: Why infant imitation is important for theories of human development. In J. Nadel & G. Butterworth (Eds.), *Imitation in infancy* (pp. 9–35). Cambridge: Cambridge University Press.

Menzel, R. (2001). Neuronale Plastizität, Lernen und Gedächtnis. In J. Dudel, R. Menzel & R.F. Schmidt (Hrsg.), *Neurowissenschaft. Vom Molekül zur Kognition* (2., überarb. und aktual. Aufl., S. 485–518). Berlin: Springer.

Metzger, R. (2005). Skinners wichtigste Entdeckungen und theoretische Konzepte. *Verhaltenstherapie und psychosoziale Praxis, 37,* 721–734.

Mowrer, O.H. & Mowrer, W.H. (1938). Enuresis – A method for its study and treament. *American Journal of Orthopsychiatry, 8,* 436–459.

Perrez, M. & Zbinden, M. (1996). Lernen. In A. Ehlers & K. Hahlweg (Hrsg.), *Grundlagen der Klinischen Psychologie* (S. 301–349). Göttingen: Hogrefe.

Petermann, F. (Hrsg.). (2009). *Fallbuch der Klinischen Kinderpsychologie* (3., vollst. veränd. Aufl.). Göttingen: Hogrefe.

Petermann, F. (Hrsg.). (2013). *Psychologie des Vertrauens* (4., überarb. Aufl.). Göttingen: Hogrefe.

Petermann, F., Natzke, H., Gerken, N. & Walter, H.-J. (2013). *Verhaltenstraining für Schulanfänger* (3., überarb. u. erw. Aufl.). Göttingen: Hogrefe.

Petermann, F. & Petermann, U. (2012). *Training mit aggressiven Kindern* (13., vollst. überarb. Aufl.). Weinheim: Beltz.

Petermann, U. (1992). *Sozialverhalten bei Grundschülern und Jugendlichen* (2., durchges. Aufl.) Frankfurt a.M.: Lang.

Petermann, U. (2011). Diskriminationstraining. In M. Linden & M. Hautzinger (Hrsg.), *Verhaltenstherapiemanual* (7., vollst. überarb. u. erw. Aufl., S. 113–116). Heidelberg: Springer Medizin.

Petermann, U. (2014). *Entspannungstechniken für Kinder und Jugendliche* (8., aktual. Aufl.) Weinheim: Beltz.

Petermann, U. & Petermann, F. (2015). *Training mit sozial unsicheren Kindern* (11., vollst. veränd. Aufl.). Weinheim: Beltz.

Petermann, U. & Suhr-Dachs, L. (2013). Soziale Phobie. In F. Petermann (Hrsg.), *Lehrbuch der Klinischen Kinderpsychologie* (7., überarb. u. erw. Aufl., S. 369–386). Göttingen: Hogrefe.

Premack, D.A. (1959). Toward empirical behavior laws: 1. Positive reinforcement. *Psychological Review, 66,* 219–233.

Reichert, J. (2004). Kinderverhaltenstherapie und klassische Grundpositionen. In F. Hoppe & J. Reichert (Hrsg.), *Verhaltenstherapie in der Frühförderung* (S. 223–243). Göttingen: Hogrefe.

Reinecker, H. (2011). Bestrafung. In M. Linden & M. Hautzinger (Hrsg.), *Verhaltenstherapiemanual* (7., vollst. überarb. u. erw. Aufl., S. 87–91). Heidelberg: Springer Medizin.

Rizzolatti, G., Fadiga, L., Fogassi, L. & Gallese, V. (2002). From mirror neurons to imitation: Facts and speculations. In A.N. Meltzoff & W. Prinz (Eds.), *Imitative mind: Development, evolution, and brain bases* (pp. 247–266). Cambridge: Cambridge University Press.

Schneider, S. (2004). Spezifische Phobien. In S. Schneider (Hrsg.), *Angststörungen bei Kindern und Jugendlichen. Grundlagen und Behandlung* (S. 133–164). Berlin: Springer.

Schulte, D. (1998). *Therapieplanung* (2., unveränd. Aufl.). Göttingen: Hogrefe.

Seligman, M.E.P. (1971). Phobias and preparedness. *Behavior Therapy, 2,* 307–320.

Seligman, M.E.P. (2010). *Erlernte Hilflosigkeit* (4. Aufl.). Weinheim: Beltz.

Seligman, M.E.P. & Maier, S.F. (1967). Failure to escape traumatic shock. *Journal of Experimental Psychology, 74,* 1–9.

Sinzig, J. & Schmidt, M.H. (2013). Tiefgreifende Entwicklungsstörungen. In F. Petermann (Hrsg.), *Lehrbuch der Klinischen Kinderpsychologie* (7.,überarb. u. erw. Aufl., S. 137–164). Göttingen: Hogrefe.

Spada, H., Rummel, N. & Ernst, A. (2006). Lernen. In H. Spada (Hrsg.), *Lehrbuch Allgemeine Psychologie* (3., vollst. überarb. Aufl., S. 343–434). Bern: Huber.

Süss-Burghart, H. & Brack, U. (1991). Therapie von Sprachentwicklungsverzögerungen bei mental retardierten Kindern. *Zeitschrift für Kinder- und Jugendpsychiatrie, 19,* 158–163.

Watson, J.B. & Rayner, R. (1920). Conditioned emotional reactions. *Journal of Experimental Psychology, 3,* 1–14.

Weiner, B. (1994). *Motivationspsychologie* (3. Aufl.). Weinheim: Beltz.

Winkel, S., Petermann, F. & Petermann, U. (2006). *Lernpsychologie.* Paderborn: Schöningh UTB.

Witmer, L. (1907). Clinical psychology. *The Psychological Clinic, 1,* 1–9.

Ziegler, A. & Schober, B. (2001). *Theoretische Grundlagen und praktische Anwendung von Reattributionstrainings.* Regensburg: Roderer.

Zimbardo, P.G. & Gerrig, R.J. (2004). *Psychologie* (16., aktual. Aufl.). München: Pearson.

Verhaltensanalyse und Therapieplanung

Ulrike Petermann

1. Einleitung

Die Ausführungen des vorangegangenen Kapitels zeigten, dass verschiedene Lernprozesse die Entwicklung eines Kindes prägen. Ein Verhaltenstherapeut versucht im Rahmen der Diagnosefindung und der Therapieplanung, verursachende und aufrechterhaltende Bedingungen für das Problemverhalten sowie fehlende Bedingungen für das Zielverhalten zu finden und zu analysieren. Hierzu bietet sich nach wie vor das Schema der Verhaltensanalyse an. Auf der Basis der Verhaltensanalyse erfolgt die konkrete Planung und Durchführung des therapeutischen Vorgehens (Reinecker, 2006).

Problem- und Zielverhalten

Um den Stellenwert und die Bedeutung der Verhaltensanalyse im Prozess einer Kinderverhaltenstherapie aufzuzeigen, sollen im Folgenden zunächst die historischen Wurzeln dargestellt, die Begriffsvielfalt erläutert und die Frage der Standardisierung versus Individualisierung des diagnostischen Prozesses behandelt werden. Es schließen sich die Grundlagen und Elemente einer Verhaltensanalyse an; Beispiele konkretisieren das Prinzip der Verhaltensanalyse.

Diagnostischer Prozess

2. Historische Wurzeln

Im diagnostischen Prozess werden sehr unterschiedliche Informationen und Daten erhoben, die dazu dienen sollen, eine Diagnose im Sinne der Klassifikationssysteme ICD-10 (2014) oder DSM-5 (APA, 2013) zu finden, Erklärungszusammenhänge zu erhellen sowie situativ relevante, die Problematik aufrechterhaltende Faktoren zu analysieren. Psychologische Tests, klinische Checklisten, Verhaltensbeobachtungssysteme, Frage- und Explorationsbögen liefern hierzu alle relevanten Informationen.

Klassifikationssysteme

Zur Datensammlung für eine Verhaltensanalyse im Rahmen einer Kindertherapieplanung bieten sich vor allem die systematische Verhaltensbeobachtung und die standardisierte Elternexploration an. Die erste Systematisierung und Standardisierung der Datengewinnung und -auswertung, die sich nicht auf Informationen aus psychologischen Tests bezog, schlugen Kanfer und Saslow 1965 mit dem Konzept der Verhaltensanalyse vor; ein Leitfaden für die Gesprächsführung gab eine Orientierung darüber, welche Informationen wichtig und zu erheben sind (Kanfer & Saslow, 1969).

Die Verhaltensanalyse ist eng mit der Methodendifferenzierung der Verhaltenstherapie verknüpft; denn für die Planung einer Verhaltenstherapie reichen psychologische Tests nicht aus. Vor der Entwicklung der Verhaltensanalyse durch Kanfer und Saslow (1965) jedoch drohte bis etwa Mitte der sechziger Jahre – und in Deutschland bis

Mitte der siebziger Jahre – eine Verhaltenstherapie ohne ausreichende diagnostische Fundierung durchgeführt zu werden (vgl. Bayer, 1974). Für den deutschen Sprachraum hat 1974 Dietmar Schulte (Universität Bochum) die Verhaltensanalyse nach Kanfer und Saslow für die Verhaltenstherapieplanung bekannt gemacht.

Verhaltenstherapieplanung

Das Neue und Spezifische an einer verhaltensanalytischen Diagnostik ist der enge Zusammenhang zwischen diagnostischem und therapeutischem Prozess. Da das Verhalten einer Person als abhängig von vorausgehenden Reizen und nachfolgenden Konsequenzen betrachtet wird, bedeutet dies, dass die Reaktionen einer Person auf einzelne Therapiemaßnahmen diagnostische Rückschlüsse auf Verhaltenszusammenhänge zulassen. Die diagnostische Analyseeinheit besteht also aus der Beziehung zwischen Umwelt und Verhalten (Kanfer & Saslow, 1965).

Kasten 1: Beispiel für den Zusammenhang zwischen diagnostischem und therapeutischem Prozess.

> Eine Mutter wird in der Elternarbeit angeleitet, ihr Kind zu ignorieren, wenn sie im Gespräch mit jemand anderem von dem Kind unterbrochen wird. Sie soll das Kind dann in das Gespräch einbeziehen, wenn es, ohne die Mutter zu unterbrechen, zugehört hat. Lässt sich das Kindverhalten auf diese Art modifizieren, so erhält man aus diesem therapeutischen Prozess eine Reihe diagnostischer Informationen:
>
> 1. Das Kind hat die Mutter im Gespräch unterbrochen, um Aufmerksamkeit und Zuwendung zu erhalten.
> 2. Das Kind ist zum Reaktionsdiskriminationslernen fähig (vgl. im Kapitel „Lernpsychologische Grundlagen" die Seiten 52–54 in diesem Buch).
> 3. Die Mutter ist in der Lage, Hinweise zu einer konsequenten Erziehung umzusetzen.
>
> Diese diagnostischen Informationen bilden – neben anderen grundlegenden Aspekten – die Basis für die weitere Therapieplanung.

3. Grundlegende Elemente und begriffliche Vielfalt

Im Zentrum der Verhaltensdiagnostik steht die Frage, welche Funktion die Umweltbedingungen für das Verhalten einer Person besitzen. Die Umweltbedingungen können als Reize ein Verhalten auslösen oder aber als Konsequenzen eines Verhaltens auftreten. Jedoch haben nicht nur äußere Bedingungen, sondern auch ein breites Spektrum interner Reize beziehungsweise Zustände einen Einfluss auf das Verhalten eines Menschen. Diese verschiedenen Funktionen von internen und externen Bedingungen für ein Verhalten lassen den auf Kanfer und Saslow (1965) zurückgehenden Begriff der funktionalen Verhaltensanalyse sinnvoll erscheinen. Analog finden auch die Begriffe „Bedingungsanalyse" beziehungsweise „funktionale Bedingungsanalyse", „Störungsanalyse" (Schulte, 1998) sowie „Problemanalyse" (Bartling, Echelmeyer, Engberding & Krause, 2004; Hautzinger, 2011; Schulte, 1998) Verwendung.

Verhaltensdiagnostik

In den letzten gut zehn Jahren rückte in der wissenschaftlichen Psychologie die Bedeutung der Verhaltensanalyse durch die Dominanz der Neurowissenschaften in den Hintergrund. Inzwischen wird jedoch die Bedeutung der funktionalen Beziehungen von internen und externen Bedingungen für Verhalten von Menschen wiederentdeckt (Overskeid, 2008). Leigland (2010) weist auf die einzigartigen Merkmale des „radikalen Behaviorismus" als wissenschaftlichen Rahmen für die weitere Entwicklung der Verhaltensanalyse hin.

3.1 Verhaltensanalyse

Trotz manchen, später vorgenommenen Differenzierungen und Erweiterungen bleiben die von Kanfer und Saslow (vgl. auch Bayer, 1974; Schulte, 1974) formulierte Zielbestimmung, Verhaltensanalyse und Therapieplanung die drei zentralen Aufgaben einer Verhaltensdiagnostik.

Verhaltensdiagnostik

Kasten 2: „Klassische" Fragen der Verhaltensdiagnostik nach Kanfer und Saslow (1969).

> Eine individuumspezifische und dennoch standardisierte Verhaltensdiagnostik soll mit Hilfe der Beantwortung von drei Fragen geleistet werden:
> 1. Zielbestimmung: Welche Verhaltensweisen sollen verändert werden, und zwar hinsichtlich ihrer Auftretenshäufigkeit, Intensität, Dauer oder Situationsangemessenheit?
> 2. Verhaltensanalyse: Welche Bedingungen können die Entstehung des zu verändernden Verhaltens erklären, und welche Bedingungen halten dieses Verhalten aktuell aufrecht?
> 3. Therapieplanung: Welche konkreten Therapieschritte können die gewünschten Verhaltensänderungen am besten bei einer bestimmten Person erreichen?

Bei der Zielbestimmung treten zwei Aspekte in den Blickpunkt: einmal die Symptomfreiheit, einschließlich der Beachtung von sozialen Bedingungen des Kindes und seiner Familie, von Therapiemöglichkeiten sowie von Konsequenzen einer Verhaltensänderung für das Kind und seine Familie, und einmal die Festlegung des Zielverhaltens, welches sich in der Kindertherapie nicht nur auf das Kindverhalten bezieht, sondern auch auf zu modifizierendes elterliches Kommunikations-, Interaktions- und Erziehungsverhalten.

Kind und Eltern stehen im Mittelpunkt

Die Verhaltensanalyse stellt für Kanfer und Saslow (1965) ein hypothetisches Bedingungsmodell von Verhaltensweisen dar; dieses Bedingungsmodell wird von ihnen auch als Verhaltensgleichung bezeichnet. Dabei wird das analysierte Verhalten (= R) entweder als Antwort auf vorhergehende Reize (= S) verstanden (= respondentes Verhalten; Modell des klassisch konditionierten Lernens); oder es kann als absichtliches, instrumentelles Verhalten im Hinblick auf seine Konsequenzen (= C) betrachtet werden (= operantes Verhalten; Modell des operant konditionierten Lernens). Weitere grundlegende Elemente der Verhaltensgleichung beziehen sich auf körperliche Merkmale, die sogenannten Organismusvariablen (= O), und auf den zuverlässigen Zusammenhang von Verhalten und Konsequenzen, die sogenannte Kontingenz (= K). Daraus ergibt sich die „klassische" Verhaltensgleichung, auch SORKC-Modell genannt:

Verhaltensgleichung

Kasten 3: Die „klassische" Verhaltensgleichung nach Kanfer und Saslow (1965; vgl. auch Reinecker, 2006).

S	O	R	K	C
Stimulus bzw. Reiz	Organismus	Reaktionen bzw. Verhalten	Kontingenz	Konsequenzen

Die Ergebnisse von Zielbestimmung und Verhaltensanalyse führen zur Therapieplanung. Die Therapieplanung besteht also aus Annahmen zur Behandlung der Symptomatik. Sie enthalten die auf den Patienten abgestimmte Auswahl der Methoden, die zur Veränderung führen sollen. Im Therapieverlauf wird das hypothetische Bedingungsmodell (s. o. Verhaltensanalyse) bestätigt oder im Negativfall aufgrund weiterer verhaltensanalytischer Informationen korrigiert. Das bedeutet, dass Diagnose- und Therapiephase keine je für sich abgeschlossenen Einheiten sind, sondern einen Prozess darstellen, in dem die beiden Elemente, nämlich Verhaltensdiagnostik und Therapieplanung, ständig Einfluss aufeinander ausüben. Auf diese Weise ist auch eine Therapiekontrolle im Sinne einer Effektivitätsprüfung möglich.

Einheit von Diagnose und Therapie

3.2 Problemanalyse

Schulte (1998) integriert die Zielanalyse, Verhaltensanalyse und Therapieplanung von Kanfer und Saslow (1965) in ein komplexes Gesamtschema für die Erstellung einer Problemanalyse und Therapieplanung. Dabei werden weitere begriffliche Differenzierungen im Hinblick auf Problemstrukturierung, Störungsanalysen, Prozessanalysen unter Berücksichtigung von Motivation und Therapeut-Patient-Beziehung bis hin zum Therapieverlauf und therapiebegleitender Diagnostik vorgenommen. Der Begriff Problemanalyse wird von Schulte (1998) als übergeordneter Begriff verwendet. Diesem ordnet er im Hinblick auf die Verhaltensdiagnostik drei Schritte unter:

1. Sammlung allgemeiner Informationen,
2. Problemstrukturierung und
3. Bedingungsanalysen.

Die allgemeinen Informationen umfassen Daten zur Person, berichtete Probleme des Patienten, Umstände der Problementstehung und bisherige Behandlungsversuche sowie Erscheinungsbild und Interaktionsverhalten des Patienten. Die Problemstrukturierung zielt sowohl auf die Diagnostik nach ICD-10 oder DSM-5 inklusive der Erfassung von Ressourcen als auch auf die Zielanalyse im Sinne von Therapiezielen ab. Die Bedingungsanalysen umfassen Störungsanalysen sowie zwei unterschiedliche Prozessanalysen, nämlich Motivations- und Beziehungsanalysen (vgl. Abb. 1).

Therapie-planung Das Ergebnis der Problemanalyse mündet in die Therapieplanung und deren Umsetzung. Eine therapiebegleitende Diagnostik bezieht sich sowohl auf Störungs- als auch auf Prozessanalysen. Bis zum Abschluss der Therapie können neue diagnostische Informationen dazu führen, Therapieschritte neu zu bewerten.

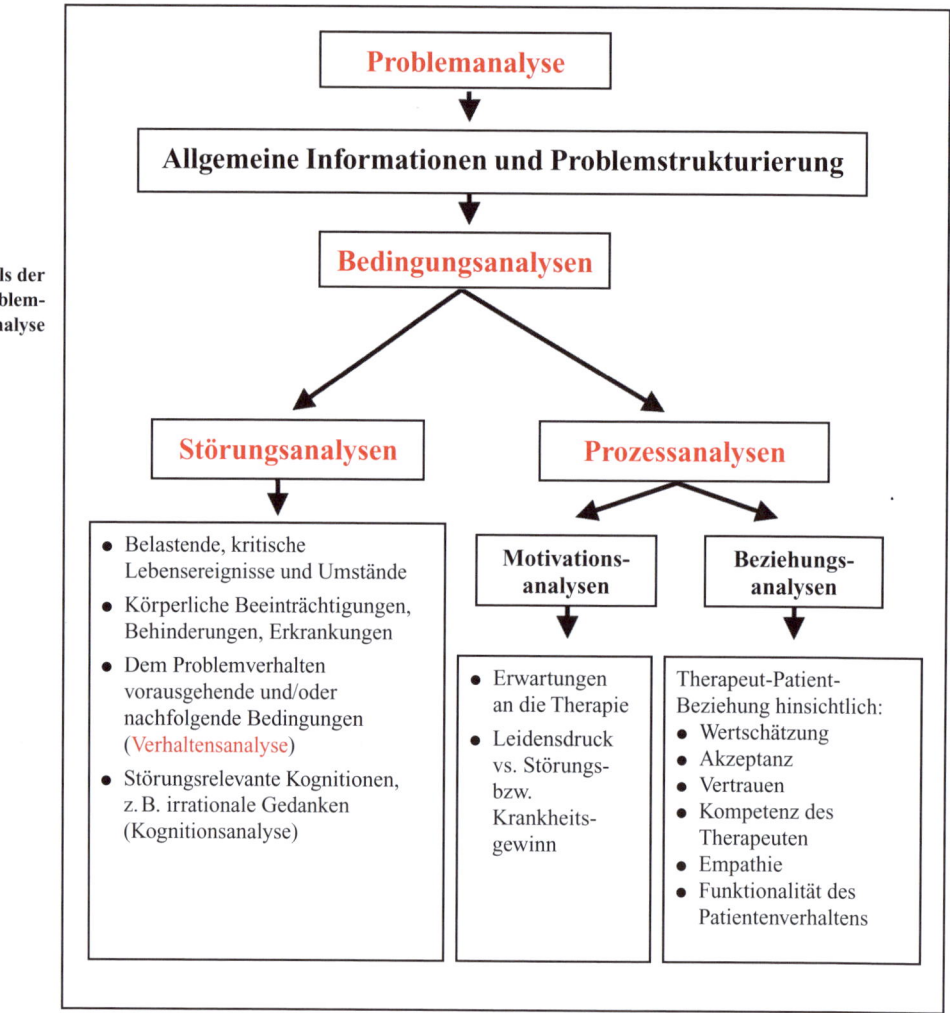

Abb. 1: Struktur der Bedingungsanalysen im Rahmen der Problemanalyse.

Innerhalb der Störungsanalysen ist die Verhaltensanalyse angesiedelt. Hierbei handelt es sich jedoch nicht um die vollständige Verhaltensanalyse nach Kanfer und Saslow (1965); vielmehr bezieht Schulte (1998) den Begriff „Verhaltensanalyse" in einem engeren Sinne auf die Reize, die ein Verhalten auslösen, und Konsequenzen, die ein Verhalten verstärken oder bestrafen. Die weiteren Komponenten der Störungsanalysen nach Schulte (1998), nämlich die körperlichen Zustände sowie die Kognitionen, decken die Organismusvariablen in der Verhaltensgleichung nach Kanfer (1965) ab.

Schulte (1998) bezieht in seine Störungsanalysen kritische Lebensereignisse sowie belastende Lebensumstände und Umweltbedingungen mit ein; auf einen expliziten Kontingenzzusammenhang zwischen Verhalten und Konsequenz verzichtet er im Unterschied zu Kanfer und Salow (1965). So entspricht der Begriff „Störungsanalysen" von Schulte (1998) in etwa dem Begriff „Verhaltensanalyse" von Kanfer und Saslow (1965); und der Begriff „Verhaltensanalyse" im Modell der Störungsanalysen von Schulte (1998) ist reduziert, da nur diese beiden Aspekte der Verhaltensanalyse von Kanfer und Saslow (1965) aufgegriffen werden (nämlich die Reiz-Reaktions- sowie die Reaktions-Konsequenz-Verbindung).

Heute setzt man Verhaltens- und Problemanalyse gleich (Hautzinger, 2011), wobei Bartling et al. (2008) in folgende fünf Phasen gliedert: **Fünf Phasen der Problemanalyse**

- Problemstellung,
- Problemanalyse,
- Zielanalyse,
- Mittelanalyse sowie
- Erprobung und Bewertung der Lösungsschritte.

Diese fünf Phasen bilden einen Problemlöseprozess, der als therapeutischer Veränderungsprozess verstanden wird. Er findet in engem Austausch zwischen Therapeut und Patient statt – in der Kindertherapie zwischen Therapeut, Kind und Eltern, eventuell auch mit weiteren Bezugspersonen. Bartling et al. (2008) betrachten das zu verändernde Verhalten einer Person, von welchem in der Problemanalyse ausgegangen wird, nicht nur im Sinne von Handlungen oder Reaktionen, sondern in umfassender Weise als: **Problemlöseprozess**

- offen beobachtbare Verhaltensänderungen,
- physiologische Reaktionen,
- subjektives Erleben, Empfinden und Emotionen sowie
- Kognitionen und bildhafte Vorstellungen.

Modifikationen der ursprünglichen Verhaltensanalyse betreffen auch die Organismusvariable. Sie berücksichtigt heute nicht nur körperliche Prozesse, sondern bezieht andere interne Reize, die verhaltensbestimmend sein können, ein (Bartling et al., 2008; Borg-Laufs, 2006; Caspar, 1996a; Hautzinger, 2011; Hungerige, Mackowiak & Borg-Laufs, 2005; Schulte, 1998; 2005):

- Wahrnehmungs- und Aufmerksamkeitsprozesse,
- Informationsverarbeitungs- und Interpretationsprozesse,
- Bedürfnisse, Ziele, Werte und dadurch beeinflusste Motivationen sowie
- verschiedene, angenehme wie unangenehme Emotionen.

4. Individualisierung versus Standardisierung

Diagnostik ist von der Tradition her eng mit der Anwendung psychologischer Tests, insbesondere Intelligenztests, assoziiert. Von daher begründet sich die Erhebung von Informationen als standardisiertes Procedere, sowohl was die Durchführung als auch die Auswertung und Interpretation anbelangt. Die Standardisierung des diagnostischen Vorgehens zielt auf bestmögliche Objektivität und Vergleichbarkeit von Personenmerkmalen ab. Mithilfe von Diagnosen sollen Entscheidungen in unterschiedlichen Anwendungsfeldern gefunden werden, beispielsweise im Hinblick auf eine Schullaufbahnberatung, Berufsberatung oder Indikation für eine Therapie. Im Rahmen von Diagnosen wird Verhalten, einschließlich emotionaler und kognitiver Komponenten, beschrieben und analysiert.

Suche nach der guten Passform

In der klinisch-psychologischen Praxis geht es darum festzustellen, welches Problem beziehungsweise welche psychische Störung vorliegt und welche Therapiemethode oder welche Trainingsintervention angezeigt ist. Dabei müssen Individualisierungen vorgenommen werden, um eine möglichst gute Passform zwischen Therapie, Patient und Therapeut zu erreichen (vgl. Caspar, 1996b; Schulte, 1996). Im Falle einer Kinderverhaltenstherapie bedeutet dies, die verhaltenstherapeutischen Methoden kindangemessen anzuwenden oder ein Trainingsprogramm auszuwählen, die Dauer und Intensität der Therapie festzulegen und aus verschiedenen Materialien auszuwählen. Kindangemessenheit heißt nicht nur Individualisierung, sondern auch alters- und entwicklungsspezifisch vorzugehen. Dabei geht es darum, eine kindspezifische und familienpassende Balance zu finden zwischen einem standardisierten Vorgehen, zum Beispiel dem Einsatz eines Trainingsmanuals, und einer Individualisierung der Standardmethoden, beispielsweise Tokenprogramm versus Response-cost-Programm oder Fotogeschichte A versus Fotogeschichte B aus einem standardisierten, empirisch geprüften Manual. Das heißt, Standardisierung und Individualisierung schließen sich nicht aus, sondern ergänzen sich in einer Kinderpsychotherapie sinnvoll und sogar notwendigerweise.

Kindangemessenheit

Elternexploration

Die therapeutische Passung erreicht man nicht allein durch eine standardisierte (Test-)Diagnostik, deren Notwendigkeit außer Zweifel steht; vielmehr sind auch diagnostische Verfahren einzusetzen, die nicht im Sinne von psychologischen Tests standardisiert sind, die aber eine enge Verzahnung zwischen Diagnostik und Therapie gewährleisten. Das heißt, die diagnostischen Ergebnisse sollten auch als therapeutisches Material anwendbar sein. Im Falle der Kinderverhaltenstherapie handelt es sich im Schwerpunkt um diagnostische Informationen aus Elternexplorationen, aus

Verhaltensbeobachtungen und aus situationsspezifischen Tests. Um Therapieziele mit Kindern zu erreichen, ist die Elternarbeit zur Kinderpsychotherapie gleichrangig, da die Erziehungskompetenz der Eltern-, die Eltern-Kind-Interaktion sowie Eltern-Kind-Beziehung für die Entwicklung eines Kindes entscheidend sind. Für die Elternarbeit sind verhaltensnahe und situationsspezifische diagnostische Informationen unerlässlich. Eltern tragen – in der Regel unabsichtlich – zur Aufrechterhaltung und Stabilisierung, manchmal auch zur Verursachung einer psychischen Problematik ihres Kindes bei. Für eine Veränderung von elterlichem Verhalten und für eine Verbesserung von Erziehungskompetenzen sind individuelle und familienspezifische Informationen in standardisierter Weise zu erheben und mithilfe des Verhaltensanalyse-Schemas auszuwerten. Die Einhaltung spezifischer Regeln bei der Verhaltensanalyse standardisieren ebenfalls den diagnostischen Prozess. *Verhaltensbeobachtungen*

5. Verhaltensanalyse in der Kinderverhaltenstherapie

In einer Kinderverhaltenstherapie sind zwei Ziele in genereller Weise zentral:

1. Modifikation der psychischen beziehungsweise Verhaltensstörung durch direkte therapeutische Einwirkung auf ein Kind und

2. Modifikation des Verhaltens wichtiger Bezugspersonen eines Kindes, um die bei dem Kind in der Kinderverhaltenstherapie erreichten Effekte zu unterstützen, zu stabilisieren und in den Alltag zu generalisieren.

Die entscheidenden Einflussfaktoren auf das Verhalten in einer Situation sind die vorausgehenden und nachfolgenden Ereignisse. Diese Ereignisse werden im Leben eines Kindes in erster Linie von den Eltern geprägt beziehungsweise vorgegeben, in zweiter Linie von Pädagogen in den verschiedenen Lebensphasen eines Kindes (Kindergarten und Schule).

Zum Beispiel: Eltern fordern ihr Kind zu etwas auf. Damit setzen sie einen verhaltensauslösenden Reiz für das Kind. Das Kind kann damit angemessen oder unangemessen umgehen. Die Reaktion der Eltern auf das Verhalten ihres Kindes stellt ein nachfolgendes Ereignis (= Konsequenz) dar. Entscheidend für eine Verhaltensanalyse ist nun, ob das dem Kindverhalten vorausgehende und nachfolgende Elternverhalten adäquat ist. Also: War die Aufforderung situations- und kindangemessen? War die elterliche Reaktion auf das Verhalten des Kindes eine sinnvolle und passende Konsequenz, die zeitnah erfolgte (= Kontiguität, Kontingenzzusammenhang)? *Kontingenzzusammenhang*

Es wird deutlich, wie entscheidend die Verhaltensanalyse nach der Verhaltensgleichung von Kanfer und Saslow (1965) gerade in der Kinderverhaltenstherapie auch heute noch ist, und zwar für die Auswahl der verhaltenstherapeutischen Behandlungsmethoden und insbesondere für die Analyse der Eltern-Kind-Interaktion. Eine erfolgreiche Kinderverhaltenstherapie hängt wesentlich von der verhaltensanalytisch fundierten Elternberatung ab (vgl. Borg-Laufs, 2006; Heekerens, 2002; Hungerige et al., 2005; Tharp & Wetzel, 1975).

5.1 Das SORKC-Modell

Lerngesetze als Basis

Die theoretischen Bausteine der Verhaltensanalyse bestehen aus den grundlegenden Lerngesetzen, nämlich aus klassischem sowie operantem Konditionieren und Diskriminationslernen. Sie wurden um personinterne Prozesse, das heißt kognitive, emotionale und motivationale Aspekte erweitert. Ein großer Vorteil der Verhaltensanalyse ergibt sich aus der Anforderung, dass das zu analysierende Verhalten sowie seine vorausgehenden und nachfolgenden Bedingungen konkret und verhaltensnah benannt werden müssen; dies hilft, subjektive und damit möglicherweise falsche Sichtweisen einzugrenzen. Und schließlich gibt es eine Reihe von Therapietechniken, die sich direkt aus der Lerntheorie ableiten, weswegen eine lerntheoretische Analyse des entwicklungspsychopathologischen Zusammenhangs und der aufrechterhaltenden Bedingungen einer Störung eine gute Vernetzung mit der Therapieplanung bietet (vgl. auch Schulte, 1998; 2005; Tharp & Wetzel, 1975). Vielfach können therapeutische Ziele und Strategien mit großer Bandbreite direkt aus der Verhaltensanalyse abgeleitet werden, was Richman (2004) am Beispiel der Behandlung von Kindern mit autistischen Störungen demonstriert (vgl. Kasten 4).

Kasten 4: Therapieziele für autistische Kinder.

Therapieziel-formulierung

Auf der Grundlage von Verhaltensanalysen können sehr unterschiedliche Therapieziele formuliert und angestrebt werden (Richman, 2004):
- Alltagspraktische Fertigkeiten aufbauen (z. B. Förderung der Selbstständigkeit; Aufbau eines Schlafmusters; Toilettentraining; Behebung von Schwierigkeiten beim Essen; selbstständiges Ankleiden);
- Verbesserung der Kommunikationsfähigkeit (Aufbau des Sprachverständnisses; Förderung der Sprachproduktion; Förderung der non-verbalen Kommunikationsfähigkeit);
- Aufbau einer positiven Geschwisterbeziehung sowie
- Strukturierung der Freizeit (z. B. Anleitung zum Spielen; außerhäusliche Aktivitäten vorbereiten und durchführen).

In der Verhaltensanalyse werden äußere und damit wahrnehmbare Reize sowie innere und deshalb meistens nur von der betreffenden Person selbst wahrnehmbare Stimuli untersucht. Zur letzteren Reizart zählen physiologische und emotionale Reaktionen ebenso wie Kognitionen. Äußere wie innere Reize nehmen als vorausgehende oder nachfolgende Ereignisse auf das Verhalten einer Person Einfluss. Deshalb wird von respondentem und operantem Verhalten gesprochen (s. a. Abschnitt 3.1). Respondentes Verhalten zeigt sich auf vorausgehende Reize im Sinne einer Antwort, wie dies beim klassischen Konditionieren gegeben ist; ein Reiz löst ein Verhalten aus. Operantes Verhalten wird ausgeführt, wenn ein unmittelbar nachfolgender Reiz erwartet wird oder vermieden werden soll; nachfolgende Reize steuern also das Verhalten. Die internen Reize, welche einem Verhalten vorausgehen, werden Organismusvariablen genannt, auch wenn sie sich nicht nur auf körperliche Stimuli im engeren Sinne beziehen, sondern auch alle kognitiven und emotionalen Prozesse einschließen (s.a. Abschnitt 3.2). Diese Variablen lassen sich zu einem erweiterten SORKC-Modell zusammenstellen (vgl. Abb. 2).

Kognitive und emotionale Prozesse

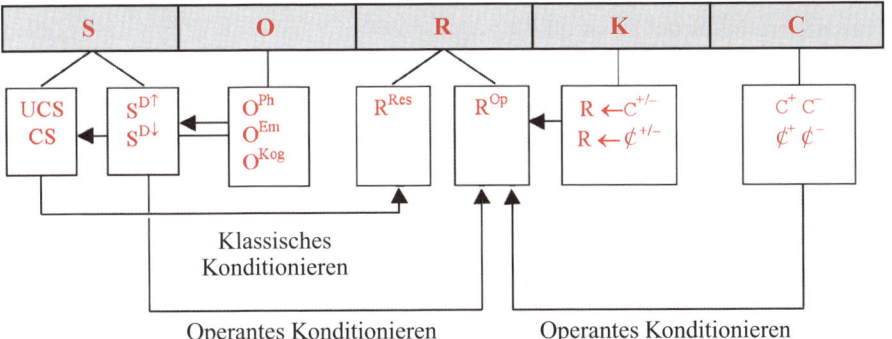

Klassisches und operantes Konditionieren

Abb. 2: Schema einer differenzierten Verhaltensanalyse.

Es ist erkennbar, dass die Reize (S) in solche zum klassischen Konditionieren (UCS und CS) sowie in solche zum Diskriminationslernen ($S^{D\uparrow}$ und $S^{D\downarrow}$) unterteilt sind. Obwohl beide Reizarten einem Verhalten vorausgehen, zählt nur die UCS-/CS-R-Verbindung zum respondenten Lernen, während die S^D-R-Verbindung eine Konsequenz für ein Verhalten ankündigt, so dass das Verhalten keine reflexhafte Antwort, sondern eine operante Reaktion letztlich darstellt.

Tab. 1: Erklärung der Symbole im SORKC-Modell.

S	Stimulus
UCS	Unkonditionierter Stimulus
CS	Konditionierter Stimulus
$S^{D\uparrow}$	Förderlicher diskriminativer Stimulus
$S^{D\downarrow}$	Hemmender diskriminativer Stimulus
O	Organismusvariable
O^{Ph}	Physiologische Variable
O^{Em}	Emotionale Variable
O^{Kog}	Kognitive Variable
R	Reaktion, Verhalten einer Person
R^{Res}	Respondentes Verhalten
R^{Op}	Operantes Verhalten
K	Kontingenz: Zuverlässigkeit, mit der eine Konsequenz einem Verhalten folgt
$R \leftarrow C^{+/-}$	Direkter und ausschließlicher Zusammenhang von Verhalten (R) und
$R \leftarrow \cancel{C}^{+/-}$	Konsequenz (C)
C	Konsequenz auf ein Verhalten (R) = Verstärker
C^+	Positiven Verstärker geben
C^-	Negativen Verstärker geben
$\cancel{C}^+$	Positiven Verstärker nehmen
$\cancel{C}^-$	Negativen Verstärker nehmen

Kontingenzen meinen den unmittelbaren Zusammenhang zwischen dem operanten Verhalten (R^{Op}) sowie den verschiedenen Konsequenzen. Die **Konsequenzen** sind in positive und negative unterteilbar und können als positive oder negative Verstärker gegeben (C^+ und C^-) oder entzogen werden ($\cancel{C}^+$ und $\cancel{C}^-$). Der Grad der Wirksamkeit von $C^+/\cancel{C}^+$ und $C^-/\cancel{C}^-$ hängt von dem Ausmaß der Sättigung oder Deprivation einer Person hinsichtlich der Konsequenzen ab. Bekommt beispielsweise ein Kind täglich mehrmals Süßigkeiten, dann liegt eine Sättigung des Bedürfnisses nach Süßigkeiten vor; das heißt, dass mit Süßigkeiten keine positive Verstärkung für ein bestimmtes Verhalten erwartet werden kann; die Wirksamkeit für diesen Verstärker ist also reduziert. Umgekehrt verhält es sich beim Mangel an konsumierten Süßigkeiten; die Deprivation erhöht die Wirksamkeit von Verstärkern, im Beispiel also von Süßigkeiten. Derselbe Zusammenhang besteht natürlich auch für die Bestrafungen ($C^-/\cancel{C}^+$). Es ist aus diesen Gründen sowohl für die Therapieplanung als auch für Alltagssituationen hilfreich zu erfahren, welche Verstärker Kinder präferieren und wie häufig sie diese erhalten.

Positive und negative Verstärker

5.2 Informationssammlung

Zur Durchführung einer Verhaltensanalyse bedarf es also geeigneter Informationen; das heißt, die diagnostischen Informationen müssen situationsspezifisch konkretes Verhalten aller an einer Interaktion beteiligten Personen beinhalten. Dazu eignen sich besonders Verhaltensbeobachtungen und Explorationen (Kanfer & Saslow, 1969). Auf die Methoden und Anforderungen an standardisierte, verhaltensanalytisch verwertbare Beobachtungsverfahren und Beobachtungssysteme gehen Bayer (1974) oder Westmeyer und Nell (2005) ein. Beispiele für systematische Beobachtungsverfahren sind im Training mit aggressiven und sozial unsicheren Kindern zu finden (Petermann & Petermann, 2012; 2015). Systematische Explorationen werden auch klinisches Interview und Anamnese genannt; sie haben zum Ziel, Biographisches, die aktuelle Lebenssituation, Verhaltensweisen, Erleben, Erwartungen, Überzeugungen und Ziele zu erfragen (Keßler, 2005). Zur Absicherung einer Verhaltensanalyse sollen mehrere Ebenen der Informationssammlung beschritten werden. Erst mehrere Quellen sichern die Analyse der Bedingungen von Verhalten ab; hierzu nennt Reinecker (2006, S. 490 f.) neun Möglichkeiten der Informationsgewinnung (vgl. Kasten 5).

Beobachtung und Exploration

Kasten 5: Möglichkeiten der Informationsgewinnung für die Verhaltensanalyse.

- **Direkte Beobachtung** des Verhaltens: Die systematische Verhaltensbeobachtung wird wegen der Stimmigkeit mit den theoretischen Grundlagen der Verhaltensanalyse auch als Königsweg der Informationssammlung bezeichnet.

- **Interview und Exploration** sind zumeist die bevorzugten Strategien der Verhaltenserfassung; wichtig ist hierbei, konkrete, detaillierte Informationen unter dem Gesichtspunkt der funktionalen Analyse zu gewinnen.
- **Situations-Verhaltens-Test**: Das Verhalten wird unter standardisierten Bedingungen in ausgewählten Situationen beobachtet und systematisch erfasst.
- Im **Rollenspiel** erfolgt eine Erfassung des Ziel- oder Problemverhaltens, wenn der Patient die Rolle einer anderen Person oder seine eigene Rolle mit neuem Verhalten einnimmt.
- Die **Selbstbeobachtung** gilt als sehr ökonomische Form der Datengewinnung speziell in Bereichen, in denen eine direkte Beobachtung aus prinzipiellen oder pragmatischen Gründen nicht möglich ist.
- Die Gewinnung von Informationen über **externe Datenquellen** bedarf immer der Zustimmung des Betroffenen; in diesen Fällen können zusätzliche Informationen eingeholt werden, die anderweitig kaum zugänglich wären.
- **Operante Diagnostik** bedeutet die Erfassung der Verstärkergeschichte und damit der Wirksamkeit von Verhaltenskonsequenzen.
- In der **psychophysiologischen Datenerhebung** werden biologische Komponenten des Ziel- oder Problemverhaltens erfasst; wegen der mangelnden Spezifität der meisten physiologischen Reaktionen ist die Auswahl entsprechender Merkmale und deren Interpretation zumeist nicht einfach.
- **Verhaltensinventare und Skalen** bilden zumeist Hilfsmittel, um Informationen zu sammeln, zu systematisieren und sie in einen funktionalen Zusammenhang einzuordnen (z. B. Angstskalen).

Vielzahl von Methoden

Um die notwendigen Informationen für eine Verhaltensanalyse in der Kinderverhaltenstherapie zu sammeln, bedarf es neben systematischen Verhaltensbeobachtungen, möglichst im Alltag erhoben, einer strukturierten und standardisierten Elternexploration. Damit keine Aspekte übersehen werden, wählt ein Verhaltenstherapeut einen weitgefassten Zugang: den Einsatz von Verhaltenschecklisten, Verhaltensbeobachtungen in vorgegebenen und Alltagssituationen, die Elternexploration und die standardisierte Befragung von Kindergärtnerinnen sowie Lehrerinnen. Auch Selbsteinschätzungen eines Kindes sind möglich. Neuere Ansätze der diagnostischen Informationssammlung schließen auch computerbasierte Verfahren ein (Heidenreich et al., 2009).

Elternexploration

An dem nachfolgend ausschnitthaft abgedruckten Elternexplorationsbogen wird ersichtlich, dass auch ein standardisiertes Interview differenzierte Informationen zu verschiedenen Lebensbereichen von einem Kind und seiner Familie erbringen kann. In einem solchen Elterngespräch, welches ca. 100 Minuten dauert, werden zu sieben Bereichen Fragen gestellt (vgl. Petermann & Petermann, 2012; 2015).

Kasten 6: Informationssammlung zur Verhaltensanalyse: Überblick über den standardisierten Elternexplorationsbogen aus dem Training mit aggressiven Kindern (nach Petermann & Petermann, 2012, S. 24–40).

A. Daten zur Person und zur Familie des Kindes

Neben Geburtsdaten, Geschwister, Berufstätigkeit der Eltern und Ähnliches wird erfragt:

1. Wie ist der Gesundheitszustand Ihres Kindes?
   Wie oft ist Ihr Kind im Jahr krank (Infektionskrankheiten)?
2. Welche Kinderkrankheiten hat Ihr Kind gehabt?
3. Gab es Besonderheiten in der Entwicklung Ihres Kindes?
   (Schwangerschafts- und/oder Geburtskomplikationen, besondere Schwierigkeiten in den ersten beiden Lebensjahren in Form von exzessivem Schreien, Ein- und Durchschlafproblemen oder Fütterproblemen, Entwicklungsverzögerungen bezüglich laufen und sprechen lernen, längere Krankenhaus- bzw. Reha-Aufenthalte)
4. Haben Sie während der Schwangerschaft geraucht, Alkohol getrunken, Medikamente eingenommen oder illegale Drogen konsumiert?
5. Hat Ihr Kind irgendwann einen schweren Unfall erlitten?

B. Soziale Beziehungen und Aktivitäten des Kindes

1. Wer verbringt die meiste Zeit mit Ihrem Kind?
2. Mit wem ist Ihr Kind besonders gerne zusammen?
3. Mit wem ist Ihr Kind weniger gerne zusammen?
   (z. B. aus Angst, Eifersucht etc.)
4. Welche Personen waren früher – sind jetzt – an der Erziehung Ihres Kindes beteiligt?
5. Spielt Ihr Kind gerne alleine und wie verhält es sich dabei?
6. Was spielt Ihr Kind am liebsten? (zu Hause, im Freien)

C. Verhaltensanalyse: Allgemeiner Teil

1. Wie sah der Tagesablauf Ihres Kindes gestern aus?
2. Wie kann man Ihrer Meinung nach das problematische Verhalten Ihres Kindes bezeichnen?
3. Wie häufig, wie lange und wie stark tritt das problematische Verhalten auf?
4. Unter welchen Bedingungen tritt das problematische Verhalten auf?
   (bei bestimmten Situationen, Personen, zu bestimmten Zeiten)
5. Wann trat das problematische Verhalten Ihres Kindes zum ersten Mal auf?
6. An welche besonderen Bedingungen, Ereignisse und Veränderungen von damals können Sie sich erinnern?
   (z. B. Unfall, Trennung der Eltern, Geburt eines Geschwisters)

7. Können Sie sich an Zeiten erinnern, in denen Ihr Kind deutlich mehr Schwierigkeiten hatte bzw. machte als heute?
8. An welche besonderen Umstände von damals können Sie sich erinnern? (z. B. Trennung von einer geliebten Person, Krankheit)
9. Kann Ihr Kind sein Verhalten irgendwo gesehen und von daher nachgeahmt haben?

D. Verhaltensanalyse: Schulisches Verhalten

1. Wie verlief die Einschulung?
   Gab es eine Zurückstellung von der Einschulung?
   Ist Ihr Kind vorzeitig eingeschult worden?
2. Sind Sie mit den schulischen Leistungen Ihres Kindes zufrieden?
3. Welche Vorstellungen haben Sie über die weitere schulische Laufbahn Ihres Kindes?
4. Kennt Ihr Kind Ihre Vorstellungen?
5. Helfen Sie bzw. Ihr Ehepartner bei den Hausaufgaben?
6. Wenn ja: Helfen Sie regelmäßig? Wie lange?
7. Haben Sie den Eindruck, dass Ihr Kind gerne zur Schule geht?
8. Wenn nein: Woran liegt es Ihrer Meinung nach, dass Ihr Kind nicht gerne zur Schule geht?

E. Verhaltensanalyse: Beziehungen zu Geschwistern und Gleichaltrigen

1. Wie gestalten sich Freundschaften zu Gleichaltrigen?
2. Wie verhält sich Ihr Kind, wenn es mit anderen Kindern und Geschwistern zu Hause ist? (friedlich, streitsüchtig, ängstlich, bestimmend …)
3. Können Sie Gründe für dieses Verhalten nennen?
4. Hat Ihr Kind öfters Streit mit anderen Kindern?
   Um was geht es bei solchen Streitereien?
5. Greifen Sie in einen Kinderstreit zu Hause ein?
   Wenn ja, in welcher Form?
6. Wie beliebt ist Ihr Kind bei Gleichaltrigen?

F. Verhaltensanalyse: Eltern-Kind-Beziehung

1. Welche Freizeitaktivitäten unternehmen Sie mit Ihrer Familie?
2. Mit welchen Problemen ist Ihr Kind schon zu Ihnen gekommen?
3. Redet Ihr Kind mit Ihnen über Freunde oder die Schule?

4. Wofür belohnen Sie Ihr Kind?
   Wer belohnt?
   Wann? (sofort, am Abend, eine Woche später)

5. Womit belohnen Sie Ihr Kind?
   Was ist am wirkungsvollsten?

6. Wie häufig belohnen Sie?

7. Wie reagiert Ihr Kind auf Belohnung?

8. Glauben Sie, dass Lob, Aufmerksamkeit schenken, gemeinsames Spielen und Schmusen für Ihr Kind eine Belohnung darstellen?
   Beschreiben Sie bitte kurz eine typische Situation!

9. Wofür bestrafen Sie Ihr Kind?
   Wer bestraft?
   Wann? (sofort, am Abend, eine Woche später)

10. Womit bestrafen Sie Ihr Kind?
    Was ist am wirkungsvollsten?

11. Wie häufig bestrafen Sie?

12. Wie reagiert Ihr Kind auf Bestrafung?

13. Glauben Sie, dass Nörgeln, Schimpfen, keine Beachtung schenken, eine gemeinsame Aktivität beenden für Ihr Kind eine Bestrafung darstellen?
    Beschreiben Sie bitte kurz eine typische Situation!

14. Kommt es vor, dass Sie Ihrem Kind ein Vorbild vor Augen halten?
    (z. B. „Dein Freund ... macht seinen Eltern bestimmt mehr Freude als Du uns!")

G. Therapie- bzw. trainingsspezifische Daten

Die bisherigen Fragenbereiche dienen überwiegend dazu, Informationen für die Verhaltensanalyse zu gewinnen. Mit dem letzten Fragenkomplex soll die Therapieplanung unterstützt werden.

1. Erledigt Ihr Kind Aufgaben und Pflichten, auch wenn es keine Lust dazu hat?

2. Ist Ihr Kind hilfsbereit?

3. In welcher Weise hat sich Ihr Kind über das bevorstehende Training die Therapie geäußert?

4. Was sind Ihre eigenen Vorstellungen zur Therapie zum Training?
   Auf was sollen wir bei Ihrem Kind besonders achten?

6. Beispiele

Im Folgenden wird je ein Beispiel für eine entwicklungsbezogene Verhaltensanalyse, auch vertikale Analyse genannt, gegeben sowie für eine situationsbezogene Verhaltensanalyse, auch als horizontale Analyse bezeichnet.

6.1 Entwicklungsbezogene Verhaltensanalyse

Mit einer entwicklungsbezogenen Verhaltensanalyse ist der biographische Entstehungszusammenhang einer Störung gemeint. Im Folgenden wird ein Beispiel eines neunjährigen Jungen mit einer Störung mit sozialer Ängstlichkeit (F93.2 nach ICD-10) hinsichtlich der Entwicklung dieser Angststörung gegeben (vgl. Petermann, 2009). Der Junge wird von seinen Eltern als ein schon immer ruhiges, „pflegeleichtes" und angenehmes Kind beschrieben, das sich vom Temperament her deutlich von den älteren Geschwistern unterscheidet: Er ist schüchtern, hält sich in Situationen, die ihm unvertraut sind, sehr zurück oder versteckt sich (wenn möglich) in seinem Zimmer – als kleines Kind hinter der Mutter –, wenn beispielsweise Besuch kommt.

Biographie

Der Untersuchungsanlass sind die häufigen Klagen des Jungen über Übelkeit und Bauchschmerzen in verschiedenen Situationen, besonders morgens vor der Schule. Der Junge nässt seit der Einschulung ein- bis zweimal pro Woche nachts auch ein. Er besucht die zweite Grundschulklasse und hatte davor an einer Vorschulklasse teilgenommen, denn er war in keinem Kindergarten. Er hat trotz durchschnittlicher Intelligenz Schulleistungsprobleme, besonders im Lese- und Rechtschreibbereich.

Die Elternexploration zeigt, dass die Mutter den Jungen sehr umsorgt, behütet und beschützt. Sie sieht es sehr gerne, wenn der Junge zu Hause spielt, da sie den Straßenverkehr für zu gefährlich hält. Alle sozialen Situationen, die dem Jungen fremd und unvertraut oder aber mit Anforderungen und dadurch mit möglichen Bewertungen verbunden sind, vermeidet er erfolgreich oder entflieht ihnen sogar. Er verlässt die elterliche Wohnung beispielsweise, wenn für ihn unvertrauter Besuch kommt. Er versteckt sich dann in seiner nahe gelegenen Baumhütte für viele Stunden. Er kehrt erst nach Hause zurück, wenn der Besuch gegangen ist.

Elternexploration

Ein hypothetisches Bedingungsmodell, wie sich die soziale Ängstlichkeit entwickelt hat, kann von zwei entscheidenden Aspekten ausgehen:

Bedingungsmodell

1. Es liegt das Temperamentsmerkmal „Schüchternheit" und „Verhaltenshemmung" vor (= O^{PH} und O^{Em}).
2. Das Verhalten der Mutter signalisiert dem Jungen, dass er sich sozialen Aufgaben und Anforderungen nicht stellen muss (= $S^{D\uparrow}$); zudem verstärkt sie sein Vermeidungs- und Fluchtverhalten durch Zuwendung, Verwöhnung und positive Bewertung der „Häuslichkeit" des Jungen (= C^+) sowie durch Nachgiebigkeit und Inkonsequenz bei sozialen Aufgaben (= $\cancel{C}^-$).

Das Ergebnis der Verhaltensanalyse im Hinblick auf die Entstehung der sozialen Ängstlichkeit zeigt Abbildung 3. Die Bedeutung von UCS (Angstgefühle) und CS (körperliches Unwohlsein) für die Entwicklung des Vermeidungsverhaltens im Sinne eines klassisch konditionierten Lernvorgangs bleibt in diesem Fall unklar. Bei spezifischen Phobien lässt sich die Kopplung von UCS und CS oftmals leichter erkennen als bei einer sozialen Phobie beziehungsweise Störung mit sozialer Ängstlichkeit. In einem anderen Beispiel, nämlich bei einer Hundephobie, kann der Zusammenhang zwischen UCS und CS gut herausgearbeitet werden (vgl. Petermann & Walter, 2009).

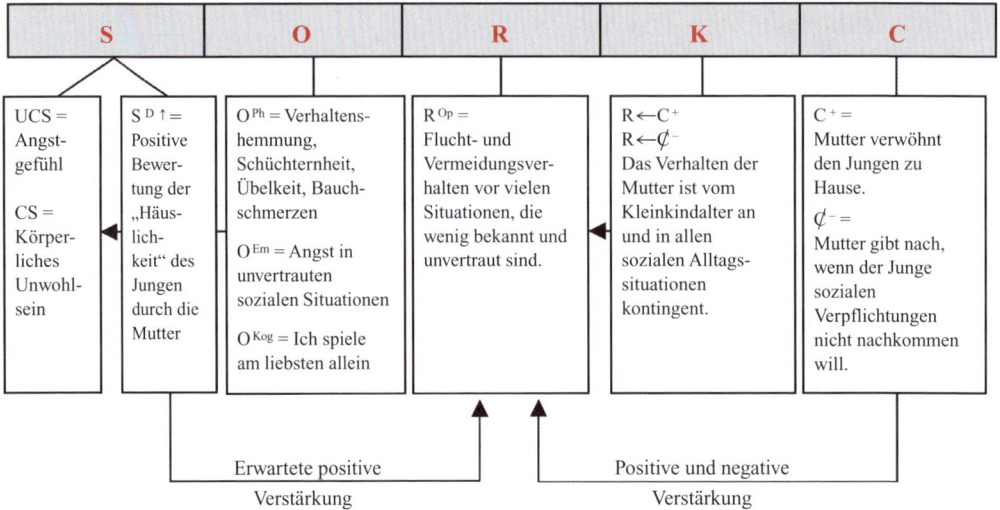

Abb. 3: Bespiel einer entwicklungsbezogenen Verhaltensanalyse von einem neunjährigen Jungen mit sozialer Ängstlichkeit.

6.2 Situationsbezogene Verhaltensanalyse

Erpresserspiele

Im Folgenden soll anhand von Erpresserspielen in Familien eine situationsbezogene Verhaltensanalyse illustriert werden. Hierbei wird auf eine typische Situation zurückgegriffen, wie sie in Familien mit oppositionellen und aggressiven Kindern auftreten kann. Erstmalig befasste sich die Arbeitsgruppe von Patterson mit Erpresserspielen in Familien. Patterson (1982) beschäftigte sich über Jahrzehnte mit der Entstehung und dem Abbau von aggressivem Verhalten bei Kindern (vgl. auch Heekerens, 2002). Er untersuchte dabei, auf welchen Wegen aggressives Verhalten in der Familie eskalieren kann. Er zeigt ungünstige Interaktionsformen auf, die dadurch gekennzeichnet sind, dass es Kindern gelingt, ihre Eltern zu erpressen. Viele aggressive Kinder betreiben diese „Erpresserspiele" so perfekt, dass die Reaktionen der Erwachsenen auf die Herausforderungen immer massiver und aggressiver werden und damit zu einer Eskalation von Familienkonflikten führen. Die „Erpresserspiele" beginnen im Kleinen und basieren sowohl auf negativer als auch auf positiver Verstärkung. Hierzu ein Beispiel:

Eine Mutter besteht bei ihrer Tochter Dorothee darauf, dass sie die Hausaufgaben am frühen Nachmittag erledigt, da sie am Abend oft vom Herumtoben so „aufgewühlt" ist, dass sie sich nicht mehr konzentrieren kann. Dorothee hat jedoch keine Lust, die Hausaufgaben sofort nach der Schule zu erledigen. Deshalb ist sie gereizt und wütend; sie quengelt so lange nach dem Mittagessen, bis sie ihren Wunsch durchgesetzt hat, die Erledigung der Hausaufgaben auf den Abend zu verschieben. Macht sie doch einmal die Hausaufgaben aufgrund des Drängens der Mutter sofort, dann erledigt sie diese so unordentlich, dass die Mutter spätestens an dieser Stelle resigniert und von ihrer Forderung ablässt. Dorothee setzt sich also durch, was für sie einen Erfolg darstellt (= positive Verstärkung). Das Nachgeben der Mutter ermöglicht das Vermeidungsverhalten der Tochter bezüglich der Hausaufgabenerledigung (= negative Verstärkung). Wir stehen hier am Anfang eines „Erpresserspiels". Nach dem SORKC-Modell analysiert, verläuft die Situation in den folgenden S-O-R-C-Schritten bei vorliegender Kontingenz zwischen R und C (vgl. Kasten 7).

Vermeidungsverhalten

SORKC-Modell

Kasten 7: Beispiel einer Verhaltensanalyse zu familiären Erpresserspielen.

Mutter R^1	Die Mutter verlangt die Erledigung der Hausaufgaben am frühen Nachmittag. Dieses Verhalten der Mutter (R^1) steht im Widerspruch zur aktuellen Motivation von Dorothee (O^{Em}).
Tochter O^{Em}	Aufgrund der mangelnden Motivation (O^{Em}) möchte Dorothee das Erledigen der Hausaufgaben vermeiden. Sie hofft, durch Quengeln, gereizte Stimmung, unordentliches Erledigen der Hausaufgaben der Situation zu entgehen. Diese Erwartung stellt ein (O^{Kog}).
Tochter R^{Op}	So wird die Forderung der Mutter (R^1) durch das Zusammentreffen mit der mangelnden Motivation der Tochter (O^{Em}) zum diskriminativen Stimulus ($S^{D\uparrow}$) für die Tochter und löst Quengeln oder das unordentliche Erledigen der Hausaufgaben aus; dieses Verhalten der Tochter stellt ein R^{Op} dar.
Mutter C^- und $\cancel{C}^+$	Die unangemessene Reaktion der Tochter bedeutet eine direkte und indirekte Bestrafung für die Mutter, nämlich C^- = Quengeln und $\cancel{C}^+$ = unordentliches Erledigen der Hausaufgaben.
Mutter R^2	Durch das bestrafende Tochterverhalten wird wiederum das nachgebende Verhalten der Mutter bewirkt (R^2).
Tochter C^+ und $\cancel{C}^-$	Das Nachgeben der Mutter wird von der Tochter als positive Verstärkung erlebt, nämlich sich erfolgreich durchgesetzt zu haben (C^+), und das nicht Erledigen müssen der Hausaufgaben wirkt als negative Verstärkung ($\cancel{C}^-$).
Kontingenzzusammenhang	Das Lernergebnis für die Tochter heißt: Ich brauche bei der Mutter nur lange genug zu quengeln, gereizt und wütend zu reagieren oder die Hausaufgaben unordentlich zu erledigen, dann gibt sie nach.

Dies ist der Startpunkt für familiäre Erpresserspiele, die sich täglich wiederholen und mit der Zeit immer mehr eskalieren.

Erpresserspiele in Familien

Das Beispiel verdeutlicht sehr gut, dass Kinder bei familiären Erpresserspielen nicht immer die schwächeren Partner sein müssen und dass in die Therapieplanung auch die Mutter einbezogen werden muss. Das bedeutet, nicht nur das Verhalten des Kindes, sondern auch das der Mutter muss modifiziert werden. Es gibt prinzipiell zwei Ansatzmöglichkeiten bezüglich des Mutterverhaltens: nämlich R^1 und R^2. Mit der

Mutter sollte gemeinsam entschieden werden, an welcher Stelle etwas im Ablauf verändert werden soll. Hat die Mutter unter Berücksichtigung der Motivation der Tochter die feste Überzeugung, die Tochter soll am frühen Nachmittag die Hausaufgaben erledigen, so muss sie lernen, ihrer Tochter gegenüber konsequent zu sein, damit diese nicht positiv und negativ verstärkt wird (Tochter C^+ und $\cancel{C}^-$). Hierzu ist es hilfreich, der Mutter anhand der SORKC-Analyse zu verdeutlichen, wann und warum sie nachgibt. Es ist dies die Stelle, an der das Verhalten der Tochter auf die Mutter bestrafend wirkt (Mutter C^- und $\cancel{C}^+$). Kann die Mutter durch die Einsicht in die Verhaltenszusammenhänge gegenüber der Tochter stabilisiert werden, dann ist die Wahrscheinlichkeit groß, dass sie es bewältigt, konsequent zu bleiben. Zusätzlich müssen mit der Mutter eine Reihe von Verhaltensmöglichkeiten erarbeitet werden, die sich auf den Umgang mit gesteigertem unangemessenem Verhalten der Tochter beziehen. Nur so gewinnt die Mutter Verhaltenssicherheit.

Konkretes Verhalten planen

Stellt sich heraus, dass die Mutter damit überfordert ist, konsequent die Erledigung der Hausaufgaben einzufordern, dann darf sie dieses Verhalten (= R^1) nicht zeigen; die Provokation für die Tochter zu R^{Op} ist nicht gegeben, da für die Tochter O^{Em} und $S^{D\uparrow}$ nicht vorliegt. Für die Beratung der Mutter wäre dann ein mögliches Ziel eine kognitive Umstrukturierung, zum Beispiel in der Weise, dass die Tochter den Zeitpunkt der Erledigung der Hausaufgaben selbst entscheidet, aber auch die Verantwortung für die Ergebnisse selbst tragen muss, wie beispielsweise einen Tadel der Lehrerin, weil die Hausaufgaben nicht oder unordentlich erledigt wurden. Bei diesem Therapieziel ist das Alter des Kindes ein wichtiger Faktor für die Therapieplanung.

Negative Verstärkung

Patterson (1982; s. auch Patterson, Reid & Dishion, 1992) beobachtete im Rahmen von Längsschnittstudien an 600 Familien, dass vor allem die negative Verstärkung – also zum Beispiel der Wegfall einer für ein Kind unangenehmen Forderung – das aggressive Verhalten auf einem hohen Niveau hält. Eine häufige negative Verstärkung in der Familie wird zur Folge haben, dass sich bei einem Kind keine differenzierten Verhaltensformen ausbilden können; und somit werden Konflikte mit Gleichaltrigen in der Schule und Freizeit ebenfalls aggressiv gelöst.

intermittierende Verstärkung

Wenn das aggressive Verhalten eines Kindes Erfolge zeigt, dann tritt es häufiger und intensiver auf. Die Intensität des Problemverhaltens nimmt vor allem bei intermittierender Verstärkung zu, also bei dem Versuch der Eltern, sich konsequent zu verhalten, wobei diese dann doch wieder inkonsequent nachgeben. Die Eltern greifen allmählich zu härteren Maßnahmen, in der Hoffnung, das aggressive Veralten zu reduzieren. So erlebt beispielsweise ein Vater, dass einschneidende Maßnahmen, zum Beispiel das Kind bei Streitigkeiten zu schlagen, die kindliche Aggression kurzfristig unterbinden. Langfristig werden die härteren Maßnahmen der Eltern häufig mit noch stärkeren Aggressionen des Kindes beantwortet, was wiederum noch drastischere Handlungen der Eltern zur Folge haben kann, die bis zur körperlichen Misshandlung reichen. Diese Eskalation schreitet soweit voran, bis sich die Fronten verhärten, negatives Verhalten einschleift und der Boden für weitere Eskalationen bereitet wird. Im Weiteren wird das aggressive Kind immer stärker abgelehnt, als sozial abweichend und hoffnungslos verloren beschrieben (vgl. Patterson & Bank, 1989). Die Problemlage von Eltern und Kind wird dann verschärft, wenn soziale Aspekte, wie Arbeitslosigkeit oder berufliche Überforderung, aber auch Drogen- und Alkoholmissbrauch, Ehekonflikte bzw. Ehescheidung sowie psychische Störungen bei den Eltern hinzukommen.

Auch bei sehr begrenzten Problemlagen, wie bei Ausscheidungsstörungen ist eine situationsbezogene Verhaltensanalyse sehr hilfreich. Sie kann sehr genau aufzeigen, an welcher Stelle der Verhaltensgleichung eine Intervention Erfolg versprechend ist. Beispiele für solche Verhaltensanalysen, einmal für Einnässen und einmal für Einkoten, geben Petermann und Borg-Laufs (2009).

Begrenzte Problemlage

7. Bedeutung für die Therapieplanung

Wie die Ausführungen in Abschnitt 6.2 zeigten, können aus kleinen Auseinandersetzungen massive Erpresserspiele werden. Dies ist nicht nur für Familien mit Kindern typisch, die oppositionelles und/oder aggressives Verhalten aufweisen; solche Erpresserspiele können auch in Familien mit beispielsweise trennungsängstlichen Kindern auftreten. Bei diesen Kindern kommt es häufig zur Verweigerung des Schulbesuchs. Versuchen die Eltern konsequent auf den Schulbesuch zu bestehen, so kann das Erpresserspiel eines Kindes bis zur Selbstmorddrohung gehen.

Schulverweigerung

Am besten untersucht sind jedoch Erpresserspiele in Familien mit aggressiven Kindern von Patterson (1982) und seiner Arbeitsgruppe. Aus den für diese Familien typischen innerfamiliären Kennzeichen lassen sich wertvolle Hinweise für die Therapieplanung ableiten. So sollten vier Aspekte in der Elternarbeit eines Kinderverhaltenstherapeuten nach Patterson (1982) beachtet und bearbeitet werden:

Elternarbeit

(1) Familienregeln. Solche Regeln beziehen sich auf den Familienalltag, sie prägen die Erziehungspraktiken und geben an, welches Verhalten akzeptabel ist. Familienregeln spezifizieren auch die Grenzen, die festlegen, wann ein Verhalten bestraft wird. In den von Patterson untersuchten Familien fehlten solche Regeln weitgehend. Deshalb sollten sich therapeutische Bemühungen zunächst darauf richten, den Familien einige Grundregeln zu empfehlen; mit der Zeit werden diese Regeln komplexer.

(2) Informationen über das Kind. Patterson versteht hierunter die Informiertheit der Eltern darüber, was ihre Kinder machen. Es handelt sich um alltägliche Informationen, zum Beispiel, wann die Kinder nach dem Stundenplan von der Schule nach Hause kommen sollten. Die Eltern aggressiver Kinder haben oft sehr wenige Informationen, allein schon deshalb, weil sie eine Konfrontation mit dem Kind fürchten (z. B. „Du hättest doch um 13 Uhr von der Schule nach Hause

Veränderung der Familienkommunikation

kommen müssen!"). Die Eltern halten sich damit die Möglichkeit offen, das eindeutig aggressive oder sogar delinquente Verhalten ihrer Kinder zu leugnen. Hier ist ein wichtiger Ansatzpunkt für Änderungen in der familiären Kommunikation.

(3) **Einsatz von Verstärkung und Bestrafung.** Durch das Erpresserspiel sind die Eltern offensichtlich so stark irritiert, dass sie kaum noch kontingent auf angemessenes Verhalten ihrer Kinder reagieren. Solche Eltern bestrafen zudem öfter als die Eltern nicht aggressiver Kinder. Patterson empfiehlt deshalb für das therapeutische Vorgehen, die Eltern auf angemessenes Verhalten ihrer Kinder aufmerksam zu machen; die Eltern sollen also dazu gebracht werden, das positive Verhalten ihrer Kinder wahrzunehmen, anzuerkennen und es durch Lob zu verstärken.

(4) **Mangelnde Problemlösefertigkeiten.** Im Rahmen der praktischen Arbeit konnte Patterson immer wieder belegen, dass es den Eltern durch die hohe Betroffenheit nicht gelingt, ein Problem neutral darzustellen und klar anzugeben, welche Änderungswünsche bestehen. Die Änderungswünsche können nicht so umgesetzt werden, dass sie zu neuen Verhaltensweisen beim aggressiven Kind führen. Vielfach fehlt es den Eltern an Ideen dazu, wie ein neues Erziehungsverhalten konkret aussehen kann; zudem können die Eltern keine längerfristigen Konsequenzen durchhalten. Bei all diesen Bemühungen braucht eine Familie Unterstützung durch Freunde und Nachbarn, besonders nachdem der Kinderverhaltenstherapeut eine Veränderung initiiert hat.

In seinen Studien stellten Patterson und seine Mitarbeiter deutlich heraus, dass bei gut eingespielten und deshalb sehr stabilen aggressiven Interaktionen bestrafende Verfahren den nachhaltigsten Effekt hervorrufen. Er nennt vor allem:

- Time-out-Verfahren (also Auszeit bzw. sozialen Ausschluss),
- Verstärkerentzug, das heißt, die Wegnahme von positiven Verstärkern wirkt als Bestrafung, und
- Verlust von Privilegien und Vorrechten in der Familie.

Kontingenzzusammenhang

Patterson belegte eindeutig, dass man durch den kontingenten Einsatz solcher Verfahren Eskalationen in Familien vermeiden kann. Die notwendige Grundlage für eine korrekte Einschätzung von Kontingenzzusammenhängen stellt die Verhaltensanalyse dar.

Ressourcenanalyse

Auch wenn in der Verhaltensanalyse der Blick auf Verhaltensexzesse und Verhaltensmängel gerichtet ist, so sollen doch auch Verhaltenskompetenzen und Fertigkeiten beachtet werden. Diese stellen wertvolle Ressourcen für den Arbeitsansatz in der Kinderverhaltenstherapie dar. Eine Verhaltensanalyse von einem Problemverhalten sollte in eine Ressourcenanalyse hinsichtlich verschiedenster Fähigkeiten und Kompetenzen überführt werden. Beide Sichtweisen gehören in einer Kinderverhaltenstherapie sowohl auf das Kind als auch auf die Eltern bezogen zusammen.

8. Literatur

APA (2013). *Diagnostic. and Statistical Manual of Mental Disorders, Fifth Edition* (DSM-5). Arlington: American Psychiatric Association.

Bartling, G., Echelmeyer, L., Engberding, M. & Krause, R. (2004). *Problemanalyse im therapeutischen Prozess* (5. überarb. Aufl.). Stuttgart: Kohlhammer.

Bayer, G. (1974). Verhaltensdiagnose und Verhaltensbeobachtung. In C. Kraiker (Hrsg.), *Handbuch der Verhaltenstherapie* (2. Aufl., S. 255–275). München: Kindler.

Borg-Laufs, M. (2006). Kinderverhaltenstherapie. *Psychotherapie im Dialog, 7,* 22–28.

Caspar, F. (1996a). *Psychotherapeutische Problemanalyse.* Tübingen: DGVT-Verlag.

Caspar, F. (1996b). Die Anwendung standardisierter Methoden und das individuelle Neukonstruieren therapeutischen Handelns. In H. Reinecker & D. Schmelzer (Hrsg.), *Verhaltenstherapie, Selbstregulation, Selbstmanagement* (S. 22–47). Göttingen: Hogrefe.

Hautzinger, M. (2011). Verhaltens- und Problemanalyse. In M. Linden & M. Hautzinger (Hrsg.), *Verhaltenstherapiemanual* (7., veränd. Aufl., S. 79–84). Heidelberg: Springer Medizin.

Heekerens, H.-P. (2002). Verhaltenstherapeutische Elterntrainings. In S.K.D. Sulz & H.-P. Heekerens (Hrsg.), *Familien in Therapie. Grundlagen und Anwendung kognitiv-behavioraler Familientherapie* (S. 229–241). München: CIP-Medien.

Heidenreich, T., Junghanns-Royack, K. & Fydrich, T. (2009). Diagnostik in der Verhaltenstherapie. *Psychotherapeut, 54,* 145–157.

Hungerige, H., Mackowiak, K. & Borg-Laufs, M. (2005). Multimodale Diagnostik bei Verhaltensstörungen im Kindes- und Jugendalter. *Verhaltenstherapie und Verhaltensmedizin, 26,* 343–372.

ICD-10 (2014). *Internationale Klassifikation psychischer Störungen der World Health Organization (WHO). Klinisch-diagnostische Leitlinien* (Kapitel V (F) 9., überarb. Aufl.). Bern: Huber.

Kanfer, F.H. & Saslow, G. (1965). Behavioral analysis: An alternative to diagnostic classification. *Archives of General Psychiatry, 12,* 529–538.

Kanfer, F.H. & Saslow, G. (1969). Behavioral diagnosis. In C.M. Franks (Ed.), *Behavior therapy* (pp. 417–444). New York: Mc Graw-Hill.

Keßler, B.H. (2005). Klinisches Interview und Anamnese. In F. Petermann & H. Reinecker (Hrsg.), *Handbuch der Klinischen Psychologie und Psychotherapie* (S. 217–224). Göttingen: Hogrefe.

Leigland, S. (2010). Functions of research in radical behaviorism for the further development of behaviour analysis. *Behavior Analyst, 33,* 207–222.

Overskeid, G. (2008). They should have thought about the consequences: The crisis of cognitivism and a second chance for behavior analysis. *Psychological Records, 58,* 131–151.

Patterson, G.R. (1982). *Coercive family process.* Eugene, OR: Castalia.

Patterson, G.R. & Bank, L. (1989). Some amplifying mechanisms for pathologic processes in families. In M.R. Gunnar & E. Thelen (Eds.), *Systems and development. The Minnesota Symposium on child psychology, Vol. 22* (pp. 167–209). Hillsdale: Erlbaum.

Patterson, G.R., Reid, J.B. & Dishion, T.J. (1992). *Antisocial boys.* Eugene, OR: Castalia.

Petermann, F. (Hrsg.). (2009). *Fallbuch der Klinischen Kinderpsychologie* (3., vollst. überarb. Aufl.). Göttingen: Hogrefe.

Petermann, F. & Petermann, U. (2012). *Training mit aggressiven Kindern* (13., überarb. Aufl.). Weinheim: Beltz.

Petermann, U. (2009). Soziale Phobie. In F. Petermann (Hrsg.), *Fallbuch der Klinischen Kinderpsychologie* (3., vollst. überarb. Aufl., S. 85–102). Göttingen: Hogrefe.

Petermann, U. & Borg-Laufs, M. (2009). Enkopresis und Enuresis. In F. Petermann (Hrsg.), *Fallbuch der Klinischen Kinderpsychologie* (3., vollst. überarb. Aufl., S. 279–298). Göttingen: Hogrefe.

Petermann, U. & Petermann, F. (2015). *Training mit sozial unsicheren Kindern* (11., vollst. überarb. Aufl.). Weinheim: Beltz.

Petermann, U. & Walter, H.-J. (2009). Spezifische Phobien. In F. Petermann (Hrsg.), *Fallbuch der Klinischen Kinderpsychologie* (3., vollst. überarb. Aufl., S. 67–84). Göttingen: Hogrefe.

Reinecker, H. (2006). Verhaltensdiagnostik. In F. Petermann & M. Eid (Hrsg.), *Handbuch der Psychologischen Diagnostik* (S. 485–493). Göttingen: Hogrefe.

Richman, S. (2004). *Wie erziehe ich ein autistisches Kind? Grundlagen und Praxis*. Bern: Huber.

Schulte, D. (1974). Ein Schema für Diagnose und Therapieplanung in der Verhaltenstherapie. In D. Schulte (Hrsg.), *Diagnostik in der Verhaltenstherapie* (S. 75–104). München: Urban & Schwarzenberg.

Schulte, D. (1996). Standardisierung des diagnostisch-therapeutischen Prozesses. In H.S. Reinecker & D. Schmelzer (Hrsg.), *Verhaltenstherapie, Selbstregulation, Selbstmanagement* (S. 11–22). Göttingen: Hogrefe.

Schulte, D. (1998). *Therapieplanung* (2., unveränd. Aufl.). Göttingen: Hogrefe.

Schulte, D. (2005). Verhaltensanalyse und Indikationsstellung. In F. Petermann & H. Reinecker (Hrsg.), *Handbuch der Klinischen Psychologie und Psychotherapie* (S. 147–157). Göttingen: Hogrefe.

Tharp, R.G. & Wetzel, R.J. (1975). *Verhaltensänderungen im gegebenen Sozialfeld*. München: Urban & Schwarzenberg.

Westmeyer, H. & Nell, V. (2005). Verhaltensbeobachtung. In F. Petermann & H. Reinecker (Hrsg.), *Handbuch der Klinischen Psychologie und Psychotherapie* (S. 200–208). Göttingen: Hogrefe.

II.
Ausgewählte Anwendungsgebiete der Kinderverhaltenstherapie

Kinderverhaltenstherapie: Methoden und Anwendungsgebiete

Franz Petermann

1. Einleitung

Kinderverhaltenstherapeutische Methoden stehen hinsichtlich ihrer Differenziertheit den Methoden der Verhaltenstherapie mit Erwachsenen in nichts nach. So bestimmen komplexe Verfahren ebenso wie einzelne Techniken das Vorgehen in der Kinderverhaltenstherapie, beispielsweise soziale Fertigkeitstrainings, kompakte Trainingsprogramme einschließlich Eltern- und Familienberatung, Selbstkontrolltechniken, Selbstbeobachtung oder Modelldarbietung. Unterschiede zwischen Kinder- und Erwachsenenverhaltenstherapie bestehen insoweit, als es Methodenpräferenzen gibt und die bei Kindern angewendeten Verfahren in für Kinder angemessener Weise aufbereitet sein müssen. So sind verschiedene Therapierituale, zum Beispiel eine Entspannungsübung zu Sitzungsbeginn (vgl. U. Petermann, 2014), und spezifische Materialien, wie Comics, Fotogeschichten, Videoszenen, von großer Bedeutung.

Kompakte Trainingsprogramme

Verhaltenstherapie mit Kindern muss sich am Alter und Entwicklungsstand orientieren, was zum Beispiel bedeutet, die Komplexität in der Therapiesituation zu reduzieren (vgl. Reichert, 2004). Des Weiteren müssen entwicklungspsychopathologische Erkenntnisse bei der Therapieplanung berücksichtigt und das Umfeld von Kindern, also Kindergarten, Schule und Familie, einbezogen werden. Sind diese minimalen Anforderungen nicht erfüllt, fehlen wichtige Voraussetzungen für eine effektive Kinderverhaltenstherapie.

Entwicklungspsychopathologie

Die Kinderverhaltenstherapie unterscheidet sich also nicht prinzipiell in ihren Methoden von der Verhaltenstherapie mit Erwachsenen (vgl. Schneider & Margraf, 2009). In der Regel liegen in der Kinderverhaltenstherapie komplexe Therapieprogramme vor, die verschiedene verhaltenstherapeutische Methoden miteinander kombinieren und das soziale Umfeld des Kindes (Eltern und Lehrer) mit einbeziehen (vgl. Altherr, 2006).

Therapieprogramm

In der Kinderverhaltenstherapie existieren heute eine Vielzahl empirisch gut abgesicherte Programme (Trainings; vgl. Barrett & Ollendick, 2004), die

- symptombezogene Fördermaterialien für die Arbeit mit dem Kind und/oder der Kindergruppe und
- Materialien für Elterntrainings oder die Familienberatung

umfassen. Vielfach wurden auch Materialien für die Eltern- und Lehrerarbeit entwickelt (vgl. Altherr, 2006; Barkley, 2011) oder Hinweise zum kombinierten Einsatz von Verhaltens- und Psychopharmakotherapie ausgearbeitet (vgl. Döpfner & Banaschewski, 2013).

Interdisziplinäre Orientierung

In vielen Bereichen ist die Praxis der Kinderverhaltenstherapie interdisziplinär orientiert, das heißt, an der Förderung des psychisch auffälligen oder psychisch kranken Kindes sind verschiedene Berufsgruppen beteiligt (vgl. Hasmann et al., in diesem Buch). Vor diesem Hintergrund stellt die Kinderverhaltenstherapie nicht nur eine Methode für Klinische Kinderpsychologen oder Pädagogen dar, sondern Kinderärzte, Kinder- und Jugendpsychiater, Mitarbeiter in der Jugendhilfe und Frühförderung, Logopäden, Ergotherapeuten, Sport- und Heilpädagogen können solche Ansätze vorteilhaft in ihrer praktischen Arbeit umsetzen.

2. Methoden der Kinderverhaltenstherapie

Die Kinderverhaltenstherapie umfasst ein weites Spektrum von Behandlungsmethoden, wobei man zumindest acht verschiedene methodische Ansätze unterscheiden kann:

Kapitän-Nemo-Methode

- **Entspannungsverfahren**, die als symptomunspezifische Interventionsbausteine im Rahmen komplexer Förderprogramme eingesetzt werden (vgl. U. Petermann, 2014). Hier haben im Rahmen der Kinderverhaltenstherapie imaginative Verfahren (z. B. die bildgetragene Kurzentspannung nach der Kapitän-Nemo-Methode, vgl. U. Petermann, 2013) eine besonders große Verwendung gefunden. Bei Jugendlichen wird in der Regel das aus der Erwachsenenverhaltenstherapie bekannte Verfahren der Progressiven Muskelentspannung eingesetzt (vgl. Petermann & Petermann, 2010). Entspannungsverfahren dienen häufig als Rituale, mit deren Hilfe zum Beispiel zu Beginn einer Therapiesitzung motorische Ruhe und Konzentration beim Kind oder Jugendlichen hergestellt wird. Im Rahmen der Anwendung der Verhaltenstherapie in der Kinderheilkunde (z. B. bei chronischen Bauch- und Kopfschmerzen) dienen Entspannungsverfahren auch einer verbesserten Belastungs- und Schmerzbewältigung (vgl. Noeker, in diesem Buch).

Selbstmanagement

- **Selbstkontrollverfahren** unterstützen Kinder dabei, Verhalten, Gedanken und Gefühle mit Hilfe von Selbstverbalisationen und Selbstinstruktionen zu beeinflussen. Solche Methoden möchten in einem ersten Schritt die Selbstwahrnehmung eines Kindes modifizieren und auf diese Weise schrittweise ein eigenverantwortliches Selbstmanagement ermöglichen. Ein verbessertes Selbstmanagement bildet eine wichtige Voraussetzung jeder langfristig stabilen Verhaltensveränderung.

- **Komplexe, kognitive Methoden** beziehen sich vor allem auf Problemlöse-Trainings, bei denen Kinder lernen, systematisch an Konfliktsituationen heranzugehen. Die Kinder lernen durch solche Methoden, dass man zunächst ein Problem definieren muss (= Was ist meine Aufgabe?). Danach muss geklärt werden, welche Mittel zur Lösung zur Verfügung stehen (= Was kann ich machen?). In einem weiteren Schritt ist eine Lösung schrittweise umzusetzen (= Verwende ich meinen Plan?) und schließlich ist die Lösung zu bewerten (= Wie bin ich vorgegangen?). Dem Kind werden also bestimmte Regeln vermittelt, an die es sich bei der Problemlösung halten soll (vgl. Meichenbaum, 1979). In Problemlöse-Trainings werden Selbstkontrollverfahren häufig mit Fremdverstärkung (z. B. mit Hilfe eines Tokenprogramms) kombiniert, um gezielt neues Verhalten aufzubauen.

- Soziale Fertigkeitstrainings basieren auf der Tatsache, dass auffällige Kinder oft Defizite im Umgang mit anderen aufweisen. Solche Trainings sollen dann bestehendes Verhalten ausdifferenzieren und gezielt neue Verhaltensweisen aufbauen. Das Training mit sozial unsicheren Kindern (vgl. Petermann & Petermann, 2015) repräsentiert ein solch komplexes Fertigkeitstraining. Mit diesem Programm soll zum Beispiel die soziale Wahrnehmung eines Kindes verbessert und positives Sozialverhalten (z. B. Freude ausdrücken, Kontakte knüpfen) eingeübt werden. Besonders bedeutungsvoll in diesem Kontext sind Methoden des Modelllernens und der Einsatz von vorstrukturierten (thematischen) Rollenspielen. Mit solchen, durch Rollenspiele initiierte Übungen wird ein unmittelbarer Alltagstransfer des neu erworbenen Verhaltens angestrebt, wobei die Übungen schrittweise komplexer gestaltet werden.

Rollenspiele

- Familienbezogene Beratung und Therapie bedeutet in der Kinderverhaltenstherapie, dass der Blick von den Symptomen des Kindes weg auf das Interaktions- und Erziehungsverhalten der Eltern gelenkt wird. Man kann dabei eine Vielzahl von familienbezogenen Interventionsformen in der Kinderverhaltenstherapie unterscheiden (Mattejat & Ihle, in diesem Buch):
  – Psychoedukation,
  – präventive Elterntrainings zur Vermeidung von Fehlentwicklungen,
  – Elterntraining und Familienberatung,
  – Beobachtungs- und Interaktionstrainings (z. B. Mutter-Kind-Interaktionstrainings) und
  – kognitiv-behaviorale Familientherapie.
  Zentral bei diesen Ansätzen ist, dass kind-, eltern- und familienbezogenes Verhalten eng aufeinander bezogen modifiziert wird (z. B. Umgehen mit Belohnungen, nicht-strafende Grenzsetzung, Aufbau von Alternativverhalten).

Psychoedukation

- Entwicklungsorientierte Frühförderung bezieht sich vor allem auf die Verbesserung sozialer und kognitiver Fertigkeiten im frühen Kindes- und Vorschulalter (z. B. Sprachförderung; vgl. Hasmann et al., in diesem Buch). In diesem Kontext können neuropsychologische Ansätze sehr gut mit verhaltenstherapeutischen Methoden verknüpft werden (vgl. Lepach & Petermann, in diesem Buch).

Neuropsychologie

- Komplexe Verhaltenstrainings verstehen sich als Trainingspakete, die verschiedene verhaltenstherapeutische Elemente miteinander kombinieren. Diese Programme gehen von einer umfassenden Eingangs- und Verlaufsdiagnostik aus, die Explorations-, Beobachtungs- und Testdaten integriert. Im Rahmen der Therapie-

Trainings-paket

planung und -durchführung werden verschiedene Module der kind- und familienbezogenen Behandlung miteinander verknüpft (vgl. U. Petermann, in diesem Buch). In der Kinderverhaltenstherapie bedeutet der Begriff „Trainingspaket" nicht, dass ein uniformes Vorgehen starr auf alle Betroffene übertragen wird. In der Regel kommen gut ausgearbeitete und erprobte Module (im Sinne eines Baukastensystems) zum Einsatz, die auf die Problemlage des Kindes und der Familie in idealer Weise bezogen sind (vgl. Kasten 1).

- **Verhaltensmedizinische Ansätze** werden immer häufiger auch mit Kindern realisiert. Die wichtigen Anwendungsgebiete resultieren aus der interdisziplinären Betreuung chronisch kranker Kinder und deren Familien. Das Vorgehen bezieht sich auf den Einsatz sogenannter Schulungsprogramme, die dem chronisch kranken Kind und seiner Familie gezielt Krankheits- und Therapiewissen vermitteln. Die Erfolge solcher Programme, die der Psychoedukation des Kindes und seiner Familie dienen, sind bei der Bewältigung einer chronischen Krankheit beachtlich (vgl. Beale, 2006). Durch solche Programme wird dem Kind und der Familie eine angemessene Krankheitseinsicht vermittelt und damit ein eigenverantwortlicher Umgang mit der Krankheit ermöglicht. Die Patientenschulung (Psychoedukation) erhöht damit einerseits die (langfristig notwendige) Kooperationsbereitschaft des Kindes im Rahmen der medizinischen Behandlung und fördert damit andererseits die eigenständige Krankheitsbewältigung.

Patienten-schulung

Kasten 1: Therapiemodule.

> Unter einem Therapiemodul (oder einfach Modul) versteht man in der Kinderverhaltenstherapie eine thematische Einheit mit
> - modulübergreifenden Zielen (z. B. Einüben von Entspannung und Ruhe),
> - modulspezifischen Zielen (z. B. Wahrnehmungsübungen zum Unterscheiden von Gefühlszuständen),
> - konkreten Instruktionen (manualisierte Vorgehensweisen) und
> - erprobten Therapiematerialien.
>
> Ein Modul kann unterschiedlich differenziert und auch wiederholt mit einem Kind oder der Familie durchgeführt werden. In welcher Form ein Modul bearbeitet wird, hängt in der Kinderverhaltenstherapie davon ab, welche Voraussetzungen ein Kind und seine Bezugspersonen mitbringen, welche Rahmenbedingungen einer Therapie vorgegeben sind und wie stark eine Störung bei einem Kind ausgeprägt ist.

3. Anwendungsgebiete der Kinderverhaltenstherapie

Manual-gestützte Therapie

Ein wesentliches Merkmal der Kinderverhaltenstherapie besteht darin, eine möglichst manualgestützte Therapie detailliert auszuarbeiten. Dies bedeutet, dass für die verschiedenen Anwendungsgebiete konkrete Vorgehensweisen und Materialien für die Therapiegestaltung existieren. Solche gut ausgearbeiteten Verhaltensweisen vermitteln dem Therapeuten konkrete Handlungsrichtlinien, die vielfach eine gezielte Problemlösung erleichtern.

Heute liegen vor allem für folgende Bereiche Manuale vor:

Manuale als Handlungsrichtlinie

- Aufmerksamkeitsstörungen und hyperkinetisches Verhalten,
- aggressiv-dissoziales und oppositionelles Verhalten,
- Ängste und Depression,
- Entwicklungsstörungen,
- Tics und Zwänge,
- Essstörungen,
- Adipositas und bei
- psychosozialen Folgen einer chronischen Krankheit (vgl. Kasten 2).

Kasten 2: Anwendungsgebiete der Kinderverhaltenstherapie.

---

(1) **Aufmerksamkeits-/Hyperaktivitätsstörung**
  – Aufmerksamkeitsstörung
  – Hyperkinetische Störung

(2) **Aggressiv-dissoziales und oppositionelles Verhalten**
  – Aggressiv-dissoziales Verhalten
  – Oppositionelles Trotzverhalten

(3) **Ängste und Depression**
  – Depression
  – Generalisierte Angststörung
  – Soziale Unsicherheit (Soziale Phobie) und Kontaktängste
  – Leistungsängste
  – Trennungsangst

(4) **Entwicklungsstörungen**
  – Autistische Störungen
  – Enuresis und Enkopresis
  – Kommunikationsstörungen (z. B. expressive Sprachstörungen)
  – Legasthenie
  – Rechenstörung

(5) **Tics und Zwänge**

(6) **Essstörungen**

(7) **Adipositas**

(8) **Psychosoziale Folgen chronischer Krankheiten** (= Hilfen für körperlich-chronisch kranke Kinder und ihre Familien)
  – Asthma und Neurodermitis (atopische Dermatitis)
  – Diabetes mellitus
  – Epilepsien
  – Krebs- und Tumorerkrankungen u. Ä.

Chronische Krankheit und Verhaltenstherapie

4. Komplexe Verhaltenstrainings

Entwicklungspsychopathologie

Viele Störungen im Kindesalter treten offensichtlich in den letzten Jahren immer früher auf und können über die Lebensspanne (aufgrund ihrer Stabilität) beobachtet werden. Als Faustregel geht die Entwicklungspsychopathologie davon aus: „Je früher eine Störung auftritt, desto stabiler verläuft sie und umso mehr Bereiche werden von ihr erfasst." Diese Erkenntnis führte dazu, dass in den letzten Jahren auch in der Klinischen Kinderpsychologie – ähnlich wie in der Entwicklungspsychologie – den ersten drei Lebensjahren eine erhöhte Aufmerksamkeit gewidmet wurde. In der Folge davon wurden verhaltenstherapeutische Programme für immer jüngere Kinder entwickelt. Ebenso liegen aktuelle Ansätze zur Frühtherapie der umschriebenen Entwicklungsstörungen der Sprache und Motorik vor (Baving & Schmidt, 2001; Hoppe & Reichert, 2004). Des Weiteren kommt Präventionsansätzen, die in der Regel auf lern- und verhaltenspsychologischen Konzepten basieren (vgl. Koglin & Petermann in diesem Buch), eine immer größere Bedeutung zu.

Frühtherapie

Bestehen Störungen über längere Zeiträume, dann erhöht sich die Wahrscheinlichkeit, dass sich weitere Beeinträchtigungen aus der primären Störung entwickeln. So treten zum Beispiel im Schulalter Lern- und Verhaltensstörungen kombiniert auf, wodurch sich die Erfolgsprognose einer Therapie verschlechtert. Liegen solche Mehrfachbeeinträchtigungen vor, dann besitzen komplexe Verhaltenstrainings in der Regel die besten Erfolgsaussichten (vgl. Döpfner & Banaschewski, 2013).

Komplexe Verhaltenstrainings verknüpfen verschiedene lernpsychologisch begründete Methoden. So werden kognitive oder kognitiv-behaviorale Verfahren mit sozialen Fertigkeitstrainings kombiniert. In der Regel werden dazu Einzel- und Gruppentrainings mit Kindern (ca. 3 bis 4 Kinder pro Gruppe) durchgeführt. Psychisch auffällige Kinder werden auf diese Weise zum Beispiel anhand von Wahrnehmungs- und Verhaltensübungen in die Lage versetzt, Rückstände oder Defizite in der sozial-kognitiven Entwicklung auszugleichen. Auf den ersten Blick werden dabei in der Kinderverhaltenstherapie ähnliche Vorgehensweisen und Module bei unterschiedlichen Störungen eingesetzt. Dieses Vorgehen erscheint legitim, da im Erscheinungsbild unterschiedliche psychische Störungen (z. B. Hyperaktivität und Depression) offensichtlich durch ähnliche sozial-kognitive Defizite verursacht sein können.

Therapiemanuale

Verschiedene Autorengruppen versuchen, die oben beschriebenen Probleme dadurch anzugehen, dass sie Therapiemanuale für komplexe Störungsbilder entwickeln, evaluieren und publizieren. Für solche Therapiemanuale haben sich über die Jahre Standards herausgebildet, die bislang jedoch kaum explizit diskutiert wurden. So werden neben den bereits erwähnten Einzel- und Gruppentrainings für Kinder in der Regel familienbezogene Interventionen eingesetzt.

In manchen Fällen liegt der Schwerpunkt der Intervention entweder auf kind- oder familienzentrierten Verfahren. In unseren Verhaltenstrainings (vgl. Petermann & Petermann, 2012; 2015) versuchten wir von Anfang an, ein zweigleisiges Vorgehen zu realisieren, wobei die Kind- und Elternebene in der Anlage der Manuale gleichrangig berücksichtigt und eng miteinander verzahnt wurden.

5. Voraussetzungen für komplexe Verhaltenstrainings

Die weiteren Ausführungen möchten die Voraussetzungen für komplexe Verhaltenstrainings erläutern. Im Wesentlichen beschränken wir uns dabei auf die Behandlung von aggressiven und hyperaktiven Kindern. Gerade solchen Kindern, die eine besonders ungünstige Entwicklungsprognose besitzen, kann mit komplexen, besonders gut begründeten Interventionsstrategien am besten geholfen werden.

Entwicklungsprognose

Die Entwicklungspsychopathologie verbesserte unser Wissen über die Entstehung psychischer Störungen. Sie zeigte auf, warum spezifische psychische Störungen in einer bestimmten Entwicklungsabfolge auftreten und auch gleichzeitig nebeneinander bestehen können (vgl. zusammenfassend Petermann & Resch, 2013). In der Zukunft sollte es vor dem Hintergrund von empirisch begründeten Entwicklungsmodellen gelingen, eine entwicklungsorientierte Verhaltenstherapie zu etablieren. Dies bedeutet, dass sich die Therapieplanung konsequent auf den Entwicklungsstand und Entwicklungsprognose eines Kindes beziehen muss. Hierbei sind differenzierte Kenntnisse über die normale und abweichende Entwicklung notwendig (vgl. Siegler, De Loache & Eisenberg, 2005).

Entwicklungsorientierung

Auch der Aufbau und die Gestaltung eines Therapiemanuals sollte anhand eines fundierten Entwicklungsmodells begründet und vor dem Hintergrund solcher Annahmen für den konkreten Einzelfall spezifiziert werden. Das Entwicklungsmodell sollte in der Lage sein, folgende Fragen für den konkreten Einzelfall zu klären (vgl. Petermann & Resch, 2013, s. Kasten 3):

Kasten 3: Aspekte einer entwicklungsorientierten Therapieplanung.

- Welche Ressourcen und Risikofaktoren eines Kindes und seiner Familie müssen besonders berücksichtigt werden?
- Welche Ressourcen können beim Kind und seiner Familie gestärkt werden?
- Welche kind- und familienbezogenen Krisen und Ressourcen können durch eine Intervention zum gegenwärtigen Zeitpunkt beeinflusst werden?
- Welche Störung soll bei Mehrfachbeeinträchtigungen zuerst behandelt werden und wie wirkt sich ein Behandlungserfolg in einem Teilbereich insgesamt auf ein Kind und seine Familie aus?
- Welche Risikofaktoren sollen beim Kind und seiner Familie minimal reduziert werden?
- Welche umgebungsbezogenen Ressourcen (Freunde, Schule) müssen beachtet und gestärkt werden?
- Wie sieht die Entwicklungsprognose eines Kindes (behandelt/unbehandelt) aus?

Mehrfachbeeinträchtigungen

Für eine entwicklungsorientierte Therapieplanung muss man sich an den aktuellen Anforderungen, die ein Kind bewältigen soll, und den für ein Kind verfügbaren Ressourcen orientieren. Die Entwicklungsorientierung in der Kinderverhaltenstherapie führte konsequenterweise in den letzten Jahren dazu, dass immer differenziertere, altersgruppenspezifisch gestaltete Therapiemanuale publiziert wurden. Selbstverständlich liegen auch Manuale für die Arbeit mit Jugendlichen (vgl. Petermann & Petermann, 2010) und wirksame, verhaltenspsychologisch orientierte Präventionsprogramme vor (vgl. Beelmann, 2006; Beelmann & Raabe, 2007).

Präventionsprogramme

Eine entwicklungsorientierte Therapieplanung sollte an den Ressourcen eines Kindes und der Familie ansetzen und diese sukzessive erweitern (vgl. Petermann & Schmidt, 2006). Vor allem, wenn aggressives Verhalten abgebaut werden soll, bieten sich ressourcenorientierte Vorgehensweisen an. Eine am Defizit orientierte Intervention – also das Bestreben, aggressives Verhalten direkt abzubauen – führt kaum zum Ziel, da sich aggressive Verhaltensweisen in der Regel selbst aufrechterhalten und nicht ohne Weiteres von einem Kind aufgegeben werden können. Das Ziel bei der Behandlung aggressiver Kinder sollte also darin bestehen, vorhandene positive Verhaltensweisen zu verstärken und schrittweise ein differenziertes Verhaltensrepertoire aufzubauen. Selbstverständlich muss bei solchen Therapien das weitere soziale Umfeld des Kindes (Freunde, Schulkameraden) einbezogen werden (vgl. Kasten 4).

Kasten 4: Voraussetzungen für komplexe Verhaltenstrainings.

- **Entwicklungsorientierung** (gemäß der Befunde der Entwicklungspsychopathologie),
- **Altersgruppenspezifität** (bezogen auf das Fördermaterial und die Komplexität im Vorgehen),
- **Ressourcenorientierung** (bedeutet Stärkung von Kompetenzen) und
- **Umfeldorientierung** (bezogen auf Kindergarten, Schule und Familie).

6. Anforderungen an komplexe Verhaltenstrainings

Therapiematerialien

Nur motivierte Kinder und Familien sind bereit, neue Verhaltensweisen zu akzeptieren und auszuprobieren. Aus diesem Grund müssen die Arbeitsmaterialien für die Eltern verständlich aufbereitet sein. Ebenso müssen die Therapiematerialien für ein Kind attraktiv und altersgemäß gestaltet sein. Als mögliche Materialien der Kinderverhaltenstherapie besitzen Selbstbeobachtungsverfahren (Tagebücher oder der „Detektivbogen"), Bild- und Videovorlagen, themenbezogene Comics oder bunte Instruktionskarten eine gewisse Tradition. Diese „Lernhilfen" dienen der Wahrnehmungsschulung, der Verhaltenseinübung und -stabilisierung. Aus solchen Materialien und Instruktionen setzt sich das – nach bestimmten Vorgaben aufgebaute –

Selbstbeobachtungsverfahren

- Therapiemanual zusammen. Die Materialfülle eines Manuals unterstützt den Therapeuten bei der Therapieplanung und -durchführung. In der Regel weist ein Manual eine große Materialfülle auf, die es gestattet, unter Beachtung erprobter Therapiemodule ein für den konkreten Einzelfall spezifisch zusammengestelltes Vorgehen zu realisieren.
- Ein komplexes Verhaltenstraining sollte auf verschiedenen Ebenen gegliedert sein:
  - Jede Trainingseinheit (= jede Sitzung) sollte einen systematischen und gleichbleibenden Aufbau aufweisen. So könnte man zum Beispiel eine Sitzung mit der Auswertung eines Selbstbeobachtungsprotokolls und einer Entspannungsübung beginnen (vgl. Petermann & Petermann, 2012). Solche Einstiegs- oder Sitzungsrituale bieten psychisch auffälligen und verhaltensgestörten Kindern eine gute Orientierungshilfe und motivieren sie zur Mitarbeit.
  - Eine oder mehrere Trainingseinheit(en) bilden ein Modul (vgl. Kasten 1). Die Module sind nach einem Baukastensystem aufeinander bezogen und in der Regel als Trainingspaket empirisch überprüft.

Komplexes Verhaltenstraining

Prinzipiell können Verhaltenstrainings auch mit anderen Therapieansätzen (z. B. der Psychopharmakotherapie) kombiniert werden. So kann durch eine Psychopharmakotherapie eine Kinderverhaltenstherapie vorbereitet und unterstützt werden oder die verhaltenstherapeutischen Effekte stabilisieren (vgl. Döpfner & Banaschweski, 2013).

Kombination mit anderen Therapieansätzen

In den letzten Jahren nahm der Einsatz von Therapiemanualen stetig zu. So wurden bereits in den 80er Jahren in den USA mehr als 30% aller Interventionen auf der Grundlage von Therapiemanualen realisiert. In der Regel lässt sich durch gut evaluierte Trainingspakete, die als Manuale vorliegen, die Effektivität einer Intervention steigern (Hibbs et al., 1997).

7. Zur Effektivität von komplexen Verhaltenstrainings

In den letzten Jahren wurde eine Vielzahl von Metaanalysen zur Wirksamkeit einzelner kinderverhaltenstherapeutischer Verfahren veröffentlicht (vgl. zusammenfassend Kazdin & Weisz, 2003). Die Vorteile behavioraler Verfahren gegenüber anderen Ansätzen konnten dabei belegt werden. So waren die erzielten Erfolge der Verhaltenstherapie in der Regel dann besonders stabil, wenn es frühzeitig gelang, die Alltagserfahrungen des Kindes in das Training einzubeziehen (vgl. auch Kasten 5).

Metaanalyse

Kasten 5: Voraussetzungen für besonders positive Effekte des Trainings mit aggressiven Kindern (nach Petermann & Petermann, 2012).

Prognose-Abschätzung

- Ein Kind wünscht Sozialkontakt.
- Es liegt eine positive und stabile Elternmitarbeit vor.
- Die Schule kooperiert bei der Durchführung des Trainings.
- Ein Kind wünscht von Erwachsenen soziale Anerkennung und Rückmeldung.
- Ein Kind erkennt, dass sich die Eltern auch ändern müssen.
- Einem Kind gelingt es, die neu erworbenen Verhaltensweisen sowohl im Training als auch im Alltag erfolgreich umzusetzen.
- Ein Kind weist noch kein ausgeprägtes dissoziales Verhalten auf oder hat dieses noch nicht längerfristig mit Erfolg praktiziert.
- Einem Kind gelingt durch konsequente Verstärkung im Training (und durch die Eltern) eine soziale Neuorientierung.
- Ein Kind ist nicht älter als 13 Jahre.

Besonders geringe Erfolge besitzen Verhaltenstrainings, wenn

Schlechte Prognose

- ein Kind eine hohe Selbstbezogenheit aufweist;
- der Vater abwesend oder nur passiv an der Erziehung beteiligt ist;
- ein oder beide Elternteil(e) psychisch krank ist beziehungsweise sind (z. B. depressiv oder suchtabhängig);
- ein Kind eine extrem negative Affektivität zeigt (z. B. massiv unzufrieden ist); und
- auf Seiten eines Kindes eine geringe Fähigkeit zum Modelllernen vorliegt.

8. Qualitätssicherung in der Kinderverhaltenstherapie

Werden Therapiemanuale nach den publizierten Vorgaben angewandt, dann tragen sie entscheidend dazu bei, dass therapeutisches Handeln transparent und für Dritte nachvollziehbar wird. Allein hierdurch ist schon eine zentrale Forderung im Kontext der Qualitätssicherung in der Psychotherapie erfüllt (vgl. Schmidt & Sinzig, 2006).

Aufgrund ihres hohen Strukturierungsgrades ermöglichen alle evaluierten deutschsprachigen Manuale im Bereich der Kinderverhaltenstherapie Therapeuten, flexibel auf die spezifische Problemlage des Kindes und der Familie einzugehen. Eine manualgestützte Therapie stärkt in der Regel die fachliche Kompetenz eines Kinderpsychotherapeuten. Durch die Transparenz des Vorgehens können auch andere Berufsgruppen (z. B. in einer Klinik, einem Heim) gezielter in die therapeutische Arbeit einbezogen werden.

Transparenz des Vorgehens

Viele Manuale beinhalten auch Hinweise, wie man schwierige Therapiesituationen mit Kindern und Familien gut bewältigen kann (vgl. z. B. Petermann & Petermann, 2012; 2015). Sie bieten in solchen Fällen zusätzliche Materialien an, um Rückschläge in der Entwicklung eines Kindes zu vermeiden oder es zusätzlich zur Mitarbeit zu motivieren. Auch hierdurch werden Forderungen zur Sicherung der Prozess- und Ergebnisqualität in der Kinderpsychotherapie erfüllt.

Strukturqualität

Besonders deutlich lassen sich die Forderungen nach Strukturqualität durch ein manualisiertes Vorgehen erfüllen werden. So setzt ein optimaler Einsatz von komplexen Verhaltenstrainings eine kinderverhaltenstherapeutische Ausbildung und gegebenenfalls eine Fallsupervision voraus.

Fallsupervision

Ein komplexes Verhaltenstraining wird dann besonders erfolgreich sein, wenn die Voraussetzungen einer Organisation, in die ein solches Vorgehen eingeführt oder als fester Bestandteil etabiliert werden soll, optimal gestaltet werden können. Nur ein sensibler Umgang mit solchen Kontextbedingungen garantiert den Erfolg von Verhaltenstrainings. Besitzt eine Organisation (z. B. eine Klinik, ein Heim) bislang keine oder wenige Erfahrungen mit komplexen Verhaltenstrainings, so ist es ratsam, solche Programme und die mit ihnen verbundenen lernpsychologischen Prinzipien schrittweise (durch Fortbildung und Supervision begleitet) in eine Einrichtung einzuführen.

9. Literatur

Altherr, P. (2006). Entwicklung und Erfahrungen mit einem computergestützten ADS-Mediatoren-Training für Lehrer. *Kindheit und Entwicklung, 15*, 27–34.

Barkley, R.A. (2011). *Das große ADHS-Elternbuch* (3., erw. Aufl.). Bern: Huber.

Barrett, P.M. & Ollendick, T. (Eds.). (2004). *Interventions that work with children and adolescents.* Chichester: Wiley.

Baving, L. & Schmidt, M.H. (2001). Neuropsychologische Interventionsstrategien am Beispiel der umschriebenen Entwicklungsstörungen der Sprache und der Motorik. *Kindheit und Entwicklung, 10*, 97–104.

Beale, I.L. (2006). Efficacy of psychological interventions for pediatric chronic illnesses. *Journal of Pediatric Psychology, 31*, 437–451.

Beelmann, A. (2006). Wirksamkeit von Präventionsmaßnahmen bei Kindern und Jugendlichen: Ergebnisse und Implikationen der integrativen Erfolgsforschung. *Zeitschrift für Klinische Psychologie und Psychotherapie, 35*, 151–162.

Beelmann, A. & Raabe, T. (2007). *Dissoziales Verhalten von Kindern und Jugendlichen.* Göttingen: Hogrefe.

Döpfner, M. & Banaschewski, T. (2013). Aufmerksamkeitsdefizit-/Hyperaktivitätsstörungen (ADHS). In F. Petermann (Hrsg.), *Lehrbuch der Klinischen Kinderpsychologie* (7., überarb. u. erweit. Aufl., S. 271–290). Göttingen: Hogrefe.

Hibbs, E.D., Clarke, G., Hechtmann, C., Abikoff, H.B., Greenhill, L.L. & Jensen, P.S. (1997). Manual development for the treatment of child and adolescent disorders. *Psychopharmacology Bulletin, 33*, 619–629.

Hoppe, F. & Reichert, J. (Hrsg.). (2004). *Verhaltenstherapie in der Frühförderung.* Göttingen: Hogrefe.

Kazdin, A.E. & Weisz, J.R. (Eds.). (2003). *Evidence-based psychotherapies for children and adolescents.* New York: Guilford.

Meichenbaum, D.W. (1979). *Kognitive Verhaltensmodifikation*. München: Urban & Schwarzenberg.

Petermann, F. & Petermann U. (2010). *Training mit Jugendlichen* (9., völlig veränd. Aufl.). Göttingen: Hogrefe.

Petermann, F. & Petermann U. (2012). *Training mit aggressiven Kindern* (13., vollst. veränd. Aufl.). Weinheim: Beltz.

Petermann, F. & Resch, F. (2013). Entwicklungspsychopathologie. In F. Petermann (Hrsg.), *Lehrbuch der Klinischen Kinderpsychologie* (7., überarb. u. erweit. Aufl., S. 57–76). Göttingen: Hogrefe.

Petermann, F. & Schmidt, M.H. (2006). Ressourcen – ein Grundbegriff der Entwicklungspsychologie und Entwicklungspsychopathologie? *Kindheit und Entwicklung, 15*, 118–127.

Petermann, U. (2013). *Die Kapitän-Nemo-Geschichten. Geschichten gegen Angst und Stress* (18., korr. Aufl.). Freiburg: Herder.

Petermann, U. (2014). *Entspannungstechniken für Kinder* (8., akt. Aufl.). Weinheim: Beltz.

Petermann, U. & Petermann F. (2015). *Training mit sozial unsicheren Kindern* (11., vollst. veränd. Aufl.). Weinheim: Beltz.

Reichert, J. (2004). Kinderverhaltenstherapie und klassische Grundpositionen. In F. Hoppe & J. Reichert (Hrsg.), *Verhaltenstherapie in der Frühförderung* (S. 223–243). Göttingen: Hogrefe.

Schmidt, M.H. & Sinzig, J. (2006). Qualitätssicherung in der Verhaltenstherapie. *Kindheit und Entwicklung, 15*, 133–137.

Schneider, S. & Margraf, J. (Hrsg.). (2009). *Lehrbuch der Verhaltenstherapie. Band 3: Störungen im Kindes- und Jugendalter.* Heidelberg: Springer Medizin.

Siegler, R., De Loache, J. & Eisenberg, N. (2005). *Entwicklungspsychologie des Kindes- und Jugendalters.* München: Elsevier.

Verhaltenstherapie in der Frühförderung[1]

Reiner Hasmann, Thomas Pietzsch, Aline Dörr, Nikola Del Fabro und Olaf Hampel

1. Einführendes Beispiel

Anhand eines einführenden Fallbeispiels wird zunächst die Vorgehensweise der Verhaltenstherapie in der Frühförderung vorgestellt.

Anamnese. Steffen wurde im Alter von drei Jahren und drei Monaten zur Frühförderung vorgestellt. Steffen kam auf Empfehlung des Kindergartens, da vor allem sein Spielverhalten innerhalb der Kindergartengruppe auffällig sei. Er könne sich nur kurz (2–3 Minuten) mit angebotenem Spielmaterial beschäftigen. Wenn ihm etwas nicht gelinge, werde er schnell wütend und werfe dann teilweise Spielsachen durch den Raum. Das Spielen mit anderen Kindern sei auch nicht altersgemäß. Es falle ihm schwer, sich auf andere einzustellen und ein begonnenes Spiel in der Gruppe zu Ende zu spielen. Manchmal fege er sogar die Spielsachen vom Tisch und stoße andere Kinder weg. Beim Spiel mit den Erzieherinnen sei er teilweise überfordert, habe Probleme, Zusammenhänge zu erfassen, und benötige mehr Zeit bei Aufgaben als andere Gleichaltrige. Dagegen sei Steffen bei Aktivitäten im Freien grobmotorisch sehr geschickt (z. B. beim Klettern). Seine Sprache sei gut verständlich, aber für das Alter wenig differenziert.

Steffen sei Einzelkind. Seine Mutter sei alleinerziehend und arbeite halbtags. Die Mutter berichtet, dass sich Steffen zuhause mit Spielsachen schlecht beschäftigen könne. Dies sei auch der Grund dafür, dass die Mutter ihm erlaube, etwa drei Stunden am Tag fernzusehen. Steffen neige zu Wutanfällen bei Verboten, insbesondere wenn die Mutter den Fernsehkonsum beschränke. In der Nachbarschaft seien keine Kinder in Steffens Alter, so dass er außerhalb des Kindergartens praktisch keine Kontakte zu Gleichaltrigen habe.

Diagnostik. Zur Überprüfung der Entwicklung wurde der ET 6-6 (Entwicklungstest für Kinder von 6 Monaten bis 6 Jahre; vgl. Petermann, Stein & Macha, 2006) eingesetzt, und es zeigte sich eine leicht unterdurchschnittliche Entwicklung in den Bereichen Handmotorik, kognitive Entwicklung, Sprachentwicklung, soziale und emotionale Entwicklung, bei altersgemäßen grobmotorischen Kompetenzen. Ein zusätzlich durchgeführter sprachfreier Intelligenztest (SON-R 2 ½ – 7; Tellegen, Laros & Petermann, 2007) bestätigte die leichten kognitiven Rückstände (IQ=78). Bei der medizi-

---

[1] Die Autoren widmen Herrn Prof. Udo B. Brack, der am 29.09.02 in Berlin verstorben ist, dieses Kapitel. Herr Prof. Brack hat durch sein wissenschaftliches Lebenswerk viel zum heutigen Kenntnisstand in der verhaltenstherapeutischen Förderung entwicklungsgestörter Kinder beigetragen und in früheren Auflagen dieses Buches das entsprechende Kapitel gestaltet.

nischen Untersuchung zeigte sich ein körperlich gesundes Kind. Anhaltspunkte für eine organische Ursache der Entwicklungsprobleme ergaben sich nicht, bei gleichzeitig unauffälliger Schwangerschaft, Geburt und zeitgerechter frühkindlicher Entwicklung.

Verhaltensbeobachtung. In der Verhaltensbeobachtung zeigte sich ebenfalls die mangelnde Spielausdauer, bei einer maximalen Beschäftigung mit angebotenem Spielmaterial von vier Minuten. Die geringe Ausdauer wurde auch im Rahmen der Testdurchführung deutlich. Obwohl diese auf zwei Termine verteilt wurde, mussten zusätzliche Pausen alle fünf bis zehn Minuten eingelegt werden.

Frühförderung. In dem für Steffen erstellten Förder- und Behandlungsplan werden zwei Behandlungseinheiten Frühförderung beantragt. Die Frühförderung wird als verhaltenstherapeutische Mutter-Kind-Spieltherapie durchgeführt. Zusätzlich zur direkten Anleitung und Förderung in der Frühförderstunde erhält die Mutter, wie in Kasten 1 dargestellt, einen Therapieplan zum täglichen häuslichen Üben der Spielausdauer.

Mutter-Kind-Spieltherapie

Kasten 1: Therapieplan zum Aufbau von ausdauerndem, selbstständigem Spielverhalten.

- Legen Sie Spielzeug (z. B. Bausteine wie Duplo) bereit und achten Sie darauf, dass im Spielraum keine anderen Spielzeuge oder sonstige Ablenkungen wie Radio oder Fernsehen vorhanden sind.
- Ermutigen Sie Ihr Kind zum Spielen und loben Sie es zunächst alle zwei Minuten für sein ausdauerndes Spiel; bleiben Sie in der Nähe des Kindes.
- Loben und verstärken Sie Ihr Kind bei ausdauerndem (ca. 10 Min.) Spielen zusätzlich mit kleinen materiellen Verstärkern wie Rosinen oder Gummibärchen.
- Reduzieren Sie schrittweise die materiellen Verstärker; aber loben und bestärken Sie Ihr Kind weiterhin regelmäßig für das Weiterspielen.
- Das selbstständige Spielen wird schrittweise weiter gefördert, indem die Mutter zunächst in der Nähe des Kindes liest oder ruhige Hausarbeit macht. Nachdem dies gelungen ist, soll die Mutter für zunehmend längere Phasen den Spielraum verlassen und das Kind beim Verlassen nochmals loben, zum Weiterspielen ermutigen und ihre Rückkehr versichern.
- Diesen Therapieplan soll die Mutter täglich einmal für zehn bis 30 Minuten durchführen.
- Zusätzlich zu diesem Therapieplan erhält die Mutter die Aufgabe, zweimal täglich für zehn bis 15 Minuten intensiv mit dem Kind zu spielen. Nachmittags soll das Kind die Beschäftigung bestimmen dürfen (z. B. mit Autos spielen); abends vor dem Schlafengehen soll die Mutter, wie in der Frühförderstunde eingeübt, mit Steffen ein Bilderbuch anschauen oder mit ihm Lieder singen.

Spieltraining

Neben dem intensiven Einbezug der Mutter, die am Modell des Therapeuten auch komplexere Vorgehensweisen erlernt, achtet der Verhaltenstherapeut in der Frühförderung darauf, Steffen häufig zu loben, in kleinen Schritten voranzuschreiten und die Komplexität der Aufgaben soweit zu reduzieren, dass Steffen diese gut bewältigen kann.

2. Spezifika des Anwendungsbereichs

2.1 Entwicklungsstörungen mit Indikation zur Verhaltenstherapie

Die Verhaltenstherapie in der Frühförderung ist geeignet für ein breites Spektrum von Entwicklungsauffälligkeiten von Kindern im Alter von vier Wochen bis sieben Lebensjahre. Die aktuelle Internationale Klassifikation von Krankheiten der WHO (ICD-10) gliedert die psychischen und entwicklungsbedingten Krankheiten des Kindesalters in Störungsgruppen. Die nachfolgend genannten Störungsgruppen der ICD-10 sind mögliche Indikationen für eine verhaltenstherapeutische Frühförderung der betroffenen Kinder:

Verhaltenstherapeutische Frühförderung

- Intelligenzminderungen (F7),
- Störungen des Sprechens und der Sprache (F80),
- Störungen schulischer Fertigkeiten (F81) wie zum Beispiel eine allgemeine Lernschwäche,
- Störungen der Motorik (F82),
- kombinierte Entwicklungsstörungen (F83),
- tiefgreifende Entwicklungsstörungen (F84) wie zum Beispiel die autistische Störung,
- Aufmerksamkeits- und Aktivitätsstörungen ADHS/ADS (F90),
- Störungen des Sozialverhaltens (F91),
- emotionale Störungen (F93),
- Bindungsstörungen (F94),
- Störungen der Sauberkeitsentwicklung und Fütterstörungen (F98) sowie
- Kinder mit körperlichen Behinderungen und Missbildungen.

Eine konkrete Förderung wird sich aber nicht exakt an den diagnostischen Kriterien eines solchen Schemas orientieren, sondern dieses fallbezogen erweitern.

Neben Kindern mit Entwicklungsstörungen, Behinderungen oder emotionalen und Verhaltensproblemen im Sinne der ICD-10 bedürfen ferner viele Kinder sozial schwacher Eltern der Entwicklungsförderung. Auf dem Hintergrund eigener psychosozialer Belastungen und ohne Hilfe von außen sind diese Eltern oft nicht in der Lage, ihren Kindern entsprechende Bildungsangebote zu machen, um eine begabungsgemäße Entwicklung ihrer Kinder zu ermöglichen. Geeignete Fördermaßnahmen unterstützen Eltern darin, sich mit ihrem Kind zu unterhalten, mit ihm zu spielen, es zu erziehen und auf seine Bedürfnisse, Probleme und Fragen einzugehen. Bei Bedarf kann diese Unterstützung der Eltern durch Bildungs- und Förderangebote für das Kind ergänzt werden.

Entwicklungsstörung, Behinderung

Entwicklungsdefizite auf Grund mangelhafter Bildungsangebote stellen keine Entwicklungsstörungen im engeren Sinne dar. Sie können sich jedoch, wenn keine ausreichende, frühe Hilfe erfolgt, zu sekundären Entwicklungsstörungen verfestigen – nicht selten in Kombination mit weiteren emotionalen und anderen Verhaltensauffälligkeiten. Für diese Kinder und ihre Familien ist eine verhaltenstherapeutisch

Entwicklungsdefizite

Elterngruppentraining orientierte Elternanleitung, die ökonomisch in Form eines Elterngruppentrainings durchgeführt werden kann, eine geeignete Hilfe im Rahmen der Frühförderung.

2.2 Ursachen von Entwicklungsstörungen

Neben biologischen Ursachen wie Vererbung oder Störung des Zentralnervensystems (z. B. bei geistiger und/oder körperlicher Behinderung) sind für die Entstehung und Aufrechterhaltung von Entwicklungsauffälligkeiten vielfältige psychische und soziale Faktoren von Bedeutung. Dieses moderne Störungsverständnis sieht Entwicklungs- und Verhaltensprobleme nicht *entweder* biologisch *oder* psychosozial verursacht, sondern als Folge eines komplexen Zusammenwirkens von ungünstigen biologischen, psychischen und sozialen Einflüssen. Zur Kennzeichnung dieses Ursachenkonzepts wird häufig der Begriff „biopsychosoziales Störungsmodell" verwendet (Petermann, 2013a).

Biopsychosoziales Störungsmodell

2.3 Prognose der Verhaltenstherapie bei Entwicklungsstörungen

Um Entwicklungsstörungen erfolgreich therapieren zu können, müssen sie möglichst früh erfasst und behandelt werden. Das gilt auch und gerade für Störungen, die prinzipiell schulbezogen sind (z. B. Lese-Rechtschreibstörungen), aber schon vor Beginn der Schulzeit durch bestimmte Tests erfasst werden können, welche die zugrunde liegenden Defizite (z. B. im Arbeitsgedächtnis, der visuellen Wahrnehmung oder der phonologischen Bewusstheit) nachweisen und damit erst förderbar machen. Eine gewisse Unsicherheit bleibt bei der Prognose immer bestehen, weil der Verlauf der Störungen mit oder ohne Therapie in den Entwicklungsprozess eingebunden und somit nicht exakt voraussagbar ist.

Ferner muss die Behandlungsprognose in der Frühförderung auf dem Hintergrund der Tatsache gewertet werden, dass sich Frühförderung überwiegend auf körperlich, geistig und seelisch behinderte Kinder bezieht und Heilung einer Behinderung nur in sehr seltenen Fällen überhaupt möglich ist. Verhaltenstherapie in der Frühförderung verbessert jedoch das psychosoziale Funktionsniveau der Kinder und ihrer Familien, entlastet die Eltern und steigert die Lebensqualität in der Familie. Eine solche Verbesserung des psychosozialen Funktionsniveaus eröffnet die Chance, dass auch behinderte Kinder entsprechend ihren Fähigkeiten langfristig in das normale Leben integriert werden können.

Psychosoziales Funktionsniveau

2.4 Frühfördertherapeuten und die organisatorischen Rahmenbedingungen ihrer Arbeit

Die Durchführung verhaltenstherapeutischer Maßnahmen in der Frühförderung ist nicht nur durch approbierte Psychotherapeuten möglich, sondern auch durch eine Vielzahl anderer Berufsgruppen (z. B. Frühfördererzieher, Ergotherapeuten, Logopäden, Physiotherapeuten, Kinderkrankenpfleger, Pädagogen, Psychologen und Ärzte), sofern diese für die verhaltenstherapeutische Förderarbeit entsprechend weitergebildet sind und eine Supervision der Förderarbeit durch einen qualifizierten Kinderverhaltenstherapeuten gewährleistet ist.

Die Anwendung von Verhaltenstherapie in der Frühförderung kann sowohl im ambulanten (z. B. heilpädagogische oder interdisziplinäre Frühförderstelle, Sozialpädiatrisches Zentrum), im teilstationären (z. B. integrative Kindertagesstätte, Sonderkindergarten, teilstationäre Tagesgruppe der Jugendhilfe, Sozialpädiatrisches Zentrum) oder im stationären Rahmen (z. B. stationäre Jugendhilfeeinrichtung, Sozialpädiatrisches Zentrum) erfolgen. Auf diesem Hintergrund müssen im Förderprozess neben den fachlich-inhaltlichen Gesichtspunkten, wie sie in diesem Buch dargestellt sind, jeweils auch die leistungsrechtlichen Anforderungen des zuständigen Kostenträgers (z. B. Sozialhilfeträger, Jugendhilfeträger, Krankenkasse) in der Planung und Umsetzung der Frühförderung berücksichtigt werden.

Interdisziplinäre Frühförderstelle

2.5 Eingangs- und Verlaufsdiagnostik mit Erstellung des Förder- und Behandlungsplans

Die Erfassung von Entwicklungsstörungen ist ein zentrales Problem der Klinischen Kinderpsychologie. Im Gegensatz zur Erwachsenentherapie sind Kinderpsychotherapeuten häufig zunächst nicht darüber informiert, ob der Patient eine geistige Behinderung, eine schwere Verhaltensstörung oder Ansätze einer autistischen Störung aufweist. Vielmehr ist es Aufgabe der interdisziplinären Eingangsdiagnostik, den Entwicklungsstand des Kindes sowie mögliches Problemverhalten zu analysieren und eine entsprechende Diagnose zu stellen. Das bedeutet, dass die interdisziplinäre Eingangsdiagnostik oft die ersten Hinweise auf mentale Retardierungen, Teilleistungsstörungen, Bindungsstörungen, emotionale und Verhaltensstörungen oder tiefgreifende Entwicklungsstörungen liefert. Nach der Eingangsdiagnostik sind zunächst die Eltern über die Ergebnisse zu informieren.

Autistische Störung

Eingangsdiagnostik

Die Diagnostik vor einer verhaltenstherapeutischen Frühförderung hat vier unverzichtbare Elemente:

- Anamnese,
- medizinische Untersuchung des Kindes,
- Verhaltensbeobachtung sowie
- Entwicklungs- und/oder Intelligenzdiagnostik mit normierten Testverfahren (z. B. ET6-6-R, vgl. Petermann & Macha, 2013).

Auf der Grundlage der Eingangsdiagnostik ergibt sich ein Profil aus Stärken (Ressourcen) und Schwächen (Defizite in Alltagsfertigkeiten, Entwicklungs-, Bindungs- und Verhaltensprobleme sowie psychosoziale Belastungen). Auf dieser Basis ist es den Therapeuten vor dem Hintergrund eines biopsychosozialen Störungsverständnisses möglich, die vorrangigen Förderbereiche und die zu erreichenden Ziele festzulegen.

Das Erstellen eines Förder- und Behandlungsplanes wird vereinfacht, wenn bei der Entwicklungsstörung des Kindes die Beeinträchtigung einer einzelnen Funktion im Vordergrund steht, etwa eine solche der expressiven Sprache. Das gilt sowohl, wenn diese Funktion der einzige beeinträchtigte Bereich ist, als auch, wenn mehrere Bereiche retardiert sind, das Kind aber in diesem einen Bereich (z. B. der Sprache) besonders schwere Rückstände aufweist (s. Beispiel 1 in Abschnitt 3.1).

Frühförderverordnung

Entsprechend der rechtlichen Vorgaben der Frühförderverordnung muss der Förder- und Behandlungsplan jährlich erstellt, mit den Eltern abgestimmt und den Kostenträgern zur Genehmigung vorgelegt werden. Zu seiner praktischen, verhaltenstherapeutischen Umsetzung ist es notwendig, geeignete manualisierte Therapieprogramme einzusetzen oder individuelle Therapiepläne zu erarbeiten.

2.6 Förderziele

Entwicklungsförderung

Das Hauptziel der verhaltenstherapeutischen Entwicklungsförderung ist, dem Kind die motorischen, sprachlichen, kognitiven und sozialen Fertigkeiten zu vermitteln, die ihm eine altersgemäße Teilhabe am gesellschaftlichen Leben ermöglichen. Dabei muss berücksichtigt werden, dass

- die allgemeine Befindlichkeit des Kindes, der Bezugspersonen und der Therapeuten zwar wichtige Aspekte darstellen, Befindlichkeitsverbesserungen aber keine Entwicklungsförderung im Sinne einer Verbesserung des psychosozialen Funktionsniveaus des Kindes bedeuten;

Förderziele

- das wichtigste Ziel der Entwicklungsförderung darin besteht, Fertigkeiten einzuüben, die für die weitere Entwicklung des Kindes von wesentlicher Bedeutung sind, da sie die altersgemäße Teilhabe am gesellschaftlichen Leben fördern, im Sinne einer Verbesserung des psychosozialen Funktionsniveaus. Solche Ziele könnten auch als entwicklungskritische oder übergeordnete Förderziele bezeichnet werden.

Die psychologische Forschung zu übergeordneten und somit entwicklungskritischen Förderzielen (vgl. Sanders et al., 2003) weist folgende Vorgaben auf:

- mit anderen kommunizieren und
- mit eigenen Gefühlen umgehen können sowie
- Probleme lösen können und
- unabhängig werden.

Für die Förderziele ist insgesamt bedeutsam, dass sie konkret und verhaltensnah formuliert werden und sich auf alltagsrelevante Fertigkeiten beziehen.

2.6.1 Verhaltenstherapie als Strukturierung von Lernprozessen

Die verhaltenstherapeutische Behandlung von Kindern mit Entwicklungsauffälligkeiten erfolgt überwiegend über die Strukturierung von Lernprozessen. Um diese Prozesse zu strukturieren, ist es unverzichtbar zu verstehen, wie Kinder ein bestimmtes Verhalten erlernen. Das Verhalten eines Kindes ist einerseits abhängig von seinen körperlichen und kognitiven Möglichkeiten, seinen Stärken und Schwächen. Andererseits wird das konkrete Verhalten eines Kindes von der Situation und den Reizen beeinflusst, die dem Verhalten vorausgehen sowie den positiven und negativen Konsequenzen, die einem konkreten Verhalten folgen. Die Beschaffenheit des kindlichen Organismus, wie zum Beispiel das Vorhandensein einer Lähmung oder einer schweren Intelligenzminderung, kann kaum beeinflusst werden. Dagegen sind die Situationen, die einem Verhalten vorausgehen, und die Konsequenzen, die diesem folgen und es in positiver oder negativer Weise formen, in vielfältiger Weise veränderbar. So kann Verhalten um- und neustrukturiert werden. Dabei geht es nicht nur um angepasstes oder unangepasstes Sozialverhalten, sondern auch um Lernverhalten, das unter anderem durch Konzentration, Ausdauer und kognitive Fähigkeiten bestimmt wird.

Das verhaltenstherapeutische SORKC-Modell (vgl. U. Petermann, in diesem Buch) erlaubt es, die Bedingungen ungünstiger und therapeutisch zu vermittelnder günstiger Verhaltensweisen übersichtlich darzustellen und zu analysieren. S steht für die *Situation* mit ihren Reizen, die dem Verhalten vorausgeht; O steht für den kindlichen *Organismus* mit seinen Stärken und Schwächen; R steht für die kindliche *Reaktion*, also das Verhalten; K steht für *Kontingenzen* im Sinne der Häufigkeit mit der bestimmte Konsequenzen einem Verhalten folgen; C steht für Konsequenzen, die kindliches Verhalten belohnen oder unattraktiv erscheinen lassen. Am Einführungsbeispiel soll eine solche Verhaltensanalyse exemplarisch dargestellt werden, wobei aus Gründen der Übersichtlichkeit auf die Darstellung der Kontingenzen verzichtet wird (s. Tab. 1).

SORKC-Modell

Kontingenz

Tab. 1: SORKC-Modell zum einführenden Beispiel.

Situation *Was war vorher?*	**Organismus** *Stärken/Schwächen*	**Reaktion** *Kindliches Verhalten*	**Konsequenzen** *Was war nachher?*
Kinderzimmer mit Spielzeug überladen. Steffen kann nicht bei einem Spiel verweilen, wird zunehmend lustloser und *langweilt sich*.	Grobmotorische Stärken; Lernbehinderung, eingeschränkte Ausdauer und Konzentration.	Steffen wirft Duplo-Steine gegen das Fenster.	Mutter schimpft mit Steffen und schaltet ihm dann den Fernseher an (auch aus Furcht vor erneuten Beschwerden des Vermieters wegen *Lärmbelästigung).*

Die Verhaltenstherapie in der Frühförderung wird Steffens Lernsituation und ihre Reize günstiger strukturieren und durch intensive Anleitung der Mutter die Konsequenzen, welche die Mutter auf sein Verhalten folgen lässt, ebenfalls neustrukturieren, um gewünschtes Verhalten konsequent zu fördern. Das überladene Kinderzimmer hindert Steffen am ausdauernden Spiel, was das folgende Problemverhalten begünstigt. Der Einsatz des Fernsehens zur Beruhigung fungiert als Belohnung und

Anleitung der Mutter

macht das erneute Auftreten des Fehlverhaltens wahrscheinlicher. Die Frühförderung wird durch die Beschränkung auf ein einfaches aber attraktives Spiel und die Vermeidung von Ablenkungen die Lernsituation verbessern und die Mutter anleiten, Steffen kurzfristig und häufig für ausdauerndes Spielen zu loben. Somit wird die positive Entwicklung von Steffen gefördert, statt, wie im Beispiel, durch Überforderung Fehlverhalten zu begünstigen und dieses dann durch Aufmerksamkeit und Fernseherlaubnis zu belohnen. Um diese Neustrukturierung von Spielsituationen auf den Familienalltag zu übertragen, verstaut die Mutter die Spielsachen im Kinderzimmer in verschiedene Plastikboxen und erlaubt Steffen immer nur eine Box zum Spielen auszuräumen, was die Komplexität der Reizsituation im Kinderzimmer vermindert.

Strukturierung von Lernprozessen

Die verhaltenstherapeutische Strukturierung von Lernprozessen in der Frühförderung ermöglicht es dem Kind, zunehmend komplexere Situationen und Anforderungen zu bewältigen und sozial angemessenes Verhalten aufzubauen. Lernprozesse bei entwicklungsgestörten Kindern können sich jedoch von solchen bei normal entwickelten Kindern unterscheiden. Beispiele hierfür sind veränderte Reaktionen auf Hunger oder Sättigung bei Säuglingen und Kleinkindern mit Störungen der Nahrungsaufnahme (vgl. Drewett et al., 2002) oder veränderte Verstärkerwirkungen bei Kindern mit Aufmerksamkeitsdefiziten und Hyperaktivität (vgl. Meyer et al., 2002).

2.6.2 Wichtige verhaltenstherapeutische Techniken für die Frühförderpraxis

Entwicklungsförderung

Unabdingbare Voraussetzung für das Gelingen einer verhaltenstherapeutischen Frühförderung ist der Aufbau einer positiven, vertrauensvollen Beziehung zwischen Kind, Eltern und Therapeut. In diesem Zusammenhang erscheint bedeutsam, dass sowohl bei pädagogischen, als auch bei psychotherapeutischen Interventionen, die Effektivität der Maßnahme stark von der Qualität der Beziehung zwischen den Klienten und seinen Förderern/ Therapeuten beeinflusst wird (Petermann, 2013b). Im therapeutischen Alltag gelingt der Aufbau einer positiven Beziehung in der Regel gut durch eine therapeutische Haltung, die durch Empathie und Freundlichkeit geprägt ist. Im Förderalltag spielt es weiterhin eine wichtige Rolle, dass die Behandler ihre Klienten konkret beschreibend für Anstrengungen und kleine Erfolge loben und in der Therapiegestaltung darauf achten, dass die Bedürfnisse der Therapiebeteiligten berücksichtigt werden und der Therapieprozess als positive gemeinsame Aktivität wahrgenommen wird.

Die Verhaltenstherapie im Bereich der Entwicklungsförderung verwendet ganz überwiegend die Methode des *operanten Konditionierens* mit all ihren untergeordneten Verfahrensweisen (vgl. Brack, 1993, 74 ff.; Margraf, 2000). Operantes Konditionieren in der Frühförderpraxis zielt einerseits auf die konsequente *positive Verstärkung* erwünschter Verhaltensweisen wie zum Beispiel das sprachliche Benennen von Bildern („Ball", „Baby", „Mama") oder den Gebrauch von Mehrwortsätzen („Mama gibt Baby Ball"). Positive Verstärkung kann hierbei zum Beispiel durch Loben, Aufmerksamkeit schenken, Zuneigung zeigen, für Lieblingsbeschäftigungen sorgen, Nahrungsmittel oder kleine Geschenke erfolgen. Andererseits ist es auch notwendig, auf unerwünschtes Verhalten mit *negativen Konsequenzen* zu reagieren. In der Kindererziehung werden hierbei negative Verstärker, wie zum Beispiel direkte körperliche Bestrafung, vermieden und durch den Entzug von Privilegien ersetzt, wobei möglichst ein logischer und zeitlicher Zusammenhang zwischen dem entzogenen Privileg und dem unerwünschten Verhalten bestehen sollte.

Bei älteren Kindern kann die Verstärkung auch durch Tokensysteme wie Punktekarten oder Glasmurmeln erfolgen. Die Punkte oder Glasmurmeln sollen in direktem Zusammenhang mit dem erwünschten Verhalten gewährt werden, angespart und später gegen eine Belohnung (z.B. einen Schwimmbadbesuch) eingetauscht werden. Die Bewertung der Verstärker als attraktiv oder unangenehm muss immer aus der subjektiven Sicht des Kindes erfolgen. Verstärker sind geeignet, sowohl das Verhalten als auch die Aufmerksamkeit des Kindes (als diskriminativer Reiz) zu lenken. Von größter Wichtigkeit bei der Verstärkung ist, dass

Tokensystem

- die Verstärkung möglichst direkt auf das erwünschte oder unerwünschte Verhalten erfolgt, da die Verstärkung um so wirksamer ist, je kurzfristiger sie auf das Verhalten folgt (und langfristige Folgen wenig verhaltenswirksam sind),
- die Verstärkung möglichst regelmäßig und konsequent durchgeführt wird. Die Art und Weise der Verstärkergaben (bei jedem Auftreten des Zielverhaltens, oder im Verlauf auch intermittierend) wird als Kontingenzmanagement bezeichnet.

Kontingenzmanagement

Die zweite wichtige und wie die Verstärkung vielseitig anwendbare verhaltenstherapeutische Fördertechnik ist das *Lernen am Modell (Imitation)* – auch im Sinne von „ein gutes Vorbild sein". Unterstrichen wird die Bedeutung des Modelllernens als Förderprinzip durch Ergebnisse der Hirnforschung, welche der Imitation eine besondere Rolle beim Erwerb von Verhalten zuweisen (vgl. Iacoboni et al., 1999). Lernen am Modell findet in der Therapie und im Alltag statt und bezieht sich sowohl auf erwünschtes (z.B. in ganzen Sätzen sprechen) als auch auf unerwünschtes Verhalten (z.B. Schimpfwörter benutzen). Die Bereitschaft zur Imitation kann durch attraktive Modelle und positive Verstärkung effektiv gefördert werden. Das Lernen am Modell erleichtert sowohl die Förderung des Kindes als auch die Anleitung der Bezugspersonen. In der Gruppentherapie ist das Lernen am Modell der anderen Gruppenmitglieder von besonderer Bedeutung (vgl. Garfinkle & Schwartz, 2002). Das Modelllernen eignet sich zum Aufbau von sprachlichen, motorischen, kognitiven, emotionalen und sozialen Kompetenzen.

Gruppentherapie

Die dritte wichtige und für alle Frühförderbereiche geeignete verhaltenstherapeutische Technik ist das Prinzip der kleinen Schritte. Insbesondere bei deutlich retardierten Kindern müssen die Lernschritte in der Therapie möglichst klein und gut aufeinander abgestimmt sein. Werden zum Beispiel in der Sprachförderung zunächst Einwortsätze verstärkt und dann, weil das Kind gelegentlich im Alltag Zweiwortsätze

Prinzip der kleinen Schritte

bildet, sofort nur noch Zweiwortsätze verstärkt, kann es passieren, dass das Kind durch Überforderung frustriert wird und der Spracherwerb stagniert oder sogar rückläufig ist. Wie das Beispiel zeigt, ist das Prinzip der kleinen Schritte nicht nur beim Erarbeiten von konkreten Förderzielen und Förderplänen von Bedeutung, sondern auch beim Einsatz von positiven Verstärkern, die bereits für kleine Anstrengungen und Fortschritte gegeben werden müssen. Das Prinzip der kleinen Schritte muss auch beim Modelllernen beachtet werden, indem das zu imitierende Verhalten kurz und einfach genug ist, um vom Kind ganz erfasst werden zu können. Neben der Strukturierung des Lernprozesses ermöglicht das Prinzip der kleinen Schritte auch eine Überprüfung der Entwicklungsfortschritte (vgl. Brack, 1993).

Die vierte wichtige verhaltenstherapeutische Technik in der Frühförderung ist die *Reduktion der Komplexität des Reizangebots.* Dies bedeutet, dass die Förderung auf einer möglichst einfachen Komplexitätsstufe beginnt und dass alles, was das Kind ablenken könnte und was nicht unverzichtbar für die Durchführung der konkreten Förderaufgabe ist, aus der Fördersituation entfernt wird. Bei einem geistig behinderten Kind, das die Unterscheidung von Farbe, Form, Größe und Menge lernen soll, wird das Programm etwa mit der Diskrimination zwischen je einem großen, blauen, quadratischen und kleinen, roten, runden Plättchen starten. Die Aufgabe soll dann im Verlauf allmählich komplexer gestaltet werden, wobei zu beachten ist, dass auch die Verstärkungskriterien und damit die geforderte Leistung allmählich in Richtung einer zunehmenden Komplexität der verarbeiteten Reize verschoben werden.

Komplexitäts-reduktion

Der Ansatz der Komplexitätsreduktion geht unter anderem auf Arbeiten von Schreibman (1975) und Willbrand (1977) zurück. Schreibman (1975) zeigte bei autistischen Kindern, die enorme Schwierigkeiten hatten, zwei ähnliche Bilder zu unterscheiden, dass äußere Hinweisreize des Therapeuten, wie das Hinzeigen mit dem Finger auf den entscheidenden Unterschied, die Kinder beim Lernen störten, statt sie zu unterstützen. Erst als die Bilder auf den entscheidenden Unterschied reduziert und allmählich wieder komplettiert wurden, lernten die Kinder die Unterscheidung ohne größere Probleme. Willbrand (1977) erzielte beträchtliche Fortschritte bei sprachretardierten Kindern, indem sie sich beim Kommentieren von Bilderbüchern auf einfachste und langsam gesprochene Sätze beschränkte (z. B. „ein Hund" – Pause – „schau, Kind" – Pause – „da Mama"). Dieses zunächst unnatürlich wirkende Vorgehen führte bei den Kindern innerhalb kurzer Zeit zu ganz erheblichen sprachlichen Fortschritten. Offenbar konnte die reduzierte Komplexität des sprachlichen Angebots den Spracherwerb der Kinder erheblich erleichtern.

Co-Therapeuten

Das fünfte in der Frühförderung wichtige Prinzip stellt die *Einbindung der Bezugspersonen als Co-Therapeuten* dar (vgl. Brack, 1993). Voraussetzung hierfür ist die intensive Anleitung und Supervision der Bezugspersonen wie Eltern oder Erzieher, orientiert an dem Konzept des „Parenting". Vorrangiges Ziel ist es also nicht, die Eltern im Sinne einer professionellen Supervision oder Weiterbildung zu schulen, sondern deren Interaktions- und Unterstützungskompetenzen bezüglich des Kindes weiterzuentwickeln. Daher werden alltagsnah Interaktionssequenzen gefördert, in denen Eltern feinfühlig auf die Bedürfnisse der Kinder eingehen (lernen) können, wie z. B. abendliches Vorlesen, gemeinsame Spielzeiten. Darüber hinaus ist häufig auch die Einbindung der Eltern in die Förderübungen sinnvoll, die diese in spielerischer Weise mit den Kindern täglich zuhause durchführen. Um eine Überlastung der Kinder und Bezugspersonen zu vermeiden, sollte das Üben zeitlich begrenzt werden (z. B. 20 Minuten täglich). Ferner sollten die Übungen so gestaltet sein, dass sie weder für das Kind noch für die Bezugsperson unangenehm oder schmerzhaft sind. Die Übungen sollen einen spielerischen Charakter haben und können also gewissermaßen als Spielzeit betrachtet werden. Die regelmäßige intensive Zuwendung zum Kind bei den Förderübungen kann auch zu einer Verbesserung der Eltern-Kind-Beziehung beitragen. In ähnlicher Weise kann die regelmäßige Auseinandersetzung mit dem Entwicklungsstand des Kindes die elterliche Akzeptanz von Behinderungen fördern.

Förderübungen

Diese unverzichtbare Anleitung und Supervision kann methodisch in vielfältiger Weise erfolgen: Beratungsgespräche mit und ohne Videounterstützung, schriftliche Therapiepläne und/oder Therapeut-Bezugsperson-Kind-Förderstunden. Oft ist eine Kombination mehrerer Methoden sinnvoll.

Videounterstützung

Um in der Kinderverhaltenstherapie die individuellen Förderziele umsetzen zu können, sind in der Frühförderpraxis sechs Prinzipien und therapeutische Techniken entscheidend:

Frühförderpraxis: 6 Prinzipien

- **Aufbau einer positiven, vertrauensvollen therapeutischen Beziehung** (s. u. a. Petermann, 2013 b)
- **Wirksame Verstärker.** Es müssen individuell wirksame Verstärker eingesetzt werden. Die Verstärkung soll konsequent, direkt und kurzfristig dem Zielverhalten folgen.
- **Modelllernen (Imitation).** Es ist zu beachten, dass die zu imitierenden Modelle möglichst attraktiv sind, sowie dass das Modelllernen sowohl für die Förderung der Kinder als auch für die Anleitung der Eltern in allen Entwicklungsbereichen hilfreich ist.
- **Das Prinzip der kleinen Schritte.** Die einzelnen Lernschritte in der Frühförderung müssen möglichst klein und gut aufeinander abgestimmt sein. Dies gilt für die inhaltliche Strukturierung der Lernprozesse, die eingesetzten Verstärker und die zu imitierenden Modelle.
- **Die Reduktion der Komplexität des Reizangebots.** Sie erleichtert insbesondere bei deutlich retardierten Kindern das Erlernen neuer Fähigkeiten, indem das Förderangebot soweit vereinfacht wird bis die Kinder es auf ihrem aktuellen Entwicklungsstand erfassen können.
- **Die Einbindung der Bezugspersonen (z. B. Eltern) als Co-Therapeuten.** Der Einsatz der Eltern als Co-Therapeuten ermöglicht sowohl die Integration der Förderübungen in den Alltag der Familie als auch ein tägliches Üben, was für den Aufbau neuer Kompetenzen oft unverzichtbar ist.

3. Anwendungsformen, Anwendungsgebiete und praktisches Vorgehen

Die Vielfalt möglicher Anwendungsformen, Anwendungsgebiete (Förderbereiche) und das praktische Vorgehen der Verhaltenstherapie in der Frühförderung soll im Folgenden durch vier konkrete Beispiele aus unterschiedlichen Förderbereichen verdeutlicht werden. In den Beispielen werden sowohl die Einzel- als auch die Gruppentherapie dargestellt.

Sprachförderung

In der verhaltentherapeutischen Sprachförderung von retardierten Kindern reicht es nicht aus, die Sprachförderung an der natürlichen Kommunikation zu orientieren, sondern es ist notwendig, in der Sprachförderung wirksame verhaltenstherapeutische Förderprinzipien zu berücksichtigen, wie positive Verstärkung, Imitation, das Prinzip der kleinen Schritte, die Reduktion der Komplexität des Reizangebotes und die Einbeziehung der Bezugspersonen als Co-Therapeuten.

Sprachstörung

Die Einbindung der Bezugspersonen in die Sprachförderung setzt eine umfassende Information über die Art und Schwere der Sprachstörung und ihre Behandlung voraus. Vor der eigentlichen Sprachförderung muss die nonverbale Kommunikation aufgebaut werden. Hierbei ist die Kommunikation von Gefühlen und Wünschen eine Hilfe beim Aufbau von Kommunikationsmotivation und -freude. Bei der Durchführung von Sprachförderprogrammen ist die Rangfolge der Behandlungsziele von großer Bedeutung. Eine in der Praxis bewährte Rangfolge von Behandlungszielen und Förderelementen ist in Kasten 2 dargestellt. Die Abfolge des Sprachaufbaus erfolgt in Anlehnung an die von Brack (2003) erarbeitete Vorgehensweise und ist geeignet für Kinder mit unterschiedlich schweren Sprachbehinderungen. Durch die Beachtung des Prinzips der kleinen Schritte und der Komplexitätsreduktion ist immer eine Anpassung der Fördergeschwindigkeit an die individuellen Bedürfnisse des Kindes möglich. Diese Reduktion der Anforderungen an Sprachverständnis und Sprachausdruck auf ein notwendiges Minimum vermeidet Überforderungen. Willbrand (1977) zeigte, dass eine solche Reduktion sprachlicher Reize auf das Niveau des Kindes zu deutlichen Verbesserungen des Spracherwerbs führt.

Fördergeschwindigkeit

Sprachretardierung

Parallel zur Förderung von Kommunikation und expressiver Sprache muss immer auch eine Förderung des Sprachverständnisses erfolgen. Dies ist durch die Kopplung von Bildern und Handlungen mit Sprache möglich, wobei in Abhängigkeit von der Schwere der Sprachbehinderung die Komplexität der verwendeten Fördersprache unterschiedlich stark reduziert werden muss. Bei schweren Sprachretardierungen kann es notwendig sein, die sprachliche Kommentierung von Handlungen auf Einwortsätze zu beschränken und diese durch Pausen klar voneinander zu trennen.

Kasten 2: Förderelemente und ihre Reihenfolge bei Programmen zum Sprachaufbau (expressive und rezeptive Sprache) von retardierten Kindern.

- Information der Eltern über Art und Umfang der Sprachentwicklungsstörung und die Prinzipien der Behandlung (Psychoedukation).
- Anleitung der Bezugspersonen als Co-Therapeuten im Sprachaufbau; hierbei ist insbesondere die kurzfristige positive Verstärkung von Kommunikationsbemühungen und sprachlichen Äußerungen unverzichtbar.
- Aufbau nonverbaler Kommunikation (Blickkontakt, grob- und feinmotorische Imitation); bei der nonverbalen Kommunikation sollte insbesondere der expressive Ausdruck und das rezeptive Verstehen von Gefühlen und Wünschen gefördert werden, wodurch auch die Kommunikationsmotivation und -freude gefördert wird.
- Sprachliche Imitation von Lauten und Wörtern sowie Benennen von Bildern.
- Komplexere sprachliche Imitation (Imitieren von Zweiwortsätzen, Benennen von Bildern mit sinnvollen Ein- oder Zweiwortsätzen).
- Parallel zur komplexen sprachlichen Imitation muss das Sprachverständnis erweitert werden zum Beispiel durch die Kopplung von Bildern und Handlung mit Sprache, wobei abhängig vom Schweregrad der Sprachretardierung die sprachlichen Reize in ihrer Komplexität reduziert werden müssen.
- Der sprachliche Ausdruck von Gefühlen und Wünschen fördert die Sprechmotivation und Sprechfreude.
- Vertiefung (Imitieren und Bilder benennen mit Dreiwortsätzen, Bilderbeschreibung).

Der Übergang zur jeweils nächsten Stufe der im Kasten 2 dargestellten Förderabfolge wird davon abhängig gemacht, ob die vorausgehende Stufe gut und sicher beherrscht wird. Hierzu ist es notwendig, dass Therapeut und Bezugspersonen laufende Protokollierungen über die Fortschritte des Kindes machen, um Fortschritte, Stagnationen oder Rückschritte frühzeitig erkennen und die Förderpläne entsprechend anpassen zu können. Aufgrund der Vielschichtigkeit der Sprachförderung ist es notwendig, die Bezugspersonen intensiv auf ihre Rolle als Co-Therapeuten vorzubereiten und ihnen konkrete Therapiepläne an die Hand zu geben. Ein Beispiel für einen solchen konkreten Therapieplan für ein sprachretardiertes Kind, das sich an der Schwelle zum Einwortsatz befindet, gibt Kasten 3 (vgl. Brack, 2003).

Förderabfolge

Sprachförderung

Kasten 3: Therapieplan für die Mutter eines sprachretardierten Kindes, das sich an der Schwelle zum Einwortsatz befindet.

1. Fertigen Sie eine Liste an, in der Sie die ersten sinnvollen Wörter Ihres Kindes („Mama", „Wau-Wau", „Auto") ebenso notieren wie andere Lautäußerungen, die Sie im Alltag von Ihrem Kind hören (z. B. „ba", „di" usw.). Setzen Sie bitte etwa 20 Äußerungen in die Liste ein.
2. Stellen Sie zu den Übungen jeweils Aufkleber bereit, die ihr Kind gerne mag und ein Heftchen zum Aufkleben derselben.

Einbezug der Mutter

3. Üben Sie täglich möglichst zur gleichen Zeit und zu der Zeit, in der Sie am meisten Ruhe haben, sich mit Ihrem Kind zu beschäftigen. Üben Sie eine Viertelstunde. Notieren Sie den Übungsverlauf auf dem Protokollblatt.

4. Beginnen Sie dann, wie wir geübt haben, mit den Aufklebern im Blickfeld des Kindes und sprechen Sie eines der Wörter oder einen der Laute von der Liste vor. Wenn das Kind in etwa fünf Sekunden Ihre Äußerung verständlich nachspricht, lassen Sie es unmittelbar einen Aufkleber in das Heft kleben und loben es. Tut es das nicht, bzw. spricht es etwas anderes, dann ignorieren Sie das bitte, warten etwa zehn Sekunden und nehmen den Blickkontakt für die nächste Äußerung auf.

5. Gehen Sie auf diese Art die 20 notierten Äußerungen in stets wechselnder Reihenfolge durch. Beachten Sie aber bitte, dass Sie jeweils alle 20 Äußerungen bearbeitet haben, bevor Sie die Reihe erneut durchgehen.

6. Sprechen Sie außer den Übungsäußerungen und dem Lob nichts in der Übung. Achten Sie vor allem darauf, dass Sie das Kind nicht tadeln, zum Mitmachen auffordern usw.! Es darf sich auf dem Stuhl frei bewegen. Wenn es aber die normale Sitzposition verlässt, indem es vom Stuhl heruntergeht, sich umdreht usw., dann korrigieren Sie es mit nur soviel Kraft, wie notwendig. Achten Sie dabei darauf, dass Sie das Kind auf keinen Fall in irgendeiner Form bestrafen.

7. Wenn das Kind richtig nachgesprochen hat, registrieren Sie hinter der entsprechenden Äußerung jeweils ein „+"; sonst ein „-".

8. Bitte bringen Sie das Protokoll zur nächsten Förderstunde mit.

Wenn zum Benennen übergegangen wird, fertigt die Mutter zu den sinnvollen Äußerungen des Kindes Bilder an und zieht sie auf Karteikarten (etwa ein Bild von ihr zum Begriff „Mama", ein Bild eines Hundes zum Begriff „Wau-Wau" und das Bild einer Kuh zum Begriff „Muh"). Das Bild wird dem Kind gezeigt, und es wird verstärkt, wenn es das Bild sprachlich benennt. Tut es das nicht, dann spricht die Mutter die Äußerung vor, und das Kind wird, wie vorher schon geübt, für das Imitieren des Wortes belohnt (auch für einen erkennbaren Versuch). Allmählich übernimmt das Bild die Auslösewirkung für das Wort. Es bekommt eine bestimmte „Bedeutung" für das Kind, und das Kind spricht den korrekten Begriff in Gegenwart des Bildes aus.

Verhaltens-beobachtung

Entscheidend für diese Art von Übungen ist, dass sie als Folge von kleinen Schritten konzipiert sind. Der Therapieplan wird im Verlauf auf der Basis der protokollierten Verhaltensbeobachtungen konsequent angepasst und verändert. Zugleich müssen die Co-Therapeuten, im genannten Beispiel die Mutter des Kindes, laufend supervidiert werden. Das geschieht in der Regel in den wöchentlichen Frühförderstunden.

Entwicklungs-förderung

Selbstverständlich ist es sinnvoll und notwendig, nicht nur am Anfang der Entwicklungsförderung, sondern auch zwischenzeitlich Gespräche mit der Familie über die Entwicklung des Kindes, über familiäre Probleme (und natürlich auch positive Entwicklungen), über Veränderungen der Situation durch Eintritt des Kindes in den Kindergarten usw. zu führen.

Die Anpassung der Übungsprogramme an alltägliche Erziehungsbedingungen wird in den letzten Jahren vielfältig diskutiert bis hin zu Vorschlägen, die (normal entwickelten) Spielkameraden von entwicklungsgestörten Kindern als Co-Therapeuten (vgl. Kamps et al., 2002) einzubeziehen. Einzelne Autoren verzichten sogar fast ganz auf die direkte Förderarbeit mit dem Kind und beschränken sich auf die umfassende Information, Anleitung und Supervision der natürlichen Bezugspersonen des Kindes (vgl. Chandler et al., 2002).

Kinder als Co-Therapeuten

3.1 Vorschulische Sprachförderung

Das aktive und kreative Hören- und Sprechen-Können einer Sprache ist eine der wesentlichsten Voraussetzungen für das störungsfreie Lesen- und Schreibenlernen in der Grundschule. Wie gut ein Kind Lesen und Schreiben lernt, hängt vom Grad seiner phonologischen Bewusstheit ab. Es benötigt diese Fähigkeit, um die Lautstruktur einer Sprache zu erkennen. Denn im Unterschied zur geschriebenen Sprache ist die gesprochene Sprache nicht in einzeln hörbare Laute gegliedert!

Phonologische Bewusstheit

Wenn das Wort „hören" gesprochen wird, werden die einzelnen Laute, aus denen dieses Wort orthographisch korrekt gebildet werden muss, im Sprechfluss miteinander verbunden. Akustisch betrachtet ist dieses Wort nichts weiter als ein Geräusch- und Lautbrei, dessen akustische Qualität messbar ist. Aus diesem Lautbrei einzelne Laute analysierend herauszuhören, ist nicht ganz einfach und bedarf der längeren Übung. Denn die einzelnen Laute, die ein Wort bilden, werden beim Sprechen dieses Wortes immer miteinander verschmolzen. Allerdings haben wir gelernt, diesen Lautbrei, den wir auditiv wahrnehmen, im verstehenden Hören zu gliedern. Wir hören zwei Silben: hö-ren.

Insofern sollte auch nicht von phonologischer Bewusstheit, sondern besser differenziert von phonetisch-phonologischer Bewusstheit gesprochen werden, da in den linguistischen und phonetischen Disziplinen zwischen Phonemen (Laute in bedeutungsunterscheidender Funktion: steppen - stoppen) und Phonen (Laute in ihrer physiologischen und akustischen Beschaffenheit ohne semantischen Aspekt) unterschieden wird. Analog sollte auch zwischen Phonologie und Phonetik unterschieden werden.

Phonetisch-phonologische Bewusstheit

Zahlreiche Studien zeigen, dass ein Kind, das seine phonetisch-phonologische Bewusstheit nicht oder nur unzureichend entwickelt hat, das Lesen- und Schreibenlernen als eine oft nicht zu bewältigende Herausforderung erfährt, und dass Übungsprogramme zur Verbesserung der phonetisch-phonologischen Bewusstheit Lese-Rechtschreibproblemen wirksam vorbeugen (Bus & Ijzendoorn, 1999; Schneider & Näslund, 1993). Mit anderen Studien konnte nachgewiesen werden, dass solche Übungsprogramme die Fähigkeit, Lesen und Schreiben zu lernen, positiv beeinflussen und um so effektiver sind, je früher sie durchgeführt werden (vgl. Bus & Ijzendoorn, 1999; Schneider, 2001). Die Forschungsgruppe um Wolfgang Schneider an der Universität Würzburg definiert die phonetisch-phonologische Bewusstheit als die Fähigkeit eines Kindes, die Lautstruktur der gesprochenen Sprache zu identifizieren und entsprechend umzusetzen.

Phonetisch-phonologische Bewusstheit *im weiteren Sinne* bedeutet vor allem Sätze in Wörter oder Wörter in Silben zu zerlegen oder Wörter aus Silben und Silben aus Lauten zusammensetzen zu können. Phonetisch-phonologische Bewusstheit *im engeren Sinne* beschreibt u. a. die Fähigkeit, die einzelnen Laute in Wörtern zu identifizieren und zu modifizieren. Gerade der Umgang mit den kleinsten Einheiten der gesprochenen Sprache (Phoneme) ist nach Skowronek und Marx (1989) eine der wichtigsten Voraussetzungen für die Entwicklung von **Lese-Rechtschreibfähigkeiten** im Grundschulalter. Der Bildungsmarkt ist in den letzten Jahren um viele Übungsprogramme bereichert worden, mit denen das Hören- und Sprechenlernen einer Sprache unterstützt und vereinfacht werden soll. Allerdings sind nicht alle Programme auf ihre Effektivität und Nachhaltigkeit geprüft.

Zu den gut überprüften und effektiven Programmangeboten gehören beispielsweise das von Petra Küspert und Wolfgang Schneider entwickelte Übungsprogramm „Hören, Lauschen, Lernen" (Würzburger Trainingsprogramm zur Vorbereitung auf den Erwerb der Schriftsprache, Küspert & Schneider, 2006) und das von Petermann, Fröhlich, Metz und Koglin konzipierte **Lobo-Programm** (Fröhlich et al., 2010; Metz et al., 2010; Petermann et al., 2010). Beide Programme wurden in vielen Kindertagesstätten bereits erfolgreich in den pädagogischen Alltag integriert.

Die hohe Effektivität des Würzburger Programms, vor allem die positiven Wirkungen auf die Lese- und Rechtschreibkompetenzen in der Grundschule, wurde in den letzten Jahren in mehreren Studien belegt (vgl. Küspert, 1998; Schneider et al., 2000; Schneider, 2001). Vor allem Kinder mit schlechten Ausgangsleistungen profitieren von diesem Programm (vgl. Schneider et al., 2000).

Die Untersuchungen belegen, dass eine Förderung der phonetisch-phonologischen Bewusstheit vor Schuleintritt entscheidend dazu beitragen kann, die Zahl der leserechtschreibschwachen Kinder zu reduzieren. Diese Kinder profitieren mindestens ebenso intensiv von dem Programm, wie Kinder, deren Muttersprache nicht Deutsch ist (vgl. Pietzsch et al., 2004).

Hören, Lauschen, Lernen

Das Programm wird in Kleingruppen von vier bis acht Kindern im letzten Kindergartenhalbjahr über einen Zeitraum von insgesamt 20 Wochen angeboten. Die teilnehmenden Kinder sind dabei zwischen fünf und sechseinhalb Jahre alt. Geschulte Erzieher/-innen erarbeiten in täglichen 15 Minuten-Einheiten mit den Kindern dieses speziell für das Vorschulalter konzipierte **Sprachsprechspiel-Programm**. Wie unten dargestellt (s. Kasten 4) besteht das Programm aus sechs Segmenten (Übungsgruppen).

Kasten 4: Segmente und Übungen von „Hören, Lauschen, Lernen".

> **Lauschspiele** (9 Übungen)
> Das Programm beginnt mit Lauschspielen, die die Kinder darin schulen, ihre Aufmerksamkeit auf Geräusche und Laute in ihrer Umgebung zu richten.
>
> **Reimspiele** (10 Übungen)
> Die nächste Übungseinheit bezieht sich auf die Beschäftigung mit Reimen. Dabei wird den Kindern bewusst, dass die gesprochene Sprache nicht nur eine Bedeutung, sondern auch eine Form besitzt, die sie „erhören" können. Die Lautstruktur der Sprache erschließt sich über den Klang der Wörter.
>
> **Sätze und Wörter** (8 Übungen)
> Die Kinder erfahren, dass das Gesprochene, in verschiedene Einheiten aufgeteilt werden kann: Sprache besteht aus unterschiedlich langen Sätzen, die aus unterschiedlich langen Wörtern bestehen.
>
> **Silben** (7 Übungen)
> Die Kinder zerlegen Wörter in Silben (Analyse) und/oder ziehen einzelne Silben zu einem Wort zusammen (Synthese).
>
> **Anlaute** (8 Übungen)
> Mit dieser Übungseinheit beginnt die Einführung der Kinder in die kleinste Einheit der Sprache, die Laute oder Phoneme. Der Anlaut ist der erste Laut im Wort.
>
> **Phoneme** (15 Übungen)
> In dieser letzten Einheit lernen die Kinder, sich auf Laute innerhalb eines Wortes zu konzentrieren. Hier geht es vor allem um die Phonemsynthese (Zusammenziehen von Einzellauten zu einem ganzen Wort) und um die Phonemanalyse (aus welchen Lauten besteht ein Wort).

Lobo vom Globo

Die drei Lobo-Programme, die die Autorengruppe um Franz Petermann an der Universität Bremen entwickelte, dienen ebenfalls der Förderung der phonetisch-phonologischen Bewusstheit bei Kindern im Vor- und Grundschulalter und damit der Vorbereitung auf den Lese- und Schriftspracherwerb in der Grundschule. Sie basieren auf denselben Forschungen und Analysen, wie das Würzburger Programm. Allerdings sind die drei Lobo-Programme nicht nur auf die Durchführung im Kindergarten- oder Kindertagesstättenbereich durch Erzieherinnen festgelegt. Vielmehr richten sie sich auch an die Eltern der Kinder oder die Lehrkräfte in der Grundschule, die mit den Kindern arbeiten.

Lese- und Schriftspracherwerb

Die drei Programme können als je in sich abgeschlossene, einzelne Einheiten angeboten werden oder auch als aufeinander aufbauende, auf die jeweiligen spezifischen Anforderungen inhaltlich abgestimmten Einheiten, durchgeführt werden:

- *Elternbasierte Sprachförderung im Vorschulalter. Das Lobo-Programm.*
  Diese Form der Sprachförderung der Kinder im Vorschulalter ist über den Zeitraum von insgesamt fünf Wochen an jeweils sechs Tagen mit Einheiten von ca. 30 Minuten Dauer konzipiert.

Sprachförderung

- *Förderung der phonologischen Bewusstheit und sprachlichen Kompetenzen. Das Lobo-Kindergartenprogramm.*
- *Schulbasierte Förderung der phonologischen Bewusstheit und sprachlichen Kompetenzen. Das Lobo-Schulprogramm.*

Die Programme für den KiGa-KiTa-Bereich und die Grundschule umfassen 24 Einheiten, die zweimal wöchentlich durchgeführt werden, so dass insgesamt etwa drei Monate (je nach Ferien- und Urlaubszeiten) zur Realisierung erforderlich sind.

Für jedes Programm werden den Eltern, Erzieherinnen/Erziehern und Lehrkräfte neben den gut strukturierten Manualen und den umfangreichen Materialien vor allem entsprechende Schulungen angeboten, die die Durchführung erleichtern und darüber hinaus zusätzliche Spiel-, Erziehungs- und Unterrichts-Kompetenzen vermitteln. Anders als das Würzburger Programm bedienen sich diese drei Angebote der Geschichte um den kleinen Drachen Lobo, der von seinem Heimatplaneten Globo auf die Erde verschlagen wird und hier, mit Hilfe der Kinder, die deutsche Sprache sprechen lernen möchte. So lernen die Kinder, gemeinsam mit dem kleinen Drachen, die Lautstruktur der gesprochenen deutschen Sprache als die einer Silbensprache kennen, indem sie, ähnlich wie beim Würzburger Programm, mit Sätzen, Wörtern, Silben und Laute experimentieren, sie lernen zu analysieren, zu segmentieren und zu synthetisieren. Exemplarisch sind hier die Inhalte der elternbasierten Sprachförderung über die Dauer von fünf Wochen dargestellt (vgl. Tab. 2):

Elternbasierte Sprachförderung

Tab. 2: Überblick über den Aufbau des elternbasierten Lobo-Programms

1. Woche	Kennenlern- und Lauschspiele
2. Woche	Reimspiele
3. Woche	Wörter in Silben zerlegen
4. Woche	Laute hören
5. Woche	Laute hören und in einzelne Laute zerlegte Wörter wieder zusammensetzen

In seiner Wirksamkeit wird das Lobo-Programm ähnlich bewertet wie das Würzburger Programm. Die Kinder, die am Lobo-Programm teilgenommen hatten, konnten ihre Leistungen im Vergleich zu nicht geförderten Kindern der Kontrollgruppen, eindeutig verbessern. Kinder, die vor der Durchführung des Programms als Risikokinder eingestuft werden mussten (gemäß BISC-Analyse, s. o.), zeigten nach beendetem Programm keine Risikotendenz mehr (Petermann et al., 2010, S. 142).

Übungsprogramme

Zusätzlich zu den zu bearbeitenden Inhalten der vorgestellten Übungsprogramme ist es sinnvoll, dass die Übungsleiter gemeinsam mit den Kindern (zumindest für die Übungszeiten) einfache Kommunikations- und Verhaltensregeln vereinbaren, um das generelle kommunikative Verhalten zu unterstützen und nicht zuletzt auch das Arbeitsverhalten in der Schule vorzubereiten und zu fördern. Beispielsweise: hinhören – ausreden lassen – ruhig sitzen bleiben.

Unterstützt durch die Übungen erfahren die Kinder schnell und effektiv, dass das Sprechen und Verstehen einer Sprache bestimmten Strukturen folgt, die einfach umsetzbar sind. Sie lernen das, *was andere Menschen sprechen,* gerichtet zu hören und zu verstehen (Hörverstehen) und das, *was sie selbst sprechen* wollen, vor und während des Sprechens so zu strukturieren, dass andere sie verstehen können (Sprechdenken). Dazu gehört auch, dass es für die Kinder selbstverständlich wird, in ganzen und grammatisch (altersgemäß) strukturierten Sätzen zu sprechen und dass sie sich bemühen sollen, deutlich und gerichtet auf oder zu jemandem (auch zu einer Gruppe) zu sprechen. Denn so, wie das Hören bewusst auf das zu Hörende gerichtet werden kann, so sollte auch das Sprechen „gerichtet" sein. Das bedeutet hier allerdings nicht nur, dass das Sprechen auf eine Person oder eine Personengruppe gerichtet ist, sondern dass die sprechende Person mit ihrem Sprechen auch ein kommunikatives Ziel verbindet: *„Ich habe etwas zu sagen und möchte jemanden damit erreichen."*

Die Kinder erfahren, dass dieses Ziel relativ einfach erreicht werden kann, wenn sie sich während der Übungen darauf konzentrieren, zu anderen Menschen besser in ganzen und verständlichen Sätzen zu sprechen, statt sich nur in Ein- oder Zweiwortsatz-Fragmenten zu äußern. So erfahren sie während der Übungsphasen, die per se schon kommunikative Prozesse sind, die Vorteile des strukturierten und gerichteten Sprechens: sie werden von anderen (Kindern und Erwachsenen) besser verstanden. Dieser Erfahrungs- und Lernprozess, den die Kinder durchlaufen, wird durch beschreibend-lobende Aussagen der Bezugspersonen, wie: „Ich habe dich gerade gut verstanden!" gefördert. Auf diese Weise wird den Kindern die Erfahrung eröffnet, dass sie die kommunikativen Prozesse, in die sie eingebunden sind, aktiv hörend und sprechend mitgestalten können.

Beschreibend-lobende Aussagen

3.2 Förderung von ruhigem Arbeitsverhalten bei Vorschulkindern

Voraussetzung für das Gelingen der schulischen Integration von entwicklungsgestörten Kindern sind neben sprachlichen, feinmotorischen, kognitiven, emotionalen und sozialen Kompetenzen bestimmte Verhaltenskompetenzen im Bereich der Arbeitshaltung wie Ausdauer und ruhiges Arbeitsverhalten. Das ausdauernde ruhige Arbeitsverhalten kann durch ein Übungsprogramm, wie in Kasten 5 dargestellt, konsequent im häuslichen Umfeld gefördert werden. Zur Durchführung des Förderprogramms benötigen die Eltern vorschulische Arbeitsmaterialien, die auf das Begabungsprofil des Kindes abgestimmt sein müssen. Für Übungsblätter eignen sich zum Beispiel Zuordnungsaufgaben und visomotorische Geschicklichkeitsaufgaben. Da das Hauptziel des Übungsprogramms nicht die Vermittlung von Wissen, sondern der Aufbau von Arbeitsverhalten bildet, muss beachtet werden, dass das Schwierigkeitsniveau der Aufgaben auch im Sinne des Prinzips der kleinen Schritte und des Prinzips der Komplexitätsreduktion nicht zu hoch sein darf, damit das Kind die Aufgaben ohne Verständnisprobleme bewältigen kann und die Arbeitserfolge das Kind zur Mit-

Visomotorische Geschicklichkeitsaufgaben

arbeit motivieren. Neben der Gestaltung der Arbeitsmaterialien trägt die externe positive Verstärkung bei solchen Programmen wesentlich zur Motivation und verhaltenstherapeutischen Strukturierung des Lernprozesses bei.

Kasten 5: Therapieplan für den Aufbau von konzentriertem ruhigem Arbeitsverhalten.

	• Besprechen Sie mit Ihrem Kind, dass Sie mit ihm jetzt jeden Tag etwas üben wollen, was später für die Schule wichtig ist. Vereinbaren Sie gemeinsam einen Zeitpunkt für die Übungen und den Arbeitsplatz. Dabei achten Sie bitte darauf, dass Sie und Ihr Kind den gemeinsamen Termin in Ruhe wahrnehmen können.
	• Sagen Sie Ihrem Kind, dass Sie in der Übungszeit Aufgabenblätter bearbeiten werden, ähnlich wie in der Schule, und dass es für jedes bearbeitete Blatt eine Glasmurmel bekommt. Ist das Blatt richtig bearbeitet, bekommt es noch eine Glasmurmel zusätzlich. Die Murmeln kann es in einem Glas sammeln. Am Ende der Einheit darf das Kind die verdienten Glasmurmeln gegen eine vorher vereinbarte Belohnung eintauschen. Es kann sich hierbei um eine kleine materielle Belohnung (etwa ein Comic-Heft oder ein Eis) oder um eine kurze gemeinsame Aktivität, wie ein gemeinsames Brettspiel, eine Geschichte vorlesen o. Ä. handeln. Ist Ihr Kind schon in der Lage, längere Zeiträume zu überblicken, so kann es auch über mehrere Tage Glasmurmeln sammeln und zum Beispiel 20 Murmeln gegen eine vereinbarte größere Aktivität (z. B. Zoobesuch, Burgbesichtigung) eintauschen.
	• Sorgen Sie zunächst für einen ruhigen, reizarmen und möglichst ablenkungsfreien Arbeitsplatz.
Häusliches Üben	• Halten Sie die Arbeitsblätter bereit, die wir gemeinsam für das häusliche Üben ausgesucht haben. Bleiben Sie zunächst bei der niedrigsten Schwierigkeitsstufe. Ihr Kind soll die Aufgaben ohne Mühe lösen können. Es geht nicht darum, dass es bei der Übung neues Wissen erlernt, sondern sein vorhandenes Wissen zu konzentrierter Arbeit einsetzt und durch Arbeitsausdauer die Aufgaben erfolgreich beendet.
	• Beginnen Sie mit einer Übungsdauer von zehn Minuten; Steigerungen der Übungsdauer sollen wöchentlich höchstens fünf Minuten betragen.
Übungszeitpunkt	• Wählen Sie den Übungszeitpunkt so, dass Ihr Kind ausgeruht, leistungsfähig und nicht durch andere Beschäftigungsmöglichkeiten abgelenkt ist. Sagen Sie Ihrem Kind zehn bis fünfzehn Minuten vor der vereinbarten Zeit Bescheid, dass die Übungszeit gleich beginnt und achten Sie darauf, dass Ihr Kind vorher eine Kleinigkeit getrunken und gegessen hat und auf der Toilette war.
	• Rufen Sie Ihr Kind zur vereinbarten Zeit und setzen Sie sich gemeinsam an den Arbeitsplatz. Stellen Sie einen Wecker auf zunächst zehn Minuten und bleiben Sie bitte die ganze Zeit mit Ihrem Kind am Tisch sitzen. Um ein gutes Vorbild zu sein, können Sie selbst eine ruhige Schreibarbeit, wie Einkaufszettel oder Kreuzworträtsel, erledigen.
	• Geben Sie Ihrem Kind ein Übungsblatt und sagen Sie „Gib mir Bescheid, wenn du fertig bist!". Lassen Sie es dann in Ruhe arbeiten, ermahnen Sie es nicht, geben Sie ihm keine guten Ratschläge usw.
	• Kommentieren Sie eventuelle motorische Unruhe oder Unlustäußerungen nicht, es ist wichtig, dass Ihr Kind sitzen bleibt. Wenn Ihr Kind den Arbeitsplatz verlässt oder sich verweigert, weisen Sie ruhig auf die Belohnung hin, die es erhält, wenn es die Übungszeit durchhält.

- Sollte Ihr Kind die vereinbarte Übungszeit dennoch nicht durchhalten, brechen Sie die Übungszeit ab, ohne Ihr Kind zu kritisieren. Die bis dahin verdienten Murmeln bleiben bis zum nächsten Tag im Glas, es darf sie aber nicht gegen eine Belohnung eintauschen.
- Halten Sie bitte Rücksprache mit der Frühförderstelle, sollte Ihr Kind die Übungen wiederholt nicht erfolgreich beenden. In einem solchen Fall muss eine Überforderung Ihres Kindes durch zu schwere Arbeitsblätter oder zu lange Übungszeiten ausgeschlossen werden. *Frühförderstelle*
- Wenn Ihr Kind signalisiert, dass es fertig ist, korrigieren Sie das Blatt zügig durch. Wenn es Fehler gemacht hat, erläutern Sie ihm diese mit so wenigen Worten wie möglich und zeigen Sie ihm die richtige Lösung. Ermahnen und tadeln Sie Ihr Kind dabei nicht. War das Blatt dagegen richtig gelöst, loben Sie es und legen (wie vereinbart) zwei Glasmurmeln in das vor Ihrem Kind stehende Glas.
- Geben Sie Ihrem Kind solange neue Arbeitsblätter, bis der Wecker das Ende der Übungszeit ankündigt. Nach dem Läuten des Weckers, darf Ihr Kind sofort aufhören oder angefangene Aufgaben freiwillig fertig bearbeiten.
- Am Ende der Sitzung loben Sie Ihr Kind ausführlich dafür, dass es so lange durchgehalten und konzentriert gearbeitet hat. Lassen Sie es dann zeitnah die Glasmurmeln gegen die vereinbarte Belohnung tauschen, oder besprechen Sie mit ihm, wie viele Murmeln es diese Woche schon gesammelt hat und wie viele es noch benötigt, um die vereinbarte größere Belohnung zu erhalten. *Vereinbarte Belohnung*

Bei den beschriebenen Therapieplänen ist es entscheidend, die verbale Aktivität der Bezugsperson auch im Sinne einer Komplexitätsreduktion während der Übungen zu vermindern. Ansonsten besteht die Gefahr der Ablenkung. Wenn die Eltern die dargestellten Rahmenbedingungen beim Aufbau von ausdauerndem und ruhigem Arbeitsverhalten beachten, wird erreicht, dass die Übungen aus Sicht des Kindes nur aus einfachen, machbaren Aufgaben bestehen, deren konsequente Bearbeitung von den Eltern belohnt wird. Trotz der spielerischen Gestaltung sind die Übungen gut überprüfbar. Einerseits zeigt sich ihr Erfolg direkt in der Zahl der pro Sitzung erfolgreich bearbeiteten Blätter (bei langsam erhöhtem Schwierigkeitsniveau), woraus sich auch eine unmittelbare Rückmeldung für die Bezugspersonen ergibt. Andererseits bringt es die Zielgerichtetheit der Förderung mit sich, dass der Übungserfolg jederzeit mit Tests (z. B. Arbeitsgeschwindigkeits- oder Konzentrationstests) überprüfbar ist. *Schwierigkeitsniveau der Aufgabe*

3.3 Verbesserung der Erziehungs- und Förderkompetenzen bei den Eltern

In deutscher Sprache stehen vier wissenschaftlich evaluierte, verhaltenstherapeutisch orientierte Gruppentrainings für Eltern von Kindern im Frühförderalter zur Verfügung (s. Tab. 3). Diese Elterntrainings erlauben ein ökonomisches und effektives Training der Erziehungs- und Förderkompetenzen für Eltern von entwicklungsauffälligen Kindern. Zudem vermindern diese Elterntrainings auf Seite der Kinder Verhaltens- und Entwicklungsauffälligkeiten und auf Seiten der Eltern die mit der *Einzeltraining*

Stepping Stones Triple P Programm Erziehung und Förderung ihrer Kinder verbundenen psychischen Belastungen. Aus methodischer Sicht verwenden diese Elterngruppentrainings die verhaltenstherapeutischen Prinzipien der positiven Beziehungsgestaltung der operanten Verstärkung, des Modelllernens und der intensiven Anleitung der Eltern als Co-Therapeuten. Das Stepping Stones Triple P Programm verwendet zusätzlich bei den Förderstrategien für behinderte Kinder das Prinzip der kleinen Schritte und die Reduktion der Komplexität des Reizangebotes.

Tab. 3: Vergleich verschiedener Elterngruppentrainings.

	Triple P Ebene 4	**Stepping Stones Triple P**	**PEP**	**Freiheit in Grenzen**
Indikation	Vorbeugung und Behandlung von sekundären Entwicklungsdefiziten bei Kindern aus sozial schwachen Familien oder mit psychosozialen Belastungen, Stärkung der Erziehungskompetenz bei emotionalen und Verhaltensproblemen des Kindes.	Körperliche, geistige und psychische Behinderungen, sowie höhergradige, allgemeine und umschriebene Entwicklungsstörungen zur Verbesserung der Förder- und Erziehungskompetenz der Eltern.	Prävention von Expansivem Problemverhalten (PEP) bei Kindern unter acht Jahren mit motorischer Hyperaktivität und Konzentrationsschwäche, erhöhter Impulsivität, sonstigen Problemen im Sozialverhalten.	Eltern, die unsicher sind und ihre Erziehungsstrategien verbessern wollen, Behandlung von sekundären Entwicklungs- und Verhaltensstörungen von Kindern.
Konzept	Ressourcenorientierte Vermittlung von wirksamen positiven Erziehungsstrategien, die praktisch eingeübt werden und deren Umsetzung beratend begleitet wird.	Ressourcenorientierte Vermittlung von evaluierten Erziehungs- und Förderstrategien, die praktisch eingeübt werden und deren Umsetzung beratend begleitet wird.	Gruppenprogramm für Erziehende im Kindergarten als indizierte Prävention für expansiv auffällige Kinder; das Programm erarbeitet mit den Erziehenden exemplarisch Problemlösungen.	Einzelprogramm, interaktiver Elterncouch (Buch und DVD) zum Selbststudium, oder als Gruppentherapie-Programm.
Zielgruppe	Für Eltern von Kindern im Alter von sechs Monaten bis zwölf Jahre mit Beratungsbedarf in Erziehungsfragen.	Für Eltern von Kindern mit Behinderungen im Entwicklungsalter von drei Monaten bis zu zwölf Jahren.	Eltern und Erzieher von Kindern mit expansiven Verhaltensauffälligkeiten im Alter von drei bis sieben Jahren.	Eltern von Kindern im Vorschulalter (0–6 Jahre).
Struktur	Elterngruppentraining für bis zu zwölf Teilnehmer pro Gruppe; vier etwa zweistündige Gruppentreffen; drei (telefonische) Einzelberatungen von ca. 20 Minuten Dauer; eine Abschlusssitzung.	Elterngruppentraining für bis zu zwölf Teilnehmer pro Gruppe; fünf etwa dreistündige Gruppensitzungen; drei bis vier (telefonische) Einzelberatungen von ca. 30–45 Minuten Dauer; eine Abschlusssitzung.	Parallele Eltern- und Erzieherinnen-Kurse; mit vier bis acht Teilnehmern; Sitzungsdauer 1,5 bis 2 Stunden; sechs Pflicht- und vier optionale Module für die Eltern; zehn Module für die Erzieherinnen; Telefonkontakte zwischen den Treffen; eine Abschlusssitzung.	Elterncoach zum Selbststudium mit Buch und DVD oder als Gruppentherapieprogramm mit vier Modulen mit Schwerpunkt auf Bindung und Beziehung zum Kind.

Ziele (Eltern)	• Verbesserung elterlicher Erziehungskompetenzen • Verbesserung elterlicher Kompetenzen für die Förderung der kindlichen Entwicklung • Vermittlung einer positiven, konstruktiven Umgangsweise mit dem Kind • Förderung einer positiven Eltern-Kind-Beziehung • Verbesserung der Kommunikation über Erziehung • Reduktion von mit Erziehung verbundenem Stress • Stärkung der Selbstregulation und Autonomie der Eltern	• Verbesserung elterlicher Erziehungskompetenzen • Vermittlung von spezifischen Förderstrategien bei Entwicklungsstörungen • Vermittlung einer positiven Umgangsweise mit dem Kind • Förderung einer positiven Eltern-Kind-Beziehung • Verbesserung der Kommunikation über Erziehung • Reduktion von mit Erziehung verbundenem elterlichen Stress • Stärkung der Autonomie und Selbstregulation der Eltern	• Erhöhung der Zahl positiver Erziehenden-Kind-Interaktionen • Verbesserung der Erziehenden-Kind-Beziehung • Optimierung des Erziehungsverhaltens • Reduktion kindlicher Verhaltensauffälligkeiten • Verbesserung des kindlichen Spielverhaltens (Ausdauer) • Reduktion von mit Erziehung verbundenem Stress • Exemplarisches Erarbeiten von Lösungen für typische Verhaltensprobleme von expansiv auffälligen Kindern	• Reflexion der eigenen Erziehungseinstellungen anhand von Selbsttests und Reflexionsübungen • Vermittlung positiver Erziehungsprinzipien • Reduktion von Erziehungsunsicherheit • Förderung kindlicher Erfolgsfertigkeiten (Persönliche Fertigkeiten, Emotionale Fertigkeiten, Soziale Fertigkeiten, Motivationale Fähigkeiten, Moralische Fertigkeiten)
Förderziele (Kinder)	• Mit Anderen kommunizieren und zurecht kommen • Mit eigenen Gefühlen umgehen • Unabhängig werden • Probleme lösen • Prävention von emotionalen und Verhaltensproblemen • Stärkung der Selbstregulation und Autonomie	• Mit Anderen kommunizieren und zurecht kommen • Mit eigenen Gefühlen umgehen • Unabhängig werden • Probleme lösen • Prävention und Behandlung von emotionalen und Verhaltensproblemen • Stärkung der Selbstregulation und Autonomie	• Verbesserung des Sozialverhaltens • Verbesserung der Gruppenfähigkeit • Verbesserung der Spielausdauer • Vermittlung einer angemessenen emotionalen Selbstregulation • Verbesserung der Regelakzeptanz und -einhaltung	• Aufbau von Selbstwertgefühl • Kommunizieren und Problemlösen lernen • Verbesserung der Spielausdauer; mit anderen auskommen lernen (Kooperation) • Selbstmotivation und Beharrlichkeit lernen • Empathie lernen
Wirksamkeitsnachweis in Studien mit Kontrollgruppe	Deutliche Reduktion von kindlichen Verhaltensstörungen; Reduktion von dysfunktionalem Erziehungsverhalten; Reduktion von Stress und psychischen Belastungen bei den Eltern; Verbesserung der Zusammenarbeit der Eltern und verbesserte Partnerschaftsqualität.	Ausgeprägte Reduktion von kindlichen Verhaltensstörungen; Reduktion von dysfunktionalem Erziehungsverhalten; Reduktion von Stress und psychischen Belastungen bei den Eltern; Verbesserung der Zusammenarbeit der Eltern und verbesserte Partnerschaftsqualität; Förderung der kindlichen Entwicklung.	Deutlicher Rückgang kindlicher Verhaltensauffälligkeiten nach Einschätzung von Eltern und Erzieherinnen; Verbesserung des Erziehungsverhaltens der Erziehenden; Verbesserung der Lebensqualität von Erziehenden in der Interventionsgruppe, die jedoch statistisch nicht signifikant ist.	Rückgang von kontrollierendem und nachgiebigem Erziehungsverhalten, höhere Zufriedenheit mit sich als Eltern und verbesserte Kompetenzen, besonders positive Effekte bei Vätern.
Literatur	**Markie-Dadds et al. (1999)**	**Sanders et al. (2004), Hampel et al. (2010a,b)**	**Plück et al. (2006)**	**Schneewind & Böhmert (2010)**

4. Barrieren, Nachteile und Chancen der Kinderverhaltenstherapie

Frühförderung

- Die Notwendigkeit einer spezifischen Weiterbildung für die Durchführung einer verhaltenstherapeutisch orientierten Frühförderung bildet sowohl eine Barriere für die Verbreitung des verhaltenstherapeutischen Therapieansatzes in der Frühförderung als auch eine große Chance, da die Notwendigkeit einer verhaltenstherapeutischen Weiterbildung auch die Möglichkeit eröffnet, die Qualität der Frühförderung zu verbessern.

Als weiterer möglicher Nachteil in der Umsetzung einer verhaltenstherapeutischen Frühförderung sind mögliche Vorurteile bei den Eltern gegenüber dieser Methode zu nennen. Diesem Vorbehalt kann nur durch eine qualifizierte verhaltenstherapeutische Arbeit in der Frühförderung entgegengetreten werden.

Die verhaltenstherapeutische Frühförderung kann in unterschiedlichen Behandlungssettings durchgeführt werden (zu Vor- und Nachteilen s. Tab. 4):

- Einzel- oder Gruppenbehandlung für die Förderkinder,
- Einzel- oder Gruppenbehandlung für die Bezugspersonen der Förderkinder,
- Therapeut-Bezugsperson-Kind-Behandlung und

Integrative Einzelbetreuung

- integrative Einzelbetreuung eines Förderkindes (z. B. im Kindergarten).

Aus unserer Sicht ergeben sich folgende Empfehlungen zum Behandlungssetting:

- Das Mutter-Kind-Therapeut-Behandlungssetting bietet optimale Bedingungen zur motorischen, sprachlichen und kognitiven Förderung des Kindes bei gleichzeitiger Anleitung der Mutter als Co-Therapeutin (tägliches Üben im familiären Alltag).
- Die Gruppenbehandlung von Kindern ist besonders geeignet zur Förderung des Sozialverhaltens in der Gleichaltrigengruppe.
- Elterngruppentrainings sind besonders geeignet zur Förderung elterlicher Erziehungskompetenzen und der elterlichen Akzeptanz von Behinderungen. Weiterhin eignen sie sich, um Eltern im Aufbau von alltagsrelevanten Förderkompetenzen zu unterstützen.

Behandlungssetting

Tab. 4: Vor- und Nachteile verschiedener Behandlungssettings in der Frühförderung.

Behandlungssetting und Behandlungsindikation	Vorteile	Nachteile
Einzelbehandlung Förderkind • Bei Teilleistungsstörungen	• Intensive individuelle Förderung bei komplexen Behinderungen	• Fehlende Anleitung der Bezugsperson als Co-Therapeut
Gruppenbehandlung Förderkind • Emotionale und Verhaltensprobleme	• Direktes Üben von Sozialverhalten und Selbstregulation in der Gruppe unterstützt durch Modelllernen • Ökonomische Vorteile	• Eingeschränkte Möglichkeiten auf individuelle Entwicklungsprobleme einzugehen.

Einzelbehandlung Bezugsperson • Zur Anleitung in Förderfragen • Zur Reduktion psychosozialer Belastungen	• Individuelle Beratung zur Förderung der kindlichen Entwicklung durch die Bezugsperson • Psychosoziale Probleme können im vertraulichen Einzelgespräch bearbeitet werden.	• Keine Möglichkeit des Modelllernens anhand der Therapeut-Kind-Interaktion • Es besteht das Risiko, dass vorrangig die Probleme der Bezugsperson bearbeitet werden.
Gruppenbehandlung Bezugsperson • Bei sozial schwachen Eltern • Bei Kombination von Verhaltens- und Entwicklungsproblemen	• Einsatz wirksamer, evaluierter Programme • Modelllernen in der Gruppe • Austausch und Selbsthilfe der Bezugspersonen untereinander • Ökonomische Vorteile	• Mögliche Schamgefühle in der Gruppe • Eingeschränkte Möglichkeit, individuell auf Probleme einzugehen.
Eltern-Kind-Therapeut • Bei Bindungs- und Interaktionsproblemen zwischen Eltern und Kind	• Lernen am Modell des Therapeuten • Stärkung der Eltern-Kind-Beziehung • Konkrete Anleitung der Bezugsperson	• Zeit- und kostenintensiv • Hohe therapeutische Kompetenz notwendig
Integrativ, coachemde Einzelförderung in der Gruppe • Direktes Üben von angemessenem Sozialverhalten in der Gruppe, mit konkreter Hilfestellung	• Verbesserung der Integration in die Gruppe der Gleichaltrigen	• Hoher zeitlicher Aufwand • Schwer kontrollierbare Fördersitation in der Gruppe

5. Literatur

Brack, U. B. (Hrsg.). (1993). *Frühdiagnostik und Frühtherapie* (2. Aufl.). Weinheim: Beltz.

Brack, U.B. (2003). Verhaltenstherapeutische Förderung entwicklungsgestörter Kinder. In F. Petermann (Hrsg.), *Kinderverhaltenstherapie* (2., völlig veränd. Aufl., S. 98–117). Baltmannsweiler: Schneider Verlag Hohengehren.

Bus, A. G. & Ijzendoorn, M. H. v. (1999). Phonological awareness and early reading: A meta-analysis of experimental training studies. *Journal of Educational Psychology, 91*, 403–414.

Chandler, S., Christie, P., Newson, E. & Prevezer, W. (2002). Developing a diagnostic and intervention package for 2- to 3-year-olds with autism: Outcomes of the frameworks for communication approach. *Autism, 27*, 111–119.

Drewett, R., Kasese-Hara, M. & Wright, C. (2002). Energy compensation in young children who fail to thrive. *Journal of Child Psychology and Psychiatry and Allied Disciplines, 43*, 449–456.

Fröhlich, L. P., Metz, D. & Petermann, F. (2010). *Förderung der phonologischen Bewusstheit und sprachlicher Kompetenzen. Das Lobo-Kindergartenprogramm*. Göttingen: Hogrefe.

Garfinkle, A. N. & Schwartz, I. S. (2002). Peer imitation: Increasing social interactions in children with autism and other developmental disabilities in inclusive preschool classrooms. *Topics in Early Childhood Special Education, 1,* 26–38.

Hampel, O. A., Hasmann, S. E., Schaadt, A. K., Holl, R., Petermann, F. & Hasmann, R. (2010a). Effekte des Stepping Stones Elterngruppentrainings für Familien mit behinderten Kindern. *Kindheit und Entwicklung, 19,* 36–46.

Hampel, O. ., Schaadt, A.-K., Hasmann, S. E., Petermann, F., Holl, R. & Hasmann, R. (2010b). Evaluation von Stepping Stones Triple P: Zwischenergebnisse der Stepping Stones SPZ-Multicenterstudie. *Klinische Pädiatrie, 222,* 28–35.

Iacoboni, M., Woods, R.-R., Brass, M. & Bekkering, I. (1999). Cortical mechanisms of human imitation. *Neuropsychiatric Institute, Brain Mapping Center, 10,* 2526–2528.

Kamps, D., Dugan, E., Kravits, T, Gonzalez-Lopez, A., Garcia, J., Carnazzo, K., Morrison, L., Kane, L. G. & Royer, J. (2002). Peer training to facitate social interaction for elementary students with autism and their peers. *Exceptional Children, 49,* 173–187.

Küspert, P. (1998). *Phonologische Bewusstheit und Schriftspracherwerb: Zu den Effekten vorschulischer Förderung der phonologischen Bewusstheit auf den Erwerb des Lesens und Rechtschreibens.* Frankfurt: Lang.

Küspert, P. & Schneider, W. (2008). *Hören, lauschen, lernen. Sprachspiele für Kinder im Vorschulalter.* Göttingen: Vandenhoeck & Ruprecht.

Margraf, J. (Hrsg.). (2000). *Lehrbuch der Verhaltenstherapie. Band 1: Grundlagen, Diagnostik, Verfahren, Rahmenbedingungen.* Berlin: Springer.

Markie-Dadds, C., Turner, K. M. T. & Sanders, M. R. (1999). *Das Triple P Gruppenarbeitsbuch für Eltern.* Münster: Verlag für Psychotherapie.

Meyer, A., Sagvolden, T., Johansen, E. B. & Aase, H. (2002). Attention-Deficit/Hyperactivity Disorder (ADHD) behaviour explained by dysfunctioning reinforcement and extinction processes. *Behavioural Brain Research, 103,* 37–45.

Metz, D., Fröhlich, L.P. & Petermann, F. (2010). *Schulbasierte Förderung der phonologischen Bewusstheit und sprachlicher Kompetenzen. Das Lobo-Schulprogramm.* Göttingen: Hogrefe.

Petermann, F. (Hrsg.). (2013a). *Lehrbuch der Klinischen Kinderpsychologie* (7., veränd. u. erweit. Aufl.). Göttingen: Hogrefe.

Petermann, F. (2013b). *Psychologie des Vertrauens* (4., vollst. veränd. Aufl.). Göttingen: Hogrefe.

Petermann, F. & Macha, T. (2013). *Entwicklungstest 6 Monate bis 6 Jahre.* Frankfurt: Pearson Assessment.

Petermann, F., Stein, I. A. & Macha, T. (2006). *Entwicklungsdiagnostik mit dem ET6-6* (3., veränd. Aufl.). Frankfurt: Pearson Assessment.

Petermann, F., Fröhlich, L. P., Metz, D. & Koglin, U. (2010). *Elternbasierte Sprachförderung im Vorschulalter. Das Lobo-Programm.* Göttingen: Hogrefe.

Pietzsch, X., Gräsel, C., Schmidt, E. & Gutenberg, N. (2004). Erste Ergebnisse aus einer Trainingsstudie zur Förderung der phonologischen Bewusstheit: Ein Vergleich von Kindern mit Deutsch und solchen mit anderen Sprachen als Erstsprache. *Sprache und Sprechen, 42,* 181–191.

Plume, E. & Schneider, W. (2004). *Hören, lauschen, lernen 2. Spiele mit Buchstaben und Lauten für Kinder im Vorschulalter – Würzburger Buchstaben-Laut-Training.* Göttingen: Vandenhoeck & Ruprecht.

Plück, J., Wieczorrek, E., Wolff-Metternich, T. & Döpfner, M. (2006). *Präventionsprogramm für expansives Problemverhalten (PEP).* Göttingen: Hogrefe.

Sanders, M. R., Mazzucchelli, T. G. & Studman, L. J. (2003). *Practitioners Manual for Standard Stepping Stones Triple P.* Brisbane: Australian Academic Press.

Sanders, M. R., Turner, K. M T., Markie-Dadds, C., Mazzucchelli, T. G., Studman, L. J. & Nickolls, W. J. (2004). *Stepping Stones Triple P. Gruppenarbeitsbuch für Eltern von Kindern mit Behinderungen.* Münster: Verlag für Psychotherapie.

Sarimski, K. (2006). Frühdiagnostik. In F. Petermann & M. Eid (Hrsg.), *Handbuch der Psychologischen Diagnostik* (S. 603–610). Göttingen: Hogrefe.

Schneewind, K. & Böhmert, B. (2010). *Kinder im Vorschulalter kompetent erziehen. Der interaktive Elterncouch „Freiheit in Grenzen"* (2., überarb. Aufl.). Bern: Huber.

Schneider, W. (2001). Training der phonologischen Bewusstheit. In K. J. Klauer (Hrsg.), *Handbuch Kognitives Training* (2., veränd. Aufl., S. 69–95). Göttingen: Hogrefe.

Schneider, W. & Näslund, J.C. (1993). The impact of early metalinguistic competencies and memory capacities on reading and spelling in elementary school: Results of the Munich Longitudinal Study on the Genesis of Individual Competencies (LOGIC). *European Journal of Psychology of Education, 8,* 273–288.

Schneider, W., Roth, E. & Ennemoser, M. (2000). Training phonological skills and letter knowledge in children at risk for dyslexia: A comparison of three kindergarten intervention programs. *Journal of Educational Psychology, 92,* 284–295.

Schreibman, L. (1975). Effects of within-stimulus and extra-stimulus prompting on discrimination learning in autistic children. *Journal of Applied Behavior Analysis, 8,* 91–112.

Skowronek, H. & Marx, H. (1989). Die Bielefelder Längsschnittstudie zur Früherkennung von Risiken der Lese-Rechtschreibschwäche: Theoretischer Hintergrund und erste Befunde. *Heilpädagogische Forschung, 15,* 38–49.

Tellegen, P. J., Laros, J. A. & Petermann, F. (2007). *Non-verbaler Intelligenztest SON-R 2 $^{1}/_{2}$–7. Testmanual mit deutscher Normierung und Validierung.* Göttingen: Hogrefe.

Willbrand, M.L. (1977). Psycholinguistic theory and therapy for imitating two-word utterances. *British Journal of Disorders of Communication, 12,* 37–46.

Verhaltenstherapie in der Kinder- und Jugendpsychiatrie

Lutz Goldbeck und Sylvia H. Oswald

1. Einführendes Beispiel

Psychische und körperliche Symptome

Die elfjährige Lisa erscheint mit ihren Eltern zum Aufnahmegespräch. Nach dem Übertritt von der Grundschule in die fünfte Klasse der Realschule hatte Lisa lediglich zwei Tage lang die Schule besucht und verweigere seitdem komplett den Schulbesuch. Morgens vor der Schule habe sie geweint, ein starkes Angstgefühl beschrieben, das mit körperlichen Symptomen wie einem Engegefühl in der Brust, Atembeschwerden, Kopf- und Bauchschmerzen, Übelkeit und Schwindel verbunden gewesen sei. Lisa habe angegeben Angst vor ihren Lehrern, den älteren Mitschülern sowie dem Fahren mit dem Schulbus zu haben. Als ihre Eltern sie zum Schulbus bringen wollten, habe sie um sich geschlagen und sei in einen heftigen Erregungszustand geraten. Dies sei für die Eltern aufgrund des Leidensdrucks ihrer Tochter selbst sehr belastend gewesen. Sie hätten nach einigen vergeblichen Versuchen aufgegeben, sie zum Schulbesuch zu bewegen. Seit zwei Wochen besuche sie nun nicht mehr die Schule. Ein ambulanter kinder- und jugendpsychiatrischer Behandlungsversuch sei bereits nach einer Woche beendet worden, nachdem Lisa sich nicht an die Absprache

Teilstationäre Behandlung

gehalten habe, die Schule zu besuchen, so dass eine teilstationäre Behandlung empfohlen wurde. Wovor sie Angst gehabt habe, könne Lisa nicht sagen. Sie fühle sich in der Schule nicht wohl, habe Angst vor ihren Mitschülern wie auch davor nicht rechtzeitig nach Hause zurückzukehren. Bereits in der ersten Klasse habe Lisa Angst vor dem Schulbesuch gehabt. Nach erfolgreicher Eingewöhnung habe sie die Schule bis Mitte der vierten Klasse angstfrei besucht. Im zweiten Halbjahr der vierten Klasse sei erstmals die angstbesetzte Vorstellung aufgetreten, nicht rechtzeitig nach Hause zurückzukehren und ihre Mutter dadurch zu belasten. Dennoch sei Lisa zunächst weiter regelmäßig in die Schule gegangen. Nun müsse Lisa, um die Realschule im Nachbarort zu erreichen, mit dem Schulbus fahren. Lisa macht sich Sorgen, nach der Schule zu spät nach Hause zu kommen (z. B. weil sie nachsitzen muss oder den Bus verpasst) und ihre Mutter dadurch zu belasten. Weiterhin mache sie sich Sorgen um den Gesundheitszustand ihrer Mutter, seit diese im Vorjahr an einem inzwischen erfolgreich behandelten Schilddrüsenkrebs erkrankt war. Lisa befürchte, dass ihrer Mutter erneut etwas Schlimmes widerfahren könnte, wie z. B. dass sie wieder ernsthaft erkrankt, einen Autounfall hat oder stirbt.

Eigenanamnese: Die Schwangerschaft der damals 32-jährigen Mutter sei durch Sorgen um den zu dieser Zeit bei einem Autounfall verletzten Vater geprägt gewesen.

Geburt, Neonatalperiode und frühkindliche Entwicklung verliefen normal. Beim Besuch des Kindergartens habe Lisa in der Eingewöhnungsphase erstmals mehrere Wochen lang Trennungsängste gezeigt. Sie habe heftig geschrien und geweint, wenn ihre Eltern sich im Kindergarten von ihr verabschiedeten. Danach sei sie in ihrer Kindergartengruppe gut integriert gewesen und habe sich wohl gefühlt. Bei der Einschulung habe Lisa erneut große Angst gezeigt, sich von ihren Eltern zu trennen. Während eines Zeitraums von ca. vier Wochen habe ihre Mutter sie in die Schule begleitet und sich bis zur großen Pause in der Schule aufgehalten. Durch gemeinsame Bemühungen von Eltern und Klassenlehrerin sei der Schulbesuch dann zunehmend unproblematisch verlaufen. Lisa möchte nun statt der Realschule lieber die Hauptschule besuchen, weil diese am Wohnort sei. Sie habe viele Freundinnen, die sie regelmäßig treffe. Allerdings bestehe Lisa darauf, dass diese zur ihr nach Hause kommen. Bereits mehrmals sei Lisa wegen ihrer Trennungsangst Einladungen nicht gefolgt, obwohl sie unter Gleichaltrigen beliebt und integriert sei.

Trennungsängste

Familienanamnese: Die 43-jährige Mutter, gelernte Bürokauffrau, ist nicht erwerbstätig. Der 46-jährige Vater arbeitet ganztags als Industriekaufmann. Lisa ist Einzelkind. Die Mutter berichtet von sich und von der Großmutter mütterlicherseits eine Tendenz sich viele Sorgen zu machen und häufig angespannt zu sein. Explizite psychische Erkrankungen in der Familie werden verneint.

Psychopathologischer Befund: Lisa ist ein körperlich altersentsprechend entwickeltes, gepflegtes 11;3-jähriges Mädchen. Bei der Exploration ist sie auskunftsbereit, freundlich und leicht angespannt. Sie ist gut gestimmt, wirkt im Zusammenhang mit den von ihr berichteten Ängsten jedoch belastet. Sie ist allseits orientiert und bewusstseinsklar. Es zeigen sich keine Hinweise auf inhaltliche oder formale Denkstörungen, Psychomotorik und Antrieb sind unauffällig. Im Zusammenhang mit ihren Trennungsängsten und stark ausgeprägten Sorgen um ihre Mutter zeigt Lisa Anzeichen physiologischer Übererregung wie Kopf- und Bauchschmerzen, Schwindel und Übelkeit. Weiterhin bestehen Einschlafprobleme. Die Impulskontrolle ist erhalten, es gibt keine Hinweise auf Suizidalität oder weitere psychopathologische Auffälligkeiten.

Behandlungsverlauf: Lisa wurde in der Tagesklinik behandelt, um angesichts ihres hartnäckigen Vermeidungsverhaltens die tägliche Exposition mit der Angst auslösenden Trennungssituation von der Mutter als zentrale Intervention durchzuführen. Lisa lebte sich schnell ein, war sehr angepasst und zeigte in den ersten Tagen keine Ängste. Nach wenigen Tagen begann sie Trennungsängste zu zeigen, die sich vor allem in der Angst äußerten, nicht rechtzeitig von der Tagesklinik nach Hause entlassen zu werden und ihrer Mutter dadurch Sorgen zu bereiten. In diesem Zusammenhang zeigte sie einen hohen Leidensdruck, weinte und berichtete von Kopf- und Bauchschmerzen und Übelkeit. Mit Lisa wurde Psychoedukation zur Angstentstehung, -aufrechterhaltung und -bewältigung durchgeführt. Im Rahmen einer tragfähigen Therapeut-Patient-Beziehung konnte sie sich trotz ihrer Ängste darauf einlassen, in der Tagesklinik

Tagesklinik

Psychoedukation

zu bleiben. Sie machte die Erfahrung, dass die Ängste zurückgingen, wenn sie an den Aktivitäten teilnahm und sich dadurch ablenken konnte.

Die Eltern wurden ebenfalls über die therapeutischen Schritte mit Lisa informiert und mit ihnen wurde ebenfalls Psychoedukation zu Angst durchgeführt. Es erfolgten Beratungsgespräche zum Aufbau eines angemessenen Umgangs mit Lisas Ängsten und zum Abbau des Vermeidungsverhaltens. Weiterhin wurden eigene Ängste der Mutter thematisiert, die bei Lisa dazu führten, dass sie sich um ihre Mutter Sorgen machte. Ab und an weigerte sich Lisa am Morgen in die Tagesklinik zu kommen, konnte jedoch mit Verspätung von ihrer Mutter gebracht werden. Zu Hause führte die Mutter einen Punkteplan durch, womit der Besuch der Tagesklinik verstärkt wurde. Mit Erreichen einer zuvor vereinbarten Punkteanzahl konnte Lisa sich eine gemeinsame Aktivität mit ihrer Mutter aussuchen.

Vermeidungsverhalten

Zum Abbau des physiologischen Anspannungsniveaus und damit zur unmittelbaren Angstbewältigung wurden mit Lisa Bauchatmung und progressive Muskelrelaxation eingeübt. Im Weiteren wurden angstauslösende und katastrophisierende Gedanken identifiziert und auf ihre Eintrittswahrscheinlichkeit überprüft. Gemeinsam wurden hilfreiche Gedanken erarbeitet, die Lisa stattdessen einsetzen konnte. Diese trug sie in ein Mutbuch ein, in das sie auch Erfolgserlebnisse hineinschrieb, wenn sie es geschafft hatte ihre Angst zu überwinden. Im Anschluss wurde mit Lisa eine Angsthierarchie erstellt und es wurden schrittweise In-vivo-Konfrontationsübungen zum Abbau des Vermeidungsverhaltens durchgeführt. Gemeinsam mit ihrer Bezugsbetreuerin übte sie, in mehreren Schritten von der Tagesklinik mit dem Bus nach Hause zu fahren und die damit verbundenen Ängste und Schwierigkeiten zu überwinden. Für verschiedene potentiell schwierige Situationen, wie z. B. Verspätung oder Desorientierung (den falschen Bus nehmen oder sich verlaufen), wurde ein Notfallplan mit Problemlösungen erstellt. Auf diese Weise lernte Lisa für ihren anschließenden Besuch der Realschule, morgens alleine mit dem Bus in die Schule und von dort aus nach Hause zurückzufahren. Ebenfalls kam sie im Anschluss an die Schule alleine in die Tagesklinik. Aufkommende Ängste in der Schule konnte sie selbstständig durch die Anwendung von Entspannungsmethoden und den Einsatz Mut machender Gedanken aushalten und auflösen. Nachdem Lisa selbstständig ihre neue Schule besuchen konnte und sich diesbezüglich sehr zuversichtlich und sicher zeigte, wurde die teilstationäre Behandlung beendet. Um den Behandlungserfolg zu stabilisieren, wurde Lisa in eine ambulante Verhaltenstherapie überwiesen.

In-vivo-Konfrontationsübung

Entspannungsmethode

Ambulante Verhaltenstherapie

2. Überblick über die Versorgungsstrukturen und den klinischen Behandlungsrahmen

Kliniken für Kinder- und Jugendpsychiatrie werden häufig aufgesucht, wenn ambulante Therapiemöglichkeiten fehlen oder nicht ausreichen. So bildet z. B. chronischer Schulabsentismus eine typische Indikation für eine stationäre oder teilstationäre

Behandlung, wenn das Vermeidungsverhalten sich im Rahmen einer ambulanten Therapie nicht überwinden lässt (Walter et al., 2010).

In kinder- und jugendpsychiatrischen Kliniken werden alle psychischen Störungen des Kindes- und Jugendalters behandelt, insbesondere solche mit schwerer Ausprägung sowie kombinierte und chronische Störungen. Auch finden sich in Klinik-Inanspruchnahmepopulationen typischerweise Kinder und Jugendliche mit multiplen psychosozialen Belastungen aus einem oft nicht mehr tragfähigen familiären oder institutionellen Milieu.

Moderne Kliniken für Kinder- und Jugendpsychiatrie, Psychotherapie und Psychosomatik verfügen über ein umfassendes diagnostisches und therapeutisches Angebot, das sich durch die Zusammenarbeit mehrerer Berufsgruppen und durch einen abgestuften Behandlungsrahmen auszeichnet. Die Psychiatrie-Personalverordnung (Psych-PV) legt die Personalausstattung der Kliniken im stationären und teilstationären Bereich verbindlich fest. So arbeiten im Behandlungsteam Psychologen, Ärzte, Pflegekräfte, Pädagogen und Sozialpädagogen, Krankenhauslehrer, Ergotherapeuten, Logopäden, Bewegungstherapeuten, Musiktherapeuten und Kunsttherapeuten eng zusammen. Infolge des Psychotherapeuten-Gesetzes von 1999 und der verstärkten Ausbildungsaktivitäten werden zunehmend Kinder- und Jugendlichenpsychotherapeuten und Psychologische Psychotherapeuten mit dem Vertiefungsfach Verhaltenstherapie in Kliniken beschäftigt, bzw. die dort tätigen Psychologen und Pädagogen haben entsprechende Ausbildungen absolviert. Während die Indikationsstellung in der Frühphase der Kinderverhaltenstherapie noch sehr eingeengt war und sich auf spezifische Störungen wir z. B. die Enuresis oder Verhaltensauffälligkeiten bei Geistiger Behinderung bezog, werden verhaltenstherapeutische Behandlungselemente heute in fast jede kinder- und jugendpsychiatrische/psychotherapeutische Behandlung einbezogen. Da neben der medikamentösen Behandlung Verhaltenstherapie die beste Evidenz bei vielen internalisierenden und externalisierenden Störungen hat und entsprechend nach vielen störungsspezifischen Leitlinien die erste Therapie erster Wahl ist (Bachmann et al., 2008a, 2008b), steigt die Bedeutung der Verhaltenstherapie innerhalb der Kinder- und Jugendpsychiatrie.

Viele Kliniken verfügen über ebenfalls multiprofessionell zusammengesetzte kinder- und jugendpsychiatrische Institutsambulanzen, die zur Vermeidung und Verkürzung stationärer Behandlungen eingerichtet wurden und die Behandlungskontinuität vor allem bei chronisch und schwer psychisch erkrankten Kindern und Jugendlichen verbessern sollen. Auch niedergelassene Fachärzte für Kinder- und Jugendpsychiatrie, Psychotherapie und Psychosomatik haben sich zunehmend in der Verhaltenstherapie mit Kindern und Jugendlichen weitergebildet und arbeiten häufig im Rahmen von sogenannten Sozialpsychiatrie-Vereinbarungen mit den Krankenkassen in einem multiprofessionell zusammengesetzten Behandlungsteam. Teilstationäre Behandlungsprogramme in Tageskliniken ermöglichen eine intensive psychiatrisch-psychotherapeutische Behandlung ohne die Notwendigkeit zur Hospitalisierung. Schließlich sind die vollstationären Behandlungseinheiten den schwer und mehrfach psychisch erkrankten Kindern und Jugendlichen vorbehalten, die durch ambulante oder teilstationäre Behandlungen nicht ausreichend versorgt sind und/oder wegen akuter Krisensituationen mit Selbst- oder Fremdgefährdung in einem geschützten Rahmen betreut werden müssen.

Die Behandlungsmaßnahmen werden dem Bedarf des Einzelfalls angepasst. Im Rahmen der meist multimodalen Behandlung spielen Verhaltensdiagnostik und Verhaltenstherapie eine wesentliche Rolle. Im Unterschied zur ambulanten Behandlung beim in eigener Praxis niedergelassenen Verhaltenstherapeuten ist in der Kinder- und Jugendpsychiatrie bei der Durchführung von Verhaltenstherapien das multiprofessionelle Behandlungsteam einzubeziehen. Verhaltenstherapeutische Veränderungsprinzipien werden bei stationärer oder teilstationärer Behandlung meist in einem alltagsnahen therapeutischen Milieu mit einem strukturierten Tagesablauf umgesetzt, wobei der Lebensbereich Schule bei schulpflichtigen Patienten durch Krankenhausunterricht repräsentiert ist und im Dienste der Therapie und Rehabilitation einbezogen werden kann.

3. Praktisches Vorgehen: Verhaltenstherapie bei Trennungsangst

3.1 Das Störungsbild und seine Behandlung

3.1.1 Klinisches Bild

Trennungsangststörungen sind von im Kleinkindalter entwicklungstypischen Trennungsängsten zu unterscheiden und treten vor allem im Vorschulalter und Grundschulalter auf, können jedoch bis ins Jugendalter andauern. Typisch ist die fokussierte, übermäßig ausgeprägte Angst vor Trennungen von Bezugspersonen, an die das Kind gebunden ist. Meist zeigt sich die Störung für andere sichtbar in einer Schulverweigerung, oft in Verbindung mit medizinisch nicht ausreichend erklärten somatischen Beschwerden wie rezidivierenden Bauchschmerzen. Der früher verwendete irreführende Begriff „Schulphobie" wurde fallen gelassen, denn der angstauslösende Reiz ist in der Regel nicht primär mit der Schule assoziiert. Wegen der oftmals vordergründigen körperlichen Beschwerden werden betroffene Kinder häufig primär dem Haus- oder Kinderarzt vorgestellt und es kommt bisweilen aufgrund einer verspäteten Diagnose zu iatrogenen Schädigungen, z. B. durch nicht indizierte, das Vermeidungsverhalten begünstigende Krankschreibungen. Trennungsängstliche Kinder kommen gelegentlich erst mit chronifizierter Schulverweigerung zur Psychotherapie, wenn z. B. Schulversäumnisanzeigen erstattet wurden und ein Bußgeldverfahren gegen die Sorgeberechtigten eingeleitet wurden. Schulwechsel sind häufig, stehen jedoch meist im Zusammenhang mit dem in Kasten 1 aufgeführten Vermeidungsverhalten.

Im Klassifikationssystem ICD-10 werden emotionale Störungen mit Trennungsangst kodiert, wenn mindestens drei Merkmale vorliegen (vgl. Kasten 1).

Kasten 1: ICD-10-Kriterien einer emotionalen Störung mit Trennungsangst

1. Unrealistische und anhaltende Besorgnis über mögliches Unheil, das der Hauptbezugsperson zustoßen könnte oder über den möglichen Verlust solcher Personen (z. B. Furcht, dass sie weggehen und nicht wiederkommen könnten oder dass das Kind sie nie mehr wieder sehen wird) oder anhaltende Sorgen um den Tod von Bezugspersonen; unrealistische und anhaltende Besorgnis, dass ein unglückliches Ereignis das Kind von einer Hauptbezugsperson trennen werde (z. B. dass das Kind verlorengehen, gekidnappt, ins Krankenhaus gebracht oder getötet werden könnte).
2. Aus Angst vor Trennung von einer Hauptbezugsperson oder um zuhause zu bleiben (weniger aus anderen Gründen, z. B. Angst vor bestimmten Ereignissen in der Schule) andauernde Abneigung oder Verweigerung, die Schule zu besuchen.
3. Trennungsschwierigkeiten am Abend, erkennbar an einem der folgenden Merkmale:
   a. anhaltende Abneigung oder Weigerung, schlafen zu gehen, ohne dass eine Hauptbezugsperson dabei oder in der Nähe ist;
   b. häufiges Aufstehen nachts, um die Anwesenheit der Bezugsperson zu überprüfen oder bei ihr zu schlafen;
   c. anhaltende Abneigung oder Weigerung, auswärts zu schlafen.
4. Anhaltende, unangemessene Angst davor, allein oder tagsüber ohne eine Hauptbezugsperson zu Hause zu sein.
5. Wiederholte Alpträume zu Trennungsthemen.
6. Wiederholtes Auftreten somatischer Symptome (Übelkeit, Bauchschmerzen, Kopfschmerzen oder Erbrechen) bei Gelegenheiten, die mit einer Trennung von einer Hauptbezugsperson verbunden sind, wie beim Verlassen des Hauses, um zur Schule zu gehen oder bei anderen Gelegenheiten, die mit einer Trennung verbunden sind (Urlaub, Ferienlager).
7. Extremes und wiederholtes Leiden in Erwartung, während oder unmittelbar nach der Trennung von einer Hauptbezugsperson (es zeigt sich in Angst, Schreien, Wutausbrüchen; in der anhaltenden Weigerung, von zuhause wegzugehen; in dem intensiven Bedürfnis, mit den Eltern zu reden oder in dem Wunsch nach Hause zurückzukehren, in Unglücklichsein, Apathie oder sozialem Rückzug).

Die Trennungsangststörung wird als umschriebene Störung diagnostiziert, wenn keine generalisierte Angststörung des Kindesalters besteht, wenn die Symptome vor dem sechsten Lebensjahr begonnen haben, mindestens vier Wochen andauern und nicht im Rahmen einer umfassenderen psychischen Störung auftreten.

Bei der Diagnose kann das Trennungsangsttagebuch mit Kinderversion (Allen et al., 2010b) und Elternversion (Allen et al., 2010a) zur Unterstützung herangezogen werden.

Aufgrund eigener Ängste und Unsicherheit verstärken Bezugspersonen oft das trennungsängstliche und vermeidende Verhalten ihrer Kinder. Im Rahmen einer multifaktoriellen Ätiologie werden vielfältige genetische und psychosoziale Ursachenfaktoren und aufrechterhaltende Faktoren identifiziert (Schneider & In-Albon, 2004). Neben der Verhaltenshemmung (Behavioralen Inhibition) als allgemein für Angststörungen prädisponierendes Persönlichkeitsmerkmal werden unsichere Bindungen (z. B. aufgrund realer Trennungserfahrungen; Manassis & Bradley, 1994) und ein ungünstiger, wenig feinfühliger und stark kontrollierender Erziehungsstil beschrieben. Hinzu kommen dysfunktionale Gedanken im Sinne einer verzerrten und fehlerhaften Informationsverarbeitung (Daleiden & Vasey, 1997) und einer dadurch vermehrten Angstsensitivität.

Unbehandelt können Trennungsangststörungen chronifizieren und in eine persistierende, hartnäckige Schulverweigerung münden. In der Adoleszenz und im jungen Erwachsenenalter besteht ein erhöhtes Risiko für andere psychische Störungen, insbesondere Angststörungen (Bruckl et al., 2007). Für eine kognitiv und familienorientiert ausgerichtete Verhaltenstherapie bei Trennungsangststörungen gibt es viel versprechende Befunde (Hirshfeld-Becker et al., 2010), so dass eine möglichst frühzeitige Therapie zu empfehlen ist.

3.1.2 Therapieziele

Das zentrale Therapieziel besteht darin, Trennungen von der Hauptbezugsperson angstfrei tolerieren zu können und damit wieder regelmäßig die Schule zu besuchen und an anderen altersentsprechenden Aktivitäten selbstständig teilzunehmen. Um das Hauptziel zu erreichen, sind in der Regel Zwischenziele nötig, insbesondere

- die Korrektur dysfunktionaler Gedanken und Überzeugungen beim Kind und bei den Eltern,
- die Senkung des Erregungsniveaus und hierzu dienliche Selbstregulationsstrategien,
- der schrittweise Abbau des Vermeidungsverhaltens,
- der Aufbau von Problemlösestrategien für schwierige Situationen,
- die allgemeine Förderung von Selbstständigkeit und Selbstsicherheit sowie
- die Reduktion von Ängsten der Bezugsperson und der Aufbau eines Autonomie fördernden Erziehungsstils.

Je nach Einzelfall sind ggf. auch soziale Kompetenzen der Kinder, Strategien für aufkommende körperliche Beschwerden und Ängste sowie die allgemeine Erziehungskompetenz der Eltern zu stärken. Wichtig sind die Generalisierung von in der Therapie etablierten Verhaltensänderungen auf den Alltag und die Rückfallprävention.

3.2 Verhaltensanalyse

3.2.1 Klassische Konditionierung des ängstlich-anklammernden Verhaltens

Gelegentlich ist eine Angstreaktion initial im Sinne des Reizlernens entstanden, z. B. wenn ein Kind unvorbereitet Trennungssituationen mit anschließender längerer Trennung von den Hauptbezugspersonen erlebt hat und hierbei starke Angst in Verbindung mit Gefühlen von Verlassensein und Hilflosigkeit und entsprechender physiologischer Übererregung empfand. Gelegentlich können auch stark schambesetzte Situationen (z. B. unbeherrschbare Übelkeit mit öffentlichem Erbrechen) oder Panikattacken bei gleichzeitiger Abwesenheit der vertrauten Bezugsperson klassisch konditionierte Reaktionen darstellen. Infolge solcher einschneidender Erlebnisse kann ängstliches Verhalten auf jegliche Trennungssituation generalisieren. Fortan verbindet das Kind mit Trennungs- und Abschiedssituationen die extrem erlebte Angst und Hilflosigkeit sowie körperliches Missbehagen.

Gefahr der Generalisierung

Beispiele für die klassische Konditionierung sind das Verlorengehen von Kindern in großen Menschenmengen, plötzliche Krankenhausaufenthalte des Kindes ohne rooming-in, unvorbereitete Fremdplatzierungen in Pflegefamilien oder im Heim, oder das plötzliche Ausscheiden von zentralen Bezugspersonen aus dem Familiensystem durch Unfall, Tod oder Familienkonflikte.

3.2.2 Operante Konditionierung des ängstlich-anklammernden Verhaltens

Wenigstens sekundär sind stets operante Lernprozesse bei der Entstehung und Aufrechterhaltung einer Trennungsangststörung beteiligt. In diesem Zusammenhang ist das Verhalten der Bezugsperson entscheidend. Geht diese auf das ängstlich-anklammernde Verhalten mit Trost, Zuwendung und Schonung ein, sind sowohl positive Verstärkung (Zuwendung, Nähe, gemeinsam mit dem Kind verbrachte Zeit) als auch negative Verstärkung des Vermeidungsverhaltens (Verzicht auf die Anforderung sich zu trennen, zu Hause lassen oder die Erlaubnis zum Abbruch des Schulbesuchs und zur vorzeitigen Rückkehr nach Hause) wirksam.

Trennungsangststörung

3.2.3 Kurz- und langfristige Kontingenzen

Das Vermeidungsverhalten wird unmittelbar durch Verzicht auf die Forderung zur Trennung negativ verstärkt. Die Angst lässt dann typischerweise schlagartig nach und der Erregungszustand klingt ab, was auch für die Bezugsperson eine kurzfristige Entlastung von Stress und Schuldgefühlen darstellt. Viele Eltern ertragen die Angstreaktion ihres Kindes nicht und haben diesbezüglich irrationale katastrophale Befürchtungen, ihr Kind etwa schwer zu traumatisieren, weswegen sie kaum in der Lage sind, die Forderung zur Trennung nachhaltig umzusetzen. Positive Verstärkung durch Zuwendung – z. B. indem das Kind den Vormittag in Gesellschaft der Mutter

Irrationale Befürchtungen

mit angenehmen Aktivitäten verbringt anstatt am Schulunterricht teilzunehmen – ist mittel- und langfristig kontingent und damit hochwirksam.

Langfristig entwickelt sich bei trennungsängstlichen Kindern eine übermäßig enge, bisweilen symbiotisch erscheinende Beziehung zu ihren Bezugspersonen bzw. eine altersgemäße Autonomie wird gar nicht erst aufgebaut. Diese überenge Eltern-Kind-Beziehung kann gegenseitig verstärkend wirksam sein und sowohl dem Vermeidungsverhalten des Kindes als auch der Eltern (vermiedene Loslösung) dienen.

Überenge Eltern-Kind-Beziehung

3.2.4 Kognitive Faktoren

Allgemein werden als kognitive Faktoren bei Angststörungen im Kindes- und Jugendalter die Überaktivierung von Gefahrenschemata und das Vorliegen kognitiver Defizite und Verzerrungen hervorgehoben (Kendall & Ronan, 1990). Auch bei trennungsängstlichen Kindern und ihren Eltern sind Risikoüberschätzung und dysfunktionale Gedanken zentrale Symptome des Störungsbildes, die in der Therapie adressiert und verändert werden sollten. Beispiele hierfür sind katastrophisierende Gedanken (z. B. Unfallphantasien und andere Verlustszenarien) sowie die Unterschätzung der Selbstwirksamkeit in Verbindung mit der Überschätzung der eigenen Abhängigkeit von der Hauptbezugsperson. Typische Gedanken von trennungsängstlichen Kindern können sich, ausgelöst von realen mehr oder weniger bedrohlichen Erlebnissen oder Informationen, auf den befürchteten dauerhaften Verlust der Bezugsperson beziehen (z. B. „Wenn ich nicht zu Hause bin und auf meine Mutter aufpasse, könnte ihr etwas zustoßen und sie könnte sterben."). Eltern können das ängstlich-vermeidende Verhalten ihrer Kinder auf vermeintliche Belastungen in der Schule oder eine verborgene vermeintliche Traumatisierung zurückführen und sind dadurch gehemmt, normale Trennungen, Alleinschlafen oder den Schulbesuch von ihrem Kind einzufordern, da sie ihr Kind in Gefahr wähnen und sich als schlechte Eltern ansehen, wenn sie trotz Widerständen des Kindes auf einer Trennung beharren. Oft können sie mangels eigener Erfahrung nicht erkennen, dass ein Erregungszustand ihres Kindes nach vollzogener Trennung schnell abflaut und befürchten, dass ihr Kind schwer leidet, während es von ihnen getrennt ist. Aus diesem Geflecht dysfunktionaler und wenig hilfreicher Überzeugungen ergibt sich die Notwendigkeit einer umfassenden therapeutischen Arbeit mit den Eltern.

Dysfunktionale Gedanken

Traumatisierung

3.2.5 Makroanalytische Faktoren

Emotional labile Eltern, insbesondere mit eigenen manifesten oder unterschwelligen Angststörungen, somatoformen Störungen oder depressiven Störungen begünstigen bisweilen das Auftreten von Trennungsängsten bei ihren Kindern. Auch können Erkrankungen der Eltern oder miterlebte Paarkonflikte der Eltern aufgrund fehlenden Verständnisses oder aufgrund von Gefahrenüberschätzung ängstigend wirken. Neben den Wirkmechanismen des Modelllernens mit der stellvertretenden Verstärkung von Problemverhalten und dysfunktionaler Gedanken ist zu berücksichtigen,

Psychische Probleme der Eltern

dass emotional labile Eltern ihrem Kind oft nicht die nötige Sicherheit im Rahmen der Bindungsentwicklung vermitteln konnten, so dass sich in solchen Konstellationen der Nährboden für das Aufkeimen von Angststörungen bietet, insbesondere wenn keine weitere enge Bezugsperson verfügbar ist, die hier korrigierende Erfahrungen ermöglicht.

3.3 Verhaltenstherapeutische Intervention

Trennungsangstbehandlungen im (teil-)stationären Rahmen der Kinder- und Jugendpsychiatrie folgen bewährten Prinzipien der ambulanten Trennungsangstbehandlung (vgl. Herren & Schneider, 2009; Schneider & In-Albon 2004, 2006), zeichnen sich jedoch durch eine primäre, weil durch das Behandlungssetting bedingte Expositionsstrategie und eine intensivere und komplexere, multimodale Behandlungsstrategie aus. Die Einleitung einer stationären oder teilstationären Trennungsangstbehandlung erfordert eine gründliche Vorbereitung, damit sowohl Kinder als auch Eltern sich auf diesen Behandlungsrahmen einlassen können. Psychoedukation geht der (teil-)stationären Aufnahme daher in der Regel voraus.

Teilstationäre Behandlung

3.3.1 Psychoedukation

Aufklärung über normale und pathologische Angst, ihre Symptome, Entstehung, Aufrechterhaltung und Überwindung steht am Beginn jeder Therapie und soll die Einsicht in die Störung und in die Möglichkeit ihrer Überwindung wecken. Bei Trennungsängsten ist es oft notwendig zu verdeutlichen, dass der Angstreiz tatsächlich die Trennung ist und nicht etwa Ängste vor der Schule bestehen. Ist eine stationäre oder teilstationäre Aufnahme geplant, muss diese durch ausführliche Psychoedukation vorbereitet werden, um sicherzustellen, dass Patienten und insbesondere Eltern die dadurch stattfindende Trennung als funktional im Sinne des angestrebten Behandlungserfolges („Training der Trennung") erkennen können und bereit sind, einen entsprechenden Behandlungsvertrag zu schließen (vgl. Mattejat & Ihle, in diesem Buch). Besonders wichtig ist die Berücksichtigung der psychophysiologischen Faktoren der Angst. Psychoedukation und weitere kognitive Interventionen im Verlauf der Therapie greifen ineinander.

Training der Trennung

3.3.2 Selbstbeobachtung und Protokoll des Verhaltens in Trennungssituationen

Zu Beginn der Therapie ist es hilfreich, das Kind im Rahmen von Selbstbeobachtungsaufgaben für die situativen Zusammenhänge des eigenen Verhaltens und Angsterlebens sowie für Abstufungen der Angst zu sensibilisieren und vorhandene Ressourcen und Bewältigungsansätze des Kindes zu identifizieren. Hier hilft z. B. die Einführung eines Angstthermometers oder anderer Einschätzungsskalen. Insbesondere sollte das aufzubauende Verhalten auch im Sinne einer sukzessiven Verhaltens-

Angstthermometer

formung regelmäßig protokolliert und jeder Fortschritt dabei gewürdigt und positiv verstärkt werden.

3.3.3 Kognitive Techniken

Dysfunktionale Gedanken

Zentrale Komponente jeder Therapie bei Trennungsängsten ist die Identifikation und Korrektur dysfunktionaler Gedanken. Es gilt alle katastrophisierenden Gedanken zu erkennen, zu überprüfen und neu zu bewerten. Ebenso sind Selbstwirksamkeitserwartungen und kognitive Problemlösestrategien zu fördern. Der Zusammenhang von Gedanken, Gefühlen und Verhalten kann an der kognitiven Triade verdeutlicht werden. Hilfreiche Gedanken können identifiziert und im Sinne eines „Mutbuches" aufgeschrieben werden. Fehlende Informationen (wie z. B. „Können Krebskrankheiten geheilt werden und wie wahrscheinlich ist das?") sollten in kindgerechter Form am besten gemeinsam von Therapeut und Kind recherchiert und vermittelt werden. Zentrale Komponente der Trennungsangsttherapie ist die Korrektur dysfunktionaler Gedanken der Eltern und des Einbezugs der Eltern als Kotherapeuten im Alltag.

3.3.4 Affektregulation

Entspannungsmethoden

Wie bei anderen Angststörungen auch ist die Vermittlung von Strategien zur Affektregulation eine zentrale Wirkkomponente der Therapie. Nach entsprechenden Übungen zur differenzierten Selbstwahrnehmung eigener und fremder Affekte sind Entspannungsmethoden individuell angepasst zu vermitteln, die es dem Kind erlauben, aufkommende Übererregung vor und in Trennungssituationen zu reduzieren.

3.3.5 Konfrontation in vivo

Konfrontationsbehandlung

Der zentrale Therapiebaustein besteht in der sorgfältig vorbereiteten Konfrontationsbehandlung, die bis zur Habituation durchgeführt wird, also bis die Trennungssituation nicht mehr aversiv erlebt wird und von dem Kind und seiner Bezugsperson selbstständig und problemlos bewältigt wird. Im Gegensatz zur ambulant möglichen graduierten Konfrontationsbehandlung ist die (teil-)stationäre Aufnahme meist selbst eine massive Konfrontation, sofern keine Mitaufnahme der Bezugsperson stattfindet. Daher müssen Aufnahme und Abschied von der Bezugsperson gut geplant und vorbereitet werden, um keinen Behandlungsabbruch vor dem eigentlichen Behandlungsbeginn zu riskieren. Die Kontaktmöglichkeiten und Besuchsregelungen während eines stationären Aufenthaltes müssen im Rahmen des Behandlungsvertrages offen gelegt und vereinbart werden. Weinen und anklammerndes Verhalten sind kein Abbruchkriterium für die Konfrontationsbehandlung, vielmehr müssen hierfür Bewältigungsstrategien vermittelt und Hilfen von Seiten des Therapeuten und des Stationspersonals bereitgestellt werden.

Ist die Trennung von der Bezugsperson im Rahmen der (teil-)stationären Behandlung eingeübt und wird sie hinreichend toleriert, ist im nächsten Schritt der Besuch der

Heimatschule zu etablieren. Hierbei ist ein graduiertes Vorgehen möglich und häufig sinnvoll, z. B. die anfängliche Einübung des Schulweges in Begleitung, anschließend selbstständig, dann die stundenweise Teilnahme am Schulunterricht und sobald wie möglich der vollständige Schulbesuch ohne Begleitung. Im teilstationären Rahmen kann der Vormittag für den externen Schulbesuch (mit morgendlichem Schulweg von zu Hause aus) reserviert bleiben, während der Nachmittag der Weiterbehandlung in der Tagesklinik dient und versucht wird, das neue Verhalten weiter zu stabilisieren und zu generalisieren.

3.3.6 Rehabilitation psychosozialer Funktionen

Die kinder- und jugendpsychiatrische Tagesklinik oder Station bietet neben der dadurch ermöglichten Trennung von den Hauptbezugspersonen ein optimales Übungsfeld für soziale Fertigkeiten, Problemlösestrategien und für die allgemeine Persönlichkeitsentwicklung und Entwicklungsförderung. Komorbide soziale Ängste und Fertigkeitsdefizite können vom erweiterten therapeutischen Team angegangen werden. In dem Maße, in dem die Beziehung zu den Eltern an Bedeutung verliert, werden Beziehungen zu Gleichaltrigen und anderen erwachsenen Bezugspersonen wichtiger. Sind soziale Fertigkeiten und Problemlösestrategien vorhanden oder einmal etabliert, gilt es sie auch (wieder) auf den häuslichen oder schulischen Alltag zu generalisieren. So können Übernachtungen bei Freundinnen, Schulausflüge oder Klassenfahrten sowie Freizeitaktivitäten außer Haus wieder aufgenommen oder überhaupt erst ermöglicht werden. Insgesamt steht die letzte Therapiephase im Dienste der Rehabilitation psychosozialer Funktionen, die durch die Trennungsangststörung eingeschränkt waren.

Entwicklungsförderung

Problemlösestrategien

3.3.7 Aufbau eines entwicklungsfördernden Erziehungsverhaltens

Eltern und Erzieher trennungsängstlicher Kinder benötigen neben der Einsicht ins Therapierational eine Unterstützung beim Aufbau eines Autonomie fördernden Erziehungsverhaltens. Hierfür die nötigen Kenntnisse zu vermitteln und entsprechende Handlungskompetenzen einzuüben, ist für den Therapieerfolg des Kindes entscheidend. Gerade bei (teil-)stationären Behandlungen ist der Einbezug der Eltern besonders wichtig, da ansonsten die alltägliche Begleitung und Erziehung des Kindes in den Händen des Betreuungspersonals liegt und die Generalisierung von stationären Therapieerfolgen auf Schwierigkeiten stößt, wenn die Kinder nach der Therapie in ein unverändertes, überprotektives Elternhaus zurückkehren. Ist die Trennungsangst des Kindes im Sinne eines Familien- oder Paarkonflikts der Eltern instrumentalisiert oder steht eine eigene psychische Störung der Hauptbezugsperson einer einsichtsorientierten Änderung des Erziehungsverhaltens entgegen, sind entsprechende familien-, paar- oder einzeltherapeutische Interventionen angezeigt.

Generalisierung

3.3.8 Beratung von Erziehern und Lehrern

Mangelnde Informationen und Unsicherheit im Umgang mit trennungsängstlichen Kindern führen bisweilen zu wenig hilfreichen pädagogischen Maßnahmen. So sind Erzieher und Lehrer beim Umgang mit Heimweh bei Klassenfahrten, Somatisierungstendenzen und emotionaler Labilität im Schulalltag oft verunsichert und reagieren eher mit kontraproduktiven Maßnahmen wie frühzeitiger Alarmierung der ohnehin besorgten Eltern, vorzeitigem Heimschicken oder anderen Schonhaltungen. Hilfreich ist vielfach ein vom Therapeuten vorstrukturierter Verhaltensvertrag zwischen Eltern, Schule und Kind über die schulische Wiedereingliederung und über verbindliche Verhaltensregeln – z. B. über eine schrittweise Integration in den normalen Unterricht oder über Maßnahmen bei auftretendem Unwohlsein, Bauchschmerzen und anderen Befindlichkeitsstörungen des Kindes. Bei der Wiederaufnahme des Schulbesuchs nach langen Phasen der Schulverweigerung gilt es, die Sonderstellung des Kindes rasch zu überwinden und eine schnelle Eingliederung in den normalen Schulbetrieb zu ermöglichen. Hierbei sind Maßnahmen für die Kompensation der durch lange Fehlzeiten entstandenen Wissenslücken zu ergreifen. Insgesamt gilt es für etwaige Hindernisse der schulischen Wiedereingliederung (z. B. auch Ablehnung auf Seiten der Klassenkameraden), wachsam zu sein und durch geeignete pädagogische Hilfen zu reagieren.

Verhaltensvertrag

Schulverweigerung

Tab. 1: Vergleich des Behandlungssettings von (teil-)stationärer vs. ambulanter Verhaltenstherapie von Kindern und Jugendlichen

	Stationär/teilstationär	**ambulant**
Indikation	• komplexe, schwere und akute Störungen • oft komorbide Störungen • multiple psychosoziale Belastungen • Selbst- oder Fremdgefährdung mit Schutzbedarf • Akutaufnahmen möglich	• leichte bis mittelgradige Störungen • psychosoziale Belastungen vorhanden, aber keine akute Kindeswohlgefährdung • „wartezimmerfähige" Patienten mit hoher Eigenverantwortung • Wartezeit bis Therapiebeginn durch Antragsverfahren
Therapieintensität	• flexibel anpassbar • eher intensiv, multimodal • bis zu 24 Stunden täglich • therapeutisches Milieu mit alltagsnahem Übungsfeld • therapeutische Gruppe	• in der Regel 1–2 mal wöchentlich • je Therapiestunde 50 Min. • Einzel- oder Gruppentherapie • Übungen im häuslichen/schulischen Umfeld

Behandlungs-kontinuität/ therapeutische Beziehung	• kontinuierlich fallführender Therapeut • durch Schichtdienst wechselnde zusätzliche Bezugspersonen im stationären Alltag • evtl. ambulante Vorbehandlung wird unterbrochen • ambulante Weiterbehandlung nicht in der Klinik	• kontinuierliche, exklusive therapeutische Beziehung
Komplexität der Therapie	• individuelle Behandlungspläne, multimodal, mit störungsspezifischen Elementen • falls vorhanden, störungsspezifische Stationen mit einheitlichem Behandlungsprogramm • teamorientiert • Wirkfaktoren der Therapie bei komplexen Interventionen kaum zu differenzieren • Wechselwirkungen bei multimodaler Therapie unerforscht	• flexible, störungsspezifische Behandlung, individuell angepasst • fokussierte Behandlung • Veränderungen können in der Regel der therapeutischen Intervention zugeordnet werden • Kombination allgemeiner und spezifischer Wirkfaktoren
Gemeindenähe	• teilweise lange Anfahrtswege, wenn Klinik nicht am Wohnort	• in der Regel wohnortnah
Familienorientierung	• selten Mitaufnahme von Familienangehörigen möglich • Stationsalltag/Klinikschule anstelle von Familienalltag/ Heimatschule • Familiengespräche möglich • Beurlaubungen in die Familie zur Erprobung und zum Training • häufig dysfunktionale Familie mit großem Hilfebedarf in der Erziehung	• Elternberatung in Relation 1:4 oder mit Begründung häufiger • Trennung von Therapiestunden mit dem Kind und Elternberatungsgesprächen • relativ tragfähige Familiensituation nötig (Absprachefähigkeit)
Schule	• klinikintern oder Heimatschulbesuch	• Patient bleibt in gewohnter Schule

Nachhaltigkeit	• Weichenstellungen während des stationären Aufenthalts möglich • Generalisierung der Behandlungserfolge ohne ambulante Anschlussbehandlung fraglich • Internalisierung des Gelernten mitunter schwer zu beurteilen • „Durchlauferhitzereffekte"	• Generalisierung von Behandlungserfolgen während der Therapie sichtbar • abhängig vom Verlauf der psychischen Störung und von gelungener Rückfallprävention
Adhärenz = aktive Therapiemitarbeit	• hohes anfängliches Commitment zur stationären Therapie nötig • wenn einmal angekommen, dann settingbedingt intensive Bindung an die Klinik • Tendenz zum „Abgeben" des Kindes muss entgegengewirkt werden	• hohe Adhärenz nötig für regelmäßiges Erscheinen und Therapiemitarbeit („Wartezimmerfähigkeit") • therapeutische Hausaufgaben in Eigenverantwortung

4. Chancen und Schwierigkeiten der Verhaltenstherapie im (teil-) stationären Rahmen

Die meisten störungsspezifischen Verhaltenstherapieprogramme sind für den ambulanten Behandlungsrahmen entwickelt worden und können sowohl in der ambulanten Richtlinien-Psychotherapie als auch in modifizierter Form im stationären oder teilstationären Rahmen der Kinder- und Jugendpsychiatrie zum Einsatz kommen. Die (teil-)stationäre Verhaltenstherapie stellt eine Erweiterung der ambulanten Behandlungsoptionen dar, weil sie eine alltagsnahe Verhaltensbeobachtung sowie intensivere und alltagsnähere Behandlungsstrategien ermöglicht. Spezifische Behandlungsmanuale für eine stationäre Verhaltenstherapie mit Kindern und Jugendlichen liegen allerdings bislang kaum vor. Erste multimodale stationäre verhaltenstherapeutische Behandlungsprogramme wurden unter anderem für Adipositas (Warschburger & Petermann, 2008), Anorexia nervosa (Steinhausen, 2005) und Schulverweigerung (Walter et al., 2010) vorgelegt, teilweise werden auch Kombinationen ambulanter und stationärer Behandlungsepisoden vorgeschlagen.

Verhaltensbeobachtung

Da für die stationäre Aufnahme spezifische Indikationen wie z. B. Schweregrad, Chronizität und Komplexizität einer psychischen Störung gelten, ist der Behandlungsplan bei diesen Patienten häufig komplexer angelegt als bei ambulanten Patienten. Verhaltenstherapie ist dann oft Teil einer kombinierten Behandlung, die je nach Indikation medikamentöse Therapie, Familientherapie, Übungsbehandlungen, sozialtherapeutische Maßnahmen, Kreativtherapien und andere supportive Maßnahmen

Kombinierte Behandlung

einbezieht. Allein die stationäre Aufnahme ist eine sehr wirkungsvolle Intervention, die gegen ambulante Behandlungsoptionen abgewogen und gut vorbereitet werden muss. Unerwünschte Nebenwirkungen einer (teil-)stationären Aufnahme wie z. B. die Entfremdung von der Familie oder Heimatschule sind mit den Vorteilen des stationären Rahmens wie z. B. der möglichen Intensivierung der Therapie oder einer besseren Kontingenzkontrolle abzuwägen (vgl. Tab. 1). Der stationäre Verlauf ist bisweilen eher von therapieexternen Faktoren beeinflusst, wie z. B. dem durch die Hospitalisation bedingten Milieuwechsel, als dass internalisierte Verhaltensänderungen zu verzeichnen sind. Auch wenn im stationären oder teilstationären Rahmen kurzfristig wesentliche Therapieerfolge erzielt werden können, bleibt deren Generalisierung auf die häusliche Situation nach der Entlassung oft fraglich. Katamnese-Studien zeigen immer wieder hohe Rückfallquoten (z. B. Salbach-Andrae et al., 2009) und stehen auch in der Kosten-Nutzen-Abwägung bei langfristiger Betrachtung in der Kritik (Gowers et al., 2010). Wochenendbeurlaubungen oder intermittierende stationäre Behandlungen können zu einer besseren Generalisierung der Verhaltensänderungen und damit zu einer größeren Nachhaltigkeit beitragen. Eine ambulante Anschlussbehandlung ist zur Stabilisierung von Therapieeffekten ratsam, gelegentlich in Verbindung mit ambulanten oder stationären Jugendhilfemaßnahmen.

Hohe Rückfallquoten

Die Kombination von Jugendhilfemaßnahmen mit Verhaltenstherapie bei Kindern und Jugendlichen mit psychischen Störungen ist ein Erfolg versprechender Weg zur Optimierung der Behandlungsergebnisse. In klinischen Inanspruchnahmepopulationen sind Kinder und Jugendliche aus Heimen, Pflegefamilien oder mit ambulanten Hilfen in der Erziehung ausgestatteten Herkunftsfamilien überrepräsentiert. Diese Kinder und Jugendlichen zeigen überwiegend externalisierende Verhaltensauffälligkeiten oder kombinierte externalisierende und internalisierende Störungen (Schmid et al., 2008). Ihnen drohen Drehtürkarrieren mit wiederholten Hospitalisierungen in der Kinder- und Jugendpsychiatrie, Fremdunterbringungen und Beziehungsabbrüchen, wenn es nicht gelingt, ihr aggressiv-dissoziales Verhalten nachhaltig zu modifizieren. Es hat sich gezeigt, dass für diese Kinder und Jugendlichen weder alleinige pädagogische Maßnahmen noch eine alleinige Psychotherapie ausreichen. So zeigte eine Studie von Nitkowski et al. (2009), dass die Integration verhaltenstherapeutischer und sozialpädagogischer Maßnahmen in einem zwischen Jugendhilfe und Therapeuten abgestimmten Hilfeplan einer alleinigen Verhaltenstherapie mit dem Training für aggressive Kinder (Petermann & Petermann, 2012) im Sinne einer signifikant größeren Symptomremission überlegen ist.

Drehtürkarrieren

Auch der psychotherapeutische Hilfebedarf von Kindern und Jugendlichen in der stationären Jugendhilfe mit einer hohen psychosozialen Belastung und einem hohen Anteil von durch Misshandlung, Missbrauch und Vernachlässigung traumatisierten Kindern ist evident (Schmid et al., 2006) und gibt Anlass, die Versorgung dieser Hochrisikopopulation mit Verhaltenstherapie zu verbessern. Für diese Gruppe hat die Kinder- und Jugendpsychiatrie eine wichtige Funktion, werden diese Kinder und

Stationäre Jugendhilfe

Kinder- und Jugendhilfe-gesetz

Jugendlichen doch häufig in der Klinik vorgestellt, weil pädagogische Maßnahmen allein als nicht mehr ausreichend angesehen werden. Die sozialrechtlich im § 35a des Kinder- und Jugendhilfegesetzes (KJHG) vorgesehene Zuständigkeit der Jugendhilfe für die Eingliederungshilfe psychisch behinderter Kinder und Jugendlicher und die in § 36 KJHG vorgesehene Konsultation der in den Fall einbezogenen Therapeuten steckt den Rahmen für das koordinierte Zusammenwirken von Hilfen in der Erziehung und Therapie.

5. Literatur

Allen, J. L., Blatter-Meunier, J., Ursprung, A. & Schneider, S. (2010a). Maternal daily diary report in the assessment of childhood separation anxiety. *Journal of Clinial Child and Adolescent Psychology, 39*, 252–259.

Allen, J. L., Blatter-Meunier, J., Ursprung, A. & Schneider, S. (2010b). The Separation Anxiety Daily Diary: child version: feasibility and psychometric properties. *Child Psychiatry and Human Development, 41*, 649–662.

Bachmann, M., Bachmann, C., Rief, W. & Mattejat, F. (2008a). Wirksamkeit psychiatrischer und psychotherapeutischer Behandlungen bei psychischen Störungen von Kindern und Jugendlichen. Eine systematische Auswertung der Ergebnisse von Metaanalysen und Reviews. Teil I: Angststörungen und depressive Störungen. *Zeitschrift für Kinder- und Jugendpsychiatrie und Psychotherapie, 36*, 309–320.

Bachmann, M., Bachmann, C., Rief, W. & Mattejat, F. (2008b). Wirksamkeit psychiatrischer und psychotherapeutischer Behandlungen bei psychischen Störungen von Kindern und Jugendlichen. Eine systematische Auswertung der Ergebnisse von Metaanalysen und Reviews. Teil II: ADHS und Störungen des Sozialverhaltens. *Zeitschrift für Kinder- und Jugendpsychiatrie und Psychotherapie, 36*, 321–333.

Bruckl, T. M., Wittchen, H. U., Hofler, M., Pfister, H., Schneider, S. & Lieb, R. (2007). Childhood separation anxiety and the risk of subsequent psychopathology: Results from a community study. *Psychotherapy and Psychosomatics, 76*, 47–56.

Daleiden, E. L. & Vasey, M. W. (1997). An information-processing perspective on childhood anxiety. *Clinical Psychology Review, 17*, 407–429.

Gowers, S. G., Clark, A. F., Roberts, C., Byford, S., Barrett, B., Griffiths, A., Edwards, V., Bryan, C., Smethurst, N., Rowlands, L. & Roots, P. (2010). A randomised controlled multicentre trial of treatments for adolescent anorexia nervosa including assessment of cost-effectiveness and patient acceptability – the TOuCAN trial. *Health Technology Assessment, 14*, 1–98.

Herren, C. & Schneider, S. (2009). Störung mit Trennungsangst. In F. Petermann (Hrsg.), *Fallbuch der Klinischen Kinderpsychologie* (3., vollst. veränd. Aufl., S. 51–66). Göttingen: Hogrefe.

Hirshfeld-Becker, D. R., Masek, B., Henin, A., Blakely, L. R., Pollock-Wurman, R. A., McQuade, J., DePetrillo, L., Briesch, J., Ollendick, T. H., Rosenbaum, J. F. & Biederman, J. (2010). Cognitive behavioral therapy for 4- to 7-year-old children with anxiety disorders: a randomized clinical trial. *Journal of Consulting and Clinical Psychology, 78*, 498–510.

Kendall, P. C. & Ronan, K. (1990). Assessment of children's anxieties, fear and phobias: cognitive-behavioral models and methods. In C. R. Reynolds & R. W. Kamphaus (Eds.), *Handbook of psychological and educational assessment of children* (pp. 223–244). New York: Guilford.

Manassis, K. & Bradley, S. J. (1994). The development of childhood anxiety disorders: toward an integrated model. *Journal of Applied Developmental Psychology, 15*, 345–366.

Nitkowski, D., Petermann, F., Büttner, P., Krause-Leipoldt, C. & Petermann, U. (2009). Verhaltenstherapie und Jugendhilfe. Ergebnisse zur Optimierung der Versorgung aggressiver Kinder. *Zeitschrift für Kinder- und Jugendpsychiatrie und Psychotherapie, 37,* 461–468.

Petermann, F. & Petermann, U. (2012). *Training mit aggressiven Kindern* (13., vollst. veränd. Aufl.). Weinheim: Beltz.

Remschmidt, H., Schmidt, M. & Poustka, F. (Hrsg.). (2001). *Multiaxiales Klassifikationsschema für psychische Störungen des Kindes- und Jugendalters nach ICD-10 der WHO. Mit einem synoptischen Vergleich von ICD-10 und DSM-IV.* Bern: Huber.

Salbach-Andrae, H., Schneider, N., Seifert, K., Pfeiffer, E., Lenz, K., Lehmkuhl, U. & Korte, A. (2009). Short-term outcome of anorexia nervosa in adolescents after inpatient treatment: a prospective study. *European Child and Adolescent Psychiatry, 18,* 701–704.

Schmid, M., Goldbeck, L. & Fegert, J.M. (2006). Kinder und Jugendliche in der stationären Jugendhilfe – (k)eine Aufgabe für niedergelassene Verhaltenstherapeuten? *Verhaltenstherapie & Psychosoziale Praxis, 38,* 95–119.

Schmid, M., Goldbeck, L., Nuetzel, J. & Fegert, J.M. (2008). Prevalence of mental disorders among adolescents in German youth welfare institutions. *Child and Adolescent Psychiatry and Mental Health*, 2, Artikel Nr. 2.

Schneider, S. & In-Albon, T. (2004). Störung mit Trennungsangst. In S. Schneider (Hrsg.), *Angststörungen bei Kindern und Jugendlichen* (S. 107–131). Berlin: Springer.

Schneider, S. & In-Albon, T. (2006). Die psychotherapeutische Behandlung von Angststörungen im Kindes- und Jugendalter – Was ist evidenzbasiert? *Zeitschrift für Kinder- und Jugendpsychiatrie und Psychotherapie, 34,* 191–202.

Steinhausen, H.-C. (2005). *Anorexia nervosa.* Göttingen: Hogrefe.

Walter, D., Hautmann, C., Rizk, S., Petermann, M., Minkus, J., Sinzig, J., Lehmkuhl, G. & Doepfner, M. (2010). Short term effects of inpatient cognitive behavioral treatment of adolescents with anxious-depressed school absenteeism: an observational study. *European Child and Adolescent Psychiatry, 19,* 835–844.

Warschburger, P. & Petermann, F. (2008). *Adipositas.* Göttingen: Hogrefe.

Verhaltenstherapie in der Kinderheilkunde

Meinolf Noeker

1. Einführendes Beispiel

Neuro-dermitis

Lara M. ist vier Jahre alt und leidet an Neurodermitis. Ihre Mutter litt bis in die Pubertät an der gleichen Krankheit. In ihrer Erinnerung war die „kaputte Haut" mit schlechten Gefühlen wie schrecklichem Juckreiz, Angestarrt-werden und Ohnmacht verknüpft. Auch bei Lara wechseln sich Phasen ab, in denen die Haut relativ gesund aussieht, und Phasen, in denen die Haut im Gesicht und in den Armbeugen stark „blüht" und starken Juckreiz auslöst. Lara kratzt sich dann, manchmal wie automatisch und manchmal wütend, bis die Haut blutig wird. Die Mutter ermahnt Lara dann prompt („Nicht kratzen!!!"). Die Stimme klingt je nach Situation mal frustriert, mal verzweifelt, mal mitleidig, mal drohend. Lara stoppt dann kurz, um sofort mit dem Kratzen fort zu fahren, wenn sie sich von der Mutter nicht mehr beobachtet fühlt. Die Mutter lässt sie daher nicht gerne aus den Augen. Wenn Lara sich beim Kratzen ertappt fühlt, schämt sie sich.

Manchmal macht Lara die Erfahrung, dass die Mutter ihre langen Telefonate mit der besten Freundin plötzlich abbricht, wenn sie sich kratzt. Die Mutter schimpft dann zwar erst, aber dann spielt sie manchmal auch mit ihr.

Juckreiz und Kratzen

Die Neurodermitis hatte etwa im sechsten Lebensmonat begonnen. Lara war das erste Kind. Nachts waren der Juckreiz und das Kratzen am schlimmsten. Lara konnte nicht schlafen und schrie nachts viel. Die Eltern holten sie dann zu sich ins Bett; in der Folge konnten diese auch nicht mehr durchschlafen. Der Vater war am nächsten Tag „wie gerädert", er hatte einen neuen Job begonnen, war noch in der Probezeit und abends baute er das Dach des neu gebauten Hauses aus. Wenn er genervt zu seiner Frau sagte „Ich muss schlafen!", reagierte diese gereizt, weil sie sich durch die viele Arbeit des Mannes ohnehin mit der Neurodermitis von Lara allein gelassen fühlte. Der Mann reagierte auf die Vorhaltungen seiner Frau manchmal mit schlechtem Gewissen, manchmal mit Vorhaltungen. Der Streit mündete dann oft darin, dass sie sich gegenseitig vorrechneten, wer von beiden Eltern mehr Stress im Leben habe.

Frau M. hatte gehofft, dass sich die Situation entspannen würde, wenn Lara in den Kindergarten kommt. Tatsächlich ergeben sich neue Konflikte. Die Kindergärtnerinnen versäumen immer wieder, beim Kindergartenfrühstück auf Laras Nussallergie zu achten. Frau M. ist es leid, sie darauf hinzuweisen, weil sie eigentlich keine Sonderrolle für Lara will. Mütter und Kindergärtnerinnen geben ungefragt viele Ratschläge über neue und alternative Methoden zur Neurodermitisbehandlung. Sie fühlt sich unter Druck gesetzt, diese Ratschläge anzuhören und zu beherzigen. Sie möchte den Eindruck der „Rabenmutter" vermeiden, wenn sie nicht alles Erdenkliche ausprobiert, um das Leiden ihres Kindes zu lindern.

Laras soziale Integration in ihre Kindergartengruppe gestaltet sich schwierig. Einige Kinder halten sich von ihr fern, wenn die Haut krank aussieht. Als ein Kind zu ihr sagt: „Ihh! Steck mich bloß nicht an!", weiß Lara nichts zu antworten und geht weg, um alleine weiter zu spielen.

Lara fühlt sich in ihrer Gruppe nicht wohl. Wenn die Mutter sich morgens an der Kindergartentür verabschieden will, schreit und tobt Lara. Sie kratzt sich manchmal so heftig, dass Frau M. es nicht schafft, sich zu lösen. Sie schwankt zwischen dem Versuch, Lara verständnisvoll zu beruhigen einerseits und strengem Drohen und Schimpfen andererseits. Später auf dem Nachhauseweg wertet sie sich in Selbstgesprächen ab und gibt innerlich ihrem Mann Recht, der immer sagt, sie verhalte sich in Laras Erziehung inkonsequent. Dann ist sie jedoch auch wieder wütend auf ihren Mann, der gut reden hat, weil er diese Situationen nicht durchstehen muss. Immer noch ist sie vollständig ratlos, wie sie reagieren soll, wenn Lara sich kratzt. Neben der Ohnmacht spürt sie oft auch Wut auf Lara, wenn sie sich durch das Kratzen erpresst fühlt. Aber dann kippt das Gefühl und ihre Lara tut ihr wieder unendlich leid. Schließlich kann Lara ja für ihre Krankheit nichts. Im Gegenteil, sie selbst als Mutter hat sie an Lara vererbt.

Frau M. fühlt sich zunehmend überfordert, nicht nur durch die Neurodermitis selbst, sondern auch durch Laras Verhaltensauffälligkeiten und die unproduktiven Auseinandersetzungen mit ihrem Ehemann. Sie möchte professionelle Unterstützung und überlegt die verschiedenen Möglichkeiten:

- Eine Mutter-Kind-Maßnahme? Nein, sie möchte jetzt keine längere Trennung von ihrem Mann. Therapieoptionen

- Krankengymnastik oder Ergotherapie? Das hilft bei der Neurodermitis wahrscheinlich auch nicht weiter.

- Eine Psychotherapie für Lara? Ist das Kind nicht dafür noch zu klein? Was soll eine Spieltherapie für die Neurodermitis und für den Stress um das Kratzen bringen?

- Eine Psychotherapie für sich selbst? Sie leidet zwar stark, aber psychisch krank fühlt Frau M. sich nun auch wieder nicht.

- Eine Ehe- und Familienberatung? Wer weiß, ob die Therapeuten in der Erziehungsberatungsstelle etwas von Neurodermitis verstehen und eigentlich funktioniert doch die Ehe sonst ganz gut.

Sie spricht mit ihrem Kinderarzt. Der empfiehlt ihr eine Neurodermitisschulung in der Nähe. Den Vorschlag findet Frau M. am besten für ihre jetzige Situation. Jetzt muss sie nur noch ihren Mann überzeugen, ebenfalls mitzukommen und sich für die Abende einen Babysitter organisieren. Neurodermitisschulung

2. Spezifika des Anwendungsbereiches

2.1 Pädiatrische Krankheitsbilder mit Indikation zur Verhaltenstherapie

In der Kinderheilkunde hat sich in den letzten Jahrzehnten ein deutlicher Wandel im Spektrum der Krankheitsbilder und ihrer Behandlung und Versorgung ergeben (Noeker & Petermann, 2003, 2013). Folgende vier Krankheitsgruppen gewinnen in der kinderärztlichen Praxis eine zunehmende Bedeutung, die im Einzelfall eine Indikation zur kinderpsychologischen und verhaltenstherapeutischen Intervention begründen (Noeker, 2009a):

Kopf-/Bauchschmerzen

- Funktionelle und somatoforme Störungen wie Kopf- oder Bauchschmerzen, bei denen ärztlich keine organische Ursache für Beschwerden diagnostiziert werden kann. Diese gehen oft mit hohem Leidensdruck und exzessivem medizinischem Inanspruchnahmeverhalten einher. Die Verhaltenstherapie bietet heute vielversprechende Behandlungsansätze hierzu (Noeker, 2008a; Noeker & Petermann, 2013; Schulte, Petermann & Noeker, 2010).

Prävention

- Störungsbilder, deren Entstehung und Verlauf sehr stark vom Lebensstil und gesundheitlichen Risikoverhaltensweisen abhängen. Neben exzessivem Alkoholkonsum (Noeker, 2011a) ist vorrangig die Adipositas zu nennen, deren explosionsartige Zunahme in direktem Zusammenhang mit Bewegungsmangel, exzessivem Medienkonsum und ungesundem Ernährungsverhalten steht (Warschburger & Petermann, 2008). Kinderverhaltenstherapie bewirkt neben den unmittelbaren Effekten auch eine Prävention langfristiger Folgerisiken für die Morbidität und Mortalität im Erwachsenenalter (Herz- und Kreislauferkrankungen, Altersdiabetes, Depression etc.).

- Störungen und Retardierungen der ZNS-Entwicklung ergeben sich auch durch Fortschritte in der Neonatologie, die die Überlebensraten von Kindern mit Risikoschwangerschaften, Syndromen und Frühgeburtlichkeit verbessert haben. In der weiteren Entwicklung resultieren jedoch funktionelle Behinderungen der Fein- und Grobmotorik, neuropsychologischer Funktionen von Aufmerksamkeit, Gedächtnis und Intelligenz, Entwicklungsstörungen und Schulleistungsprobleme sowie primäre und sekundäre Verhaltensstörungen (Bode, Straßburg & Hollmann, 2009; Noeker, 2005; Sarimski & Steinhausen, 2008). Verhaltenstherapie richtet sich bei solchen Kindern auf funktionelle Trainingsmaßnahmen (Petermann, Knievel & Tischler, 2010), Behandlung von primären und sekundären Verhaltensstörungen (Sarimski, 2005) sowie die emotionale Akzeptanz verbliebener Einbußen und deren Integration in das Selbstkonzept.

Prävalenz

- Chronisch-somatische Erkrankungen nehmen deutlich zu. Auf der Basis der KiGGS-Studie betragen die Lebenszeitprävalenzen bei Kindern und Jugendliche im Alter von 0 bis 17 Jahren bei Neurodermitis 13,2 %, bei Asthma 4,7 %, bei

Diabetes mellitus 0,14% und bei Krampfanfällen/epileptischen Anfällen 3,6% (Kamtsiuris et al., 2007). Noch stärker als die Inzidenzraten (Neuerkrankungen pro Jahr) steigen die Prävalenzraten, also der Anteil chronisch kranker Kinder an der Gesamtbevölkerung (Noeker & Petermann, 2008b; 2013). Der medizinische Fortschritt senkt weniger den Versorgungsbedarf durch Heilung, sondern erhöht ihn vor allem durch die Verlängerung der Lebenserwartung von Kindern, die früher an ihrer Krankheit verstorben wären und heute zu Dauerpatienten werden (Noeker, 2009b). Viele Erkrankungen wie Diabetes, Asthma, Epilepsie, Hämophilie können zwar noch nicht geheilt, aber sehr effektiv symptomatisch behandelt werden. Die Patienten gewinnen eine fast normale Lebenserwartung, benötigen dazu aber dauerhaft medizinische und auch psychologische Hilfe. Chronisch-somatische Erkrankungen stellen heute die wichtigste Indikation für verhaltenstherapeutische Interventionen in der Kinderheilkunde dar und stehen daher auch im vorliegenden Beitrag am Beispiel der Neurodermitis (synonym: atopische Dermatitis) im Vordergrund.

Chronisch-somatische Erkrankungen

2.2 Übergeordnete Interventionsstrategien

Kinderpsychologische Interventionen in der Kinderheilkunde umfassen vier übergeordnete Interventionsstrategien (Noeker, 2009a, b; Noeker & Petermann, 2013). Tabelle 1 zeigt in einer Übersicht die übergeordneten Therapieziele und exemplarische Störungsbilder mit relevanten Publikationen zu verhaltensmedizinisch basierten Interventionskonzepten. In der klinischen Praxis steht bei bestimmten Krankheitsbildern häufig eine dieser Strategien im Vordergrund, sie können aber im Einzelfall auch flexibel miteinander kombiniert werden.

Verhaltensmedizin

Tab. 1: Psychologische Interventionsansätze in der Kinderheilkunde.

Psychologische Intervention	Übergeordnetes Therapieziel	Exemplarische Störungsbilder und Behandlungskonzepte
Verhaltenstherapie und Verhaltensmedizin	Reduktion der Krankheitssymptome	– Enuresis und Enkopresis (Bachmann & Steuber, 2010; von Gontard, 2010) – Funktioneller Bauchschmerz (Noeker, 2008a; Schulte, Petermann & Noeker, 2010) – Kopfschmerz (Gerber et al., 2010) – Behandlungsschmerz und Spritzenphobie (Noeker & Petermann, 2014) – Schlafstörungen (Fricke & Lehmkuhl, 2006)

Krankheits-management	Familienberatung	Stärkung der Bewältigung psychosozialer Folgebelastungen auf Patienten- und Familienebene	– Onkologie (Noeker, 2002) – Funktionsbeeinträchtigungen und Behinderungen (Sarimski, 2005; Noeker, 2010)
	Krankheitsmanagement und Patientenschulung	Stärkung des eigenverantwortlichen Krankheitsmanagements durch Kind und/oder Eltern durch Einübung von Kompetenzen zur Selbstbehandlung sowie der Motivation zur Behandlungsdurchführung (Compliance)	– Adipositas (Warschburger & Petermann, 2008) – Asthma (AG Asthmaschulung, 2007; Schauerte et al., 2011) – Diabetes (Lange, 2008; Noeker, 2011b)
	Verhaltenstherapeutische Psychotherapie	Verhaltenstherapie einer komorbiden psychischen Störung begleitend zur medizinischen Behandlung der chronischen Grunderkrankung durch den Kinderarzt	Eine gehäufte Komorbidität organischer Krankheit und psychischer Störung tritt auf bei: – Diabetes und Essstörung (Goebel-Fabbri, 2009) – onkologische Erkrankung und posttraumatische Belastungsstörung (Alderfer, Navsaria & Kazak, 2009) – Beeinträchtigung des körperlichen Erscheinungsbildes (z. B. bei Wachstumsstörungen; Noeker, 2009c)

Verhaltenstherapie und Verhaltensmedizin. Diese kommen vor allem bei funktionellen Störungsbildern zum Einsatz. Beispiele sind die Enuresis und Enkopresis, Ein- und Durchschlafstörungen (Dyssomnien) sowie Schmerzen aufgrund eines funktionellen Krankheitsbildes (Kopfschmerz, Bauchschmerz) oder aufgrund invasiver Behandlungsprozeduren (z. B. bei Spritzen und Punktionen). Psychodiagnostisch kann die funktionelle Symptomatik prägnant in Form der funktionellen Bedingungsanalyse erfasst werden (vgl. U. Petermann, in diesem Buch). Sie wird dazu im Sinne des SORKC-Modells als Verhaltensreaktion definiert, deren Auftreten in Abhängigkeit von bestimmten auslösenden und nachfolgenden Bedingungsfaktoren variiert. Einnässen und Schmerzreaktionen werden als Verhaltensexzesse, die Unfähigkeit zum Ein- oder Durchschlafen als Verhaltensdefizit konzeptualisiert. Unkonditionierte (somatisch wirksame) und klassisch konditionierte (psychologisch wirksame) Triggerfaktoren werden identifiziert, die die symptomatische Reaktion gehäuft auslösen können. Dispositionelle Faktoren (z. B. eine Reifungsverzögerung bei der neuronalen Blasenkontrolle oder eine erhöhte Schmerzsensitivität) erhöhen die Auftretenswahrscheinlichkeit. Nachfolgende Bedingungsfaktoren der positiven Verstärkung (z. B. soziale Zuwendung) wie negativen Verstärkung (Entpflichtung von altersgerechten Aufgaben durch Einnahme der Krankenrolle) erhöhen auf operantem Wege die Auftretenswahrscheinlichkeit und tragen so zur Chronifizierung bei.

Aus den Ergebnissen der funktionellen Bedingungsanalyse können spezifische verhaltenstherapeutische Techniken abgeleitet werden. Je nach Stellenwert der beteiligten Bedingungsfaktoren können beispielsweise bei der Enuresis stimulusbezogene Techniken im Sinne der klassischen Konditionierung (Klingelhose, Klingelmatratze zur Konditionierung einer Aufweckreaktion bei Blasendruck), reaktionsbezogene Verfahren (z. B. Blasentraining) sowie operante Verfahren (z. B. Kontingenzmanagement, Tokenverfahren) zum Einsatz kommen.

Behavioral-systemische Familienberatung. Chronisch-somatische Erkrankungen bringen für das betroffene Kind, seine Eltern und Geschwister vielschichtige psychosoziale Belastungen und Anforderungen mit sich. Für die Patienten resultieren Einbußen der gesundheitsbezogenen Lebensqualität durch Beschränkungen im Alltag. Für die Eltern und die Familie treten zusätzliche Belastungen und Anforderungen bei der häuslichen Therapiedurchführung, Veränderungen der innerfamiliären Rollen und Beziehungen usw. auf. Krankheitsbelastungen und Therapieanforderungen müssen zusätzlich zu den regulären, alterstypischen Entwicklungsaufgaben bewältigt und mit diesen in Einklang gebracht werden. Aus entwicklungspsychopathologischer Sicht hängt der Bewältigungserfolg bzw. das Risiko einer Entwicklung von assoziierten psychischen Störungen nicht nur von Krankheits- und Behandlungsmerkmalen, sondern vielmehr auch von weiteren, krankheitsunabhängigen Risiko- und Schutzfaktoren ab (Noeker & Petermann, 2003, 2008c). So stellen eine konstruktive innerfamiliäre Kohäsion und innerfamiliäre Kommunikation über das Erkrankungsgeschehen vor allem bei fortschreitenden und lebensbedrohlichen Erkrankungen wichtige Ressourcen für eine erfolgreiche Krankheitsbewältigung dar. Konzepte zur behavioral-systemischen Familienberatung aktivieren solche protektiven Faktoren. Sie sind exemplarisch für Tumor- und Leukämieerkrankungen des Kindes- und Jugendalters entwickelt worden (Noeker, 2002; Alderfer, Navsaria & Kazak, 2009).

Strukturierte Patientenschulung. Der Verlauf und die Prognose vieler chronisch-somatischer Erkrankungen hängen nicht nur von der Qualität der ärztlichen Behandlung, sondern auch von der Motivation und den Kompetenzen der Betroffenen ab, ärztliche Behandlungsempfehlungen im familiären und schulischen Alltag konsequent umzusetzen. Positiv formuliert: Kinder mit Diabetes mellitus, Asthma bronchiale, Neurodermitis oder Adipositas verfügen über eine hohe internale Kontrolle über den Krankheitsverlauf und damit ihre gesundheitsbezogene Lebensqualität (Kahana, Drotar & Frazier, 2008; Noeker, 2011b, c). Eine inkonsequente Therapiemitarbeit (Compliance) kann jedoch auch die Symptomkontrolle bedrohen und gesundheitliche Krisenzustände provozieren. Ein akuter Asthmaanfall oder eine diabetische Unterzuckerung (Hypoglykämie) können mit Angst- und Panikreaktionen einhergehen, die wiederum eine zielgerichtete, medizinisch sinnvolle Selbstbehandlung in der akuten Krisensituation behindern. Selbstsicheres Verhalten ist erforderlich, um eine asthmatische oder diabetische Krise in einer öffentlichen Situation zu regulieren, etwa wenn während des Schulunterrichts oder Kindergeburtstages Gleichaltrige zuschauen. Patientenschulungsprogramme vermitteln dazu die notwendigen technischen und sozialen Kompetenzen. Sie basieren auf verhaltenspsychologischen Theorien zur Selbstkontrolle und Selbstregulation (Kanfer, Reinecker & Schmelzer, 2000; Noeker, 2011c). Bei Kindern im Kleinkindalter steht die Schulung, Anleitung und Belastungsregulation der Eltern im Vordergrund, bei Jugendlichen richten sich die Trainingskonzepte an die Patienten selbst. Bei älteren Kindern werden kind- und elternzentrierte Trainingsmodule miteinander kombiniert. Folgende vier Kernmodule der Patientenschulung lassen sich definieren, die krankheitsübergreifende Gültigkeit beanspruchen können (Noeker, 2008b, 2009d):

Selbstkontrolle

- Wissensvermittlung und Aufbau funktionaler Erwartungen,
- Symptommanagement für den Fall einer akuten Erkrankungskrise,
- Selbstmanagement und Therapiemitarbeit im symptomarmen Intervall,
- Krankheitsbewältigung im Familiensystem.

Selbstmanagement

Verhaltenstherapeutische Psychotherapie. Die Rate psychischer Störungen bei somatischer Grunderkrankung ist um das Zwei- bis Dreifache erhöht. Es kann sich um komorbide, ätiologisch unabhängige Störungsbilder handeln oder um sekundäre Störungen, die aus einer Fehlanpassung an die somatische Erkrankung resultieren (Noeker & Petermann, 2003, 2013). Mit Hilfe psychologischer Diagnostik sollte zwischen diesen Entwicklungspfaden differenziert werden, um die Behandlungsplanung individuell darauf abstimmen zu können (Noeker, 2006; Petermann & Macha, 2005). Eine Komorbidität von somatischer Krankheit und psychischer Störung stellt eine wichtige Indikation für eine verhaltenstherapeutische Psychotherapie dar, die abgestimmt mit der medizinischen Behandlung durch den Kinderarzt erfolgen sollte.

Im vorliegenden Beitrag werden verhaltenstherapeutische Interventionsverfahren am Beispiel der Neurodermitis vorgestellt. Die Neurodermitis illustriert den Nutzen verhaltenstherapeutischer Techniken in der Kinderheilkunde besonders gut, weil

- die Neurodermitis durch ihre Häufigkeit epidemiologisch und klinisch bedeutsam ist (Kamtsiuris et al., 2007),
- alle Interventionsansätze (Verhaltensmedizin, Familienberatung, Patientenschulung, ambulante Psychotherapie) einzeln oder kombiniert zum Einsatz kommen können,
- häufig eine Kombination kind- und elternzentrierter Interventionen angezeigt ist.

3. Praktisches Vorgehen: Verhaltenstherapie bei Neurodermitis

3.1 Das Störungsbild und seine Behandlung

3.1.1 Klinisches Erscheinungsbild

Die Neurodermitis ist eine häufige, chronisch-rezidivierende, nicht ansteckende Hauterkrankung auf immunologischer (allergischer) Grundlage bei genetischer (atopischer) Disposition (Niemeier, Stangier & Gieler, 2009). Kardinalsymptom ist der Juckreiz, der durch verschiedene Auslöser (Infekte, Stress) verstärkt wird. In der wissenschaftlichen Literatur setzt sich zunehmend die synonyme Bezeichnung atopische Dermatitis durch, in der Laienpresse und bei Eltern ist jedoch weiterhin der Begriff „Neurodermitis" gebräuchlich. Die Neurodermitis gehört zusammen mit dem Asthma bronchiale und dem Heuschnupfen zu den Erkrankungen des atopischen Formenkreises. Das Risiko, dass ein Kind eine atopische Dermatitis, einen Heuschnupfen oder ein Asthma bronchiale entwickelt, ist am höchsten, wenn beide Elternteile unter der gleichen atopischen Erkrankung leiden (60–80%). Die Erkrankung tritt besonders häufig in den ersten beiden Lebensjahren auf. Die überwiegend befallenen Stellen sind Hals, Gesicht, Ellenbeugen, Kniekehlen und Handgelenke. Die Hauptkriterien für die Diagnose sind das typische Ekzem, der Juckreiz, eine positive Familienanamnese sowie der chronisch-rezidivierende Verlauf. Hinzu tritt die Allergiediagnostik. Da bei der Manifestation der Neurodermitis sehr unterschiedliche und teilweise unbekannte auslösende und unterhaltende Faktoren beteiligt sind, gibt es kein generelles, für jeden Patienten gleich wirksames Therapieregime (Krakowski, Eichenfield & Dohil, 2008). Die Suche nach der individuell wirksamen Therapie kann für die Eltern sehr strapaziös sein. Die Konfrontation mit unterschiedlichen Empfehlungen von Ärzten und Therapeuten, Alternativbehandlern und Laienpresse, Nachbarn und Verwandten macht es schwierig, sich für einen Behandlungsweg zu entscheiden und diesen stetig zu verfolgen.

Atopische Krankheiten

3.1.2 Therapieziele

Die atopische Veranlagung bleibt genetisch zeitlebens bestehen, ihr Verlauf kann jedoch durch ein verhaltensmedizinisch basiertes Krankheitsmanagement positiv beeinflusst werden. Über folgende Ziele der Behandlung und damit auch der Neurodermitisschulung besteht weitgehend Einigkeit (Chida et al., 2007; Ersser et al., 2007; Kupfer et al., 2010; Staab et al., 2006):

Krankheitsmanagement

- Eine langfristige Besserung der Hauterkrankung,
- Reduktion stationärer Maßnahmen,
- Vermeidung ineffektiver Therapiemaßnahmen,
- angemessene Bewältigung somatischer und psychosozialer Folgebelastungen,
- Steigerung der Therapiemotivation und Eigenkompetenz im Umgang mit der Krankheit durch die Vermittlung von Strategien des Selbstmanagements,

- Mobilisation positiver eigener und sozialer Ressourcen und
- Erhöhung der Selbstwirksamkeit im Umgang mit Juckreiz und verändertem Aussehen.

3.1.3 Juckreiz-Kratz-Zirkel

Der wichtigste beeinflussbare Faktor, der zur Aufrechterhaltung und Chronifizierung der Neurodermitis beiträgt, ist der Juckreiz-Kratz-Zirkel. Dieser wird in Abbildung 1 illustriert.

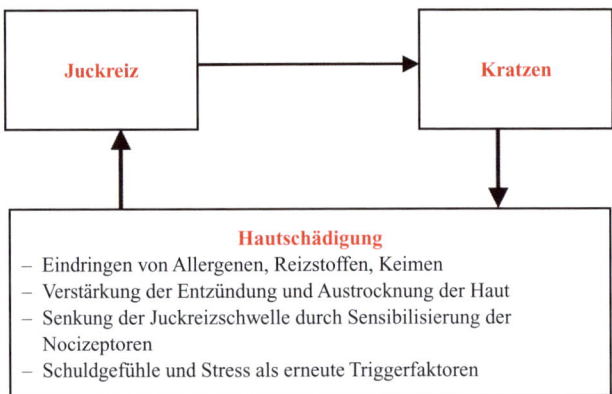

Abb. 1: Der Juckreiz-Kratz-Zirkel als entscheidender Verlaufsfaktor der Neurodermitis und Ansatzpunkt für verhaltenstherapeutische Interventionen.

Kratzverhalten — Juckreiz löst unwillkürlich ein Kratzverhalten aus. Kratzen schädigt wiederum die entzündeten Hautstellen über mehrere Wirkungswege (vgl. Abb. 1) und steigert so die Juckreizintensität. Der erneute Juckreiz disponiert wieder zu Kratzverhalten und so schließt sich der Kreislauf. Auf lange Sicht verschlechtert häufiges und intensives Kratzen die Krankheitsprognose nachhaltig. Die Unterbrechung des Juckreiz-Kratz-Zirkels wird damit zum vorrangigen Ziel verhaltenstherapeutischer Intervention, sowohl im Rahmen individueller Verhaltenstherapie als auch im Rahmen einer Patientenschulung im Gruppensetting. Ansatzpunkte dazu ergeben sich, weil die Entwicklung des Juckreiz-Kratz-Zirkels nicht nur von dermatologischen Faktoren abhängt, sondern wesentlich durch Lernprozesse der klassischen (respondenten) und *Konditionierungsprozess* — operanten Konditionierung überlagert wird. Diese Lernprozesse können durch verhaltenstherapeutische Techniken modifiziert werden.

3.2 Lernprozesse

3.2.1 Respondente Konditionierung des Kratzverhaltens

Innere wie äußere Reize, die zeitgleich mit dem Juckreiz (unkonditionierter Stimulus) auftreten, können später als konditionierte Stimuli ebenfalls eine Kratzreaktion auslösen. Es kommt zu einer Reizgeneralisierung über den unkonditionierten physiologisch wirksamen Juckreiz hinaus. Kratzverhalten kann somit auch bei gutem Hautzustand ohne voraus gehenden Juckreiz auftreten. Typische Auslösesituationen sind Langeweile, Stress und emotionale Anspannung (z.B. bei der Lösung schwieriger Hausaufgaben oder sozialer Anforderungssituationen).

Reizgeneralisierung

3.2.2 Operante Konditionierung des Kratzverhaltens

Zusätzlich zu respondenten Konditionierungsprozessen tragen operante Konditionierungsprozesse wesentlich zur Chronifizierung des Juckreiz-Kratz-Zirkels bei. Abbildung 2 illustriert zwei Effekte, die für die verhaltenstherapeutische Therapieplanung zu beachten sind:

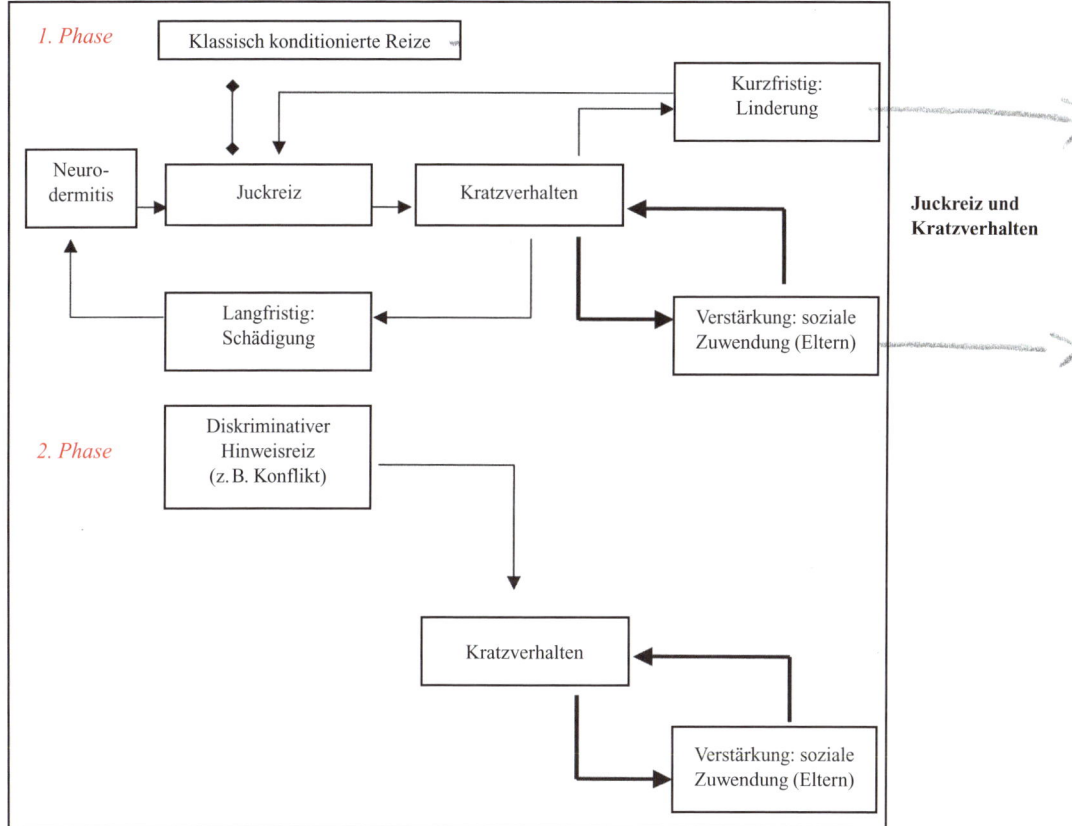

Abb. 2: Klassische und operante Konditionierung des Kratzverhaltens bei Neurodermitis. Respondent können konditionierte Auslöser an den unkonditionierten Auslösereiz (Juckreiz) gekoppelt werden. Der kurzfristigen Linderung durch Kratzen stehen die langzeitig schädigen Effekte auf den Hautzustand gegenüber. Operant kann soziale Verstärkung das Kratzverhalten bekräftigen und aufrechterhalten. Dies kann im Laufe der Lerngeschichte (Phase 2) bis zur Unabhängigkeit vom Juckreizauslöser gehen.

3.2.3 Kurzfristige und langfristige Kontingenzen

Negative Verstärkungswirkung

Das Kratzverhalten wird operant mit hoher Kontingenz durch eine prompt einsetzende Linderung des Juckreizes belohnt (negative Verstärkung durch Reduktion des Juckreizes). Die negative Verstärkungswirkung ist besonders hoch, weil der Juckreiz eine besonders aversive Qualität aufweist, die sich im Erleben vieler Betroffener sehr viel quälender anfühlt als ein Schmerzreiz. Sie besitzt eine stärkere verhaltenssteuernde Wirkung als die langzeitigen Effekte einer erneuten Hautschädigung. Dieses Kontingenzmuster erfordert die Anwendung von Selbstkontrollverfahren, die die Verhaltenswirksamkeit der langzeitigen negativen Effekte in Relation zu den kurzfristig positiven Auswirkungen anhebt (Kanfer et al., 2000).

3.2.4 Soziale Verstärkung

Die Verhaltensreaktionen der Eltern und sozialen Umwelt können operant das Kratzverhalten bekräftigen. Dies kann in Form positiver Verstärkung geschehen in Form von Zuwendungsreaktionen, die die Eltern zeigen, wenn das Kind sich kratzt (vgl. einführendes Fallbeispiel). Die Zuwendung erfolgt unmittelbar auf die Beobachtung des Kratzverhaltens und hat damit eine hohe Verstärkungswirkung. Das Kind erlebt die Zuwendung als eng verknüpft mit dem Hinweisreiz des Juckreizes bzw. der eigenen Kratzreaktion. Es entwickelt sich ein Diskriminationslernen, bei dem das Kind lernt, zwischen den prompten Zuwendungsreaktion der Mutter in Kratzsituationen versus einer ausbleibenden Zuwendungsreaktion bei anderen Verhaltensreaktionen zu unterscheiden. Lernpsychologisch ist dieser Effekt des operanten Diskriminationslernens besonders wirksam bei vernachlässigten Kindern, die ansonsten nur eine geringe Bekräftigung durch Zuwendung der Eltern bei angemessenen Verhalten erfahren. Der Lerneffekt ist durch den Kontrast besonders nachhaltig.

Diskriminationslernen

Eine negative Verstärkung ergibt sich, wenn das Kind sich während emotional aversiver Situationen kratzt, die dann durch das Kratzen unterbrochen werden. Dies können Auseinandersetzung mit der Mutter oder ein Streit zwischen den Eltern sein. Wenn die Eltern sich vom Konfliktthema abwenden und ihre Aufmerksamkeit stattdessen auf das Kratzverhalten richten, erfolgt eine negative Verstärkung durch Spannungsreduktion. Verbundene funktionale Bedingungsanalysen, die nicht nur die Bedingungsfaktoren beim Kind, sondern komplementär auch aus der Perspektive der Interaktionspartner beleuchten, zeigen häufig, dass die Unterbrechung des Konflikts durch das Kratzen nicht nur auf das Kind, sondern auch auf die Eltern bekräftigend wirkt.

Funktionale Bedingungsanalyse

Eine regelmäßige und schließlich intermittierend dargebotene, positive wie negative soziale Verstärkung kann die Frequenz und Intensität des Kratzverhaltens wesentlich erhöhen. Dies kann im Rahmen der Lerngeschichte so weit gehen, dass sich das Kratzverhalten vom auslösenden Juckreiz entkoppelt und funktionell autonom wird. Das Kratzverhalten tritt in Abwesenheit des unkonditionierten Stimulus (Juckreiz) auf, sondern alleine als Reaktion auf den diskriminativen Hinweisreiz (vgl. Abb. 2,

Phase 2). Dies trifft besonders auf Kinder zu, die sich auch in Phasen eines gesunden Hautzustandes bzw. noch nach Ausheilung der Neurodermitis situationsspezifisch kratzen.

3.3 Verhaltenstherapeutische Interventionen

Im Folgenden werden verhaltenstherapeutische Strategien zur Unterbrechung des Juckreiz-Kratz-Zirkels vorgestellt. Deren Einsatz orientiert sich im Einzelfall an den Ergebnissen der funktionalen Bedingungsanalyse des Kratzverhaltens. Je nach Stellenwert der individuellen Bedingungsfaktoren kommen Methoden der Stimuluskontrolle und Selbstbeobachtung, der Verhaltenseinübung (Alternativverhalten, antagonistische Entspannung), kognitive Techniken sowie Kontingenzmanagement (Erziehungsberatung, Tokensysteme, Fremd- und Selbstverstärkung) zum Einsatz. Die Methode der Gewohnheitsumkehr (habit reversal) kombiniert mehrere dieser Einzeltechniken.

Juckreiz-Kratz-Zirkel

Kontingenz-management

3.3.1 Stimuluskontrolle durch Therapiemitarbeit

Stimuluskontrolle bei der Neurodermitis bedeutet, die Auftretenswahrscheinlichkeit des Juckreizes zu minimieren, um dadurch den unkonditionierten, entzündungsbedingten Auslöser für das Kratzverhalten unter Kontrolle zu bringen (vgl. Abb. 1 und Abb. 2). Dies wird wesentlich durch eine gute Compliance mit der akuten und prophylaktischen Behandlung erreicht. Regelmäßiges Eincremen im Intervall zwischen den Krankheitsschüben wirkt sich nicht nur dermatologisch, sondern zusätzlich lernpsychologisch über den Weg einer Stimuluskontrolle günstig auf die medizinische und psychologische Prognose aus.

Gute Compliance

Kasten 1: Pflegerische Maßnahmen zur positiven Beeinflussung des Hautzustandes.

Körperreinigung
- Haut möglichst nur mit Wasser reinigen,
- bei Anwendung von Waschmittel für Körper und Haare, möglichst pH-neutrale Präparate verwenden,
- besser Duschen als Baden,
- beim Baden nur fettende, evt. Juckreiz lindernde, aber nicht schäumende Zusätze verwenden,
- beim Abtrocknen nur abtupfen, nicht abrubbeln, evtl. Haut nur trocknen lassen,
- sofort nach dem Baden oder Duschen eincremen.

Eincremen
- Verwendung abhängig von Krankheitsstadium (akut=wässrig=Creme, chronisch=fett=Salbe),
- regelmäßige Hautpflege des ganzen Körpers auch in symptomarmen oder -freien Zeiten,

- Eincremen: Nicht mit den Fingern in den Salbentopf (Keime!),
- Salbe nur dünn auftragen,
- im Sommer Creme, im Winter Salbe,
- Präparat individuell auf Wirksamkeit prüfen, evt. mit Halbseitenversuch (linker Arm mit Präparat eincremen, rechter Arm andere Creme bzw. unbehandelt lassen, dann vergleichen),
- kühlende Salben verwenden,
- feuchte Umschläge mit erkaltetem schwarzen Tee anwenden.

Prophylaxe von Hautirritation
- Leichte, luftige Kleidung,
- Baumwollkleidung bevorzugen, Wolle vermeiden,
- Schweißbildung vermeiden (überhitzte Räume),
- nachts bei Kleinkindern Overall-Schlafanzüge verwenden, die die Hände einschließen und damit die Wirkung nächtlichen Kratzens mindern,
- Fingernägel kurz halten.

Kasten 1 zeigt eine Reihe pflegerischer Maßnahmen, die bei der Körperreinigung, dem Eincremen und der Prophylaxe von Hautirritationen zu beachten sind. Der Stufenplan zur Lokaltherapie ist zu vermitteln und verhaltensnah einzuüben. Dieser sieht drei Stufen vor:

- Stufe 1: Basispflege,
- Stufe 2: Nicht-steroidale Heilsalben (Zink, Leukichthol, Harnstoff, Gerbstoff, Farbstoffe etc.).
- Stufe 3: Cortisonexterna.

Selbstwirksamkeitserfahrungen

Eine konsequente Hauptpflege verbessert nicht nur den Hautzustand und lindert den Juckreiz, sondern vermittelt emotional wichtige krankheitsbezogene Selbstwirksamkeitserfahrungen. Diese können die Krankheitsbelastungen puffern, die sonst aus der Hilflosigkeit gegenüber den Beschwerden und dem Krankheitsverlauf resultieren. Die Bedeutung konkreter Pflegemaßnahmen darf im Rahmen eines verhaltenstherapeutischen Konzeptes nicht unterschätzt werden. So wie verhaltenstherapeutische Interventionen die medizinische Prognose verbessern, so können umgekehrt medizinisch-pflegerische Maßnahmen auch die psychologische Prognose günstig beeinflussen.

Kratzauslöser

Prozesse der klassischen Konditionierung können nicht nur in Form von zusätzlichen Kratzauslösern wirksam werden. Die gleichen Lernprinzipien können positiv genutzt werden, um die Motivation des Kindes zum regelmäßigen Eincremen zu stabilisieren. Gelingt es, das Eincremen als ein lustvolles, Mutter und Kind verbindendes, gemeinsames Ritual zu etablieren, so können die begleitenden positiven Empfindungen die Häufigkeit und Regelmäßigkeit des Eincremens festigen.

3.3.2 Selbstbeobachtung und Kratzprotokoll

Kratzverhalten verläuft unterhalb der Beobachtungs- und Bewußtseinsschwelle. Eine Aufmerksamkeitsfokussierung auf den Juckreiz ist jedoch Voraussetzung zur Einleitung von Kratzkontrolltechniken. Eine aufmerksame Selbstbeobachtung unterbricht ein automatisiert ablaufendes Kratzverhalten und senkt damit die Kratzfrequenz schon vor Beginn einer spezifischen Intervention. Selbstbeobachtung kann in Form einfacher Strichlisten oder aufwendigerer Wochenprotokolle durchgeführt werden, bei denen zusätzlich die Auslösesituationen und das gezeigte Bewältigungsverhalten protokolliert werden. Protokollbögen werden kombiniert mit der Exploration von Patient und Eltern zu typischen Auslösesituationen und gehen gemeinsam in die Erstellung der funktionalen Bedingungsanalyse ein.

Wochenprotokolle

Wenn erkennbar wird, dass dem Kratzverhalten äußerer oder innerer Stress vorausgeht, so kann versucht werden, diese Stressoren direkt abzuändern. Kratzverhalten bei der Erledigung der Hausaufgaben kann durch eine bessere Strukturierung und Organisation der Hausaufgabenerledigung angegangen werden.

3.3.3 Kognitive und imaginative Techniken

Die Wahrnehmung des Juckreizes wird kognitiv und affektiv stark moduliert. Eine geringe Hautläsion kann zentral katastrophisierend verarbeitet werden, umgekehrt kann auch ein starker Juckreiz von Patienten mit effektiven Bewältigungsstrategien sehr gelassen bewertet und so gut bewältigt werden. Für das Leiden am Juckreiz sind die begleitenden Kognitionen oft ausschlaggebender als die „objektive" Intensität des Juckreizes auf der Haut. Nicht nur die Wahrnehmung der Intensität des Juckreizes, sondern vor allem die Einschätzungen zu dessen Kontrollierbarkeit variieren inter- und intraindividuell stark. Eine niedrige Selbstwirksamkeitserwartung, den Juckreiz tolerieren zu können, intensiviert wiederum die Juckreizwahrnehmung. Diese steigert wiederum das Kratzverhalten, was die Einschätzung der eigenen Hilflosigkeit gegenüber dem Juckreiz wie im Sinne der sich selbst erfüllenden Prophezeiung bestätigt. Typische Kognitionen, die einem Kontrollverlust vorausgehen, sind: „Ich sehe ja, dass ich sowieso es nicht schaffe, mich nicht zu kratzen. Dann brauche ich es auch gar nicht lange versuchen, mich zu kontrollieren!" Solche Kognitionen münden in die innere Erlaubnis, Kontrollanstrengungen aufzugeben, und damit den Verlust der Impulskontrolle. Auf der Verhaltensebene kommt es zu heftigen „Kratzanfällen", die erst bei blutiger Haut erschöpft beendet werden. In der anschließenden Selbstbewertung resultieren häufig emotional destabilisierende, die gesamte Person global erfassende Selbstabwertungen.

Juckreizwahrnehmung

Die kognitiv-emotionalen Prozesse der Informationsverarbeitung bei Juckreiz ähneln denen bei der Schmerzverarbeitung. Kognitive Techniken zielen weniger auf eine Modulation der Intensität des Juckreizes als auf die Stärkung von Selbstwirksamkeitserwartungen gegenüber dem Juckreiz und der eigenen Fähigkeit zur Kratzkontrolle.

Schmerzverarbeitung

Einsatz von Selbstinstruktionen. Hilfreich ist die Formulierung und Einübung von inneren Sätzen, mit denen das Kind sich selbst zur Anwendung seiner hilfreichen Bewältigungsstrategien instruiert. Das Kind prüft die in der Therapie herausgearbeiteten Selbstinstruktionen auf ihre Alltagstauglichkeit bei akuten Juckreizepisoden. Die Formulierungen der Selbstinstruktionen sollten so lange modifiziert und präzisiert werden, bis sie auch in einer Kratzattacke mit drohendem Kontrollverlust noch als hilfreich erlebt werden. Die Selbstinstruktionen können zunächst in sensu unter der Imagination kritischer Kratzsituationen erprobt werden. In der Regel reicht es ein, zwei oder drei Selbstinstruktionen zu erarbeiten, in die das Kind Vertrauen setzt. Um ihre Reaktivierung in der akuten Krisensituation zu erleichtern, sollten die Formulierungen in wörtlicher Rede auswendig gelernt werden. Geschriebene oder gemalte Memokärtchen können sichtbar und dennoch diskret an typischen Auslöseorten angebracht werden. Erfahrungen mit der Effektivität der Selbstinstruktionen in konkreten Juckreizepisoden werden zur Verfeinerung der Formulierungen benutzt.

Komplexe imaginative Verfahren (z. B. die Vorstellung kühlen Windes am Meer) können vor allem für jüngere Kinder schnell eine Überforderung darstellen, wenn eine Juckreizepisode sich über viele Stunden erstreckt. Praxistauglicher ist oft die Kombination einer Selbstinstruktion oder Autosuggestionen mit einer konkreten Bewältigungshilfe. Eine solche Kombination besteht zum Beispiel darin, ein „Cool-Pack" in ein Tuch zu wickeln und auf die juckende Hautstelle zu halten und sich parallel dazu eine passende Selbstinstruktion vorzusprechen („Ich spüre, wie schön das kühlt. Mit dem Cool-Pack schaffe ich es leichter, den Juckreiz auszuhalten, ohne zu kratzen!").

3.3.4 Reaktionsbezogene Interventionen: Verhaltenseinübung von Kratzalternativen

Die Aufforderung der Bezugspersonen an das Kind, nicht zu kratzen, vermittelt dem Kind noch keine Verhaltensalternative bei quälendem Juckreiz und führt daher oft nur zu sehr kurzzeitigem Erfolg. Es empfiehlt sich daher die Einübung kratzinkompatiblen Verhaltens. Folgende Verhaltensalternativen zum Kratzen können mit dem Kind überlegt und eingeübt werden:

- *Kratzen auf einem Ersatzobjekt.* Der auf die Haut gerichtete Kratzimpuls wird umgelenkt auf das Kratzen eines Gegenstandes. Bewährt hat sich das Basteln eines sogenannten Kratzklötzchens. Das Kratzklötzchen besteht aus einem zigarettenschachtelgroßen Holzstück, das mit Fensterleder überzogen wird. An einem Band befestigt kann es in die Hosentasche verstaut werden und bei einsetzendem Juckreiz kratzt das Kind auf dem Kratzklötzchen anstatt auf der Haut.

- *Alternative motorische Aktivität.* Gerade bei kleineren Kindern ist eine Beschäftigung der Finger wichtig. Malen und Fahrradfahren sind nur einige der Möglichkeiten, um die Hände durch alternative Aktivität insbesondere vom automatisierten Kratzen abzulenken. Bei Kleinkindern, mit denen eine verbale Verständigung über Kratzalternativen entwicklungsbedingt noch schwierig ist, empfiehlt es sich, bei auftretendem Kratzen ein Spielzeug oder Kuscheltier in die Hand zu geben. Wirft das Kind das Kuscheltier auf die Seite, wird es ihm konsequent immer wieder neu in die Hände gelegt.

- *Cool-Packs und feuchte Umschläge.* Die schon angeführte Methode des Cool-Packs verbindet die Juckreiz lindernde Wirkung des Kühlens mit einer alternativen taktilen Stimulation der betroffenen Hautstelle. Zusätzlich ist die Hautstelle abgedeckt, so dass sie für das Kratzen schlechter erreichbar ist. Eine Alternative sind feuchte Umschläge, die in abgekühlten schwarzen Tee getränkt sind.

- *Alternative Hautstimulation.* Der Kratzimpuls wird motorisch in eine weniger Haut schädigende Aktivität wie Kneifen oder Reiben umliegender Hautareale umgelenkt. Der Vorteil dieser Methode besteht darin, dass sie unabhängig von der situativen Verfügbarkeit sonstiger Hilfsmittel ist und daher jederzeit und diskret praktiziert werden kann.

- *Eincremen und Medikation.* In Abhängigkeit vom Schweregrad der akuten Entzündungsreaktion können über die Basispflege hinaus lokal wirksame Salben und Cremes eingesetzt werden. Die Palette umfasst nicht steroidale Heilsalben (Zink, Leukichthol, Harnstoff, Gerbstoff, Farbstoffe), steroidhaltige Salben, Ciclosporin, sowie die aus der Transplantationsmedizin übernommenen Immunsupressiva Tacrolimus und Pimecrolimus. Auch das Eincremen mit kühlenden Salben, die keinen antientzündlichen Wirkstoff enthalten, wirkt schon lindernd. Spezifisch auf den Juckreiz zielen Antihistaminika. Präparate der neueren Generation führen als Nebenwirkung zu deutlich weniger Müdigkeit als die traditionellen Mittel. *Hautpflege*

- *Entspannung.* Autogenes Training und Progressive Muskelrelaxation (PMR) werden häufig als adjuvante Therapie empfohlen. Bei Kleinkindern müssen sie durch eher passive Entspannungsmethoden ersetzt werden (z. B. Massage verbunden mit Eincremen). Für die Effektivität von Entspannungsmaßnahmen ist der erfolgreiche Transfer in die akute Juckreizsituation essentiell. Es sollten daher Kurzformen des PMR oder autogenen Trainings eingeübt werden, die auch unter der emotionalen Anspannung einer Juckreizattacke noch reaktiviert werden können. Entspannungsübungen, die sich auf die Hände beziehen (Faust ballen und wieder lassen im PMR) sollten unbedingt integriert werden. *Progressive Muskelentspannung*

Die Auswahl der individuell wirksamsten Kratzalternative kann im Sinne eines Problemlöse-Trainings durchgeführt werden. Dazu praktiziert das Kind beispielsweise jeweils für eine Woche eine der Kratzalternativen und bewertet mit einem Protokollbogen die Häufigkeit und Intensität von Juckreizepisoden und die Effektivität der durchgeführten Kratzalternative. Bei kleinen Kindern kann alternativ die Mutter die Protokollierung übernehmen. Nach der vergleichenden Auswertung der Ausprobierphase wird dann eine Entscheidung über die längerfristig einzusetzende Kratzkontrollstrategie getroffen. *Kratzalternative*

Routinisierung der Alternativreaktion

Die aufgeführten reaktionsbezogenen Interventionen sollten „überlernt", das heißt exzessiv häufig praktiziert werden. Die dadurch erzeugte Routinisierung der Alternativreaktion erhöht die Wahrscheinlichkeit, dass die Kratzalternative tatsächlich in der Akutkrise das automatisierte Kratzverhalten kompetetiv überlagert. Enttäuschte Rückmeldungen („Die Kratzalternativen haben nicht funktioniert!") gehen häufig auf eine unzureichende Verhaltenseinübung zurück. Die Einübung sollte sowohl im Therapiezimmer als auch im häuslichen Milieu erfolgen.

3.3.5 Operante Verfahren: Kontingenzmanagement

Verhaltensempfehlung an die Eltern

Die positive Verstärkung durch soziale Zuwendung in Kratzsituationen oder die negative Verstärkung durch Vermeidung von altersgerechten Anforderungen und Unterbrechung von Streitsituationen legt aus lerntheoretischer Sicht Strategien des Kontingenzmanagements nahe. Konkret bedeutet dies die Verhaltensempfehlung an die Eltern, das Kratzverhalten zu ignorieren und ihm keine Beachtung zu schenken (Löschung). Diese Strategie kann geeignet sein, die soziale Bekräftigung des Kratzverhaltens zu reduzieren. Dennoch kann diese Form des Kontingenzmanagements nicht ohne wichtige Einschränkungen empfohlen werden. Die Kinder haben in der Regel einen intermittierenden und damit relativ löschungsresistenten Verstärkerplan erfahren. Ein kontingentes Aussetzen sozialer Verstärkung zieht zunächst eine Steigerung der Kratzfrequenz nach sich. Im Sinne des Juckreiz-Kratz-Zirkels zieht diese wiederum eine verstärkte Entzündungsreaktion und damit einen intensivierten Juckreiz nach sich.

3.3.6 Gewohnheitsumkehr

Habit Reversal

Das übergeordnete Ziel der Gewohnheitsumkehr (habit reversal) besteht darin, das automatisierte und überlernte Kratzverhalten durch eine Einübung und Gewohnheitsbildung eines kratzinkompatiblen Zielverhaltens zu ersetzen. Die Gewohnheitsumkehr verläuft über folgende vier Etappen, die jeweils spezifisch an den unterschiedlichen Bedingungsfaktoren der Verhaltensanalyse des Kratzverhaltens ansetzen (vgl. Abb. 2). Auf diese Aspekte wird im Folgenden eingegangen.

Erstens: Stimuluskontrolle und Selbstbeobachtung. Typische Kratzsituationen werden identifiziert, um diese möglichst zu vermeiden oder um abgestimmte Bewältigungsreaktionen und Kratzalternativen zu vereinbaren. Protokollbögen, Selbstbeobachtung durch das Kind und Fremdbeobachtung durch die Eltern liefern die notwendigen Informationen. Die Selbstbeobachtung richtet sich nicht nur auf die typischen Merkmale des situativen Kontextes, sondern zusätzlich auf den charakteristischen Bewegungsimpuls beim Ausführen der Kratzhandlung. Gerade das Gewahrwerden des typischen motorischen Ablaufs und vorausgehender Empfindungen können als Vorboten genutzt werden, um ein automatisiertes Kratzverhalten in den Aufmerksamkeitsfokus zu holen und damit einer Selbstkontrolle erst zugänglich zu machen. Ist der typische Bewegungsablauf einmal identifiziert, wird er mehrfach motorisch simuliert, um ihn bewusster zu machen.

Zweitens: Kognitive Verarbeitung des Juckreizes und des Kratzimpulses. Der rechtzeitig wahrgenommene Kratzimpuls wird analog zur Gedankenstopp-Technik durch ein inneres Stopp-Signal an der Ausführung blockiert. Dann sollte das Kind sich im Sinne des Selbstkontrollansatzes die langfristigen Folgen vergegenwärtigen (z. B. Hautschädigung, Schuld- und Versagensgefühle in der Selbstbewertung, Entstellung des äußeren Erscheinungsbildes und Minderung der Attraktivität). Die persönlich relevantesten negativen Folgen des Kratzens sollten vorher exploriert werden und dann „auswendig gelernt" werden, um sie in der kritischen Kratzsituation (ohne viel Nachdenken) prompt gedanklich reaktivieren zu können.

Gedankenstopp-Technik

Auf die Unterbrechung der Kratzbewegung folgt die Entscheidung für das vorher definierte Zielverhalten. Es wird auf die persönlich effektivste Verhaltensalternative zum Kratzen zurückgegriffen. Die Verhaltensumsetzung wird durch korrespondierende Selbstinstruktionen begleitet und unterstützt.

Drittens: Reaktion und Bewältigung. Die Kratzalternative wird durchgeführt.

Viertens: Selbstverstärkung und Fremdverstärkung. Im Anschluss an die erfolgreiche Durchführung des Alternativverhaltens erfolgt eine Selbstbekräftigung („Das habe ich super gemacht!") oder stellvertretend eine Fremdverstärkung durch die Eltern. In ihrer vorangegangenen Lerngeschichte haben die Patienten fast immer nur problematische Rückmeldungen bei Ausübung des Kratzverhaltens erfahren. Die Verstärkerbilanz des Zielverhaltens fällt demgegenüber sehr schwach aus, denn das aktive Unterlassen des Kratzens findet meistens keine soziale Beachtung. Die Selbst- und Fremdverstärkung trägt somit wesentlich zur Festigung des Zielverhaltens bei.

3.3.7 Gewohnheitsumkehr bei den Eltern

Viele Eltern neurodermitiskranker Kinder weisen auch nach Jahren des Krankheitsverlaufs noch eine starke Unsicherheit auf, wie sie angemessen bei beobachtetem Kratzverhalten des Kindes reagieren sollen (vgl. einführendes Fallbeispiel). Sie schwanken zwischen der Strategie, Kratzen als Aufmerksamkeit suchendes Verhalten zu interpretieren und daher zu ignorieren, versus einer impulsiv gesteuerten Verhaltenskorrektur und Bestrafung, wenn das Kratzen zu heftig wird. Es resultiert ein intraindividuell inkonsequentes und interpersonell (zwischen den Elternteilen) inkonsistentes Erziehungs- und Verstärkungsverhalten. Für das Kind ergibt sich im Ergebnis dadurch ein intermittierender Verstärkungsplan mit hoher Löschungsresistenz. Ziel der Elternberatung ist es daher, eine einheitliche Verhaltensreaktion auf das Kratzen zu definieren, die Effekte sozialer Verstärkung schrittweise zurücknimmt und eine konkrete Juckreizbewältigungsstrategie beim Kind im Sinne der Gewohnheitsumkehr unterstützt.

Intermittierender Vertärkungsplan

Die Eltern werden dazu instruiert, bei der Beobachtung von Kratzverhalten ihr Kind mit neutraler Stimme an ein vereinbartes Zielverhalten zu erinnern (z. B. „Nimm dein Kratzklötzchen!", oder: „Die Haut nur reiben!", oder: „Hol dir das Cool-Pack aus dem Kühlschrank!"). Die Umsteuerung von einer rein negativen Kommentierung

Eltern-Kind-Beziehung

(„Nicht kratzen!") zum Hinweis auf das positiv definierte Zielverhalten bietet dem Kind nicht nur einen wichtigen Hinweisreiz für ein angemessenes Bewältigungsverhalten, sondern schützt zusätzlich die Eltern-Kind-Beziehung vor wiederkehrenden, emotional belastenden Korrekturen und Vorwürfen. Die Eltern bekommen die Chance, das Kratzverhalten knapp ohne begleitende soziale Bekräftigung umzulenken. Im weiteren Verlauf können solche verbalen Hinweise an das Kind durch diskrete, nonverbale Zeichen ersetzt werden. Dazu kann die Mutter dem Kind unauffällig auf die Schulter tippen oder ihm mit den Augen zuzwinkern. Dies erleichtert dem Kind die Annahme der Verhaltenskorrektur, weil es sich nicht bloßgestellt fühlt. Eine diskrete Zeichensprache wird mit Hilfe des Therapeuten zwischen Eltern und Kind vereinbart (contracting). Solche Vereinbarungen stabilisieren die Eltern-Kind-Beziehung zusätzlich dadurch, dass sie die Kratzkontrolle als ein gemeinsames Ziel von Kind und Eltern und nicht als wiederkehrenden Konfliktanlass definieren.

3.4 Familienberatung zu psychosozialen Folgebelastungen

Folgebelastungen

Neurodermitis beinhaltet eine Reihe von gravierenden psychosozialen Folgebelastungen, die sowohl die Lebensqualität beim Kind wie bei den Eltern nachhaltig einschränken können (Terpitz et al., 2005). Die unzureichende Bewältigung dieser Belastungen und Anforderungen kann sekundäre psychische Störungen bei Kind und Eltern nach sich ziehen (vgl. die Entwicklung von Trennungsangst und sozialer Angst im einführenden Fallbeispiel). Kasten 2 führt typische Belastungsfaktoren bei Kind und Eltern auf.

Kasten 2: Psychosoziale Belastungsfaktoren bei Neurodermitis.

Belastungsfaktoren für das Kind
- Symptome, insbesondere Leiden am Juckreiz,
- Disziplin bei Therapiemitarbeit (Hautpflege, Arztbesuche),
- Allergenvermeidung (Nahrungsmittel, Tiere),
- Schlafstörungen und deren Folgen (Schule, Leistung),
- Einschränkungen im Bereich Freizeit und Sport (Schwimmbad, Urlaub),
- Einschränkungen im Körperschema und Selbstwert, Angst vor sozialer Ablehnung und Ausgegrenzt-werden sowie
- Hilflosigkeit und Schuldgefühle nach Kratzattacken.

Belastungsfaktoren für die Eltern
- Pflegeaufwand,
- Schlafmangel, Erschöpfung,
- Tendenz zur Überlastung der Mütter,
- ehelicher Dissens zur Arbeitsteilung,

> - negative Reaktionen der Umgebung
>   – Ausgrenzung, u.a. wegen vermeintlicher Ansteckungsgefahr,
>   – Unerbetene „Rat-Schläge",
> - Schuldgefühle (Vererbung, unzureichendes Stillen, psychosomatische Laienkonzepte) mit der Neigung zur Wiedergutmachung und der Folge von Überprotektion gegenüber dem Kind sowie der Tendenz zur Übertherapie und überhöhten Heilungserwartungen.

Verhaltenstherapeutische Einzelberatung und Neurodermitisschulungen (Chida et al., 2007; Ersser et al., 2007; Kupfer et al., 2010) stärken über die Symptom- und Kratzkontrolle hinaus die Erarbeitung von Bewältigungsstrategien im Umgang mit diesen erkrankungsbedingten Belastungen und therapiebezogenen Anforderungen. An ausgewählten Belastungsauslösern können grundlegende Strategien im Sinne des Problemlöse-Trainings vorgestellt und eingeübt werden. Die Eltern können übergeordnete Kompetenzen dann auch auf weitere, nicht konkret thematisierte Anforderungen übertragen. Kasten 3 zeigt einige Stressbewältigungsstrategien, die sich für Eltern von neurodermitiskranken Kindern insgesamt bewährt haben.

Einzelberatung

Kasten 3: Allgemeine Verhaltensempfehlungen zu Stressbewältigungsstrategien für die Eltern.

> - Tagesstrukturierung und partnerschaftliche Arbeitsteilung prüfen,
> - Schlafdefizite ausgleichen,
> - stressfördernde Einstellungen wie z.B. Perfektionismus identifizieren und korrigieren,
> - persönliche „Energietankstellen" finden (Zeit für sich allein, Freizeit und Sport),
> - Wahrnehmung der eigenen Gefühle und Bedürfnisse schulen,
> - das Kind abgeben lernen, sich zeitweise Distanz erlauben,
> - Erlernen von Entspannungsverfahren,
> - Inanspruchnahme sozialer Unterstützung und
> - Erfahrungsaustausch mit Betroffenen.

Hilfen für Eltern

Eine für die Lebensqualität der Eltern sehr zentrale Thematik bezieht sich die faire Lastenverteilung zwischen Vater und Mutter. Häufig schätzen beide Elternteile die Intensität ihrer jeweiligen Belastung sowie die Verantwortlichkeiten und Zuständigkeiten für einzelne Bewältigungsaufgaben sehr unterschiedlich ein. Auch die vom jeweiligen Elternteil für das Kind und die Familie geleisteten Anstrengungen und Unterstützungsleistungen werden zwischen den beiden Elternteilen häufig diskrepant bewertet. Dies zieht häufig Ressentiments und Groll über das als unzureichend erlebte Unterstützungsverhalten des Partners nach sich. Es kommt zu subtilen, aber emotional gravierenden Beschädigungen der Partnerzufriedenheit.

Ziel einer Elternberatung ist es, die divergierenden Bilanzen über das partnerschaftliche „Geben und Nehmen" transparent zu machen und dann zu neuen, tragfähigen

Elternberatung

Vereinbarungen über die wechselseitige Unterstützung zu kommen (Noeker, 2009c). Diese Vereinbarungen sollten von beiden Elternteilen als alltagspraktikabel und fair erlebt werden. Bei Kleinkindern sind häufig die Ein- und Durchschlafstörungen und die damit einhergehende psychophysische Erschöpfung beider Eltern ein prototypisches Konfliktthema (vgl. Kasten 4). Eine konkrete Vereinbarung zwischen den Eltern bezieht sich bei diesem Beispiel auf die Frage, wer von den beiden Elternteilen sich wann und wie oft um das nächtlich schreiende und kratzende Kind kümmert.

Kasten 4: Beratung zu Ein- und Durchschlafstörungen.

Tagesstruktur finden

- Feste Einschlafrituale mit frühzeitigen Hinweisreizen (Geschichten vorlesen oder erzählen),
- den Tag ruhig ausklingen lassen,
- das Kind zu geregelten Zeiten ins Bett bringen,
- nächtliche Mahlzeiten abgewöhnen,
- das Kind möglichst im eigenen Bett schlafen lassen und
- elterliche Vereinbarung zur „Zuständigkeit".

3.5 Verhaltenstherapie assoziierter internalisierender Störungen

Die sichtbaren und als entstellend erlebten Hautveränderungen können Scham, Angst und sozialem Rückzug Vorschub leisten, die sich bis zu einer störungswertigen Depression oder Angststörung entwickeln können. Assertive Bewältigungsstrategien können im Sinne eines spezifisch abgestimmten Selbstsicherheitstrainings vermittelt werden. Schon Vorschulkindern können verhaltensnah Formulierungen vermittelt und im Rollenspiel eingeübt werden. Diese zeigen, wie man auf sozial kompetente Weise

Selbstsicherheitstraining

- mit einfachen Worten die Erkrankung mitteilt („Ich habe eine Krankheit an der Haut, die heißt Neurodermitis, da juckt die Haut manchmal stark, das ist aber nicht ansteckend. Wir brauchen uns beim Spielen davon nicht stören lassen."),
- bei verletzenden Bemerkungen mit schlagfertigen Antworten zur Wehr setzen kann.

Bei sehr ängstlichen Vorschulkindern kann es ratsam sein, in einem ersten Schritt zunächst den Eltern entsprechende Verhaltensstrategien und Formulierungen zu vermitteln, die diese stellvertretend für ihr Kind in kritischen Situationen (z. B. auf dem Spielplatz) anwenden. Das Kind kann dann auf dem Wege des Modelllernens hilfreiche soziale Bewältigungsstrategien schrittweise in das eigene Verhaltensrepertoire übernehmen.

Dysmorphophobie

Einige Patienten entwickeln eine Dysmorphophobie, also eine exzessive Angst vor einer Entstellung des körperlichen Erscheinungsbildes. Die Dysmorphophobie nimmt eine Zwischenstellung zwischen den sozialen Angststörungen und den somatoformen Störungen ein (Noeker, 2008a). Eine erhöhte Vulnerabilität besteht in Entwicklungsphasen, in denen dem Körperschema und der körperlichen Attraktivität eine besondere Bedeutung zukommt, also im Jugendalter.

Neben einer konsequenten Behandlung der Grunderkrankung ist über die Vermittlung von selbstsicheren Verhaltensstrategien eine kognitive Verhaltenstherapie die Methode der Wahl. Diese richtet sich auf die kognitiven Verzerrungen, die sich bei der Betrachtung der eigenen Haut oder bei Blickkontakten in der Öffentlichkeit einstellen. Die kognitive Verzerrung beinhaltet eine Generalisierung von kritischen Bemerkungen, die sich auf den Hautzustand beziehen, zu global selbstabwertenden Kognitionen zur eigenen Person. Kasten 5 illustriert die Stufen einer solchen kognitiven Kaskade zunehmender Verzerrungen im Sinne einer zunehmenden Generalisierung. Eine kognitive Umstrukturierung kann auf jeder dieser Stufen korrigierend ansetzen.

Kognitive Verhaltenstherapie

Kasten 5: Kaskade von fünf Stufen einer schrittweise generalisierenden, selbstabwertenden Verzerrung des äußeren Erscheinungsbildes.

1. Objektiv zeitlich passagere und lokal umschriebene Hautveränderungen werden generalisiert zu der
2. Vorstellung eines dauerhaft und vollständig entstellten Hautbildes. Diese wird generalisiert zu der
3. Vorstellung eines insgesamt körperlich entstellten Erscheinungsbildes ohne jedwede schöne und attraktive Aspekte. Diese wird generalisiert zu der
4. Vorstellung einer global fehlenden Attraktivität des gesamten körperlichen und persönlichen Erscheinungsbildes. Diese wird verallgemeinert zu der
5. Vorstellung einer insgesamt nicht liebenswerten Person.

4. Barrieren, Nachteile und Chancen der Kinderverhaltenstherapie

Wie das Beispiel der verhaltenstherapeutischen Neurodermitisbehandlung zeigt, kann Verhaltenstherapie bei körperlich kranken Kindern in unterschiedlichen ambulanten oder stationären Behandlungssettings angeboten werden:

Neurodermitisschulung

- In Form eines Konsil- und Liaisondienstes im Rahmen der stationären oder ambulanten pädiatrischen Behandlung in Kinderkliniken oder universitären Polikliniken;
- als Teil eines interdisziplinären, ambulant durchgeführten Patientenschulungsprogramms;

- in niedergelassener Praxis für verhaltenstherapeutische Psychotherapie komplementär zur medizinischen Behandlung durch den Kinderarzt;

Stationäre Rehabilitation

- Verhaltenstherapie und Patientenschulung im Rahmen der stationären (und seltener ambulanten) Rehabilitation.

Tabelle 2 zeigt die jeweiligen Behandlungsschwerpunkte, Indikationen und Vorteile dieser vier Settings.

Tab. 2: Settings der Kinderverhaltenstherapie in der Kinderheilkunde: Behandlungsschwerpunkte, Indikationen und spezifische Vorteile.

Chancen der Verhaltenstherapie

Setting für die Verhaltenstherapie in der Pädiatrie: Behandlungsschwerpunkte und Indikationen	Vorteile dieses Settings
Klinischer Kinderpsychologe in einer Kinderklinik - Kurzzeittherapeutische Beratung und Krisenintervention - Differenzialdiagnose und Therapie funktioneller und somatoformer Störungsbilder begleitend zur pädiatrischen Differenzialdiagnostik - Familienberatung und Verhaltensmedizin bei chronisch kranken Kindern und ihren Familien - Neuropsychologische Diagnostik bei Erkrankungen mit ZNS-Betroffenheit (z. B. Epilepsie, Zustand nach Frühgeburt, Schädel-Hirn-Trauma)	- Zweigleisige Diagnostik durch Pädiatrie und Kinderpsychologie - Pädiatrisch-psychologisch abgestimmte Behandlungsplanung und einheitliche Patientenaufklärung - Flexibilität bei der Bestimmung der Intensität der Behandlung (von akuter Krisenintervention bis zur Langzeitbetreuung mit Beginn bei Diagnosestellung)
Psychologe als Mitglied eines ambulanten Schulungsteams: - Patientenschulung bei Asthma bronchiale, Neurodermitis, Epilepsie, Adipositas	- Interdisziplinäres Behandlungskonzept aus Pädiatrie und Psychologie, aber auch Pädagogik, Krankenpflege, Ernährungstherapie und Sport
Kinder- und Jugendlichenpsychotherapeut in niedergelassener Praxis - Verhaltenstherapie bei Komorbidität von psychischer Störung und somatischer Erkrankung	- Kontinuierliche und relativ zeitintensive Intervention (25 bzw. 45 Therapiesitzungen mit dem Kind plus Beratung der Bezugspersonen)
Stationäre Rehabilitation - Patientenschulung und Krankheitsmanagement bei Patienten mit stationärer Behandlungsindikation aufgrund des Schweregrads der Grunderkrankung sowie assoziierter psychosozialer Auffälligkeiten	- Systematische und konzentrierte Einübung adäquater Krankheitsbewältigung ohne Ablenkungen durch Alltagsroutinen des häuslichen Milieus

In allen Settings ist die Kooperation zwischen dem behandelnden Kinderarzt und dem Kinderverhaltenstherapeuten wichtig, um den Patienten und Eltern ein einheitlich formuliertes Störungs- und Therapiekonzept zu vermitteln. Eltern eines neurodermitiskranken Kindes werden verunsichert, wenn der Kinderarzt ein allergologisch fundiertes, der Kinderpsychotherapeut dagegen aber ein psychosomatisch akzentuiertes Störungsmodell vertritt. Als Folge der Verunsicherung drohen nicht nur Loyalitätskonflikte, sondern Compliance-Probleme sowohl mit der allergologischen wie mit der psychotherapeutischen Behandlung. Eine enge Kooperation mit Kinderärzten empfiehlt sich für Kinderverhaltenstherapeuten nicht nur aus patientenbezogenen, sondern auch aus berufspolitischen Gründen. Kinderärzte sind die wichtigsten Überweiser zur Kinderverhaltenstherapie. Die Verhaltenstherapie in der Kinderheilkunde stellt damit ein besonders stimulierendes Praxisfeld dar, das die Analyse der komplexen Interaktionen von biologischen, psychologischen und sozial-familiären Entstehungs- und Verlaufsbedingungen über den Störungs- und Entwicklungsverlauf bei somatisch kranken und damit psychisch entwicklungsgefährdeten Kinder erlaubt (Petermann et al., 2010). Dieses Praxisfeld eignet sich damit auch in besonderer Weise als Anwendungsgebiet für die gesundheitspsychologische und entwicklungspsychopathologische Modellbildung (Noeker, 2011c; Noeker & Petermann, 2003, 2008c).

Compliance-Problemee

Entwicklungs-gefährdete Kinder

5. Literatur

Alderfer, M. A., Navsaria, N. & Kazak, A. E. (2009). Family functioning and posttraumatic stress disorder in adolescent survivors of childhood cancer. *Journal of Family Psychology, 23,* 717–725.

Arbeitsgemeinschaft Asthmaschulung im Kindes- und Jugendalter e. V. (2007). *Qualitätsmanagement in der Asthmaschulung von Kindern und Jugendlichen* (3., überarb. u. akt. Aufl.). München: Zuckschwerdt.

Bachmann, H. & Steuber, C. für die Konsensusgruppe Kontinenzschulung im Kindes- und Jugendalter (Hrsg.). (2010). *Kontinenzschulung im Kindes- und Jugendalter.* Lengerich: Pabst.

Bode, H., Straßburg, H. M. & Hollmann, H. (2009). *Sozialpädiatrie in der Praxis.* München: Urban & Fischer.

Chida, Y., Steptoe, A., Hirakawa, N., Sudo, N. & Kubo, C. (2007). The effects of psychological intervention on atopic dermatitis. A systematic review and meta-analysis. *International Archives of Allergy and Immunolology, 144,* 1–9.

Ersser, S. J., Latter, S., Sibley, A., Satherley, P. A. & Welbourne, S. (2007). Psychological and educational interventions for atopic eczema in children. *Cochrane Database Systematic Reviews, 18,* CD004054.

Fricke, L. & Lehmkuhl, G. (2006). *Schlafstörungen im Kindes- und Jugendalter. Ein Therapiemanual für die Praxis.* Göttingen: Hogrefe.

Gerber, W.-D., Gerber-von Müller, G., Stephani, U. & Petermann, F. (2010). *Kopfschmerzen bei Kindern und Jugendlichen: Das MIPAS-Family-Programm.* Göttingen: Hogrefe.

Goebel-Fabbri, A. E. (2009). Disturbed eating behaviors and eating disorders in type 1 diabetes: clinical significance and treatment recommendations. *Current Diabetes Reports, 9,* 133–139.

Kahana, S., Drotar, D. & Frazier, T. (2008). Meta-analysis of psychological interventions to promote adherence to treatment in pediatric chronic health conditions. *Journal of Pediatric Psychology, 33*, 590–611.

Kamtsiuris, P., Atzpodien, K., Ellert, U., Schlack, R. & Schlaud, M. (2007). Prävalenz von somatischen Erkrankungen bei Kindern und Jugendlichen in Deutschland. Ergebnisse des Kinder- und Jugendgesundheitssurveys (KiGGS). *Bundesgesundheitsblatt Gesundheitsforschung Gesundheitsschutz, 50*, 686–700.

Kanfer, F. H., Reinecker, H. & Schmelzer, D. (2000). *Selbstmanagement-Therapie. Ein Lehrbuch für die klinische Praxis* (3. Aufl.). Berlin: Springer.

Krakowski, A. C., Eichenfield, L. F. & Dohil, M. A. (2008). Management of atopic dermatitis in the pediatric population. *Pediatrics, 122*, 812–824.

Kupfer, J., Gieler, U., Diepgen, T. L., Fartasch, M., Lob-Corzilius, T., Ring, J., Scheewe, S., Scheidt, R., Schnopp, C., Szczepanski, R., Staab, D., Werfel, T., Wittenmeier, M., Wahn, U. & Schmid-Ott, G. (2010). Structured education program improves the coping with atopic dermatitis in children and their parents – a multicenter, randomized controlled trial. *Journal of Psychosomatic Research, 68*, 353–358.

Lange, K. (2008). Diabetesschulung in der Pädiatrie. *Der Diabetologe, 4*, 348–354.

Niemeier, V., Stangier, U. & Gieler, U. (Hrsg.). (2009). *Hauterkrankungen: Psychologische Grundlagen und Behandlung*. Göttingen: Hogrefe.

Noeker, M. (2002). Praxis behavioral-systemischer Familienberatung bei Tumor- und Leukämieerkrankungen im Kindes- und Jugendalter. *Psychotherapie im Dialog, 3*, 53–60.

Noeker, M. (2005). Lernstörungen bei chronischer Erkrankung. *Monatsschrift Kinderheilkunde, 153*, 630–639.

Noeker, M. (2006). Psychologische Diagnostik bei chronischer Erkrankung. *Monatsschrift Kinderheilkunde, 154*, 326–337.

Noeker, M. (2008a). *Funktionelle und somatoforme Störungen im Kindes- und Jugendalter*. Göttingen: Hogrefe.

Noeker, M. (2008b). Das Gemeinsame im Speziellen: Krankheitsübergreifende Module und Lernziele der Patientenschulung. *Prävention und Rehabilitation, 20*, 2–11.

Noeker, M. (2009a). Systematik von psychologischen Interventionen in der Pädiatrie. In C. von Hagen & H.-P. Schwarz (Hrsg.), *Psychische Entwicklung bei chronischer Erkrankung* (S. 224–240). Stuttgart: Kohlhammer.

Noeker, M. (2009b). Verhaltenstherapie in der Pädiatrie. In S. Schneider & J. Margraf (Hrsg.), *Lehrbuch der Verhaltenstherapie: Störungen des Kindes- und Jugendalters* (S. 937–957). Berlin: Springer.

Noeker, M. (2009c). Unresolved issues in the management of idiopathic short stature: psychological endpoints, assessment, and cognitive-behavioral intervention. *Hormone Research, 71* (Suppl. 1), 75–81.

Noeker, M. (2009d). Patientenaufklärung und Patientenschulung. In C. von Hagen & H.-P. Schwarz (Hrsg.), *Psychische Entwicklung bei chronischer Erkrankung* (S. 241–255). Stuttgart: Kohlhammer.

Noeker, M. (2010). Adaptation und Lebensqualität bei anorektaler Malformation: Empirische Befunde, theoretisches Modell, psychodiagnostische Erfassung und verhaltensmedizinische Intervention. *Praxis der Kinderpsychologie und Kinderpsychiatrie, 59*, 52–70.

Noeker, M. (2011a). Psychologische Erstintervention nach Alkoholintoxikation. *Monatsschrift Kinderheilkunde, 159*, 124–132.

Noeker, M. (2011b). Selbstmanagement bei Diabetes mellitus. In C. von Hagen & H.-P. Schwarz (Hrsg.), *Selbstmanagement bei chronischer Erkrankung* (S. 189–207). Stuttgart: Kohlhammer.

Noeker, M. (2011c). Motivations- und gesundheitspsychologische Grundlagen des Selbstmanagements bei chronischer Krankheit. In C. von Hagen & H. P. Schwarz (Hrsg.), *Selbstmanagement bei chronischer Erkrankung* (S. 46–61). Stuttgart: Kohlhammer

Noeker, M. & Petermann, F. (2003). Entwicklungsorientierte Betrachtung chronischer Krankheiten im Kindes- und Jugendalter. *Zeitschrift für Klinische Psychologie, Psychiatrie und Psychotherapie, 51,* 191–229.

Noeker, M. & Petermann, F. (2008a). Chronische Erkrankungen. In F. Petermann & S. Schneider (Hrsg.), *Angewandte Entwicklungspsychologie* (S. 635–676). Göttingen: Hogrefe.

Noeker, M. & Petermann, F. (2008b). Somatoforme Störungen. *Monatsschrift Kinderheilkunde, 156,* 1013–1022.

Noeker, M. & Petermann, F. (2008c). Resilienz: Funktionale Adaptation an widrige Umgebungsbedingungen. *Zeitschrift für Psychiatrie, Psychologie und Psychotherapie, 56,* 255–263.

Noeker, M. & Petermann, F. (2013). Chronisch-körperliche Erkrankungen. In F. Petermann (Hrsg.), *Lehrbuch der Klinischen Kinderpsychologie* (7., überarb. u. erweit. Aufl., S. 535–552). Göttingen: Hogrefe.

Noeker, M. & Petermann, F. (2014). Schmerz infolge invasiver Behandlungsprozeduren. In F. Petermann & D. Vaitl (Hrsg.), *Praxishandbuch Entspannungsverfahren* (5., überarb. Aufl., S. 423–438). Weinheim: Beltz.

Pai, A. L. & Drotar, D. (2010). Treatment adherence impact: the systematic assessment and quantification of the impact of treatment adherence on pediatric medical and psychological outcomes. *Journal of Pediatric Psychology, 35,* 383–393.

Petermann, F., Knievel, J. & Tischler, L. (2010). *Nichtsprachliche Lernstörung: Erscheinungsformen, Ursachen und Interventionsmöglichkeiten.* Göttingen: Hogrefe.

Petermann, F. & Macha, T. (2005). *Psychologische Tests für Kinderärzte.* Göttingen: Hogrefe.

Sarimski, K. (2005). *Psychische Störungen bei behinderten Kindern und Jugendlichen.* Göttingen: Hogrefe.

Sarimski, K. & Steinhausen, H.-C. (2008). *Psychische Störungen bei geistiger Behinderung.* Göttingen: Hogrefe.

Schauerte, G., Biberger, A., Klocke, M., Lecheler, J., Petermann, F. & Pfannebecker, B. (2011). *AVT Asthma-Verhaltenstraining. Trainerleitfaden* (3., überarb. Aufl.). Berchtesgarden: INA-Verlag.

Schulte, I. E., Petermann, F. & Noeker, M. (2010). Functional abdominal pain in childhood: From etiology to maladaptation. *Psychotherapy and Psychosomatics, 79,* 73–86.

Terpitz, C., Tröster, H., Rothert, C., Schöne, D., Disch, R. & Noeker, M. (2005). Belastungserleben, Krankheitsbewältigung und gesundheitsbezogene Lebensqualität der Eltern von Kindern mit atopischer Dermatitis. *Kindheit und Entwicklung, 14,* 87–95.

von Gontard, A. (2010). *Enkopresis.* Göttingen: Hogrefe.

Warschburger, P. & Petermann, F. (2008). *Adipositas.* Göttingen: Hogrefe.

Werfel, T., Lotte, C., Scheewe, S. & Staab, D. (2008). *Manual Neurodermitisschulung.* Deisenhofen-München: Dustri.

Verhaltenstherapie in der Kinderneuropsychologie

Anja C. Lepach und Franz Petermann

1. Einführendes Beispiel

Das folgende Fallbeispiel soll das Vorgehen in der Kinderneuropsychologie veranschaulichen. Es werden hier stark verkürzt Anamnese, Exploration, Befunde zu zwei Entwicklungszeitpunkten und entsprechende Handlungsempfehlungen für ein Mädchen mit Zustand nach Hirninfarkt im Ausbreitungsgebiet der A. cerebri media rechts wiedergegeben. Im Zuge des Hirninfarkts bestanden linksseitig eine passagere Hemiparese (Halbseitenlähmung) und diskrete Faszialisparese (Gesichtslähmung) sowie neuropsychologische Funktionsstörungen. Eine neuropsychologische Untersuchung sollte Aufschluss über den kognitiven Entwicklungsstand geben.

Kognitiver Entwicklungsstand

Neuropsychologische Anamnese und Exploration. Lina bei Erstvorstellung vier Jahre und acht Monate (4;8 J.) alt ist das zweite Kind gesunder Eltern. Während der Schwangerschaft traten vorzeitige Wehen ab der 26. Woche auf und sie wurde spontan in der 35. Schwangerschaftswoche geboren. Das Geburtsgewicht betrug 3050 g, der Kopfumfang: 35 cm, die APGAR-Werte: 9/10/10. Die motorische Entwicklung verlief altersentsprechend, die Sprachentwicklung leicht verzögert bei undeutlicher Artikulation. Im Alter von 2;2 Jahren sei bei Lina während des Essens ein Nesteln mit der Hand aufgefallen, beim Laufen habe die linke Seite sehr schlaff gewirkt. Über den Kinderarzt erfolgte eine sofortige Überweisung in die Neuropädiatrie. Dort wurde zunächst eine schnell rückläufige Faszialisparese festgestellt und Lina mit Empfehlungen einer Physiotherapie und blutverdünnender Medikation entlassen. Vier Monate später zeigte ein ambulantes MRT den stattgefundenen ischämischen Insult (Schlaganfall) auf.

Neuropädiatrie

In der Vorsorgeuntersuchung U8 wurden Defizite in der kognitiven Entwicklung festgestellt. Eine logopädische Behandlung wurde eingeleitet. Lina besuchte einen Regelkindergarten. Tätigkeiten wie Malen und Basteln vermied sie oder führte sie nur flüchtig und ungenau aus. Zu Hause fielen Schwierigkeiten im geordneten Erzählen auf. Außerdem unterbreche Lina Handlungen und bringe sie nicht zu Ende (z. B. beim Spiel). Sie habe sich ausdauernd mit Puzzeln beschäftigen können, gehe schwimmen und reiten. Laut Elterneinschätzung verfügt Lina über geringe soziale Kompetenzen, sie sei sehr unselbstständig. Ihre emotionale Entwicklung wurde als unauffällig eingeschätzt.

Vorsorgeuntersuchung

Neuropsychologische Untersuchung und zusammenfassende Beurteilung. Die Untersuchung erfolgte ambulant an mehreren Terminen anhand folgender Testverfahren: Allgemeiner Entwicklungstest für Kinder von sechs Monaten bis sechs Jahren (ET 6-6) nach Petermann, Stein und Macha (2008) für die Altersgruppe bis 60 Monate, Kaufman Assessment Battery for Children (K-ABC; dt. Melchers & Preuss,

2001), Sprachentwicklungstest für drei- bis fünfjährige Kinder (SETK 3-5) nach Grimm, Aktas und Frevert (2001).

Lina zeigte sich als ein fröhliches, offenes Mädchen. Sie blieb problemlos mit der Untersuchungsleiterin alleine im Raum und arbeitete sehr motiviert und zügig mit. Über die gesamte Untersuchung hinweg bemühte sie sich, alle Aufgaben ihren Fähigkeiten entsprechend zu bearbeiten. Manche Aufgaben bearbeitete Lina sehr impulsiv, ohne sich einer angemessenen Handlungsstrategie zu bedienen. Lina benutzt spontan ihre rechte Hand. Bei linkshändig ausgeführten Arbeiten fielen feinmotorische Defizite auf, beispielsweise führte sie den Pinzettengriff links mit Zeige- und Mittelfinger aus, die Körpermotorik war unauffällig. Im Bereich der expressiven Sprache fiel bei altersgerechtem Sprachschatz eine Artikulationsstörung in Bezug auf die Laute „g" und „k" („d" und „t") und bestimmte Konsonantenkombinationen auf. Im Bereich der Handlungsstrategien zeigten sich knapp durchschnittliche Ergebnisse im Vergleich zum Leistungsniveau der Altersgruppe. Lina zeigte beim Puzzeln und Nachbauen ein impulsives Vorgehen und beachtete wichtige Hinweisreize nicht ausreichend; das Erkennen und Erklären von Ursache-Wirkungs-Zusammenhängen gelang ihr nicht (z. B. Bildergeschichten). Sie konnte Objekte nach einem vorgegebenen Kriterium gruppieren (Erkennen von Kategorien, Oberbegriffe, Zahlenbegriff usw.), eine Ordnung nach mehreren Kriterien sowie eine eigenständige Benennung von Oberbegriffen waren ihr dagegen nicht möglich (Kategorien spezifizieren, Klasseninklusion).

Artikulationsstörung

Die neuropsychologische Diagnostik erbrachte bei durchschnittlicher Grundintelligenz (K-ABC, CPM) Hinweise auf eine Teilleistungsstörung im Bereich der seriellen Informationsverarbeitung (serielle Merkfähigkeit, Kasten 1).

Neuropsychologische Diagnostik

Kasten 1: Merkmale einer Störung der seriellen Merkfähigkeit

> Bei der seriellen Merkfähigkeit handelt es sich um die Fähigkeit, eine Abfolge von Informationen in der vorgegebenen Reihenfolge merken beziehungsweise wiedergeben zu können. Dabei kann es sich um unterschiedliche Informationen handeln, beispielsweise Zahlenfolgen, Wortfolgen oder Symbolfolgen.
>
> Überprüft wird diese Fähigkeit durch die Vorgabe und Abfrage von Informationsfolgen, z. B.
>
> - „Zahlennachsprechen" (z. B. BASIC-MLT, ET 6-6, WISC-IV)
> - „Handbewegungen" (K-ABC),
> - „Wortreihen" (K-ABC),
> - „Farbfolgen" (BASIC-MLT),
> - „Geräuschfolgen" (BASIC-MLT) und
> - „Handlungsfolgen" (BASIC-MLT).
>
> Bei einer Störung der seriellen Merkfähigkeit können vorgegebene Reihenfolgen nicht vollständig und vor allem nicht in der richtigen Reihenfolge wiedergegeben werden. Neben einer verkürzten unmittelbaren Merkspanne kann beispielsweise eine verlangsamte Verarbeitung der Einzelinformationen zu Beeinträchtigungen führen.

Reduzierte Merkspanne

Lina weist in allen sensiblen Testverfahren (ET 6-6, K-ABC, SETK) eine Kurzzeitgedächtnisspanne von maximal drei Items auf. Die Aufnahmekapazität ist für dieses Alter als grenzwertig einzustufen. Die Kapazität von drei Items erscheint nicht modalitätsspezifisch, da sowohl visuelle (Handbewegungen, K-ABC) als auch sprachlich dargebotene Informationen davon betroffen waren. Möglicherweise ergibt sich diese reduzierte Merkspanne aus einer verlangsamten Weiterverarbeitung seriell aufgenommener Informationen, da sich ein Defizit besonders in der Transformation sprachlicher Informationen in visuelle Informationen ergibt (Wortreihe, K-ABC). Lina konnte maximal ein sprachlich vorgegebenes Item korrekt erinnern und dem richtigen Symbol zuordnen. Dementsprechend könnte Lina im Alltag sehr von langsam und kurz formulierten Instruktionen profitieren.

Selektive Aufmerksamkeit

Die Exekutivfunktionen sind insgesamt auffällig. Möglicherweise besteht im Kontext mit der reduzierten Merkspanne eine Störung der selektiven Aufmerksamkeit. Nach Aussage der Mutter sei Lina hochmotiviert gewesen, in der Untersuchung gute Leistungen zu präsentieren, da sie bald zur Schule gehen wolle. Die hier bestandene Eins-zu-Eins-Situation könnte bewirken, dass Linas Ablenkbarkeit unterschätzt wurde. Eine Tendenz zu impulsiven Handlungen war auch durch uns bei der Bearbeitung einiger Aufgaben zu beobachten. Die Verhaltensbeurteilung der Mutter erbrachte keine eindeutigen Hinweise auf das Vorliegen einer Aufmerksamkeitsstörung. Wir empfahlen die Fortführung der Logopädie sowie eine Ergotherapie und eine spätere Wiedervorstellung.

Bei Wiedervorstellung war Lina 6; 2 Jahre alt. Die sprachlichen Probleme seien deutlich zurückgegangen, Lina erhalte einmal wöchentlich Logopädie und auch Ergotherapie. Sie besuche als Integrationskind den Regelkindergarten und sei das einzige Mädchen in der Gruppe. Dort werde sie von den anderen Kindern gehänselt und ausgegrenzt. Dies führe Linas Mutter auf die Sprachdefizite zurück. Lina tue sich schwer, Kontakt zu anderen Kindern aufzunehmen, sie sei sehr zurückhaltend und habe bereits viele negative Erfahrungen gemacht, da sie häufig von den anderen Kindern zurückgewiesen werde. Insgesamt gehe Lina nur noch ungern in den Kindergarten, sie leide sehr unter der sozialen Isolation. Häufig gebe es am Morgen große Schwierigkeiten, Lina zum Kindergarten zu bringen. Kontakte und Treffen mit anderen Kindern würden vornehmlich durch Linas Mutter initiiert.

Die Amtsärztin habe Lina als schulfähig beurteilt, auch Lina wolle unbedingt zur Schule, allerdings schätzen Linas Eltern eine Einschulung in diesem Jahr als sehr problematisch ein. Sie seien besorgt, dass Lina auf Grund ihrer kognitiven und sprachlichen Defizite in der Schule nicht mitkomme und dadurch weitere negative Erfahrungen sammle.

Neuropsychologische Verlaufsuntersuchung und zusammenfassende Beurteilung.

Intelligenztest: WISC-IV

Bei Wiedervorstellung wurden folgende Testverfahren eingesetzt: Wechsler Intelligenztest für Kinder (WISC-IV; Petermann & Petermann, 2011), Bildbasierter Intelligenztest für das Vorschulalter (BIVA; Schaarschmidt, Ricken, Kieschke & Preuß,

2004), Untertests der Testbatterie zur Aufmerksamkeitsprüfung (TAP; Zimmermann & Fimm, 2002), Diagnostikum für Cerebralschädigung (DCS; Weidlich, Lamberti & Hartje, 2001), Verbaler Lern- und Merktest (VLMT; Helmstädter, Lendt & Lux, 2001).

Lina nahm diesmal anders als beim ersten Mal sehr zurückhaltend an der Untersuchung teil. Sie trennte sich nur zögerlich von ihren Eltern, konnte sich aber auf die Untersuchungssituation einlassen. Während der Untersuchung zeigte sich Lina aber als sehr angestrengt und fragte häufig, wann sie wieder zu ihren Eltern gehen dürfe. Insgesamt ergab sich ein sehr wechselhaftes Arbeitsverhalten. Es fielen visuelle Probleme auf, Lina kniff oder hielt sich abwechselnd ein Auge zu oder legte sich Testmaterialien auf die Augen. Bei einem orientierend durchgeführten Durchstreichtest (WISC-IV) bearbeitete sie nur die rechte Seite eines DIN-A3-Blattes. Beim Ordnen von kurzen Bildergeschichten legte sie das erste Bild der Geschichte immer in ihr rechtes Gesichtsfeld. Bei der Bearbeitung des Zahlensymbol-Tests (WISC-IV) übersprang sie wiederholt Reihen und einzelne Zeichen. Nach kurzen Pausen arbeitete Lina sehr überlegt, nach einiger Zeit verfiel sie jedoch plötzlich in ein impulsives Antwortverhalten. Aufgaben, die das Merken von mehreren Informationen erforderten (Reihen-Fortsetzen, BIVA), fielen Lina sehr schwer; sie konnte die geforderten Regelhaftigkeiten nicht erkennen. *Zahlensymbol-Test (WISC-IV)*

Lina benutzte bevorzugt ihre rechte Hand. Ihre linke Hand setzte sie bei beidhändigen Tätigkeiten nur als Hilfshand ein. Der Aufforderung, ein Haus auf ein unliniertes Blatt zu zeichnen, kam Lina bereitwillig nach. Die Menschzeichnung fiel mit Kopf, Hals, Armen, Bauch und Beinen vollständig aus. Die Stifthaltung war noch unsicher. Lina konnte keine altersgerechte Hauszeichnung anfertigen (Dreieck mit Fenster und Tür, schiefer Schornstein). Ihren Namen konnte sie in Großbuchstaben schreiben.

Linas *intellektuelle Leistungsfähigkeit* entspricht im Vergleich zur Altersnorm einem knapp unterdurchschnittlichen Gesamtresultat im WISC-IV (IQ = 84). Die sprachbezogenen Leistungen waren erheblich besser. Linas unmittelbare Merkspanne umfasste wie bei der Erstvorstellung drei Ziffern, das Nachsprechen einer Zahlenreihe in rückwärtiger Reihenfolge gelang Lina nicht. Das Zusammenbauen abstrakter Muster (Mosaiktest, WISC-IV) fiel Lina sehr schwer, hier erbrachte sie Leistungen, die weit unter dem Altersdurchschnitt liegen. Bei einer Leistungsüberprüfung des *schlussfolgernden Denkens* (als Kernfunktion der Intelligenz) anhand des Bildbasierten Intelligenzdiagnostikums für das Vorschulalter (BIVA) zeigten sich wiederum Probleme in der Herleitung komplexer Analogieschlüsse.

Die Diagnostik erbrachte bei knapp unterdurchschnittlicher Grundintelligenz Hinweise auf das Vorliegen neuropsychologischer Teilleistungsstörungen in den Bereichen visuell-räumlicher Fähigkeiten und der Lern- und Merkfähigkeit. Wie bereits in der ersten neuropsychologischen Untersuchung zeigte sich bei Lina eine deutlich verkürzte unmittelbare Merkspanne. Dies betrifft sowohl sprachliche (Zahlennachsprechen, VLMT, Gedächtnis für Wortfolgen) als auch visuelle Reize (DCS). Lina *Grundintelligenz*

Lernstrategie gelingt es auch nach mehrmaliger Darbietung nicht, Informationen stabil zu erinnern. Sie zeigte keine Lernstrategie, sie erinnert sich nur an Worte, die in der Reihe ganz am Anfang oder am Ende standen („Primacy"- und „Recency-Effekt"). Die verkürzte unmittelbare Merkspanne führt dazu, dass sie wichtige Aspekte längerer Bildergeschichten und Reihenfolgen nicht richtig im Kurzzeitgedächtnis behalten kann.

Die unterdurchschnittliche Leistung im Erklären von Wortbedeutungen (Wortschatz, WISC-IV) könnte ebenfalls Folge der Lern- und Merkstörung sein. Lina erklärt die Worte nicht nach semantischen (bedeutungsbezogenen) Kriterien, sondern nur anhand von Äußerlichkeiten (etwa „Esel": ist aus Tierfell und Knochen, „Hut": ist aus Stoff, hat eine Feder). Ähnlich zeigt sich dies beim Auffinden von Gemeinsamkeiten zweier Objekte (Gemeinsamkeitenfinden, WISC-IV). Lina scheint kein semantisches Netzwerk zu besitzen, in das sie Begriffe nach inhaltlichen Kriterien einordnen kann.

Visuelle Wahrnehmungsprobleme Linas Verhaltensweisen in der Untersuchung weisen auf visuelle Wahrnehmungsprobleme hin, die augenärztlich abgeklärt werden müssten. Das Zuhalten oder Zusammenkneifen eines Auges könnte auf Doppelbilder hinweisen, ein Gesichtsfeldausfall oder Neglect ist nicht sicher auszuschließen (Neglect, TAP; Rücken von Arbeitsmaterialien in das rechte Gesichtsfeld). Aufgaben mit räumlichen Anforderungen löst Lina sehr auffällig. Häufig kommt es zu räumlich gedrehten und geklappten Antworten. Lina profitiert sehr von kleinen Pausen, anschließend kann sie wieder präziser arbeiten. Durch die visuelle Überanstrengung und der damit verbundenen Ermüdung kann zum jetzigen Zeitpunkt keine zuverlässige Aussage über mögliche Aufmerksamkeitsprobleme erbracht werden. Es zeigen sich aber in der Beobachtung deutliche Hinweise auf Aufmerksamkeitsschwankungen und die bereits erwähnte Ermüdbarkeit. **Arbeitstempo (WISC-IV)** Als besondere Stärke ist Linas hohes Arbeitstempo (WISC-IV) zu sehen. Die neuropsychologischen Funktionsdefizite können als Folge des Infarkts im Stromgebiet der rechten A. cerebri media eingeordnet werden.

Insgesamt wirkt Lina zum zweiten Untersuchungszeitpunkt sehr schüchtern, still und zurückhaltend. Im Vergleich zu der letzten Untersuchung vor 18 Monaten scheint sich ihre emotionale Stabilität ungünstig entwickelt zu haben. Eine verhaltenstherapeutische Maßnahme, die auf den Aufbau sozialer Kompetenzen und den Abbau ängstlich-unsicherer Verhaltensweisen abzielt, wurde empfohlen (Petermann & Petermann, 2015).

Linas kognitive und emotionale Entwicklung entspricht nicht der eines sechsjährigen Kindes. Da Lina schulpflichtig ist, wurde ausführlich über eine für Lina angemessene Schulform beraten. Gemeinsam mit den Eltern kamen wir zu der Auffassung, dass Lina ein weiteres Jahr im Kindergarten verbleiben sollte. Lina möchte zwar unbedingt in die Schule, wäre mit der neuen Umgebung und den neuen Anforderungen aber noch überfordert. Das Ziel, das im nächsten Jahr erreicht werden soll, besteht darin, die kognitiven Leistungen deutlich zu verbessern. Im Hinblick auf therapeutische Erfolge im visuell-räumlichen Bereich und der Lern- und Merkfähigkeit wäre die Schulform im weiteren Verlauf erneut zu diskutieren.

Wir unterstützten die Eltern in ihrer Entscheidung, einen Antrag auf Zurückstellung von der Schule zu stellen und empfahlen eine augenärztliche Untersuchung (Überprüfung der Gesichtsfeldausdehnung, Abklärung von möglichen Doppelbildern) sowie ein neuropsychologisches Funktionstraining um die Lern- und Merkfähigkeit und die visuell-räumlichen Fähigkeiten in einer Einzeltherapie zu verbessern. Parallel sollte eine Verhaltenstherapie die sozialen Kompetenzen fördern.

Neuropsychologisches Funkionstraining

2. Spezifika des Anwendungsbereichs

Die Neuropsychologie untersucht die vielfältigen Wechselwirkungen zwischen biologischen Aspekten der Hirnfunktionen, ihrer Reifung und ihrer Störungen. Diese können sich je nach Art, Schwere und Zeitpunkt sehr unterschiedlich auf die verschiedenen kognitiven Funktionen und die gesamte Entwicklung auswirken. Dafür spielen auch die vergleichsweise weniger erforschten Schutzfunktionen und Ressourcen in der Person und ihrem Umfeld eine erhebliche Rolle.

In der Forschung werden zunehmend auch neuropsychologische Anteile von psychiatrischen Störungsbildern (z. B. Schizophrenie oder Essstörungen) untersucht (Lepach, Lehmkuhl & Petermann, 2010). In der Praxis richtet sich die neuropsychologische Diagnostik und Therapie an Personen mit Beeinträchtigungen, die im Zusammenhang mit angeborenen oder erworbenen Hirnfunktionsstörungen stehen (z. B. Schädel-Hirn-Trauma, Anfallsleiden oder Geburtskomplikationen, Tab. 1). In der Diagnostik beziehen sich die Fragestellungen auf Ursachen, Folgen und aufrechterhaltende Bedingungen bestehender Funktionsbeeinträchtigungen, aber auch auf die Ermittlung von Ressourcen, um bestehende Defizite kompensieren zu können. Beides ist wesentlich, um gezielte Förderprogramme zu entwickeln.

Hirn-Funkionsstörung

Ermittlung von Ressourcen

Tab. 1: Entwicklungsbezogenes Schema häufiger Hirnfunktionsstörungen bei Kindern

Pränatale Störungen		Perinatale Störungen		Postnatale Störungen	
Störung	Beispiel	Störung	Beispiel	Störung	Beispiel
Embryo- und Fetopathien	Alkoholembryopathie	Asphyxie (Sauerstoffunterversorgung)	Nabelschnurumschlingung	Neurologische Erkrankungen	Hirntumor, Encephalitis, Epilepsie
Schwangerschaftskomplikationen	Gestose („Schwangerschaftsvergiftung"), Diabetes oder Epilepsie der Mutter	Frühgeburt	Hirnblutung, Krampfanfälle, Sauerstoffmangel	Verletzung des ZNS	Schädel-Hirn-Trauma

Hirnreifungs-störungen	Fehlbildungen des ZNS, Spina bifida		Entwicklungs-störungen	Legasthenie, Dyskalkulie, Autismus
			Verhaltens-störungen	Aufmerksam-keits-Defizit-Syndrom
Genetische Syndrome	Fragiles-X-Syndrom		Stoffwechsel-störungen	Hypothyreose, Phenyl-ketonurie

Kinderneuro-psychologie

In der Kinderneuropsychologie liegt das besondere Interesse in der Erhebung von kognitiven Entwicklungsständen. Für die Darstellung von aktuellen Entwicklungsständen stehen psychometrische Untersuchungsverfahren zur Verfügung, die es ermöglichen, altersgerechte und abweichende Entwicklungsverläufe zu erfassen. Hier ergeben sich Schnittstellen zur Entwicklungs- und Lernpsychologie.

Erworbene Funktions-störung

Neben erworbenen Funktionsstörungen (siehe Tab. 1) bilden die umschriebenen Entwicklungsstörungen einen wichtigen Bereich neuropsychologischer Fragestellungen. Treten bei Kindern schulische Leistungsprobleme auf, ist zunächst unklar, worauf diese zurückzuführen sind. Die Ursachen können sowohl im Umfeld (Familie, Schule) zu suchen sein, als auch beim Kind selbst (körperliche, emotionale Gründe) (Petermann & Lepach, 2007). Häufig sind bereits Beeinträchtigungen neu-

Basis-funktion

ropsychologischer Basisfunktionen (Aufmerksamkeit, Gedächtnis, Sprache und Motorik sowie die visuelle und auditive Wahrnehmung, Kasten 2) ursächlich für die erst später auffällig werdenden schulischen Leistungen. Eine Erhebung und Behandlung dieser ermöglicht die Verbesserung der Lernvoraussetzungen und steigert das Erleben der eigenen Leistungskompetenz. Das wirkt sich häufig auch positiv auf das emotionale Erleben und die Sozialentwicklung aus, besonders da Beeinträchtigungen im schulischen Bereich als erhebliche Bedrohung der emotionalen Entwicklung betrachtet werden. Die genaue Diagnose erlaubt eine Aufklärung über die Hintergründe der Störung. So können Angst und Zweifel des Kindes und der Eltern vermindert werden und eine konkrete Beratung über sinnvolle Maßnahmen in Schule und Alltag erfolgen. Hier ergeben sich besondere Bezüge zur Verhaltenstherapie in Form von Elternberatung, Psychoedukation und motivationsfördernden Elementen, wie beispielsweise Zielvereinbarungen und Verstärkerpläne.

Nach der Behandlung einer grundlegenden Funktionsstörung reduzieren sich oft die Folgeprobleme im schulischen oder häuslichen Alltag. So können sich zum Beispiel nach einem gezielten neuropsychologischen Training der Aufmerksamkeit (Jacobs & Petermann, 2013, siehe Kasten 3) oder der Merkfähigkeit (Lepach & Petermann, 2010, Kasten 4) schulische Fertigkeiten verbessern und/oder Verhaltensprobleme verringern.

Kasten 2: Neuropsychologische Basisfunktionen und ihre Bedeutung für die kindliche Entwicklung

Wesentliche Basisfunktionen stellen der Eigenantrieb, Lern- und Gedächtnisprozesse und die verschiedenen Aufmerksamkeitsfunktionen dar. Damit sind Funktionen gemeint, die grundlegend aktiviert werden müssen, um schulische oder andere kognitive Alltagsanforderungen erfolgreich bewältigen zu können. So ist beispielsweise die Aufmerksamkeit eine Voraussetzung, um Informationen jeglicher Art angemessen und selektiv aufnehmen zu können. Diese ist wiederum eng verbunden mit dem Antrieb. Bei einem Mangel an Antrieb sind das Arbeitstempo und die Fähigkeit zur schnellen Informationsverarbeitung beeinträchtigt. Die Beeinträchtigung von Merk- und Lernprozessen kann sich auf alle Lebensbereiche negativ auswirken. Das betroffene Kind lernt nicht ausreichend aus Erfahrungen und hat keine Möglichkeit, einen Abgleich mit schon bekannten Informationen vorzunehmen. Dies wiederum ist aber die Basis adaptiven Lernens, also der Fähigkeit der Übertragung und Anpassung bisherigen Wissens auf neue ähnliche Kontexte.	**Aufmerksamkeitsfunktion**
In Folge der Merkstörung sind Wortschatz und Allgemeinwissen häufig reduziert, was in gängigen Intelligenztests im Zusammenspiel mit schlechten Ergebnissen mit den dort ebenfalls enthaltenen Merkspannentests zu einem niedrigeren IQ führen kann. Es kann zu Verhaltensstörungen kommen, weil angemessene Verhaltensweisen nicht gelernt werden oder es kann aufgrund von schulischen Überforderungssituationen zu sekundären Verhaltensproblemen kommen. Der Erwerb der Kulturtechniken basiert, wie die Aneignung faktischen Wissens, auf der Fähigkeit, • Wissen abzuspeichern und • zielgerichtet abrufen zu können. Schwierigkeiten beim Lesen und Schreiben können wiederum zu emotionalen Beeinträchtigungen führen. So haben beispielsweise Gasteiger-Klicpera, Klicpera und Schabmann (2006) aufzeigen können, dass die betroffenen Kinder mit steigendem Schulalter vermehrt Rückzugstendenzen und soziale Anpassungsschwierigkeiten zeigten. Das Umfeld kann auch ein anderes Symptom von Merkfähigkeitsstörungen, das häufige Nachfragen, als provokativ empfinden oder mangelnde Lernerfolge fälschlich mit fehlender intellektueller Kapazität oder Faulheit erklären. Somit kommt der Erkennung und Behandlung von Störungen der Basisfunktionen eine wesentliche Bedeutung zu.	**Sekundäre Verhaltensprobleme**

3. Anwendungsformen, Anwendungsgebiete und praktisches Vorgehen

Im Folgenden sollen das Vorgehen in der neuropsychologischen Diagnostik und Therapie im Allgemeinen und anhand exemplarischer Vorgehensweisen erläutert und die Schnittstellen zur Verhaltenstherapie verdeutlicht werden.

3.1 Neuropsychologische Diagnostik

Eine neuropsychologische Diagnostik ist angezeigt, wenn der Verdacht besteht, dass eine vorliegende Leistungsminderung oder Auffälligkeit auf eine Hirnfunktionsstörung zurückgeführt werden kann. Neben einer gezielten Anamnese und Exploration

Hirnfunktionsstörung

Kognitive Leistungsfähigkeit

erfolgt die Prüfung verschiedener Aspekte der kognitiven Leistungsfähigkeit durch testpsychologische und apparative Untersuchungsverfahren. Eine kleine Auswahl an exemplarischen Verfahren ist Tabelle 2 zu entnehmen. Indikationen sind:

- kognitive, schulleistungsbezogene, motorische, sprachliche oder verhaltensbezogene Störungen oder Persönlichkeitsveränderungen, die durch sonstige (körperliche, umfeldbezogene und psychodiagnostische) Untersuchungen nicht hinreichend erklärt werden können,

Schädel-Hirn-Trauma

- ein Schädel-Hirn-Trauma oder eine neurologische Erkrankung,
- schwerwiegende und anhaltende Lernstörungen, bei denen andere Fördermaßnahmen erfolglos blieben und Verdachtsmomente für eine hirnfunktionelle Verursachung gegeben sind, und
- Ausschluss ursächlicher oder begleitender neuropsychologischer Defizite bei psychischen oder leistungsbezogenen Auffälligkeiten.

Die neuropsychologische Diagnostik bei Kindern umfasst im Wesentlichen die in Tabelle 2 dargestellten Bereiche und ergibt ein genaues Bild der einzelnen Stärken und Schwächen eines Kindes, ein sogenanntes Leistungsprofil. Da Symptome neuropsychologischer Störungsbilder auch im Rahmen von körperlichen Erkrankungen oder psychischen Störungen vorkommen, ist eine enge Zusammenarbeit mit Kinderärzten und Kinderpsychiatern erforderlich. Hinweise auf eine psychische Störung werden in Form von Fragebögen und Interviews erfasst. Gerade im Kontext von erworbenen Hirnschädigungen spielen Probleme in der Anpassung an die neuen Gegebenheiten, Ängste und Depression eine bedeutende Rolle.

Erworbene Hirnschädigung

Bei der Auswahl der eingesetzten Testverfahren müssen neben Alter, Entwicklungsstand und Fähigkeiten der Testperson einige Überlegungen angestellt werden, die sich auf die Qualität des Tests (Testgütekriterien, aktuelle Normen) und die zu erwartende Aussagekraft im Hinblick auf die zu klärenden Fragestellungen beziehen (Testökonomie). Die Testverfahren dienen dabei als Werkzeuge, die dem Untersucher eine zusammenführende Bewertung standardisierter Ergebnisse vor dem Hintergrund von Vorbefunden, Beobachtungen und Differenzialdiagnosen ermöglichen.

Tab. 2: Testverfahren zur Neuropsychologischen Leistungsdiagnostik

Funktionsbereiche	Exemplarische Tests
Intelligenz	Wechsler Intelligenz-Skala für Kinder (WISC-IV, dt.) nach Petermann & Petermann (2011)
Aufmerksamkeit und Konzentration	Continuous Attention Performance Test (CAPT) nach Starzacher, Nubel, Grohmann, Gaupp & Pfeiffer (2007); Testbatterie zur Aufmerksamkeitsprüfung (TAP) nach Zimmermann & Fimm (2002)
Lern- und Merkfähigkeit (Gedächtnis)	Verbaler Lern- und Merktest (VLMT) nach Helmstaedter et al. (2001); Battery for Assessment in Children-Merk- und Lernfähigkeitstest (BASIC-MLT) nach Lepach & Petermann (2008a)

Wahrnehmung	Abzeichentest für Kinder (ATK) nach Heubrock, Petermann & Eberl (2004). Frostigs Entwicklungstest der visuellen Wahrnehmung – 2 (FEW-2) nach Büttner, Dacheneder, Schneider, Weyher – 2008), Frostigs Entwicklungstest der visuellen Wahrnehmung – Jugendliche und Erwachsene (FEW-JE) nach Petermann, Waldmann, Daseking (2012)	Testdiagnostik
Exekutive Funktionen/ Problemlösefertigkeiten	Turm von London – Deutsche Version (TL-D) nach Tucha & Lange (2004)	
Sprache	Sprachentwicklungstest für drei- bis fünfjährige Kinder (SETK 3-5) nach Grimm (2001); Sprachstandserhebungstest für Kinder im Alter von 5–10 Jahren (SET-5-10) nach Petermann (2012)	
Schulische Fertigkeiten	Rechenfertigkeiten- und Zahlenverarbeitungs-Diagnostikum für die 2. bis 6. Klasse (RZD 2-6) nach Jacobs & Petermann (2005), Zürcher Lesetest (ZLT-II) nach Petermann & Daseking (2012), Weingartener Grundwortschatz-Rechtschreibtests (WRT1+ bis 4+) nach Birkel (2007), ELFE 1-6 nach Lenhard & Schneider (2006)	
Allgemeine Entwicklung	Entwicklungstest für Kinder von 6 Monaten bis 6 Jahren – Revision (ET 6-6-R) nach Petermann & Macha (2013)	

Grundsätzliche Vorgehensweisen in der neuropsychologischen Diagnostik orientieren sich an den Leitlinien der Gesellschaft für Neuropsychologie (Vorstand, Arbeitskreise und wissenschaftlicher Beirat der GNP, Gauggel & Sturm, 2005). Der Untersucher sollte die Diagnostik immer vor dem Hintergrund konkreter Fragestellungen und Zielsetzungen vornehmen (vgl. Lepach & Petermann, 2008b):

1. Wie lautet die Fragestellung der Untersuchung?
Art und Umfang der Fragestellung können sich je nach Auftrag erheblich unterscheiden. Es kann dabei sowohl eine breite Statusdiagnostik für die allgemeine Einschätzung des Leistungsniveaus erforderlich sein (z. B.: „Welche Beschulung ist prognostisch sinnvoll?") als auch gegebenenfalls sehr umschriebene Diagnostiken zu einzelnen Funktionsbereichen (z. B.: „Liegt eine Merkfähigkeitsstörung vor?"). Gegebenenfalls müssen besondere Kriterien für Begutachtungen (z. B. nach § 35a Kinder- und Jugendhilfegesetz) berücksichtigt werden.

Leistungsniveau

2. Welche Informationen über die Testperson muss ich bei der Wahl der Verfahren berücksichtigen?
Es wird eine Vorauswahl der Testverfahren anhand vorliegender Informationen zum Kind, wie beispielsweise dem Vorliegen einer Intelligenzminderung, von Störungen der Sprache, bestimmter motorischer oder sensorischer Fertigkeiten oder beispielsweise ein Migrationshintergrund oder kürzlich erfolgte Untersuchungen, vorgenommen.

3. Wie beeinflusst das Verhalten während der Testung die Ergebnisse?
Hier geht es um Aspekte der Verhaltensbeobachtung, die das Testergebnis in Frage stellen oder relativieren (Kind hat nicht richtig hingesehen, wahllos geantwortet, Aufgabe nicht verstanden usw.); zum Beispiel kann es sich um eine unzureichende

Verhaltensbeobachtung

Motivation oder Aufnahmefähigkeit handeln. Die Aufmerksamkeit oder das Instruktionsverständnis können so stark beeinträchtigt sein, dass der Test kaum durchführbar ist. Es können erhebliche Prüfungsängste auffallen oder auch eine situativ schlechte Tagesform (z. B. Erkrankung, Schlafmangel). Unter diesen Punkt können auch besondere Testumstände, die die Testsituation (z. B. Störungen) oder den Untersucher (z. B. Durchführungsfehler) betreffen, erfasst werden.

4. Welche differenzialdiagnostischen Aspekte müssen berücksichtigt beziehungsweise abgeklärt werden?

Es ist zum einen wichtig, die symptomatischen Überschneidungen zu anderen klinischen Störungsbildern zu kennen und zum anderen zu wissen, welche Funktionsbereiche ein Test neben seiner eigentlichen Indikation erfasst. Es kann beispielsweise auffallen, dass ein Kind bei allen Anforderungen, die eine bestimmte Sinnesmodalität betreffen, Schwierigkeiten aufweist (z. B. alle visuellen Anforderungen). In diesem Fall wären weiterführende Verfahren zur Abklärung visueller Wahrnehmungsstörungen oder, wenn bereits eine periphere Sehstörung angenommen werden kann, eine Vorstellung bei einem Augenarzt angeraten. Es könnten sich Hinweise darauf ergeben, dass eine vorliegende Merkschwäche im Zuge einer depressiven Grundproblematik auftritt oder beispielsweise darauf, dass eine angenommene Rechenstörung im Wesentlichen auf einer Beeinträchtigung der Arbeitsgedächtnisfunktionen basiert.

Visuelle Wahrnehmungsstörung

5. Was sagen die Testergebnisse aus?

Diese Frage, die sich auf die Diagnosestellung bezieht, ist nur in der Zusammenschau der vorgenannten Punkte und der Hinweise aus der Anamnese sinnvoll zu beantworten. Für einige neuropsychologische Funktionsstörungen enthalten die Klassifikationssysteme bisher keine eigenständigen Diagnosen. Für Diagnosen im Zusammenhang mit hirnorganisch verursachten psychischen Störungen sieht das ICD-10 die F06-Kodierungen vor, für diesbezügliche Persönlichkeits- oder Verhaltensstörungen die F07-Kodierungen. Im Kindes- und Jugendalter sind viele Störungsbilder ohne eindeutige Verursachung bisher unzureichend erforscht oder blieben unberücksichtigt. Dies verdeutlicht unter anderem die Debatte um die nichtsprachliche Lernstörung (Petermann et al., 2010). Diese Umstände erschweren die Zuordnung und Anerkennung neuropsychologischer Diagnosen.

Neuropsychologische Funktionsstörung

Nichtsprachliche Lernstörung

6. Sind Rückschlüsse auf Ursachen für festgestellte Auffälligkeiten möglich?

In der Kinderneuropsychologie werden viele Kinder ohne klare Ursache für die gezeigten Auffälligkeiten vorgestellt. Hier gilt es dann anhand der Befunde und der gesammelten Informationen Hinweise auf mögliche Grunderkrankungen (z. B. Epilepsien, genetische Syndrome) zu finden und die weiteren Abklärungen einzuleiten.

7. Führt die Diagnose zu einer Behandlungsindikation und wenn ja, zu welcher?

Das Ergebnis einer Testung sollte immer in eine konkrete Handlungsempfehlung überführt werden. Hierbei müssen auch eventuelle Einschränkungen oder die Notwendigkeit einer Kombination von Maßnahmen diskutiert werden. So kann beispielsweise eine Lese-Rechtschreibtherapie notwendig sein, aber gleichzeitig eine so massive Aufmerksamkeitsstörung bestehen, dass vorrangig eine Therapie dieser anzuraten ist, bevor die Lese-Rechtschreibtherapie begonnen wird. Es geht auch darum, Handlungsempfehlungen für die Eltern oder die Beschulung zu formulieren. Bei der Behandlung sollen die Ressourcen des Kindes in seinen verschiedenen Lebens- und Funktionsbereichen sowie seine Einbindung in soziale Zusammenhänge berücksichtigt werden.

Aufmerksamkeitsstörung zuerst behandeln

8. Ist eine prognostische Einschätzung möglich und erfolgt eine Verlaufskontrolle?

Es ist zu klären, ob der aktuell erhobene Status als veränderbar (z. B. durch Therapie) oder als relativ stabil (z. B. Intelligenzminderung) angesehen wird, inwieweit von einem Erfolg angedachter Maßnahmen ausgegangen werden kann, welcher Grad an Selbstständigkeit erreicht werden kann oder welche Ausbildung angeraten ist. Verlaufsuntersuchungen dienen der Entwicklungskontrolle und der Beurteilung von Therapieverläufen. Sie spielen daher auch im Rahmen der Qualitätssicherung eine Rolle.

3.2 Neuropsychologische Therapie

Neuropsychologische Interventionen versuchen, gestörte neuronale Systeme zu reaktivieren bzw. auszubauen (Restitution durch Funktionstrainings), Beeinträchtigungen durch Nutzung vorhandener Ressourcen und Fähigkeiten zu kompensieren und begleitende psychosoziale Faktoren und resultierende Verhaltensauffälligkeiten zu vermindern.

Restitution durch Funktionstraining

Die Wahl und der Erfolg der Behandlung hängen unter anderem vom Ausmaß der Störung und der damit einhergehenden verlorenen Konnektivität (Vernetztheit der Nervenzellen) ab. Durch gezielte sensorische, motorische und kognitive Stimulation können die geschädigten Netzwerke teilweise wieder hergestellt werden, bei sehr geringen Schädigungen können sich zudem Spontanremissionen ergeben. Wenn aufgrund schwerer Schädigung des biologischen Substrats keine Wiederherstellung möglich ist, stehen kompensatorische Rehabilitationsmaßnahmen im Vordergrund (vgl. Konrad & Günther, 2013).

Erfolg

Eine angeleitete Wiederherstellung („guided recovery") gestörter synaptischer Verbindungen erfolgt durch reizgesteuerte Übungstechniken (Buttom-up-Stimulation) und konzept- und strategiebezogene Vorgehensweisen (Top-Down-Prozesse) sowie unter Einbindung von Methoden anderer Therapieverfahren (wie z. B. der Verhaltenstherapie).

Reizgesteuerte Übungstechnik

3.2.1 Neuropsychologische Therapie bei Kindern

In der neuropsychologischen Behandlung von Kindern und Jugendlichen werden insbesondere beeinträchtigte Basisfunktionen unter Verwendung altersgerechter

Arbeitsmaterialien und Verstärkungssysteme trainiert. Es werden Übungen zur Stärkung schwacher Funktionen durchgeführt und Strategien zur besseren Bewältigung von alltags- und schulbezogenen Anforderungen vermittelt. Eingeübt werden dabei zum Beispiel die Steuerung der Aufmerksamkeit, Memorierungstechniken oder visuell-räumliche Wahrnehmungs- und Konstruktionsleistungen (Jacobs & Petermann, 2013; Lepach & Petermann, 2010; Muth-Seidel & Petermann, 2008; Petermann et al., 2010). Flankierend werden auch andere Verfahren (z. B. Entspannungsverfahren, Verstärkersysteme, Zielentwicklung und Maßnahmen zur Strukturierung des Alltags) genutzt. Ein Einsatz weiterer therapeutischer Maßnahmen (z. B. Logopädie, Pharmakotherapie, Psychotherapie) kann erforderlich sein. In solchen Fällen muss die Kooperation mit anderen beteiligten Einrichtungen und Behandlern, wie zum Beispiel niedergelassenen Ärzten, Krankenhäusern oder Schulen geplant und realisiert werden. Hierbei übernimmt der Neuropsychologe häufig auch die Funktion eines Case-Managers.

Memorierungstechnik

Das bisherige Verständnis von neuropsychologischer Therapie als meist computergestütztes reines Hirnleistungstraining wird besonders den komplexen Anforderungen in der entwicklungsabhängigen Kinderneuropsychologie nicht gerecht. Die Feststellung einer vorhandenen Funktionsstörung allein sagt noch nichts über das Ausmaß der daraus für das Kind entstehenden erlebten Belastung aus. Allerdings bilden Funktionsstörungen einen erheblichen Risikofaktor für die schulische Laufbahn, wodurch wiederum die gesamte psychosoziale Entwicklung bedroht ist. Deswegen empfiehlt sich eine möglichst frühzeitige Intervention beim Vorliegen von Funktionsstörungen. Die vielfältigen Ursachen und die Komplexität neuropsychologischer Störungen auch im Hinblick auf die psychosozialen Folgen erfordern in der Regel ein multimodales und multimethodales Vorgehen bestehend aus meist verhaltenstherapeutischen und funktionsorientierten Behandlungsansätzen.

Hirnleistungstraining

3.2.2 Eltern- und Angehörigenberatung

Neben der Therapie mit dem Kind erfolgt eine Beratung der Eltern, in der eine Aufklärung über die Hintergründe des kindlichen Problemverhaltens erfolgt (Psychoedukation) und hilfreiche Strategien im Umgang damit eingeübt (Coping), besondere Belastungen abgebaut, der Tagesablauf besser strukturiert oder die schulische Förderung verbessert werden. Die Elternberatung weist große Parallelen zur der im Kontext chronischer Erkrankungen des Kindes- und Jugendalters auf (vgl. Noeker & Petermann, 2013).

Elternberatung

Eltern haben viele Wünsche an und Vorstellungen über die Entwicklung ihres Kindes. Wenn diese durch eine Erkrankung oder einen Unfall anders verläuft, bedeutet das für die Eltern eine bestmögliche Förderung des Kindes anzustreben, die das Ziel verfolgt, den Anschluss an eine normale Entwicklung soweit wie möglich zu realisieren und die veränderte Ausgangssituation zu akzeptieren. Eine weitere Problematik, die sich ergeben kann, resultiert aus überbehütenden und damit entwicklungshemmenden Verhaltensweisen im Erziehungsprozess.

Vor allem bei erworbenen Krankheiten und/oder ungünstigen Krankheitsverläufen spielt die Anpassung an die Situation, die Trauer über den Verlust und die Erarbeitung neuer Lebensziele eine wesentliche Rolle. Dabei müssen auch Aspekte wie Schuld- und Schamgefühle der Eltern berücksichtigt werden (z. B. „Wir hätten den Unfall verhindern müssen.", „Ich weiß ja, dass ich eigentlich dankbar sein müsste, dass meine Tochter überhaupt überlebt hat.", „Wir hätten ihn viel früher untersuchen lassen sollen!").

Erschwert wird der Prozess noch dadurch, dass ambulante neuropsychologische Therapien nicht standardmäßig von den Krankenkassen übernommen werden und es auch an Informationen fehlt, wie die Rehabilitation nach der stationären Akutphase weitergeführt werden kann. Viele Eltern sind daher hilflos, überfordert und reagieren resignativ oder wütend. Die Vermittlung von Informationen ist daher ein erster entlastender Schritt.

Die Bewältigung der Situation kann eine erhebliche Belastung für die gesamte Familie darstellen. Juristische Auseinandersetzungen mit Versicherungen und Kostenträgern, finanzielle Einbußen und ein erhöhter Betreuungsaufwand können das familiäre Klima nachhaltig belasten und auch die gesunden Geschwisterkinder können so in Mitleidenschaft gezogen werden. Der Eltern- und Angehörigenberatung kommt daher eine wesentliche Rolle zu.

3.3 Verhaltenstherapie und Klinische Kinderneuropsychologie

Verhaltenstherapeutische Methoden kommen in verschiedenen Anwendungsfeldern der Klinischen Kinderneuropsychologie zum Einsatz und spezifische neuropsychologische Vorgehensweisen ergänzen die Verhaltenstherapie. Bei der Epilepsie als einer besonders häufigen neurologischen Störung im Kindesalter haben sich beispielsweise Konzepte der Patientenschulung bewährt (Petermann & Rau, 2007).

Epilepsie

Im Zuge neuropsychologischer Therapie wird häufig auf Techniken der Verhaltenstherapie zurückgegriffen, die dann auf die Bedürfnisse der Patienten mit kognitiven Defiziten angepasst werden müssen. Zu nennen sind beispielsweise Verfahren zur Verhaltensmodifikation wie die differenzielle Verstärkung, Time-out, Tokensysteme, Response-Cost-Verfahren. Das Erkennen und Vermeiden auslösender Stimuli und Verfahren zur Selbstinstruktion und -modifikation. Das Selbstmanagement wird durch Verhaltensverträge, Auftragslisten, Reaktionsverhinderung durch Erlernen inkompatibler Reaktionen und kognitive Umstrukturierung unterstützt (Vorstand, Arbeitskreise und wissenschaftlicher Beirat der GNP, Gauggel & Sturm, 2005). Soziale Kompetenztrainings, die beispielsweise durch Rollenspiele und gezielte Rückmeldungen sozial-emotionale Fertigkeiten fördern, kommen dabei als Gruppentherapien zum Einsatz (Petermann & Petermann, 2015).

Verhaltensmodifikation

Soziales Kompetenztraining

Basale oder multiple neuropsychologische Störungen erfordern einen umfassenderen Rückgriff auf verhaltenstherapeutische Methoden, während sie bei umschriebenen Teilleistungs- oder Entwicklungsstörungen begleitend zur Anwendung kommen.

Regulationsstörung

Die Behandlung früh hirngeschädigter Kleinkinder mit grundlegenden Regulationsstörungen (exzessives Schreien, Schlaf- und Ernährungsstörungen) erfolgt überwiegend mit Methoden der Verhaltenstherapie (Petermann & Lepach, 2007). Diese haben sich auch bei selbstverletzendem Verhalten und zur Anbahnung lebenspraktischer Selbstständigkeit geistig behinderter Kinder (Petermann & Nitkowski, 2015) bewährt. Der Einsatz von verhaltenstherapeutischen Techniken, wie der Gewohnheitsumkehr oder hypnotherapeutische Verfahren finden zum Beispiel beim Tourette-Syndrom (Banaschewski & Rothenberger, 1998; Olness & Kohen, 2001) Anwendung. Grundprinzipien der Verhaltenstherapie kommen demnach überall zum Einsatz, wo das Verhalten des neuropsychologisch beeinträchtigten Kindes systematisch angeregt und operant verstärkt werden soll.

Selbstverletzendes Verhalten

Biofeedback

Im Rahmen der Klinischen Kinderpsychologie werden neuropsychologische Verfahren wie das Biofeedbackverfahren zur Behandlung von Epilepsien, Aufmerksamkeits- und Bewegungsstörungen (Düchting-Röth, Schmid-Schönbein & Noeker, 1995; Holtmann et al., 2008; Schmid-Schönbein, 1998) oder auch in Form neuropsychologisch fundierter Trainingsprogramme eingesetzt.

3.4 Exemplarische Trainings

Neuropsychologisches Training

In der Verhaltenstherapie haben sich mit dem „Training für Kinder mit räumlich-konstruktiven Störungen" (Muth-Seidel & Petermann, 2008), dem „Training für Kinder mit Aufmerksamkeitsstörungen" (Jacobs & Petermann, 2013, Kasten 3) und dem „Training für Kinder mit Gedächtnisstörungen" (Lepach & Petermann, 2010, Kasten 4) mittlerweile auch neuropsychologisch fundierte Trainings bewähren können (Heubrock, Petermann, Jacobs & Muth, 2001; Jacobs & Petermann, 2007; Jacobs & Petermann, 2008; Lepach & Petermann, 2009), die das Training kognitiver Basisfunktionen zum Ziel haben. Damit sind – wie oben beschrieben – Funktionen gemeint, die grundlegend aktiviert werden müssen, um schulische oder andere kognitive Alltagsanforderungen erfolgreich bewältigen zu können.

Mnemotechnik

Neben übenden Techniken bezieht sich ein wesentlicher Inhalt neuropsychologischer Therapie auf die Vermittlung von Strategien (Tab. 3). Strategien sind zielgerichtete kognitive Operationen, um die Aufgabenbewältigung zu verbessern (Bjorklund, 2004). Die Effektivität von Strategien zur Kompensation von Gedächtnisstörungen, sogenannte Mnemotechniken, konnte beispielsweise in verschiedenen Studien beschrieben werden (Lepach & Petermann, 2009).

Tab. 3: Gedächtnisstrategien in einem kindgerechten Gedächtnistraining (Lepach & Petermann, 2010).

REMINDER-„Trick"	Gedächtnisstrategie	Symbol	Beispiel
Spürnasen-Detektiv-Trick	Detailanalyse, Fokussierung	Lupe	„Versuche, dich auf das, was du siehst oder hörst, wirklich zu konzentrieren."
Sinn-Trick	Multimodales Erfassen	Ketchupflasche	„Wenn du dir das Wort „Ketchup" merken sollst, überlege, wie er aussieht, schmeckt, riecht …"
Geheimschrift-Trick	Symbolisches Kodieren	Malpalette	„Übersetze Wörter in Zeichnungen."
Fantasie-Trick	Imagination, Visualisierung	Buch, Kino	„Versuche, die Sachen, die du dir merken willst, in deiner Fantasie bildlich vorzustellen, als wäre es ein tolles Kino."
Ketten-Trick	Chaining	Kette	„Wenn du dir Dinge in einer Reihenfolge merken musst, kannst du die Sachen durch eine Geschichte miteinander verbinden."
Quassel-Trick	Verbalisierung	Sprechblase	„Übersetze das, was du siehst, in Wörter …"
Echo-Trick	Symbolisches Kodieren	Ohr, Stift und Haus	„Wenn du z. B. Vokabeln lernen musst, kannst du dir zu jedem Wort ein Symbol malen. Dann schaust du dir Wort und Symbol ganz genau an und wiederholst jedes Wort dreimal laut."
Lesen-Fragen-Verstehen-Trick	PQRST-Methode	Textseite	„… Dann unterstreichst du dir in jedem Absatz das Wichtigste und überlegst dir eine Frage …"
Sing-Trick	Musikalisches Chaining	Noten	„Schwierige Dinge wie Telefonnummern kannst du dir gut merken, wenn du sie dir als Rhythmus oder Melodie vorstellst."
Schubladen-Trick	Kategorisieren	Kommode	„Manchmal lassen sich Dinge zu bestimmten Oberbegriffen zusammenfassen, z. B. Fußball und Reiten sind Sportarten …"

Das Vorgehen bei der neuropsychologisch fundierten Therapie soll hier exemplarisch an zwei evaluierten Trainingsprogrammen zu Aufmerksamkeits- und Gedächtnisstörungen im Kindesalter (Kasten 2 und 3) gezeigt werden. Beide Programme greifen bewährte verhaltenstherapeutische Methoden und grundlegende Lernprinzipien auf und gehen damit über rein repetitiv übende Funktionstrainings hinaus. Beide Trainings setzen jedoch an einer differenzierten Betrachtung von Funktionen an, die sich auf testpsychologische Befunde stützt.

ATTENTIONER. Das ATTENTIONER-Training für Kinder mit Aufmerksamkeitsstörungen (Jacobs & Petermann, 2013) unterscheidet sich im Hinblick auf andere verhaltenstherapeutische Aufmerksamkeitstrainings durch die Berücksichtigung neuropsychologischer Aufmerksamkeitsmodelle, die eine Untergliederung einzelner Aufmerksamkeitsdimensionen, wie der Aufrechterhaltung (Intensität) und Steuerung von Aufmerksamkeit (Selektivität) in einzelne Unterfunktionen, wie beispielsweise der Fähigkeit zur Inhibition, Selektion und auch zur Aufmerksamkeitsteilung vorsieht (Sturm, 2009). Eine Indikation für das Training besteht, wenn unter anderem auffällige Ergebnisse in relevanten Untertests der Testbatterie zur Aufmerksamkeitsprüfung (TAP, Zimmermann & Fimm, 2002) vorliegen.

> ATTENTIONER = Aufmerksamkeitstraining

Der ATTENTIONER verzahnt neuropsychologische und verhaltenstherapeutische Therapieelemente mit dem Ziel, die Aufmerksamkeitssteuerung von Kindern zu verbessern. Beim Training lernen die Kinder und Jugendlichen insbesondere, sich auf die jeweils wichtige Information zu konzentrieren und ablenkende unwichtige Umgebungsreize zu ignorieren. Verhaltenstherapeutische Elemente kommen in Form von Response-Cost-Verfahren, Psychoedukation und Elternberatung zum Einsatz. Die Wirksamkeit des Trainings konnte in mehreren Studien belegt werden (Jacobs & Petermann, 2007; Jacobs & Petermann, 2008).

> Ziel: Verbesserung der Aufmerksamkeitssteuerung

Kasten 3: Das ATTENTIONER-Training für Kinder mit Aufmerksamkeitsstörungen (Jacobs & Petermann, 2013)

Das ATTENTIONER-Training strebt vorrangig eine Förderung der Selektivitätsdimension der Aufmerksamkeit, insbesondere die fokussierte und geteilte Aufmerksamkeit, an. Das Programm umfasst 15 wöchentliche Gruppensitzungen mit jeweils 60 Minuten Dauer, in denen jeweils mehrere Aufgaben vorgegeben werden. Während der Aufgaben übt das Kind vor allem, seine Aufmerksamkeit auf die relevanten Informationen zu lenken und sich gegen Störungen und Ablenkungen zu schützen.

Das Training wird in Gruppen mit vier Kindern, aufgeteilt in Altersgruppen von sieben bis 13 Jahren, durchgeführt. Eine Anpassung an eine Einzeltherapie ist möglich, die Gruppensituation weist jedoch eine größere Alltagsnähe auf und die Arbeit in Teams fördert auch soziale Kompetenzen. Innerhalb des Trainings werden gleichzeitig Wettbewerb und Teamfähigkeit gefördert.

> Ein Response-Cost-Verfahren ermöglicht zeitnahe Rückmeldungen und fördert die Verhaltensregulierung innerhalb der Gruppe, das Einhalten von Regeln und die Motivation. Ergänzend kann das Response-Cost-Verfahren in einem Eltern-Kind-Therapievertrag fortgeführt werden. Außerdem haben sich kindgerechte Leitfiguren (hier Drachen) und ein daran gekoppelter übergeordneter Themenrahmen als hilfreich und motivationsfördernd erwiesen. Die zugrundeliegenden Prinzipien umfassen auch den Erwerb von erfolgreichen Problemlösestrategien und wollen die Frustrationstoleranz steigern.
>
> Des Weiteren werden Aufgaben für Zuhause (Geheimaufträge) und ein Elterngruppentraining (5 Sitzungen) durchgeführt. Das Elterntraining beinhaltet Informationen zum Störungsbild und es werden z. B. durch Situationsanalysen, Rollenspiele und die Erarbeitung konkreter Zielsetzungen Wege zu einem möglichst förderlichen Erziehungsverhalten vermittelt. Dazu gehört eine Aufklärung über günstige Kommunikation und sinnvolle Instruktion, das Einführen von Verstärkern und der Abbau von ungünstigen, das unerwünschte Verhalten aufrechterhaltenden Bedingungen.

Elterntraining

REMINDER. Das Gedächtnistraining für Kinder trainiert gezielt basale Fähigkeiten von Gedächtnisfunktionen, wie die Aufmerksamkeitsselektion und die intermodale Reizverarbeitung, und berücksichtigt dabei auch modalitäts- und prozessspezifische Störungen der Merk- und Lernfähigkeit. Diese sollten im Vorfeld des Trainings durch eine differenzierte Testdiagnostik erhoben werden. Der BASIC-Merk- und Lernfähigkeitstest wurde im Hinblick auf diese Anforderungen konzipiert und hat sich für die Eingangs- und Verlaufsdiagnostik im Rahmen des Gedächtnistrainings bewährt (Lepach & Petermann, 2008a; Lepach, Petermann & von Stülpnagel, 2011). Der Test betrachtet die visuelle und auditive Modalität vergleichend und überprüft neben der unmittelbaren Merkspanne (Merktests) auch die Lernfähigkeit durch Wiederholung (Lerntests) sowie den Abruf nach zeitlicher Verzögerung. Dadurch kann im Vorfeld der Therapie der Befund gesichert und die Therapieplanung auf die individuellen Bedürfnisse des Kindes angepasst werden. Das Training bietet diverse Übungen und Memorierungsstrategien (Tab. 3) an, die verpackt in spielerisch gestaltete Aufgaben zunächst erprobt und dann verknüpft mit aktuellen Anforderungen des Kindes vertiefend eingesetzt werden. Tabelle 4 zeigt eine exemplarische Sitzung des Trainings.

REMINDER = Gedächtnistraining

Therapieplanung

Kasten 4: Das REMINDER-Training für Kinder mit Gedächtnisstörungen (Lepach & Petermann, 2010)

> Das REMINDER-Training vermittelt in flexiblen Schwierigkeitsgraden Übungen und Strategien, um Anforderungen an Merk- und Lernleistungen besser zu bewältigen. Das Programm umfasst 15 wöchentliche Sitzungen mit jeweils 60 Minuten Dauer, in denen jeweils bis zu fünf Aufgaben vorgegeben werden. Außerdem stehen Aufgaben für Zuhause (Einkaufen bei Trödelheimer) zur Verfügung und beratende Elterngespräche werden trainingsbegleitend durchgeführt.

Tokensystem

Es handelt sich um ein Einzeltraining für Kinder in den Altersgruppen von sieben bis 12 Jahren. Es wird unterstützend ein motivationsförderndes Tokensystem eingesetzt. Das bewährte Prinzip der kindgerechten Leitfiguren (hier Fuchs, Gans, Wolf) fand hier ebenfalls Anwendung. Eine Rahmenhandlung zieht sich wie ein roter Faden durch das Programm.

Bei der Entwicklung des Programms wurden theoretische Erkenntnisse zu Gedächtnisstörungen bei Kindern berücksichtigt. Zu den Prinzipien des Trainings gehören das Erlernen und die Anleitung zur Nutzung von Speicher- und Abrufstrategien (u. a. kategoriales Organisieren, Visualisieren, selektive Aufmerksamkeit). Das Training dient der Kompensation bzw. Verminderung der Störung und zielt auf eine erfolgreiche Umsetzung der erlernten Strategien in Schule und Alltag ab. Die motivationsfördernde spielerische Umsetzung erleichtert dem Kind den Zugang zu den Materialien und vermittelt Spaß am Lernen.

Tab. 4: Ziele und Inhalte der ersten Einheit des REMINDER-Trainings (Lepach & Petermann, 2010)

Detaillierte Arbeitsschritte

Übung	Ziele	Kurzbeschreibung
A) Vorstellung der Identifikationsfiguren: „Tricky und Vicky stellen sich vor"	• Erleichterter Zugang zu Trainingsprogramm und Übungen • Vermittlung eines altersangemessenen Störungskonzeptes • Vermittlung einer ressourcen- und kompensationsorientierten Bewältigung der Störung	„Tricky ist eigentlich ein schlauer Fuchs, aber immer wieder hat er vergessen …, deshalb entschlossen sie sich … Tricks auszudenken, wie sie sich all die Sachen besser merken konnten … ich bin sicher, dass sie dir auch ein paar tolle Tricks verraten werden …" Auf der Motivationskarte werden Belohnungspunkte gesammelt.
B) Übung 1: „Der Echotrick"	• Vermittlung der Strategien Visualisierung und symbolisches Kodieren • Förderung des Wort-Bild-Gedächtnisses • Vermittlung der Lernstrategie der Wiederholung (Echo)	Dem Kind wird eine Liste mit Wörtern vorgelegt. Danach ist es die Aufgabe des Kindes, für jeden Begriff ein passendes Symbol zu finden und neben das jeweilige Wort zu zeichnen. Dann werden die Wort-Symbol-Kombinationen angeschaut und zusätzlich das Wort dreimal langsam wiederholt („Echo").
C) Übung 2: „Moorlöcher"	• Vermittlung der Strategie des Verbalisierens • Förderung der intermodalen Verarbeitung • Einsatz von Kompensationshilfen (Notizen)	„Vicky versucht, den Weg durch die Moorlöcher zu finden. Das ist gar nicht so einfach, denn wenn sie sich nicht genau merkt, wo sie lang gehen muss, bekommt sie nasse Füße und gelangt nicht zum Ziel. Kannst du ihr helfen?" Die auf der Spielvorlage dargestellten „Moorlöcher" müssen überquert werden, indem die räumliche Anordnung betretbarer Steine gemerkt wird.

D) Übung 3: **„Die Schatzsuche"**	• Förderung des Wort-Bildgedächtnisses • Training der intermodalen Verarbeitung • Förderung der seriellen Verarbeitung	Dem Kind werden fünf Wörter genannt. Anschließend soll es sich vorstellen, dass es bei einer Schatzsuche mitmacht. „Vor dir auf dem Tisch sind einige Wörter zu sehen, deren Buchstaben ganz schön durcheinandergeraten sind. Es handelt sich dabei um die gesuchten Wörter, mit deren Hilfe du den Schatz bekommen kannst. Aber damit es nicht zu einfach wird, werde ich dir jetzt die Augen verbinden und du versuchst, die Buchstaben zu ertasten und in die richtige Reihenfolge zu bringen."
E) Übung 4: **„Trickkiste"**	• Zusammenfassung der Trainingsinhalte • Verfestigung der erlernten Strategien • Erlernen einer strukturierten Inhaltswiedergabe	Damit die einzelnen Strategien und Tricks besser behalten werden, soll das Kind im Anschluss an jede Sitzung eine kurze mündliche Zusammenfassung der durchgeführten Aufgaben z. B. mit Hilfe eines MP3-Players oder Diktiergerätes vornehmen.
F) Vorstellung der Übungen für zu Hause: **„Einkaufen bei Trödelheimer"** (hier Übung zum „Echotrick")	• Vertiefung einzelner Trainingsinhalte • Überleitung zum Alltagstransfer	Hauptfigur des Übungsprogramms für zu Hause ist der Wolf Trödelheimer, der sein Gedächtnis verloren hat. Für das Kind wird der Begriff „Hausaufgabe" durch die Bezeichnung „Einkaufen bei Trödelheimer" ersetzt. Hier kann sich das Kind durch Lösung der Aufgaben, Bonuspunkte in Form von „Wertmarken" für den „Warenkorb" und Hinweise auf die geheime Vergangenheit des Wolfes „erkaufen".

Die kurz vorgestellten neuropsychologischen Trainings ATTENTIONER und REMINDER sind nicht dafür konzipiert, primäre Verhaltensstörungen oder ungünstige psychosoziale Faktoren zu beeinflussen. Sie stellen deshalb keinen Ersatz für bewährte verhaltenstherapeutische Verfahren dar, aber sie bilden eine gute Möglichkeit, kognitiven Beeinträchtigungen der Basisfunktionen und daraus resultierenden Verhaltensproblemen effektiv und kindgerecht zu begegnen.

Basisfunktion

4. Barrieren, Nachteile und Chancen der Kinderverhaltenstherapie

Neuropsychologie

Eine Schwierigkeit der Klinischen Neuropsychologie und speziell der Kinderneuropsychologie liegt darin, dass bislang nur wenige manualisierte und evaluierte Therapieprogramme vorliegen, mit deren Hilfe diagnostische Befunde gezielt in therapeutische Strategien umgesetzt werden können. Verhaltenstherapeutische Methoden spielen bei der Entwicklung und Umsetzung solcher Manuale eine große Rolle und haben sich besonders in der Behandlung schwerer, hirnorganisch bedingter Verhaltensstörungen bewährt. Neuropsychologisch fundierte Programme, die als Module im Rahmen der Kinderverhaltenstherapie einsetzbar sind, wurden hier exemplarisch vorgestellt. Die guten Erfahrungen mit dieser Vorgehensweise ermutigen zur Entwicklung weiterer Programme, die die Schnittstellen zwischen Neuropsychologie und Verhaltenstherapie positiv ausgestalten. Die vorliegenden Verfahren zeigen, dass

Hirnfunktionsstörung

es möglich und notwendig ist, Therapieverfahren für Kinder mit Hirnfunktionsstörungen zu entwickeln und zu evaluieren, die Emotion, Kognition und Verhalten nachhaltig günstig beeinflussen. Die in der Kinderverhaltenstherapie traditionsreichen Techniken der Elternberatung und -trainings finden im Kontext neuropsychologischer Störungsbilder besondere Relevanz.

Eine Kombination von Klinischer Kinderneuropsychologie und Kinderverhaltenstherapie bietet den Vorteil, dass durch die differenzierten neuropsychologischen Diagnosestrategien Funktionseinschränkungen, Kompensationsstrategien und Ressourcen eines Kindes gezielter erkannt werden können. In dieser Hinsicht stellt die Neuropsychologie eine wichtige Bereicherung der Kinderverhaltenstherapie in Form einer mikroanalytischen Betrachtung und Ursachenanalyse klinischer Phänomene dar. Die Neuropsychologie wird wiederum durch den Einsatz der vielfältigen Methoden der Kinderverhaltenstherapie in die Lage versetzt, ihre Erkenntnisse in wirksame therapeutische Handlungsstrategien umzusetzen.

5. Literatur

Banaschewski, T. & Rothenberger, A. (1998). Diagnostische Leitlinien und verhaltenstherapeutische Verfahren bei Tic-Störungen. *Kindheit und Entwicklung, 7*, 99–111.

Birkel, P. (2007). *Weingartener Grundwortschatzrechtschreib-Test 1+ bis 4+*. Göttingen: Hogrefe.

Bjorklund, D. F. (2004). Special issue: Memory development in the New Millennium. *Developmental Review, 24*, 343–346.

Büttner, G., Dacheneder, W., Schneider, W. & Weyer, K. (2008). *Frostigs Test der visuellen Wahrnehmung – 2 (FEW-2)*. Göttingen: Hogrefe.

Düchting-Röth, A., Schmid-Schönbein, C. & Noeker, M. (1995). Psychologische Interventionsansätze zur Anfallskontrolle bei Kindern und Jugendlichen mit Epilepsie. *Kindheit und Entwicklung, 4*, 96–105.

Gasteiger-Klicpera, B., Klicpera, C. & Schabmann, A. (2006). Der Zusammenhang zwischen Lese-, Rechtschreib- und Verhaltensschwierigkeiten: Entwicklung vom Kindergarten bis zur vierten Grundschulklasse. *Kindheit und Entwicklung, 15*, 55–67.

Grimm, H., Aktas, M. & Frevert, S. (2001). *Sprachentwicklungstest für drei- bis fünfjährige Kinder (SETK 3-5)*. Göttingen: Hogrefe.

Helmstädter, C., Lendt, M. & Lux, S. (2001). *Verbaler Lern- und Merkfähigkeitstest (VLMT)*. Bern: Huber.

Heubrock, D., Eberl, I. & Petermann, F. (2004). *Abzeichentest für Kinder (ATK)*. Göttingen: Hogrefe.

Heubrock, D., Petermann, F., Jacobs, C. & Muth, D. (2001). Effizienz neuropsychologischer Therapie bei Kindern mit räumlich-konstruktiven Störungen: Psychometrische und psychosoziale Effekte. *Kindheit und Entwicklung, 10,* 105–113.

Holtmann, M., Grasmann, D., Cionek-Szpak, E., Hager, V., Panzer, N., Beyer, A., Poustka, F. & Stadler, C. (2009). Spezifische Wirksamkeit von Neurofeedback auf die Impulsivität bei ADHS. *Kindheit und Entwicklung, 18,* 95–104.

Jacobs, C. & Petermann, F. (2005). *Rechenfertigkeiten- und Zahlenverarbeitungs-Diagnostikum für 2. bis 6. Klassen (RZD 2-6)*. Göttingen: Hogrefe.

Jacobs, C. & Petermann, F. (2007). Aufmerksamkeitsstörungen bei Kindern. Langzeiteffekte des neuropsychologischen Gruppenprogramms ATTENTIONER. *Kindheit und Entwicklung, 16,* 40–49.

Jacobs, C. & Petermann, F. (2008). Aufmerksamkeitstherapie bei Kindern – Langzeiteffekte des ATTENTIONERS. *Zeitschrift für Kinder- und Jugendpsychiatrie und Psychotherapie, 36,* 411–417.

Jacobs, C. & Petermann, F. (2013). *Training für Kinder mit Aufmerksamkeitsstörungen. Das neuropsychologischen Gruppentraining ATTENTIONER* (3., vollst. veränd. Aufl.). Göttingen: Hogrefe.

Konrad, K. & Günther, T. (2013). Neuropsychologische Therapie. In F. Petermann (Hrsg.), *Lehrbuch der Klinischen Kinderpsychologie* (7., überarb. u. erweit. Aufl.; S. 807–822). Göttingen: Hogrefe.

Lenhard, P. & Schneider, W. (2006). *Ein Leseverständnistest für Erst- bis Sechstklässler (ELFE 1-6)*. Göttingen: Hogrefe.

Lepach, A. C., Lehmkuhl, G. & Petermann, F. (2010). Neuropsychologische Themen in der Kinderpsychologie und Kinderpsychiatrie. *Praxis der Kinderpsychologie und Kinderpsychiatrie, 59,* 576–587.

Lepach, A. C. & Petermann, F. (2008a). *Battery for Assessment in Children – Merk- und Lernfähigkeitstest (BASIC-MLT)*. Bern: Huber.

Lepach, A. C. & Petermann, F. (2008b). Intelligenz- und Leistungsdiagnostik. In F. Petermann (Hrsg.), *Lehrbuch der Klinischen Kinderpsychologie* (6., völlig veränd. Aufl., S. 133–147). Göttingen: Hogrefe.

Lepach, A. C. & Petermann, F. (2009). Wirksamkeit neuropsychologischer Therapie bei Kindern mit Merkfähigkeitsstörungen. *Kindheit und Entwicklung, 18,* 105–110.

Lepach, A. C. & Petermann, F. (2010). *Training für Kinder mit Gedächtnisstörungen. Das neuropsychologische Einzeltraining REMINDER* (2., erweit. Aufl.). Göttingen: Hogrefe.

Lepach, A. C., Petermann, F. & von Stülpnagel, A. (2011). Merk- und Lernleistungen bei Kindern mit erworbener Hirnschädigung. *Zeitschrift für Neuropsychologie, 22,* 47–61.

Melchers, P. & Preuß, U. (Hrsg.). (2001). *Kaufman Assessment Battery for Children (K-ABC; deutsche Version,* 6. teilw. erg. Aufl.). Leiden: PITS.

Muth-Seidel, D. & Petermann, F. (2008). *Training für Kinder mit räumlich-konstruktiven Störungen. Das neuropsychologische Einzeltraining DIMENSIONER II*. Göttingen: Hogrefe.

Noeker, M. & Petermann, F. (2013). Chronisch-körperliche Erkrankungen. In F. Petermann (Hrsg.), *Lehrbuch der Klinischen Kinderpsychologie* (7. überarb. u. erweit. Aufl., S. 535–552). Göttingen: Hogrefe.

Olness, K. & Kohen, D. P. (2001). *Lehrbuch der Kinderhypnose und –hypnotherapie*. Heidelberg: Auer.

Petermann, F. (2012). *Sprachstandserhebungstest für Kinder im alter zwischen fünf und zehn Jahren (SET 5-10)*. (2., veränd. Aufl.). Göttingen: Hogrefe.

Petermann, F. & Daseking, M. (2012). *Zürcher Lesetest II (ZLT-II)*. Bern: Huber.

Petermann, F., Knievel, J. & Tischler, L. (2010). *Nichtsprachliche Lernstörung. Erscheinungsformen, Ursachen und Interventionsmöglichkeiten*. Göttingen: Hogrefe.

Petermann, F. & Lehmkuhl, G. (2009). Neuropsychologische Diagnostik und Therapie. *Kindheit und Entwicklung, 18*, 59–61.

Petermann, F. & Lepach, A. C. (2006). Neuropsychologische Diagnostik und Therapie von Aufmerksamkeits- und Gedächtnisstörungen im Kindesalter. *Verhaltenstherapie, 16*, 112–120.

Petermann, F. & Lepach, A. C. (2007). Klinische Kinderneuropsychologie. *Kindheit und Entwicklung, 16*, 1–6.

Petermann, F. & Macha, T. (2013). *Entwicklungstest für Kinder von 6 Monaten bis 6 Jahren – Revision (ET 6-6-R)*. Frankfurt: Pearson Assessment.

Petermann, F. & Nitkowski, D. (2015). *Selbstverletzendes Verhalten* (3., überarb. u. erweit. Aufl.). Göttingen: Hogrefe.

Petermann, F. & Rau, J. (2007). Epilepsien im Jugendalter. *Zeitschrift für Psychiatrie, Psychologie und Psychotherapie, 55*, 177–184.

Petermann, F., Stein, I. & Macha, T. (2008). *Entwicklungstest 6 Monate bis 6 Jahre* (3., erweit. Aufl.). Frankfurt: Pearson Assessment.

Petermann, F., Waldmann, H.-C. & Daseking, M. (2012). *Frostigs Entwicklungstest der visuellen Wahrnehmung – Jugendliche und Erwachsene (FEW-JE)*. Göttingen: Hogrefe.

Petermann, F. & Petermann, U. (Hrsg.). (2011). *Wechsler Intelligenz-Skala für Kinder (WISC-IV, dt.)*. Frankfurt: Pearson Assessment.

Petermann, U. & Petermann, F. (2015). *Training mit sozial unsicheren Kindern* (11., vollst. überarb. Aufl.). Weinheim: Beltz.

Schaarschmidt, U., Ricken, G., Kieschke, U. & Preuß, U. (2004). *Bildbasierter Intelligenztest für das Vorschulalter (BIVA)*. Göttingen: Hogrefe.

Schmid-Schönbein, C. (1998). Gegenmittel gegen epileptische Anfälle – Rückgewinnung von Kontrolle und Selbstvertrauen. In A. Stark (Hrsg.), *Leben mit chronischer Erkrankung des Zentralvernvensystems. Krankheitsbewältigung – Rehabilitation – Therapie* (S. 261–273). Tübingen: Deutsche Gesellschaft für Verhaltenstherapie.

Starzacher, E., Nubel, K., Grohmann, G., Gaupp, K. & Pfeiffer, Y. (2007). *Continuous Attention Performance Test (CAPT)*. Göttingen: Hogrefe.

Sturm, W. (2009). Aufmerksamkeitsstörungen. In W. Sturm, M. Herrmann & T. F. Münte (Hrsg.), *Lehrbuch der Klinischen Neuropsychologie. Grundlagen, Methoden, Diagnostik, Therapie*, (2. Aufl., S. 421–443). Heidelberg: Spektrum.

Tucha, O. & Lange, K. W. (2004). *Turm von London – Deutsche Version*. Göttingen: Hogrefe.

Vorstand der GNP, die Arbeitskreise der GNP, der wissenschaftliche Beirat der GNP, Gauggel (Evidenzbasierte Therapie) und Sturm (Koordinator der Leitlinien-Kommission) (2005). Leitlinien der Gesellschaft für Neuropsychologie (GNP) für neuropsychologische Diagnostik und Therapie. *Zeitschrift für Neuropsychologie, 16*, 175–199.

Weidlich, S. & Lamberti, G. (2001). *Diagnosticum für Cerebralschädigung (DCS)* (4., erw. Aufl.). Bern: Huber.

Zimmermann, P., & Fimm B. (2002). *Testbatterie zur Aufmerksamkeitsprüfung (TAP)* (2. Aufl.). Würselen: Psytest.

III.
Manualisierte Therapieprogramme

Was spricht für eine manualgestützte Kinderverhaltenstherapie?

Franz Petermann

1. Vor- und Nachteile von Therapiemanualen

Heute liegen für viele unterschiedliche psychische Störungen und zur Bewältigung der psychosozialen Folgen einer chronischen Krankheit oder psychosomatischen Störung Behandlungsprogramme und damit ein manualgestütztes Vorgehen vor. Im Kindes- und Jugendalter werden in Manualen häufig Einzel- sowie Gruppentrainings kombiniert. Außerdem richten sich die Interventionen meist auf das gesamte Familiensystem, das heißt vielfach werden familienbezogene Interventionen durchgeführt.

Bei einem Therapiemanual handelt es sich um eine detaillierte Behandlungsanweisung, in der das therapeutische Vorgehen systematisiert und strukturiert dargelegt wird (Finke & Teusch, 1999). Allerdings variieren Therapiemanuale in Form und Grad ihrer Strukturiertheit sehr. So existieren hochstrukturierte Manuale, in denen jede Sitzung bis ins Detail beschrieben wird, und weniger strukturierte Therapiemanuale, die generelle therapeutische Strategien skizzieren, die von dem Therapeuten auf die Situation des jeweiligen Patienten angepasst werden können (Addis & Cardemil, 2005). Luborsky und DeRubeis (1984) beschreiben, dass sich Therapiemanuale dadurch auszeichnen, dass sie dem Therapeuten explizite Vorschläge für das therapeutische Vorgehen bieten und bestimmte Techniken und Strategien vorschlagen, die in der Therapie zulässig und erstrebenswert sind. Küfner und Johann (2004) unterscheiden zwischen semistrukturierten störungsspezifischen Therapieprogrammen und hochstrukturierten störungsspezifischen Therapiemanualen. Während bei semistrukturierten Therapieprogrammen der organisatorische und inhaltliche Ablauf offen bleibt, das heißt es werden keine Angaben über den zeitlichen Rahmen und die genaue Struktur der Therapiesitzungen gegeben, ist genau dies bei hochstrukturierten Therapiemanualen vorhanden.

Behandlungsanweisung

Therapieprogramm

Nach Finke und Teusch (1999) dient ein Therapiemanual:

- der Planung des therapeutischen Vorgehens,
- der verbesserten Lehrbarkeit des Verfahrens sowie
- der genauen Vergleichbarkeit des therapeutischen Vorgehens mit anderen therapeutischen Verfahren.

Hochstrukturierte manualbasierte Vorgehensweisen stellen die Basis jeder Evidenzbasierung dar, da dadurch die Validität des jeweiligen Therapieverfahrens gegeben

Evidenzbasierung

ist. Um Aussagen über die Wirksamkeit von Behandlungsmethoden treffen zu können, muss genau beschrieben und kontrolliert werden, wie und ob die Behandlung den Vorgaben entsprechend durchgeführt wurde. Heekerens (2005, S. 363) beschreibt es folgendermaßen: Bei der Evaluation einer Therapie muss sichergestellt sein, dass auch wirklich „drin" ist, was „drauf" steht. In Wirksamkeitsstudien muss daher auch immer die „Manualtreue" (treatment adherence) des Therapeuten überprüft werden. Die Manualtreue beschreibt das Ausmaß, mit dem Therapeuten das Behandlungsmanual anwenden und zur gleichen Zeit Maßnahmen vermeiden, die durch das Manual ausgeschlossen werden (Waltz, Addis, Koerner & Jacobson, 1993).

Manualtreue

Die genaue Beschreibung der therapeutischen Methoden, Techniken und einzelnen Übungen, die wissenschaftlich fundiert und empirisch überprüft sein müssen, soll die Compliance des Therapeuten gegenüber der gewählten Therapiemethode erhöhen. Bei der Beschreibung von Psychotherapie empfehlen Linden und Hautzinger (2011) vier Betrachtungsebenen zu bedenken: die therapeutische Theorie, die Therapiestrategie, das therapeutische Basisverhalten und die Einzeltechnik.

- Die therapeutische Theorie beinhaltet Informationen über Theorien und Modelle von psychischen Störungen (s. auch die Bedeutung von Entwicklungsmodellen für die Therapieplanung; Petermann & Resch, 2013).

- Unter Therapiestrategien werden komplexe Therapieprozesse verstanden, in denen verschiedene Einzeltechniken kombiniert werden, wie etwa ein Training sozialer Kompetenz.

- Unter therapeutischem Basisverhalten versteht man Faktoren wie Warmherzigkeit und empathisches Verhalten den Betroffenen gegenüber.

- Einzeltechniken sind alle Therapiemethoden und Vorgehensweisen, wie etwa der Einsatz von einem Tokenplan, die Analyse von Gedankenketten oder die Reizkonfrontation.

Therapiemanual oder konventionelle Therapie

Befürworter des Einsatzes von Therapiemanualen werten die genaue Beschreibung des therapeutischen Vorgehens in einem Therapiemanual als klaren Vorteil gegenüber konventionellen Therapieformen (Carroll & Nuro, 2002; Döpfner, Kinnen & Petermann, 2010; Hibbs, Clarke, Hechtman, Abikoff, Greenhill & Jensen, 1997; Küfner & Johann, 2004). Die genaue Beschreibung der Therapieschritte ermöglicht eine bessere Standardisierung des Vorgehens für unterschiedliche Patientengruppen, Settings und Therapeuten. Die erhöhte Transparenz im therapeutischen Prozess kann als ein weiterer Vorteil gewertet werden, sie macht das therapeutische Vorgehen für Dritte nachvollziehbar und erleichtert die Qualitätssicherung (vgl. Petermann, 2007). Auch gehen Befürworter davon aus, dass sich mit Hilfe von Therapiemanualen besser überprüfen lässt, ob ein Therapieprogramm korrekt angewandt und durchgeführt wurde (Hibbs et al., 1997; Küfner & Johann, 2004). Außerdem kann eine Behandlung mit Hilfe von Therapiemanualen besser kommuniziert und zuverlässiger implemen-

Qualitätssicherung

tiert werden. Befürworter sind darüber hinaus der Auffassung, dass mit Hilfe von Manualen Therapeuten effizienter ausgebildet werden können (Carroll & Nuro, 2002; Döpfner et al., 2010; Hibbs et al., 1997; Küfner & Johann, 2004)

Nach Addis und Krasnow (2000) traf die Einführung von Therapiemanualen einen zentralen Nerv von Psychotherapeuten, nämlich ihre Identität und subjektiv erlebte Autonomie im Therapieprozess. Durch die Einführung von Therapiemanualen wurden zentrale Fragen aufgeworfen, wie z. B. „Was beinhaltet Psychotherapie genau?" „Wer sollte Psychotherapie durchführen dürfen?" „Sind Psychotherapeuten verpflichtet, evidenzbasierte Psychotherapieverfahren anzuwenden?" „Was ist für eine erfolgreiche Therapie entscheidender: die Ergebnisse kontrollierter Wissenschaft oder die klinische Erfahrung?" „Wie wichtig ist die therapeutische Beziehung und die Persönlichkeit des Therapeuten?" *(Therapiemanuale bedrohen Autonomie des Therapeuten)*

Eine zentrale Sorge ist, dass in Therapiemanualen die Bedeutung der therapeutischen Beziehung, die Funktion des Therapeuten und der Einfluss der Therapeutenpersönlichkeit möglicherweise unterschätzt werden. Addis, Wade und Hatgis (1999) belegen dies in einer empirischen Studie in den USA, nach der viele Kliniker befürchten, dass die Verwendung von Therapiemanualen die Entwicklung einer therapeutischen Beziehung unmöglich mache. *(Therapeutische Beziehung)*

Eine weitere Sorge besteht darin, dass Therapeuten durch den Einsatz von Manualen in ihrer Kreativität, Spontanität sowie Flexibilität eingeschränkt werden könnten (Addis et al., 1999; Fydrich & Schneider, 2007; Tschuschke, 2005). Die Möglichkeit, den Therapieprozess an die persönlichen Bedürfnisse des Patienten auszupassen, sei durch den Einsatz von Therapiemanualen begrenzt. Es werden gegebenenfalls Behandlungsziele vorgegeben, die nicht mit denen des Patienten übereinstimmen. Auch die Möglichkeiten, auf individuelle Bedürfnisse, Eigenschaften, Emotionen oder Therapieziele eines Patienten einzugehen, könnten eingeschränkt sein (Addis et al., 1999). Kritiker befürchten auch, dass Therapeuten durch die Anwendung von Therapiemanualen der Komplexität eines jeden einzelnen Falles nicht gerecht werden könnten (Addis et al., 1999).

Allerdings äußern Castonguay und Kollegen (1999), dass einige Therapeuten das erforderliche Know-how des Therapeuten unterschätzen, das für die erfolgreiche Umsetzung eines Therapiemanuals nötig ist (s. auch Herschell et al., 2009). Nach Tschuschke (2005, S. 112) ähnelt manualisierte Psychotherapie dem Versuch „aus jedem Musiker einen Konzertvirtuosen zu machen, wenn er sich nur exakt an die Noten hielte". Kasten 1 gibt die Vor- und Nachteile von Therapiemanualen wieder. *(Manualisierte Psychotherapie)*

Kasten 1: Vor- und Nachteile von Therapiemanualen (Döpfner et al., 2010, nach Hibbs et al., 1997)

	Vorteile	Nachteile
Qualitäts-sicherung	• Genaue Beschreibung und Operationalisierung des therapeutischen Vorgehens • Bessere Standardisierung der Intervention für unterschiedliche Personen, Therapeuten, und Settings • Höhere Kontrolle konfundierender Faktoren • Bessere Qualitätssicherung und Informationen darüber, ob Interventionen korrekt durchgeführt wurden • Effiziente Ausbildung der Therapeuten • Größere Transparenz im therapeutischen Prozess • Größere Spezifität hinsichtlich therapeutischer Inhalte und Prozesse • Höhere Compliance des Therapeuten • Besseres Erlernen und Anleiten von neuen oder weniger trainierten/erfahrenen Therapeuten • Ökonomie	• Verminderung der Spontaneität und Kreativität des Therapeuten • Geringere Flexibilität, Vorgabe von Behandlungszielen, die u. U. nicht mit denen des Patienten übereinstimmen • Möglicherweise falsche Anwendung durch Auszubildende und Förderung direktiven Verhaltens • Eingeschränkte Möglichkeiten, auf individuelle Eigenschaften oder Bedürfnisse des Patienten einzugehen • Die Funktion und Bedeutung des Therapeuten für den therapeutischen Prozess wird unterschätzt • Weniger trainierte Therapeuten haben größere Schwierigkeiten, mit komorbiden Störungen oder aufkommenden Problemen beim Patienten zurechtzukommen • Subjektive Bedeutung psychischer Symptome wird kaum oder eingeschränkt berücksichtigt • Therapeut kann nur in geringerem Maße auf Unzufriedenheit beim Patienten eingehen

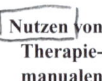

Nutzen von Therapiemanualen

In der psychotherapeutischen Praxis scheinen Therapiemanuale eine hohe Relevanz aufzuweisen: In einer Studie von Döpfner et al. (2010) berichten 84% der befragten Psychotherapeuten, dass sie Therapiemanuale in der Therapie von Kindern und Jugendlichen einsetzen. Mehr als die Hälfte war der Ansicht, Therapiemanuale seien aus der Praxis nicht mehr wegzudenken. Döpfner et al. (2010) untersuchten im Rahmen einer schriftlichen Befragung, ob approbierte Psychotherapeuten mit dem Schwerpunkt Kinder- und Jugendlichenpsychotherapie in ihrer praktischen Tätigkeit Therapiemanuale verwenden sowie wie sie die möglichen Risiken und Nutzen dieser einschätzen. Die Stichprobe bestand aus 127 approbierten Psychotherapeuten aus dem Bezirk Nordrhein.

Die Mehrzahl der Befragten (82%) gab an, dass sie sich mit Hilfe von Therapiemanualen schnell in neue Vorgehensweisen einarbeiten können. Wenige Therapeuten scheinen sich hierbei strikt an ein Therapiemanual zu halten; nur 3% der Befragten gaben an, die Therapie strikt nach den Vorgaben im Manual durchzuführen. Auch sind mehr als die Hälfte der Befragten der Ansicht, man solle in der praktischen Arbeit mehrere Manuale miteinander kombinieren. Die meisten Therapeuten (85%)

setzen nur ausgewählte Arbeitsblätter eines Manuals ein. Auch fällt es vielen der Therapeuten nach eigenen Angaben leicht, die Materialien eines Manuals auf die individuelle Situation ihres Patienten anzupassen. Circa ein Drittel der Befragten (36,2%) waren der Ansicht, dass in Manualen wichtige Komponenten fehlen würden.

Vor- und Nachteile von Manualen

Die Sorge, dass durch Manuale Therapeuten in ihrer Kreativität und Flexibilität eingeschränkt werden könnten, wurde von den befragten Therapeuten nicht geteilt; 59% der Befragten sahen sich nicht in ihrer Kreativität und 56% nicht in ihrer Flexibilität durch Manuale eingeschränkt. Therapeuten mit weniger Berufserfahrung (bis zu 10 Jahren) vertraten diese Ansicht allerdings öfter als Therapeuten mit längerer Berufserfahrung. In der Studie konnte kein genereller Zusammenhang zwischen der Zufriedenheit mit Therapiemanualen und der Therapieerfahrung sowie der Therapiezulassungsart (Psychologischer Psychotherapeut oder Kinder- und Jugendlichenpsychotherapeut) nachgewiesen werden; weitere Ergebnisse werden in Tabelle 1 aufgeführt.

Tab. 1: Aussagen von Psychotherapeuten (mit dem Schwerpunkt Kinder- und Jugendlichenpsychotherapie) über den Einsatz und die Vor- und Nachteile von Therapiemanualen (Döpfner et al., 2010, S. 132 ff.)

Anzahl der Therapeuten	Aussagen
95%	Ich setze Manuale nur ein, weil es „in" ist (nein).
88%	Die individuelle Anpassung von Manualen fällt mir leicht.
85%	Setzen nur ausgewählte Arbeitsblätter ein.
84%	Verwenden Therapiemanuale in der praktischen Tätigkeit.
82%	Manuale ermöglichen eine schnelle Einarbeitung in neue Therapieansätze.
80%	Durch Manuale lerne ich etwas dazu.
74%	Manuale tragen zur Verbreitung der Verhaltenstherapie bei.
55%	Manuale sind aus meiner Praxis nicht mehr wegzudenken.
50%	Manuale machen meine Arbeit effizienter.
45%	Manuale machen mich sicherer in meiner Arbeit.
40%	Manuale machen mich in meiner Arbeit nicht zufriedener.
36%	Manualen fehlen wichtige Komponenten.
24%	Manuale schränken meine Flexibilität ein.
23%	Manuale schränken meine Kreativität ein.
22%	Manuale machen mich in meiner Arbeit zufriedener.
3%	Ich setze Manuale immer komplett ein.
1,6%	Manuale ersetzen Supervision weitgehend.

Akzeptanz von Manualen in der Praxis

Insgesamt zeigte sich in der Studie von Döpfner et al. (2010), dass Therapeuten Manuale positiv aufnehmen und in ihrer praktischen Tätigkeit einsetzen. Allerdings scheinen nur wenige Therapeuten Manuale strikt nach ihren Vorgaben anzuwenden.

2. Anforderungen an Manuale

Verschiedene Autoren (Addis & Krasnow, 2000; Carroll & Nuro, 2002; Döpfner et al., 2010) regen an, dass bei der weiteren Entwicklung von Therapiemanualen minimal die folgenden Faktoren berücksichtigt werden sollten:

- Manuale sollten in einen theoretischen Rahmen eingebettet sein, der Informationen über die Entstehung des Störungsbildes und den aufrechterhaltenden Bedingungen enthält.

- **Praxistauglichkeit** Manuale sollten in ihrer Entwicklungsphase auf ihre Praxistauglichkeit überprüft werden.

- Manuale sollten klar und spezifisch formulierte Anweisungen und Hinweise für den Umgang mit schwierigen Therapiesituationen beinhalten.

- Die Materialien, die in den Manualen enthalten sind oder empfohlen werden, sollten attraktiv gestaltet sein, z.B kindgerechte Selbstbeobachtungsbögen, in denen ein Kind aufgefordert wird sich selbst als Detektiv zu beobachten (Detektivbögen, s. Petermann & Petermann, 2012), themenbezogene Comics oder bunte Instruktionskarten. Eine große Materialfülle ermöglicht dem Therapeuten ein auf den konkreten Einzelfall bezogenes Vorgehen.

- Manuale sollten so konzipiert werden, dass sie im Einzel- und Gruppensetting einsetzbar sind.

- **Baukastenprinzip** Trainingseinheiten in Manualen sollten modular (nach dem Baukastenprinzip) aufgebaut sein. Die Zielgruppen der einzelnen Module und die Kombinationsmöglichkeiten der verschiedenen Module sollten im Manual beschrieben werden. Die Modularisierung dient dazu, die Flexibilität des Therapeuten zu erhöhen.

- Im Manual sollte angegeben werden, ob es sich bei einem bestimmten Aspekt um eine Empfehlung oder eine verbindliche Vorgabe handelt, die für den weiteren Therapieverlauf entscheidend ist.

Um einen reibungslosen Transfer von den Manualinhalten in die Praxis zu ermöglichen, sollten Fortbildungsangebote bestehen, in denen Therapeuten im Umgang mit spezifischen Manualen geschult werden. Ein Austausch zwischen Anwendern und den Manualautoren wäre wünschenswert.

3. Literatur

Addis, M. E. & Cardemil, E. V. (2005). Psychotherapy manuals can improve outcomes. In J. C. Norcross, L. E. Beutler & R. F. Levant (Eds.), *Evidence-based practices in mental health* (pp. 131–140). Washington D.C.: American Psychological Association.

Addis, M. E. & Krasnow, A. D. (2000). A national survey of practicing psychologists' attitudes toward psychotherapy treatment manuals. *Journal of Consulting and Clinical Psychology, 68,* 331–339.

Addis, M. E., Wade, W. A. & Hatgis, C. (1999). Barriers to dissemination of evidence-based practices: Addressing practitioners' concerns about manual-based psychotherapies. *Clinical Psychology: Science and Practice, 6,* 430–441.

Carroll, K. M. & Nuro, K. F. (2002). One size cannot fit all: A stage model for psychotherapy manual development. *Clinical Psychology: Science and Practice, 9,* 396–406.

Castonguay, L. G., Schut, A. J., Constantion, M. J. & Halperin, G. S. (1999). Assessing the role of treatment manuals: Have they become necessary but nonsufficient ingredients of change? *Clinical Psychology: Science and Practice, 6,* 449–454.

Döpfner, M., Kinnen, C. & Petermann, F. (2010). Vor- und Nachteile von Therapiemanualen. *Kindheit und Entwicklung, 19,* 129–138.

Finke, J. & Teusch, L. (1999). Psychotherapiemanual. Entwurf zu einer manualgeleiteten Gesprächspsychotherapie der Depression. *Psychotherapeut, 44,* 101–107.

Fydrich, T. & Schneider, W. (2007). Evidenzbasierte Psychotherapie. *Psychotherapeut, 52,* 55–68.

Heekerens, H.-P. (2005). Vom Labor ins Feld. Die Psychotherapieevaluation geht neue Wege. *Psychotherapeut, 50,* 357–366.

Herschell, A. D., McNeil, C. B., Urquiza, A. J., McGrath, J. M., Zebell, N. M., Timmer, S. G. & Porter, A. (2009). Evaluation of a treatment manual and workshops for disseminating, parent-child interaction therapy. *Administration and Policy in Mental Health, 36,* 63–81.

Hibbs, E. D., Clarke, G., Hechtman, L., Abikoff, H. B., Greenhill, L. L. & Jensen, P. S. (1997). Manual development for the treatment of child and adolescent disorders. *Psychopharmacology Bulletin, 33,* 619–629.

Küfner, H. & Johann, M. (2004). Therapiemanuale zur Behandlung von Suchtpatienten. *Psychotherapie, 9,* 54–64.

Linden, M. & Hautzinger, M. (Hrsg.). (2011). *Verhaltenstherapiemanual* (7., überarb. Aufl.). Heidelberg: Springer Medizin.

Luborsky, L. & DeRubeis, R. J. (1984). The use of psychotherapy treatment manuals: A small revolution in psychotherapy research style. *Clinical Psychology Review, 4,* 5–14.

Petermann, F. (2007). Praxisforschung in der Kinderverhaltenstherapie. *Kindheit und Entwicklung, 16,* 139–142.

Petermann, F. & Petermann, U. (2012). *Training mit aggressiven Kindern* (13., vollst. veränd. Aufl.). Weinheim: Beltz.

Petermann, F. & Resch, F. (2013). Entwicklungspsychopathologie. In F. Petermann (Hrsg.), *Lehrbuch der Klinischen Kinderpsychologie* (7., überarb. u. erweit. Aufl., S. 57–76). Göttingen: Hogrefe.

Tschuschke, V. (2005). Die Psychotherapie in Zeiten evidenzbasierter Medizin. Fehlentwicklungen und Korrekturvorschläge. *Psychotherapeutenjournal, 2,* 106–115.

Waltz, J., Addis, M. E., Koerner, K. & Jacobson, N. S. (1993). Testing the integrity of a psychotherapy protocol: Assessment of adherence and competence. *Journal of Consulting and Clinical Psychology, 75,* 829–841.

Programme des Nordwestdeutschen Präventionsforums: Verhaltenstrainings zur Förderung sozialer und emotionaler Kompetenzen

Ute Koglin und Franz Petermann

1. Einleitung

Sozial-emotionale Kompetenz

Die Förderung sozial-emotionaler Kompetenzen hat im Sinne der Prävention früher Erlebens- und Verhaltensprobleme in den letzten Jahren einen zunehmend größeren Stellenwert eingenommen. Dabei spielen nicht nur ethische Aspekte eine Rolle, sondern vielfach auch gesundheitsökonomische Überlegungen. Ergebnisse aus dem Kinder- und Jugendgesundheitssurvey (KiGGS) zeigen auf, dass rund 7,2% der Kinder und Jugendlichen von Erlebens- und Verhaltensstörungen betroffen sind (Hölling, Erhart, Ravens-Sieberer & Schlack, 2007). In der Altersgruppe der Drei- bis Sechsjährigen werden über rund 5,3% der Kinder Probleme im sozialen und emotionalen Bereich berichtet. Die Anzahl der Kinder mit Problemen steigt mit bestimmten Risikofaktoren (z.B. männliches Geschlecht, Migrationshintergrund, niedriger Bildungstand der Eltern) signifikant an. Kinder aus Familien mit solchen Risikofaktoren haben weniger Ressourcen, um Entwicklungsanforderungen zu bewältigen (vgl. Petermann & Schmidt, 2006).

Chronifizierungsrisiko

Aufgrund der Vernetzung von Entwicklungsbereichen können sich früh auftretende Erlebens- und Verhaltensprobleme negativ auf andere Entwicklungsbereiche auswirken. Für externalisierendes Problemverhalten (ADHS, aggressiv-dissoziales Verhalten) besteht zudem ein höheres Risiko der Chronifizierung. Studien zum Verlauf aggressiv-dissozialen Verhaltens zeigen auf, dass besonders die Gruppe mit früh in der Kindheit auftretenden Problemen einen negativen Entwicklungsverlauf bis in das Erwachsenenalter aufweist (Farrington, Ttofi & Coid, 2009; Odgers et al., 2008). Diese Kinder zeigen bereits früh vielfältig und häufig aggressiv-dissoziales Verhalten, das zunehmend schwerwiegender wird und im Jugendalter in gewalttätiges und kriminelles Verhalten mündet. Des Weiteren haben sie oft Schulschwierigkeiten, brechen die Schule vorzeitig ab und konsumieren Alkohol oder Drogen. Der Übergang ins Erwachsenenalter wird durch die Konsequenzen dieses Lebensstils erschwert, beispielsweise durch Vorstrafen, Inhaftierungen oder eine mangelnde Qualifizierung für eine Berufsausbildung. Die Gruppe mit über den Lebenslauf stabil aggressiv-dissozialem Verhalten verursacht damit hohe gesellschaftliche Kosten und Leiden bei den Opfern. Der Entwicklungsverlauf von Kindern mit diesem Problem hat nachhaltig dazu beigetragen, dass die Präventionsforschung sich besonders um eine früh einsetzende Förderung von Kindern bemühte. In der Kindheit auftretendes aggressiv-dissoziales Verhalten folgt jedoch nicht immer diesem schweren Verlauf. Eine Reihe von Studien konnte einen auf das Kindesalter begrenzten Typ aggressiv-dissozialen Verhaltens bestimmen (Odgers et al., 2008; Veenstra, Lindenberg, Verhulst & Ormel, 2009). Über diese Gruppe wird ein weitaus positiveres Entwicklungsergebnis berichtet, obwohl hier häufiger internalisierende und schulische Probleme auftreten können. Demnach benötigt auch diese Gruppe eine angemessene Unterstützung zur Bewältigung wichtiger Entwicklungsaufgaben.

Aggressiv-dissoziales Verhalten

Die Verhaltenstrainings des *Nordwestdeutschen Präventionsforums* möchten sozial-emotional Kompetenzen fördern, um früh auftretende Erlebens- und Verhaltensprobleme zu verhindern oder zu reduzieren. Da ein früher Beginn von Verhaltensproblemen mit einem sehr ungünstigen Entwicklungsergebnis einhergeht, war es das Ziel, bereits für das Kindergartenalter eine Maßnahme anzubieten, da hier wesentliche soziale und emotionale Kompetenzen im täglichen Miteinander mit Gleichaltrigen erworben werden. Längerfristige Maßnahmen sind kurzfristigen in der Wirkung überlegen; dieses Ergebnis aus Metaanalysen ist wenig überraschend, aber plausibel (Beelmann & Lösel, 2007; Durlak, Weissberg, Dymnicki, Taylor & Schellinger, 2011). Das Nordwestdeutsche Präventionsforum bietet daher entwicklungsphasenspezifische Maßnahmen zur Förderung sozial-emotionaler Kompetenzen für:

Verhaltenstraining

- das Kindergartenalter (Koglin & Petermann, 2013),
- den Schuleintritt (erste und zweite Klassenstufe; Petermann, Natzke, Gerken & Walter, 2013b) sowie
- das Grundschulalter (dritte und vierte Klassenstufe; Petermann, Koglin, Natzke & von Marées, 2013a) an.

Desweiteren liegt mit dem „Training mit Jugendlichen" (Petermann & Petermann, 2010) ein Programm ab der achten Klassenstufe vor. Im Folgenden werden die Maßnahmen des Nordwestdeutschen Präventionsforums vorgestellt und es werden jeweils Ergebnisse zur Wirksamkeit dargestellt.

2. Grundlagen

Die Konzeption präventiver Maßnahmen sollte sich an den theoretischen und empirisch untersuchten Erklärungsansätzen sowie bekannten Risiko- und Schutzfaktoren normaler und abweichender Entwicklung orientieren (Cicchetti & Hinshaw, 2002). Durch einen theoretischen Rahmen können sowohl Informationen über Ansatzpunkte präventiven Handelns gewonnen werden als auch Hypothesen über die Wirkungsweise formuliert und systematisch überprüft werden. Diese Herangehensweise empfiehlt sich u. a. vor dem Hintergrund begrenzter Ressourcen, aufgrund derer ein zwar engagiertes, aber naives Vorgehen schwer zu rechtfertigen ist.

Studien aus dem Bereich der Entwicklungspsychologie und Entwicklungspsychopathologie zeigen auf, dass sozial-emotionale Kompetenzen mit einer positiven Entwicklung von Kindern einhergehen oder sie diese vorhersagen (Bornstein, Hahn &

Haynes, 2010). Dementsprechend werden für Kinder mit geringen sozial-emotionalen Kompetenzen vielfältige Beeinträchtigungen berichtet. Die Kinder weisen häufiger psychische Störungen, Probleme mit Gleichaltrigen und Schulleistungsprobleme auf. Bornstein et al. (2010) zeigen in einer Längsschnittstudie vom vierten bis zum 14. Lebensjahr, dass geringe soziale Kompetenzen externalisierende Verhaltensstörungen vorhersagen, umgekehrt externalisierende Verhaltensprobleme jedoch nicht soziale Kompetenzen. Defizite sozial-emotionaler Kompetenzen können als zentrale Risikofaktoren für aggressiv-dissoziales Verhalten bezeichnet werden.

Die Förderung emotionaler und sozialer Kompetenzen stellt einen Kernbereich im Rahmen der Prävention von Verhaltensproblemen dar. Kinder mit frühen Verhaltensproblemen zeigen deutlich Beeinträchtigungen sozial-emotionaler Kompetenzen auf. In Anlehnung an Petermann und Wiedebusch (2008) werden folgende Beeinträchtigungen emotionaler Kompetenzen berichtet:

Emotionale Kompetenz

- häufiges Erleben negativer Gefühle (besonders Ärger/Wut),
- eine mangelnde Emotionsregulation,
- eine eingeschränkte Fähigkeit, eigene Gefühle und die Gefühle anderer wahrzunehmen,
- ein mangelndes Emotionsverständnis und
- eine geringere Empathie.

Kinder mit sozial unsicherem Verhalten haben ebenfalls beeinträchtigte emotionale Kompetenzen. Hier lassen sich folgende Schwierigkeiten beobachten (Petermann & Wiedebusch, 2008):

- ein eingeschränkter mimischer Emotionsausdruck,
- eine geringere Fertigkeit, Emotionen bei anderen zu deuten (Ausdruck, Ursachen),
- eine mangelnde Emotionsregulation,
- eine selektive Aufmerksamkeit für bedrohliche Informationen und
- ein mangelndes Emotionsverständnis.

Sozial-kognitive Informationsverarbeitung

Neben der Förderung emotionaler Kompetenzen bildet die Verbesserung der sozial-kognitiven Informationsverarbeitung eine weitere Säule innerhalb von Präventionsmaßnahmen. Die Art und Weise wie Kinder in konkreten Situationen ein Problem wahrnehmen und interpretieren und welche Handlungsalternativen sie für einen Konflikt entwickeln können, steht unmittelbar mit den beobachtbaren Verhaltensweisen im Zusammenhang. Crick und Dodge (1994) modellierten den Prozess der sozialen Informationsverarbeitung anhand eines Kreislaufes mit verschiedenen Stufen und stellten Ergebnisse vor, die bei Kindern mit Erlebens- und Verhaltensproblemen bedeutsame Verzerrungen aufweisen.

Oppositionell-aggresive Kinder

Oppositionell-aggressive Kinder weisen auf jeder Stufe der sozialen Informationsverarbeitung Defizite oder Verzerrungen auf (Crick & Dodge, 1994; Helmsen & Petermann, 2010; Youngstrom et al., 2000). Sie interpretieren Handlungen anderer häufiger als ablehnend oder feindselig, ihnen fallen weniger und vermehrt aggressive Problemlösungen ein und sie bewerten die Konsequenzen aggressiver Handlungen positiver. Aufgrund dessen wählen sie häufiger aggressive Handlungen zur Lösung von Konflikten aus.

Problemlösungen im Sozialkontakt

Die Problemlösungen im Sozialkontakt sozial unsicherer Kinder unterscheiden sich ebenfalls von denen sozial kompetenter Kinder. Misserfolge werden von ihnen eher durch eigenes Versagen erklärt (z. B. die Kinder wollen nicht, dass ich mitspiele, weil ich nicht so gut spielen kann wie andere; vgl. Prinstein, Cheah & Guyer, 2005). Diese negative Ursachenzuschreibung tritt vermehrt im Kontakt mit unbekannten Spielpartnern auf (Burges, Wojslawowicz, Rubin, Rose-Krasnor & Booth-LaForce, 2006). Sozial unsichere Kinder wählen eher Handlungsziele, die sich auf passives Verhalten oder Rückzug aus der Situation beziehen, um einen weiteren Misserfolg zu vermeiden (Prinstein et al., 2005). Ihnen fallen zudem weniger Handlungsalternativen für soziale Konflikte ein und inhaltlich beziehen diese sich häufiger auf indirekte oder vermeidende Strategien (Walker, Degnan, Fox & Henderson, 2013). Sozial unsichere Kinder ziehen sich eher aus der Situation zurück und haben dadurch ein erhöhtes Risiko, von anderen Kindern isoliert zu werden und damit gleichzeitig weniger Möglichkeiten positives Sozialverhalten zu erlernen.

Nordwestdeutschen Präventionsformen

Aufbauend auf diesen theoretischen Grundlagen werden in den Trainings des Nordwestdeutschen Präventionsforums aufeinander abgestimmte Übungen zur Förderung der emotionalen Kompetenz, der sozialen Informationsverarbeitung und des Sozialverhaltens durchgeführt. Im Bereich Förderung emotionaler Kompetenzen werden mit den Kindern der Ausdruck (mimisch, gestisch, sprachlich) von Emotionen bei sich und bei anderen, deren Ursachen und Möglichkeiten zur Regulation der Emotionen erarbeitet. Die soziale Informationsverarbeitung wird durch die Bearbeitung alltäglicher Konfliktsituationen gefördert. Kinder lernen, einen sozialen Konflikt genau zu beschreiben und die Ursachen zu benennen. Sie werden aufgefordert, verschiedene Handlungsalternativen für ein Problem zu benennen, Konsequenzen für Handlungen zu antizipieren und eigene Handlungen zu bewerten. Des Weiteren wird mit den Kindern konkretes Verhalten in sozialen Situationen durch Rollenspiele eingeübt, in denen sie lernen, sich abzuwechseln oder Spielsachen zu teilen o. Ä. Ein Rollenspiel bietet vielerlei Lernmöglichkeiten. So fließen sowohl operante Lernmethoden als auch Modelllernen zum Aufbau neuen Verhaltens sowie zum Erwerb neuer Erfahrungen ein (vgl. Petermann & Petermann, 2010). Ein Rollenspiel ermöglicht, in einem geschützten Rahmen neue Verhaltensweisen auszuprobieren. In einer Gesprächssituation sind viele, gerade auch aggressive Kinder in der Lage, angemessene Konfliktlösungen zu benennen. Sind sie aber in eine Konfliktsituation involviert und sei es nur in einem Rollenspiel, fällt die Umsetzung der vorher besprochenen angemessenen Konfliktlösestrategien sehr schwer. Aus diesem Grund sind konkrete Verhaltensübungen von großer Wichtigkeit. Zur Verbesserung der Verhaltensregulation wird des Weiteren die Methode der Selbstinstruktion eingesetzt. Kombiniert

Rollenspiele

werden diese Elemente je nach Programm mit einer Anzahl von weiteren, wie Tokenpläne, Handpuppen, Bilder, Geschichten und Spiele, um die Kinder ausreichend zur aktiven Teilnahme zu motivieren. Diese sind jeweils dem Entwicklungsstand der Kinder angemessen.

Bezugsperson als Trainer

Die Verhaltenstrainings sind so angelegt, dass sie von den Bezugspersonen der Kinder im Kindergarten oder in der Schule durchgeführt werden können. Das Nordwestdeutsche Präventionsforum bietet begleitend dazu Fortbildungen zu den Trainings an (www.praeventions-forum.de). Die Durchführung durch die Bezugspersonen der Kinder hat eine Reihe von Vorteilen:

- Die pädagogischen Fachkräfte und die Lehrkräfte kennen ihre Kinder besser als eine Person, die nicht in den pädagogischen oder schulischen Kontext eingebunden ist.
- Die Bezugspersonen kennen die typischen Konflikt- und Problemsituationen in der Kindergruppe.
- Nach Beendigung des Trainings können durch die Bezugspersonen einzelne Trainingselemente in den Alltag der Kinder übernommen und integriert werden.

Daneben können eine Reihe der Übungen und Materialien, die in der Regel im Rahmen der Kinderpsychotherapie entwickelt wurden, durch die Bezugspersonen leicht modifiziert verwendet werden.

3. Das Verhaltenstraining im Kindergarten

3.1 Inhalte und Vorgehen

Kindergartentraining

Das Verhaltenstraining im Kindergarten (Koglin & Petermann, 2013) bildet eine universelle Präventionsmaßnahme, die sich an alle Kinder einer Gruppe richtet und als Bestandteil des Kindergartenalltags eingeführt werden kann. Es wird von der Erzieherin realisiert und besteht aus 25 Einheiten, die über einen Zeitraum von 13 Wochen (ca. zweimal pro Woche) durchgeführt werden. Es zielt darauf ab, Defizite der emotionalen Kompetenz und der sozialen Problemlösung vorzubeugen und sozial angemessenes Verhalten aufzubauen.

Neben zwei Einheiten zum Einstieg in das Training und einer Einheit zum Ausklang lässt sich das Programm in die Bereiche Förderung emotionaler Kompetenzen und Förderung sozial-kognitiver Fähigkeiten gliedern. Begleitend dazu werden Rollenspiele zum Einüben konkreten Verhaltens durchgeführt. Nach der Einführung folgen zwölf Einheiten zur Förderung der emotionalen Kompetenz und anschließend zehn Einheiten zum Einüben sozialer Problemlösungen.

Das Training ist eingebettet in eine Rahmengeschichte über zwei Meerkinder und ihren Abenteuern, die die Kinder motivieren und unterstützen sollen. Begleitet wird das gesamte Training von einer Handpuppe (Finn – der Delfin), die den Kindern Geschichten erzählt und sie bei der Bewältigung der Aufgaben unterstützt (s. Abb. 1).

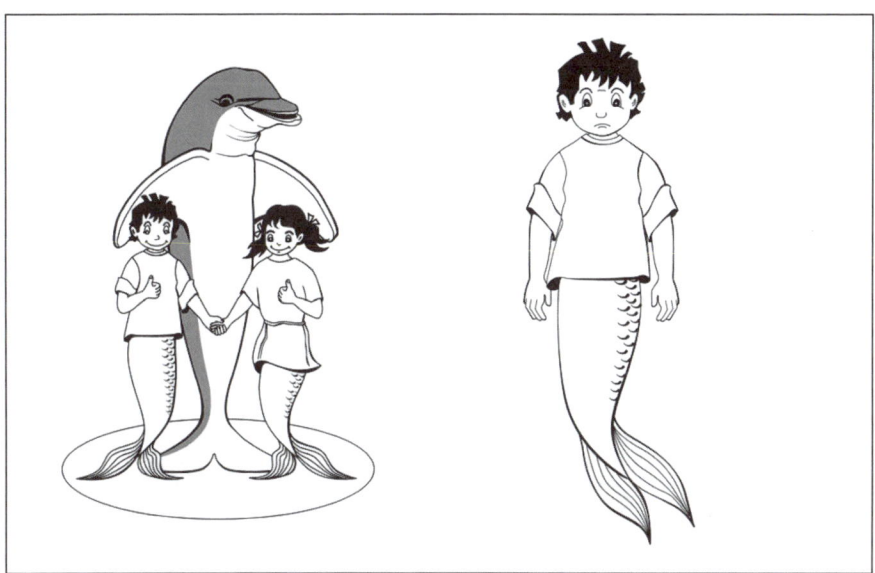

Abb. 1: Illustrationen „Finn, Sina und Benny" und „Benny ist traurig" (Koglin & Petermann, 2013, S. 55).

Weitere Methoden sind Rollenspiele, Bildergeschichten, Gesprächsrunden, Spiele (Bewegungsspiele, Brettspiel) u.a.

Zur Förderung der emotionalen Kompetenz sind die Einheiten so gestaltet, dass die Kinder zunächst eigene Gefühle und Gefühle anderer wahrnehmen lernen. Danach soll Emotionswissen aufgebaut und differenziert werden. **Kompetenzförderung**

Die Kinder lernen die Gefühle korrekt zu benennen und werden angeregt, über Situationen zu sprechen, in denen Gefühle auftreten können. So wird erarbeitet, wodurch Gefühle verursacht werden, wie man sie ausdrücken und regulieren kann. Für den Bereich der emotionalen Kompetenz werden folgende Ziele angestrebt:

- Basisemotionen (Freude, Trauer, Angst und Wut) und die Emotion „Scham" erkennen, benennen und ausdrücken, **Basisemotionen**
- Erwerb von Emotionswissen (z.B. Wissen darüber, wodurch Gefühle ausgelöst werden und wie man Emotionen regulieren kann),
- sprachlicher Emotionsausdruck (z.B. Beschreiben, warum und wann welche Emotionen erlebt werden),
- Unterscheidung eigener Emotionen von denen anderer und
- Einüben von Empathie. **Empathie**

Zur Förderung von sozialen Problemlösungen bearbeiten die Kinder alterstypische Konflikte (wie zum Beispiel den Streit um ein Spielzeug) und suchen nach sozial angemessenen Lösungen. Die Abfolge der Einheiten orientiert sich an den Stufen der sozial-kognitiven Informationsverarbeitung:

- Konflikte und deren Ursachen erkennen und interpretieren,
- sich Handlungsalternativen erarbeiten,
- Konsequenzen von Handlungen berücksichtigen und
- Konsequenzen bewerten.

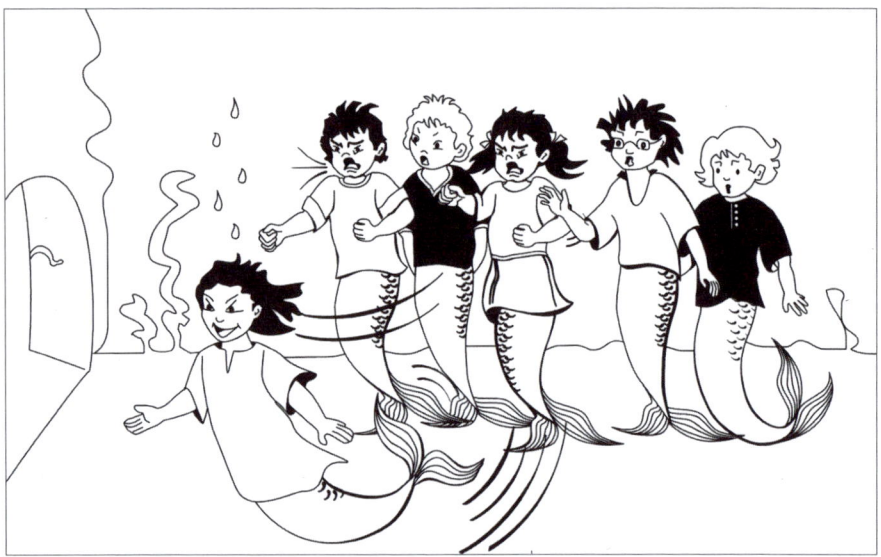

Abb. 2: Illustration „Ariane drängelt sich vor" (Koglin & Petermann, 2013, S. 111).

Typische Konfliktsituationen

Dabei werden für die Kinder typische Konfliktsituationen besprochen wie:
- aus Versehen oder mit Absicht etwas kaputt machen,
- aus Versehen jemandem wehtun,
- zu wenig Spielzeug/Materialien vorhanden,
- andere mitspielen lassen und
- sich nicht trauen bei anderen mitzuspielen.

Rollenspiele

Die Konflikte werden durch Geschichten über die Meerkinder eingeführt und durch Illustrationen veranschaulicht (s. Abb. 2). In anschließenden Rollenspielen können die Kinder neu erlerntes Wissen ausprobieren.

Um die Kinder zu einer aktiven Teilnahme zu motivieren, wird zur Verstärkung ein Sammelbild eingesetzt, das die Kinder mit Aufklebern füllen können. Diese erhalten sie nach Abschluss einer Einheit, wenn sie positives Verhalten gezeigt haben (sitzen bleiben und zusehen). Um die Kinder während der Einheiten an dieses Verhalten zu erinnern, werden ihnen bei Bedarf „Erinnerungskarten" vorgelegt, die das Zielverhalten zeigen (Sitzen und Zusehen). Die Erinnerungskarten liegen für Jungen und Mädchen in den Ampelfarben vor. Erhält ein Kind eine rote Karte, bekommt es nach Abschluss der Einheit keinen Aufkleber.

3.2 Wirksamkeit des Verhaltenstrainings im Kindergarten

Die Wirksamkeit des Trainings wurde in zwei unabhängigen Studien überprüft. Im Rahmen des Luxemburger Projekts „Projet Prima!r" nahmen 97 Kinder aus der Vorschule an dem Projekt teil und wurden einer Kontrollgruppe und einer Interventionsgruppe zugeordnet (Koglin & Petermann, 2011). Die Kinder waren zum ersten Messzeitpunkt durchschnittlich 65 Monate alt. Die Lehrer der Kinder beantworteten einen Fragebogen zu Verhaltensstärken und -schwächen (SDQ, Goodman, 1997) und einen zu sozialen Kompetenzen der Kinder (SCS; Conduct Problems Prevention Research Group, 2003). Für die Auswertungen lagen 90 vollständige Datensätze zu zwei Messzeitpunkten (Prätest und Posttest) vor. Zum Posttest wiesen die Kinder der Trainingsgruppe signifikante Verbesserungen in den Bereichen:

- emotionale Probleme,
- Hyperaktivität,
- Probleme mit Gleichaltringen sowie
- dem Gesamtproblemwert (SDQ) auf.

Die Effektstärken sind eher gering und reichen von $d=.25$ bis $d=.34$. Des Weiteren berichten die Lehrer für diese Gruppe einen signifikanten Zuwachs an Fähigkeiten zur Emotionsregulation ($d=.43$) und schulbezogenen sozialen Kompetenzen (z. B. Anweisungen des Lehrers folgen oder Aufgaben zu Ende machen; $d=.27$). Weiterführende Analysen zielten ab auf die Wirksamkeit des Trainings in Abhängigkeit von den Ausgangswerten der Kinder zum Prätest. Die Kinder wurden anhand der Cut-Off-Werte des SDQ in die Gruppen „unauffällig" und „auffällig" eingeteilt. Anschließend wurde verglichen, wie sich die Problemwerte der Kinder in Abhängigkeit vom Training zum Posttest entwickeln. Die Studie zeigt, dass besonders Kinder mit anfänglichen Verhaltensproblemen durch das Training profitierten. Eine deutliche Abnahme von Verhaltensproblemen ist jedoch auch nur in dieser Gruppe von deutlich belasteten Kindern zu erwarten.

Verbesserte Emotionsregulation

Eine weitere Studie zur Wirksamkeit wurde in Kindergärten aus Bremen und Niedersachsen durchgeführt. An dieser Studie nahmen 262 Kinder (Trainingsgruppe $n=128$; Kontrollgruppe $n=134$) teil. Eingesetzt wurde ebenfalls der SDQ von Goodman (1997) und ein Fragebogen zur Erfassung emotionaler Kompetenz (FEEK; Koglin, Helmsen & Petermann, 2004). Dieser Fragebogen erfasst mit 32 Items die Bereiche

- Emotionsausdruck,
- Empathie,
- Ärgerregulation und
- Anpassung/Irritabilität.

Die Erzieherinnen der Kinder berichten nach dem Trainingsende von einem Anstieg prosozialen Verhaltens ($d=.66$), einer Abnahme von Problemen mit Gleichaltrigen ($d=.32$) und verringerten Verhaltensproblemen ($d=.18$). Für die emotionale Kompetenzen (FEEK) werden für die Kinder der Trainingsgruppe höhere Werte für die

Anstieg prosozialen Verhaltens

Fähigkeit Emotionen auszudrücken (d=.61), empathisch auf andere zu reagieren (d=.78) und sich Situationen anzupassen berichtet (d=.32). Für den Gesamtwert emotionaler Kompetenzen ergibt sich eine Effektstärke von d=.62. Analog zum Ergebnis der Metaanalyse von Durlak et al. (2011) profitieren die Kinder mehr durch den Aufbau sozial-emotionaler Kompetenzen als durch einen Abbau von Verhaltensproblemen. Da durch das Programm sozial-emotionale Kompetenzen gestärkt werden, die der Prävention von Verhaltensproblemen dienen sollen, erscheint dies plausibel. Beide Studien bestätigten dem „Verhaltenstraining im Kindergarten" zumindest eine kurzfristige Wirksamkeit, die hinsichtlich des Ausmaßes internationalen Studien entspricht.

4. Das Verhaltenstraining für Schulanfänger

4.1 Inhalte und Vorgehen

Kompetenzförderung zum Schulstart

Das Verhaltenstraining für Schulanfänger richtet sich an Kinder der ersten und zweiten Jahrgangsstufe und wird von der Lehrkraft durchgeführt (Petermann, Natzke, Gerken & Walter, 2013 b). Es umfasst 27 Einheiten, die zweimal in der Woche umgesetzt werden sollten. Eine Einheit kann innerhalb einer Schulstunde durchgeführt werden. Das Programm zielt ab auf die Förderung sozial-emotionaler Kompetenzen zur Prävention von externalisierenden Verhaltensproblemen.

Auf der Ebene der Schüler verfolgt das Training folgende Ziele:

- Steigerung der Aufmerksamkeit im Unterricht,
- Sensibilisierung der Selbst- und Fremdwahrnehmung von Gefühlen,
- Förderung emotionaler und sozial-emotionaler Fertigkeiten,

Konfliktmanagement

- Förderung des Problemlöse- und Konfliktmanagements: Aufbau von Handlungsalternativen im Sinne angemessener Selbstbehauptung, angemessener Umgang mit Misserfolg und Kritik, Fähigkeit zur Zurückstellung eigener Bedürfnisse und Interessen sowie regelgeleitetem Verhalten,
- Verbesserung der Selbstkontrolle und Selbststeuerung sowie
- Aufbau prosozialen Verhaltens.

Die Trainingsziele auf der Schüler-Ebene werden in einer didaktisch und methodisch altersgerechten Form vermittelt. So bildet den didaktischen Rahmen des Trainings eine Schatzsuche, an der alle Schüler der Klasse gemeinsam teilnehmen. Durch diese Gestaltung der Inhalte gelingt es, die Motivation zur Mitarbeit am Training aufzubauen und über den vergleichsweise langen Zeitraum aufrechtzuerhalten und die verschiedenen Trainingsaufgaben in diese Geschichte zu integrieren. Dies beugt Sättigungseffekten vor und erhält den Spannungsbogen. Des Weiteren verbindet das Leitmotiv der Schatzsuche das Anstrengungs- mit dem Belohnungsprinzip. So stellt sich bei den Kindern nicht nur eine Ergebniserwartung (Belohnung: Schatz) ein, sondern die Schüler verbinden die abschließende Belohnung mit ihrer erbrachten Leistung.

Initiierend, begleitend und unterstützend wirkt eingebunden in die Rahmenhandlung der Schatzsuche ein weiteres didaktisches Element, in Form einer Handpuppe, dem Chamäleon „Ferdi". Im Rahmen des Trainings dient die Handpuppe als Identifikationsfigur mit Vorbildcharakter. Für das Training wurde eine Chamäleon-Handpuppe ausgewählt, da die Spezies der Chamäleons über einige Eigenschaften verfügt, die in unterschiedlichen Trainingskomponenten inhaltlich bedeutsam werden. So sind Chamäleons zum Beispiel Tiere, die sich auf ihre Umgebungsbedingungen gut einstellen können, eine Fähigkeit, die ein globales Zielverhalten des Trainings bildet. Zudem eignet sich diese Tiergattung gut, um das Ruheritual zu vermitteln, dass jede Trainingssitzung einleitet. Darüber hinaus wird die Chamäleon-Handpuppe wegen seiner besonderen Augen zur Symbolfigur für differenzierte Wahrnehmungsleistungen, die für die Bewältigung komplexer Anforderungen im sozialen Bereich erforderlich sind. Zusätzlich zum Leitmotiv der Schatzsuche bietet „Ferdi" einen „roten Faden" für das Training. Als ständiger Begleiter der Kinder (während der Schatzsuche), strukturiert er jede Sitzung, die er mit seiner Einleitung in das Thema der jeweiligen Sitzung einführt und mit einer Zusammenfassung der erzielten Ergebnisse beendet. Schließlich verteilt „Ferdi" – und nicht der Lehrer – die Punkte (Tokens) für gute Mitarbeit.

Chamäleon-Handpuppe motiviert

Als weiteres Material neben der Handpuppe und dem Trainingsmanual für Lehrkräfte wurde ein Arbeitsheft für die Schüler gestaltet. Dieses Arbeitsheft erhalten die Schüler zu Beginn des Trainings. Es beinhaltet alle für sie wichtigen Materialien. Ein solches Arbeitsheft besitzt den Vorteil, dass die Schüler keine Arbeitsblätter verlieren können. Des Weiteren haben sie nach der Beendigung des Trainings ein „Nachschlagewerk" für Konfliktlösungen zur Verfügung.

Arbeitsheft für Schüler

Das Training ist in vier Stufen untergliedert (s. Tab. 1). Zur Einführung in das Programm werden mit den Kindern zunächst Trainingsgrundlagen erarbeitet. Es folgen dann spezifische Übungen zur Verbesserung der visuellen und auditiven Wahrnehmung, um die Kinder zu einer genauen Beobachtung ihrer Umgebung anzuhalten. In der dritten Stufe werden die Basisemotionen „Freude", „Trauer", „Angst" und „Wut" mit den Kindern erarbeitet und in der vierten wird die Förderung einer angemessenen Problemlösung fokussiert.

Tab. 1: Aufbau des Verhaltenstrainings für Schulanfänger (nach Petermann et al., 2013b, S. 46f.)

Trainings-stufen	Inhalte			
1. Stufe	**Trainingsgrundlagen**			
	Motorische Ruhe und Entspannung	Motivationsaufbau zur Trainingsmitarbeit	Erkennen des Zusammenhangs von Verhalten und Konsequenzen	Aufbau eines Verpflichtungsgefühls
	– Ruheritual „Chameleon-pause"	– Einführung einer altersgemäßen Identifikationsfigur (Handpuppe) – Altersgemäßer Trainingsrahmen Schatzsuche	– Verstärkerplan, eingebunden in die Schatzsuche	– Trainingsvertrag

2. Stufe	Verbesserung der sozial-kognitiven Kompetenzen			
	Stärkung der visuellen Aufmerksamkeit	Stärkung der auditiven Aufmerksamkeit	Stärkung der Aufmerksamkeitslenkung	
	– Vermittlung einer Selbstinstruktion zur Aufmerksamkeitslenkung	– Vermittlung einer Selbstinstruktion zur Aufmerksamkeitslenkung	– Vermittlung einer Selbstinstruktion zur Aufmerksamkeitslenkung	
	– Übung zur visuellen Aufmerksamkeit	– Übung zur auditiven Aufmerksamkeitslenkung	– Übung zur Verbesserung der sozialen Wahrnehmung	
3. Stufe	Selbst- und Fremdwahrnehmung emotionaler Grundkategorien			
	Transferübung: Verbindung zur Erlebniswelt der Schüler herstellen	Strukturierte Bild- und Textanalyse zum Thema „Baltasar ist traurig"	Strukturierte Bild- und Textanalyse zum Thema „Mortimer hat Angst"	Strukturierte Bild- und Textanalyse zum Thema „Cäsar ärgert sich"	Strukturierte Bild- und Textanalyse zum Thema „Cäsar, Mortimer und Baltasar sind wieder fröhlich"
	zentrales Ziel: Übung zur Stärkung des Einfülungsvermögens, zu Hilfeverhalten und Kooperation. Vertiefung der Selbst- und Fremdwahrnehmung basaler Gefühle.				
4. Stufe	Vermittlung von sozialen Basiskompetenzen und angemessenem Problemlöseverhalten			
	Differenzierte Wahrnehmung eines sozialen Handlungsablaufs	Schulung des Einfühlungsvermögens	Lernen, die Konsequenten einer Handlung vorherzusehen	Sammeln und Bewerten unterschiedlicher Konfliktlösungen
	– Kinder sollen lernen, Hinweise und Signale einer Situation richtig zu interpretieren: Analyse einer konkreten Situation	– Hineinversetzen und Einfühlen in andere sowie deren Situation	– Antizipationsübung: das „Wann-bekomme-ich-Ärger?"-Spiel: Benennen von Handlungsfolgen	– Auswahl einer angemessenen Handlungsalternative („Bildfolgen")

Handpuppe „Ferdi" begleitet durchs Training

Jede Trainingssitzung folgt einer festgelegten Struktur (vgl. Kasten 1). Sie wird regelmäßig mit der Begrüßung durch die Handpuppe „Ferdi" begonnen. Diese Begrüßungsphase endet immer mit der Initiierung eines Ruherituals (Atempause) mithilfe der Handpuppe „Ferdi". Schwerpunkt der Sitzung ist die jeweilige Trainingsaufgabe, die die Schüler in der Gruppe bearbeiten. Diese Arbeitsphase endet, indem „Ferdi" die Inhalte der Trainingseinheit kurz zusammenfasst. Abschließend zu jeder Sitzung werden für die Mitarbeit an der Trainingseinheit die Belohnungspunkte (Tokens) im Rahmen des Verstärkerplans durch „Ferdi" vergeben.

Kasten 1: Aufbau der Trainingssitzungen.

- Begrüßung durch „Ferdi"
- Ruheritual
- Einführung und Bearbeitung der Trainingsaufgabe
- Kurzreflexion der Sitzung mit „Ferdi"
- Belohnungsphase mit „Ferdi"

Das festgelegte und immer wiederkehrende Muster der Trainingssitzungen bietet den Vorteil, dass dadurch die Schüler klare Erwartungen an das Training entwickeln. Die Schüler gewinnen so Sicherheit und Orientierung. Ein klar strukturierter und vorhersehbarer Unterrichtsrahmen ist für Kinder dieser Altersstufe und besonders für Schüler mit problematischem Verhalten eine notwendige Voraussetzung, um Lerninhalte aufnehmen und verarbeiten zu können.

4.2 Beschreibung der Trainingsstufen

Exemplarisch wird am Beispiel je einer Sitzung pro Trainingsstufe das Verhaltenstraining für Schulanfänger illustriert.

4.2.1 Erste Trainingsstufe

Das Training beginnt mit einer dreistündigen Einführungsphase, in der den Schülern die Rahmenbedingungen und lernpsychologisch fundierte Basiselemente zur Herstellung eines angemessenen Lernklimas vermittelt werden. So werden die Schüler aufgefordert, sich gemeinsam auf eine Schatzsuche zu begeben. In der ersten Stufe des Verhaltenstrainings werden Trainingselemente wie ein Ruheritual, Klassenregeln, ein Trainingsvertrag und ein Verstärkerplan eingeführt. Der Trainingsvertrag beinhaltet eine genaue Beschreibung der wichtigsten Klassenregeln und damit des Zielverhaltens. Im Zusammenhang mit einem Verstärkerplan werden den Schülern die positiven Konsequenzen verdeutlicht, die sich ergeben, wenn ein Zielverhalten angestrebt und erreicht wird. Ziel eines Verstärkerplans ist es, angemessenes Verhalten systematisch zu belohnen und so neues Verhalten aufzubauen.

Tab. 2: Übersicht über Ziele, praktisches Vorgehen und Materialien der zweiten Trainingssitzung.

Ziele	Praktisches Vorgehen	Materialien
Angemessenes Lernklima	Ruheritual „Atempause"	Handpuppe „Ferdi"
Motivationsaufbau	Erläuterung der Rahmenhandlung	Schatzkarte 2 Chamäleonbilder: „Ich bin Schatzsucher", „Mein Schatzsucherbild"

Die Einführung in den didaktischen Rahmen der Schatzsuche soll nun kurz am Beispiel der zweiten Sitzung verdeutlicht werden. Nach einer Einleitung der Sitzung durch „Ferdi" folgt die Durchführung eines kurzen Rituals zur Förderung der Ruhe und Entspannung (vgl. Tab. 2). Anschließend werden die Schüler mit Hilfe von „Ferdi" in die Rahmenhandlung des Verhaltenstrainings, eine Schatzsuche, eingeführt (vgl. Abb. 3 „Ferdis" Schatzsuchergeschichte). In diese Rahmenhandlung werden die verschiedenen Elemente des Trainings eingebettet. Als visueller Leitfaden der Trainingseinheiten dient eine Schatzkarte, die für die Dauer des Trainings für alle gut sichtbar im Klassenraum aushängt.

„Vor einiger Zeit bin ich mit meinen Chamäleonfreunden auf eine schwierige Reise aufgebrochen. Ach, ihr kennt ja meine Freunde noch gar nicht! Zum Glück kann ich euch ein Bild von unserer Gruppe zeigen.

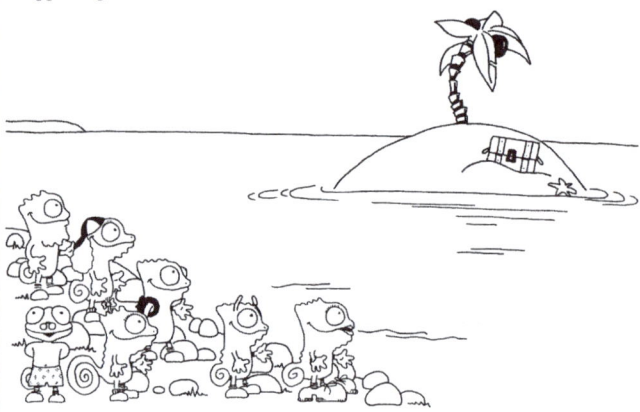

Das Chamäleon mit den zwei Hörnern heißt Hörnchen und das mit den großen Füßen ist meine Freundin Fusseline. Fusseline kann übrigens ganz toll Skateboard fahren. Dann sind da noch Susi, das ist die mit dem besonders langen Schwanz. Seht ihr sie? Der neben ihr, der mit dem Bart, das ist Timmi. Ganz unter uns: Der Timmi mag die Susi total gerne. Na, und dann ist da noch Brilli, das ist der mit der Brille. Die Clara hat eine Kappe auf und Flora ist die mit dem Rucksack. Nun zu unserer Reise: Wir Chamäleons hatten von einem tollen Schatz gehört. Der Schatz wurde vor langer, langer Zeit von einem Piratenkapitän versteckt. Durch einen Zufall fiel mir die Schatzkarte in die Hände. Ich habe sie dabei, wollt ihr sie mal sehen?"

„Sieht die nicht großartig aus? Aber wie ihr sehen könnt, ist es gar nicht so einfach, an den Schatz heran zu kommen. Um an den Schatz zu kommen, muss man ganz viele Hindernisse überwinden. Wir sind durch fremde Länder gegangen und haben eine Menge netter Tiere und Menschen getroffen. Die Reise war ganz schön anstrengend. Sie hat aber trotzdem unheimlich viel Spaß gemacht. Und ob ihr es glaubt oder nicht, wir haben es doch tatsächlich geschafft, die Schatzkiste zu finden.

Aber nun haben wir ein Problem. Wie ihr auf der Schatzkarte sehen könnt, steht die Schatzkiste auf einer Insel. Um auf diese Insel zu kommen, muss man sich eine Brücke aus Steinen bauen. Hier seht ihr den Steinhaufen. Aber die Steine sind so schwer. Die sind einfach zu schwer für uns Chamäleons. Wir brauchen unbedingt Hilfe von ein paar Menschen.

Da habe ich mir gedacht, ich frage euch. Denn wir brauchen bestimmt (Anzahl der Schüler der Klasse) Kinder, um so eine Brücke zur Schatzinsel zu bauen. Außerdem seid ihr so richtig dufte und kluge Schüler, mit euch geht bestimmt nichts schief! Natürlich würden wir den Schatz mit euch teilen. Wollt ihr uns helfen?"

Abb. 3: „Ferdis" Schatzsuchergeschichte (nach Petermann et al., 2013b, S. 74 f.)

Jeder Schüler erhält in der ersten Sitzung ein Arbeitsheft, in dem die Arbeitsmaterialien des Verhaltenstrainings für Schulanfänger abgebildet sind. Nachdem er nun seine Zustimmung an der Schatzsuche bekundet hat, darf er seinen Namen in das Arbeitsheft (das Schatzsucherheft) schreiben, um so den Schritt vom Schüler zum Schatzsucher zu verdeutlichen („Ich bin ein Schatzsucher!"). Darüber hinaus darf jeder Schüler sein eigenes Schatzsucherbild gestalten, um so ein möglichst großen Grad an Identifikation zu erreichen.

4.2.2 Zweite Trainingsstufe

In der zweiten und dritten Stufe werden die Grundlagen für ein angemessenes Sozialverhalten behandelt. Um die Wahrnehmungs- und Aufmerksamkeitsfähigkeiten der Schüler zu festigen und Defiziten in diesem Bereich vorzubeugen, wurden Übungen zur Aufmerksamkeitslenkung, differenzierten Wahrnehmung und Interpretation sozialer Situationen in das Verhaltenstraining integriert. *(Wahrnehmungs-/Aufmerksamkeitsförderung)*

Ziel dieser Trainingsphase ist es, die Schüler zu einer genauen Beobachtung ihrer Umgebung anzuhalten. Der Schwerpunkt liegt dabei in der Auswertung visueller und auditiver Reize. Während in den ersten beiden Sitzungen dieser Sequenz nacheinander die Bedeutsamkeit des genauen Hinschauens und Zuhörens bearbeitet wird, werden die Schüler in der dritten Sitzung mit einer Aufgabe konfrontiert, die sowohl ihre visuelle als auch ihre auditive Aufmerksamkeit erfordert, um eine angemessene Lösung zu finden. In dieser Sitzung steht den Schülern Bild- und Tonmaterial zur Verfügung.

Die Selbstinstruktion ist Bestandteil aller folgenden Sitzungen, so dass den Schülern die Inhalte dieser Trainingsstufe dauerhaft präsent bleiben. – Exemplarisch wird für diese zweite Trainingsstufe die vierte Sitzung des Verhaltenstrainings für Schulanfänger dargestellt (s. Tab. 3).

Tab. 3: Überblick über Ziele, praktisches Vorgehen und Materialen der vierten Trainingssitzung.

Ziele	Praktisches Vorgehen	Materialien
Angemessenes Lernklima	Ruheritual „Atempause"	Handpuppe „Ferdi"
Selbstinstruktion zur Aufmerksamkeitsfokussierung	Erlernen eines Schatzsucherrufs	CD
Steigerung visueller Aufmerksamkeit	Übung mit multistabilen Bildern	Bilder: Pferde, Dalmatiner oder Ente-Hase
Erkennen des Zusammenhangs von Verhalten und Konsequenzen; Aufrechterhaltung der Motivation	Verteilen der Tokens	Verstärkerplan Tokens (Punkte)

Detaillierte Arbeitsschritte

Aufmerksamkeits-fokussierung

Inhalt der vierten Sitzung soll eine Selbstinstruktion zur Aufmerksamkeitsfokussierung vermittelt werden. Die Kinder lernen, ihre Aufmerksamkeit durch eine Selbstanweisung zu steuern. Die Selbstinstruktion ist inhaltlich so gestaltet, dass den Schülern der Nutzen aufmerksamen Verhaltens zur Problemlösung verdeutlicht wird. Um den Aufforderungscharakter für die Schüler zu erhöhen, ist sie in Reimform gestaltet. Nach der Begrüßung durch „Ferdi" und der Durchführung des Ruherituals werden die Kinder von „Ferdi" in die Aufgabe der Trainingssitzung eingeführt.

Kasten 2: „Ferdis" Schatzsucherruf

„Bevor wir unsere Schatzsuche beginnen, will ich euch noch einen Trick verraten, der uns Chamäleons sehr geholfen hat, uns auf die Rätsel und Aufgaben zu konzentrieren. Wir haben einen Schatzsucherruf erfunden, den wir rufen, bevor wir eine Aufgabe lösen müssen. Der Schatzsucherruf hilft uns dabei. Wollt ihr ihn hören? Passt auf:

Hey, ho, was ist das?
Ein Problem, das macht doch Spaß!
Schau genau hin und du wirst es sehen,
hör gut zu und du wirst verstehen.
Die Lösung, die ist gar nicht schwer,
schon wieder weiß ich etwas mehr!
Jippiiiie!!!"

Der Schatzsucherruf (kurze Version):

Augen auf, Augen auf, Ohren auch, Ohren auch, das ist der Chamäleonbrauch.

Werden die Kinder durch das Einüben des oben aufgeführten Schatzsucherrufs überfordert (z. B. bei Schülern der Vorschulklassen), kann eine vereinfachte Alternative eingeübt werden (s. Kasten 2).

Der Schatzsucherruf wird mit den Schülern Zeile für Zeile eingeübt. An den entsprechenden Stellen werden die Kinder aufgefordert, den Text durch Handbewegungen zu unterstützen: *Schau genau hin/Augen auf* → Finger unter das Auge! *Hör genau zu/ Ohren auch* → Hand hinter das Ohr!

Um den Schülern die Wichtigkeit des genauen Hinschauens spielerisch zu verdeutlichen, werden ihnen Suchbilder präsentiert. Es handelt sich hierbei um Bilder deren Informationen auf den ersten Blick nicht zweifelsfrei erkannt werden können. Die Schüler sollen gezielt hinschauen, um so die relevanten Bildinformationen zu erfassen. Es stehen für diese Übung mehrere solcher Bilder zur Auswahl. Exemplarisch ist das Kippbild „Ente-Hase" dargestellt (s. Abb. 4).

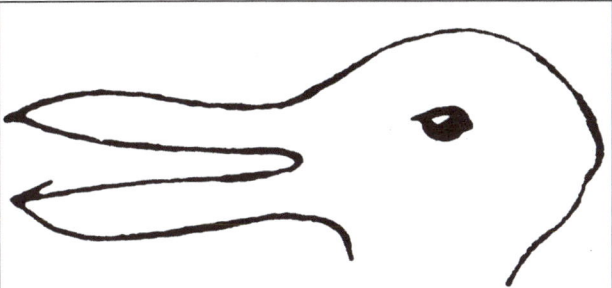

Abb. 4: Kippbild „Ente-Hase"

„Ferdi" beendet die Sitzung, in dem er die wesentlichen Inhalte der Sitzung kurz reflektiert und im Rahmen des Verstärkerplans die Tokens (Punkte) vergibt.

4.2.3 Dritte Trainingsstufe

Die Schüler erweitern in dieser Stufe ihre emotionalen und sozial-emotionalen Fertigkeiten, wie das Erkennen und Benennen von eigenen Gefühlen sowie das Einfühlen in den Interaktionspartner als Voraussetzung für Hilfeverhalten, Aufschieben eigener Bedürfnisse und ein angemessenes Selbstbehauptungsvermögen. Die Auseinandersetzung mit dem Themenkomplex „Emotionen" erfolgt durch die Begegnung mit Gespenstern in einem Schloss. So bitten die Gespenster die Schüler bei der Lösung ihrer emotionalen Probleme um ihre Mithilfe. Die Schüler lernen dabei, bei sich und anderen basale Gefühle sensibel wahrzunehmen, die ihnen durch die Bild- und Textinformation (Gespensterbilder, Gespensterbriefe) vermittelt werden. Die Texte sind so aufgebaut, dass die Schüler die unterschiedlichen Emotionen anhand

- physiologischer Reaktionen (Körperwahrnehmung),
- kognitiver Reaktionen (Wahrnehmung der eigenen Gedanken) und
- motorischer Reaktionen (Wahrnehmung der eigenen Handlung)

erarbeiten können.

Sozial-emotionale Kompetenz

Durch die Gespensterbilder sollen sich die Schüler zudem mit den nonverbalen, beobachtbaren Kernmerkmalen (Mimik, Körperhaltung) der genannten Gefühle auseinandersetzen, um ihnen das Erkennen von Hinweisreizen bei Menschen in unterschiedlichen Gefühlszuständen zu erleichtern (Fremdwahrnehmung). Das Üben von Einfühlungsvermögen wird den Schülern mit Hilfe von „Ferdi" nahegebracht, der ihnen das „Sich-Hineinversetzen in einen anderen" als Trick vermittelt. Das Erkennen, Verstehen und Nachempfinden von Gefühlen anderer bildet die Voraussetzung für Kooperations- und Hilfsbereitschaft, womit auch die dritte Trainingsstufe der inhaltlichen und methodischen Vorbereitung der Schüler auf die vierte Trainingsstufe dient. Zur Verdeutlichung des Vorgehens in dieser dritten Stufe wird die siebte Trainingssitzung vorgestellt (vgl. Tab. 4).

Gespensterbilder

Tab. 4: Übersicht über Ziele, praktisches Vorgehen und Materialien der siebten Trainingssitzung

Detaillierte Arbeitsschritte

Ziele	Praktisches Vorgehen	Materialien
Angemessenes Lernklima	Ruheritual „Atempause"	Handpuppe „Ferdi"
Differenzierte Selbst- und Fremdwahrnehmung basaler Gefühle: 1. Trauer	Geschichte: „Baltasar ist traurig"	Gespensterbriefkasten Gespensterbrief „Baltasar"
Einüben von Einfühlungsvermögen und Aufbau von Hilfeverhalten		Gespensterbild „Baltasar ist traurig"
Erkennen des Zusammenhangs von Verhalten und Konsequenzen; Aufrechterhaltung der Motivation	Verteilen der Tokens	Verstärkerplan Tokens (Punkte)

„Ferdi" begrüßt die Kinder und eröffnet ihnen nach dem Ruheritual, dass sie nun zu einem einsamen, verlassenen Schloss kommen, in dem drei Gespenster ihr Unwesen treiben, die unbedingt Hilfe bei der Überwindung ihrer emotionalen Probleme benötigen. Der Lehrer liest den Gespensterbrief „Baltasar ist traurig" vor (Kasten 3). Es wird eine detaillierte Textanalyse durchgeführt, der eine genaue Bildanalyse folgt.

Kasten 3: Gespensterbrief „Baltasar" (aus Petermann et al., 2013b, S. 123)

> Liebe Besucher,
>
> willkommen im Schloss. Mein Name ist Baltasar – ich bin das Schlossgespenst. Schön, dass ihr da seid, denn ich hatte schon so lange keinen Besuch mehr. Ich glaube, das letzte Mal zogen ein paar schatzsuchende Chamäleons hier durch. Denen habe ich gezeigt, wie toll ich spuken kann. Das hat richtig Spaß gemacht. Aber im Moment geht es mir nicht besonders gut. Ich bin immer so *allein* und habe *keine Freunde*. Niemand ist da, der mir mal zuhört oder mit mir spielt. Tagein, tagaus geistere ich durch die Zimmer und Säle meines Schlossturms und bin ganz *einsam*. Niemand ist da, der mit mir reden kann. Früher hatte ich mal einen Kumpel, meinen Freund Spooky, der ist auch ein Gespenst. Zu zweit hatten wir viel Spaß und haben den ganzen Tag nur Quatsch gemacht. Herrlich! Aber dann musste Spooky umziehen.
>
> Ich denke oft an ihn. Dann erinnere ich mich an all unsere Abenteuer und es endet damit, dass ich schließlich *weinen* muss, weil er weg ist. *„Spooky, wärst du bloß bei mir, ich bin so allein!"*, denke ich dann. Wenn ich mich so fühle, macht selbst das Spuken und Quatschmachen keinen Spaß mehr. An solchen Tagen *habe ich wirklich zu gar nichts Lust*. Mein Körper fühlt sich dann ganz *schwer und träge* an, als wenn er sich nicht bewegen lassen will. Alles was ich mache ist dann *doppelt so anstrengend*.
>
> Was ist nur mit mir los? Wisst ihr einen Rat? Bitte helft mir! Viele Grüße euer Baltasar
>
> P.S. In eurem Schatzsucherheft seht ihr ein Bild von mir, damit ihr wisst, mit wem ihr es zu tun habt.

Die Aufgabe der Schüler besteht im ersten Schritt darin, das Problem der jeweiligen Gespenster herauszufinden, das dadurch ausgelöste Gefühl zu erkennen und zu benennen. In einem zweiten Schritt sollen die Schüler die gewonnenen Erkenntnisse mit der eigenen Erlebniswelt in Zusammenhang bringen, und schließlich eigene Emotionsregulationsstrategien beschreiben. Die Text- und Bildanalyse erfolgt anhand eines strukturierten Fragenkatalogs.

Im Anschluss an die Vorstellung des fiktiven Modells „Baltasar" werden die Schüler nun dazu angeregt, die zuvor erarbeiteten Inhalte auf ihren Alltag zu übertragen. Die Schüler werden vorwiegend motorische Reaktionen und situative Kontexte beschreiben. Es ist hier allerdings von Bedeutung auch die inneren Reaktionsweisen beschreiben zu lassen, die zu einer differenzierten Selbstwahrnehmung hinführen. Von wesentlicher Bedeutung ist zudem die Frage nach den Folgen der Reaktion, da hier die Zweckmäßigkeit der Gedanken und Handlungen beurteilt werden soll. Dazu können folgende Transferfragen eingesetzt werden: **Differenzierte Selbstwahrnehmung**

- Habt ihr euch auch schon mal so traurig wie Baltasar gefühlt? Wenn ja, was war passiert?
- Was macht euch sonst noch traurig?
- Wie fühlt sich euer Körper dann an?
- Wie seht ihr aus, wenn ihr traurig seid? (Mimik/Körperhaltung)
- Was denkt und macht ihr, wenn ihr traurig seid?
- Hilft euch das, was ihr dann macht, euer Problem zu lösen?

„Ferdi" fasst zum Ende der Sitzung die Arbeitsergebnisse kurz zusammen, lobt die Kinder für die Mitarbeit und vergibt die Tokens (Punkte) im Rahmen des Verstärkerplans. **Verstärkerplan**

4.2.4 Vierte Trainingsstufe

Hier werden die in den vorangegangenen Trainingsstufen bearbeiteten Themenkomplexe wieder aufgegriffen. Bei der Analyse der Problemsituationen soll das Verhalten (emotionaler Ausdruck, mögliche Kognitionen, Handlung) anhand von Comicfiguren differenziert beobachtet, beschrieben und interpretiert werden. Die möglichen Folgen einer Handlung sollen vorher abgeschätzt werden. Diese Trainingsstufe möchte den Schülern soziale Basisfertigkeiten vermitteln, um ihr Konflikt- und Problemmanagement zu verbessern. Hierfür werden die in den vorangegangenen Trainingssitzungen gelernten Strategien zur Aufmerksamkeitsfokussierung, differenzierten Wahrnehmung und des Hineinversetzens und Einfühlens in andere und deren Situation benötigt. Anhand von kindgerechtem Bild- und Tonmaterial (Comicgeschichten; Hörspiel) analysieren die Schüler eine Vielzahl alltagstypischer sozialer Problem- und Konfliktsituationen und erarbeiten angemessene Handlungsalternativen, die sie im Anschluss daran im Rollenspiel einüben, so dass neu erworbene Handlungsstrategien vertieft werden können. Die altersangemessene Einbettung der Thematik in die Schatzsuche erfolgt durch die Konfrontation mit einer neuen Figur: dem **Rollenspiele**

Drachen „Ärger". Die Schüler erhalten die Information, dass der Drache der Bewacher des Schatzes ist und eine Aufgabe stellt, bevor er Schatzsucher zum Schatz durchlässt. Nur wenn seine Aufgabe gelöst wird, macht er den Weg frei. Bei der Aufgabe, die der Drache stellt, handelt es sich um eine Problemsituation, in der die Schüler sich sozial kompetent verhalten sollen. „Ferdi" wird ihnen erklären, dass die Aufgabe des Drachens nicht so ohne Weiteres zu lösen ist und daher eine Trainingsphase von Nöten sein wird. Aus diesem Grund werden die Schüler in den nun folgenden Sitzungen jeweils mit einer Problemsituation in Form einer Comicgeschichte oder eines Hörspiels konfrontiert. Als Beispiel ist hier die 18. Trainingssitzung aufgeführt (s. Tab. 5).

Tab. 5: Überblick über Ziele, praktisches Vorgehen und Materialien der 18. Trainingssitzung.

	Ziele	Praktisches Vorgehen	Materialien
Detaillierte Arbeitsschritte	Angemessenes Lernklima	Ruheritual „Chamäleon"	Handpuppe „Ferdi"
	Differenzierte Wahrnehmung eines Handlungsablaufs; Hineinversetzen und Einfühlen in andere sowie deren Situation	Analyse der Comicgeschichte „Das Missgeschick"	Comicgeschichte
	Unterscheiden verschiedener Lösungsmöglichkeiten und Abschätzen von Konsequenzen	Analyse und Bewertung der angebotenen Lösungsstrategien	Overheadprojektor, Folien „Ferdi-Plan"-Kärtchen
	Aufbau des angemessenen Sozialverhaltens und Erweitern des Handlungsrepertoires	Rollenspiele	
	Erkennen des Zusammenhangs von Verhalten und Konsequenzen; Aufrechterhaltung der Motivation	Verteilen der Tokens	Verstärkerplan

Die Schüler werden wie immer von „Ferdi" begrüßt und nach dem Ruheritual in die Aufgabe der Trainingssitzung eingewiesen. In dieser Sitzung sollen die Kinder lernen, mehrdeutige Situationen angemessen zu interpretieren. Um die Schüler im Umgang mit mehrdeutigen Situationen zu trainieren, wird ihnen eine Comicszene präsentiert, in der ein Schüler einen anderen begrüßt und dieser vor Schreck seine Cola-Dose fallen lässt. Es ist die Aufgabe der Schüler, sich zu überlegen, wie die Geschichte ausgehen könnte. Danach wird den Kindern eine unangemessene und eine angemessene Lösung vorgestellt, die sie jeweils beschreiben und bewerten sollen.

Nach der Durchführung der Selbstinstruktion zur Aufmerksamkeitsfokussierung wird den Schülern die Ausgangssituation der Comicgeschichte präsentiert. Diese wird zunächst nicht weiter erläutert. Es wird lediglich auf die Namen der Kinder, Mike und Thomas, hingewiesen.

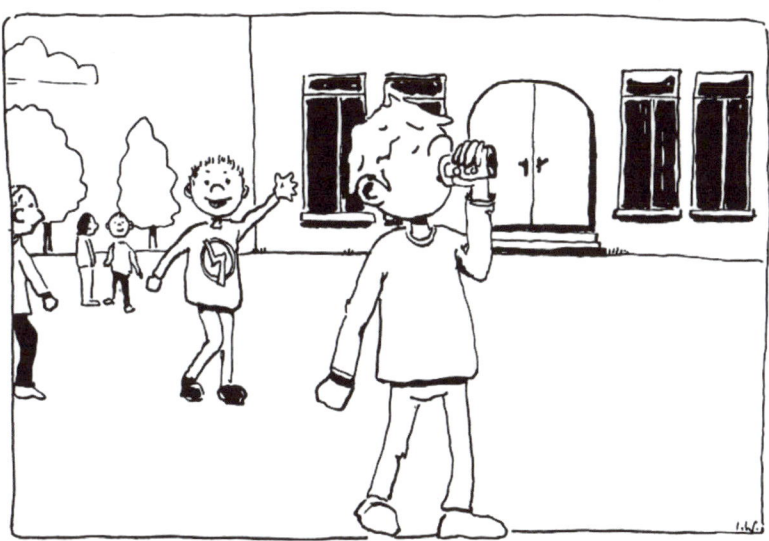

Abb. 5a: Bildergeschichte „Das Missgeschick". Bild 1: Mike steht auf dem Schulhof und trinkt aus einer Cola-Dose. Thomas nähert sich von hinten.

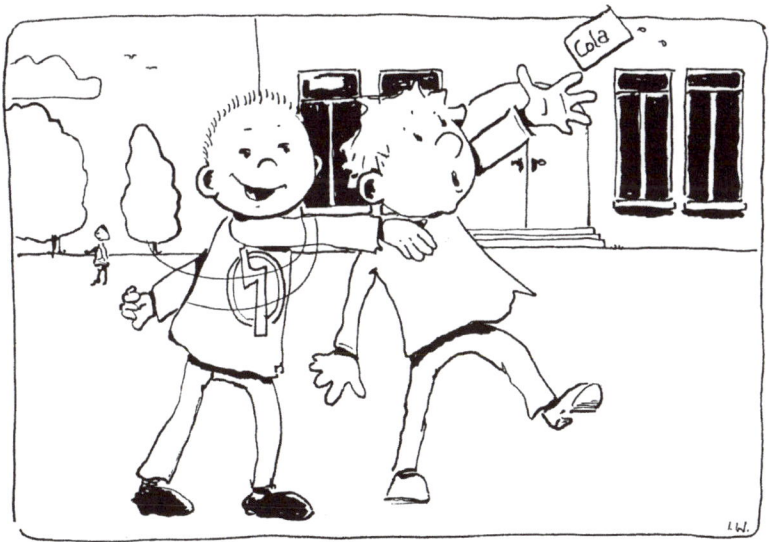

Abb. 5b: Bild 2: Thomas schlägt Mike zur Begrüßung auf den Rücken.

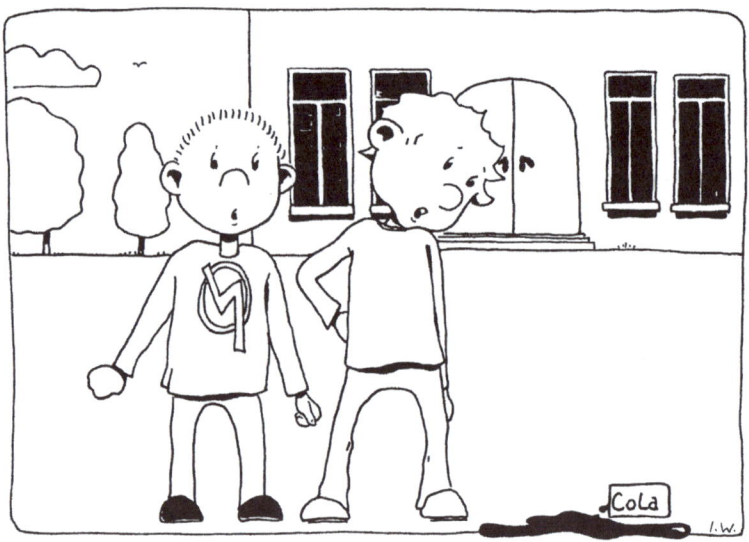

Abb. 5c: Bild 3: Mike lässt vor Schreck die Cola-Dose fallen.

Die Kinder sollen die Geschichte möglichst genau schildern. Der Lehrer präsentiert anschließend die unangemessene Lösung per Overheadprojektor. Mit der Darstellung von Mikes unangemessener Reaktion werden die Schüler mit dem Thema „Fehlinterpretationen" konfrontiert. Mike erkennt die Mehrdeutigkeit der Situation nicht.

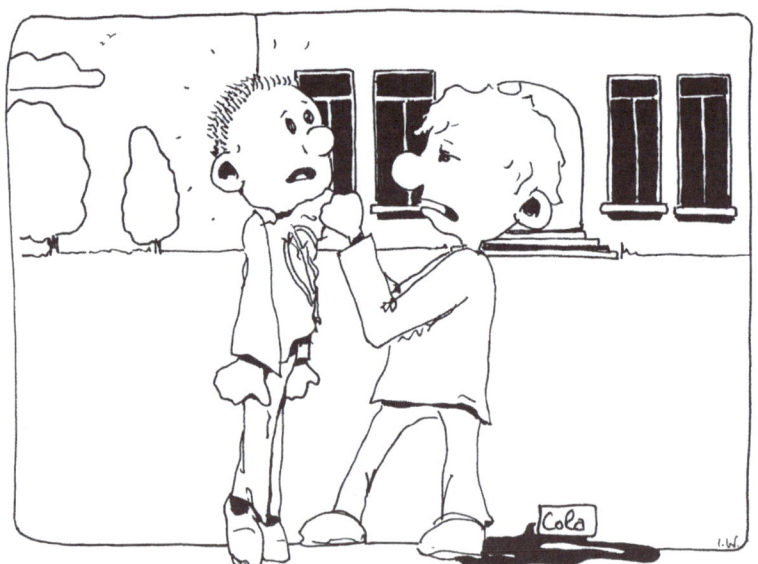

Abb. 5d: Unangemessene Lösung. Bild 4: Mike deutet den Schlag als Angriff, Mike beschimpft Thomas und geht auf ihn los.

Er interpretiert das Handeln von Thomas als gezielten Angriff gegen sich („Das hat der extra gemacht!") und bewertet es entsprechend („Gemeinheit"). Diese Bewertung führt schließlich zu Mikes unangemessener Reaktion. Als Lernziel sollen die Schüler die mögliche Mehrdeutigkeit eines Verhaltens bzw. einer Situation erkennen und solche Situationen differenziert wahrnehmen lernen.

Wieder werden die Schüler durch detaillierte Fragen zur genauen Situationsanalyse aufgefordert und um eigene angemessene Lösungen gebeten. Zur Vertiefung erfolgt ein Rollenspiel zu den Arbeitsinhalten im Rollenspiel. In der Trainingsstufe 4 werden immer neben der angemessenen Konfliktlösung auch unangemessene präsentiert. Diese unangemessenen Konfliktlösungen sollten die Schüler niemals im Rollenspiel trainieren. Gerade Kinder, die bereits durch aggressives Verhalten auffallen, beherrschen diese Verhaltensweisen perfekt und müssen sie nicht noch weiter vertiefen.

Genaue Situationsanalyse

Die Schüler einigen sich, welche angemessene Lösung sie im Rahmen eines Rollenspiels umsetzen. Dabei haben sie die Möglichkeit, sich für die angebotene oder eine eigene angemessene Lösung zu entscheiden. Dann unterteilt der Lehrer die Klasse in Rollenspieler und Zuschauer. Die Spieler bekommen die Aufgabe die Geschichte so zu spielen, dass der Ärgerdrache besiegt wird. Um ihre Rollen zu üben, werden die Rollenspieler kurz vor die Tür geschickt. Die Zuschauer bekommen den Auftrag, die Bühne herzurichten, das heißt einen Sitzkreis aufzubauen. Die Zuschauer müssen hinterher beurteilen, ob die gespielte Lösung eine angemessene Konfliktlösung war, das heißt, ob sie zum Sieg über den Drachen und somit zum Schatz geführt hat. – Die Kinder werden zum Ende der Stunde von „Ferdi" für die Analyse und das Rollenspiel gelobt und erhalten ihre Tokens (Punkte) im Rahmen des Verstärkerplans.

4.3 Wirksamkeit des Verhaltenstrainings für Schulanfänger

Für das Verhaltenstraining für Schulanfänger liegen zwei Wirksamkeitsstudien vor. An der ersten nahmen 142 Schüler aus ersten und zweiten Bremer Grundschulklassen teil und wurden entweder der Trainingsgruppe (n=70) oder einer Warte-(Kontroll)-gruppe (n=72) zugeordnet (Gerken, Natzke, Petermann & Walter, 2002). Im Rahmen der Studie wurden die Lehrkräfte zum Verhalten der Schüler zu drei Messzeitpunkten (Prätest, Posttest und sechs Monate nach Beendigung des Trainings) befragt. Als Messinstrumente dienten der standardisierte Lehrerfragebogen über das Verhalten von Kindern und Jugendlichen TRF (Arbeitsgruppe Deutsche Child Behavior Checklist, 1993) sowie ein von der Arbeitsgruppe entwickelter Lehrerbeobachtungsbogen.

Nach Einschätzung der Lehrer konnten die Schüler der Trainingsgruppe ihr Sozialverhalten signifikant verbessern. Nach der Lehrereinschätzung reduzierte sich das Problemverhalten in den TRF-Skalen „Internalisierende Störungen", „Externalisierende Störungen" sowie „Aufmerksamkeitsstörungen". Die erzielten Effekte blieben über einen Zeitraum von sechs Monaten stabil (vgl. ausführlich Gerken, Natzke, Petermann & Walter, 2002).

Die zweite Studie wurden im Rahmen des „Projet Prima!r" in Luxemburg durchgeführt (Petermann & Natzke, 2008). An dieser Studie beteiligten sich neun Klassen mit 88 Kindern, wobei vier Klassen an dem Training teilnahmen. Es wurden Lehrereinschätzungen unmittelbar vor und nach dem Training sowie ein Jahr nach Ende des Programms erhoben. Erfasst wurden u. a. Verhaltensprobleme (SDQ; Goodman, 1997), aggressives Verhalten, soziale Kompetenzen (SCS; GPPRG, 2003) und emotionale Kompetenzen (FEEK, Koglin, Helmsen & Petermann, 2004; für eine ausführliche Darstellung siehe Petermann & Natzke, 2008). In allen vier Bereichen konnte eine positivere Entwicklung der Kinder in der Trainingsgruppe nachgewiesen werden. Es zeigt sich, dass es unmittelbar nach dem Training nur eine geringfügige Abnahme der Verhaltensprobleme gab. Ein Jahr nach dem Programmende zeigen sich jedoch signifikante Unterschiede zu Gunsten der Trainingsgruppe.

Diese verzögerten Trainingseffekte können nach Petermann und Natzke (2008) damit erklärt werden, dass die Lehrer durch die Trainingsdurchführung für Verhaltensprobleme der Schüler sensibilisiert wurden und deswegen zum zweiten Messzeitpunkt eine ungünstigere Einschätzung abgaben. Eine andere Erklärung wäre, dass die Umsetzung von erlernten sozial-emotionalen Kompetenzen in angemessenes Verhalten möglicherweise mehr Zeit benötigt. Zusammenfassend liegen aus beiden Studien Ergebnisse vor, die die Wirksamkeit des Verhaltenstrainings für Schulanfänger stützen.

5. Das Verhaltenstraining für Grundschüler

5.1 Inhalte und Vorgehen

Grundschultraining

Das „Verhaltenstraining in der Grundschule" (Petermann, Koglin, Natzke & von Marées, 2013a) ist ein kognitiv-behaviorales Präventionsprogramm für Schüler der dritten und vierten Klassenstufe. Es wird vom Klassenlehrer durchgeführt und ist inhaltlich in drei Bereiche gegliedert. Der erste Bereich dient der Förderung emotionaler Kompetenz, der zweite Bereich widmet sich dem Aufbau sozialer Kompetenz und der dritte Bereich soll die Moralentwicklung über eine Förderung der Eigen- und Sozialverantwortung unterstützen. Das Verhaltenstraining besteht aus 26 Einheiten, die jeweils 45 bis 90 Minuten dauern und in einer Frequenz von ein bis zwei Einheiten pro Woche durchgeführt werden. Auf diese Weise ist das Training innerhalb eines Schulhalbjahres zu realisieren. Zwischen zwei Einheiten wird eine eintägige Trainingspause empfohlen, um das Gelernte im Alltag zu erproben und damit zu festigen.

Rahmenhandlung motiviert

Das Training ist eingebettet in eine Rahmenhandlung über vier Freunde, die „Abenteuer auf Düsternbrook" erleben. Es handelt sich dabei um vier Kinder (zwei Jungen und zwei Mädchen) mit einem unterschiedlichen kulturellen und familiären Hintergrund (s. Abb. 6). Sie erkunden die Burg Düsternbrook, über die viele unheimliche Geschichten erzählt werden (s. Abb. 7). Dabei lösen sie Aufgaben, die emotionale

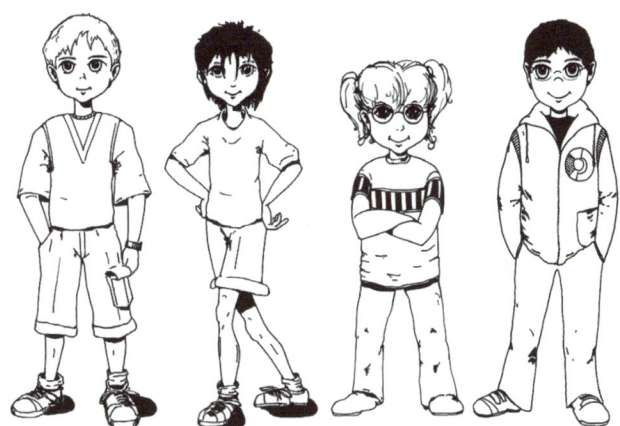

Abb. 6: Cedric, Irina, Julie und Mehmet erkunden Burg Düsternbrook (Petermann et al., 2013a, S. 60)

und soziale Kompetenzen einfordern. Die Geschichte liegt als Hörspiel vor und stellt zu jeder Einheit den Einstieg in die Inhalte dar. Die Durchführung des Trainings folgt in jeder Einheit einer ähnlichen Struktur. Nach dem Hörspiel wird die aktuelle Trainingsaufgabe bearbeitet; in einem weiteren Schritt werden die wichtigsten Trainingsinhalte reflektiert und anhand eines Verstärkerplans Punkte verteilt. Übungen und Aufgaben, die die Kinder regelmäßig außerhalb der Einheiten umsetzen sollen (zu Hause mit den Eltern, auf dem Schulhof mit Freunden, allein in Konfliktsituationen), zielen darauf, die Trainingsinhalte stärker in den Alltag zu übertragen und eine Generalisierung auf andere Lebensbereiche zu fördern.

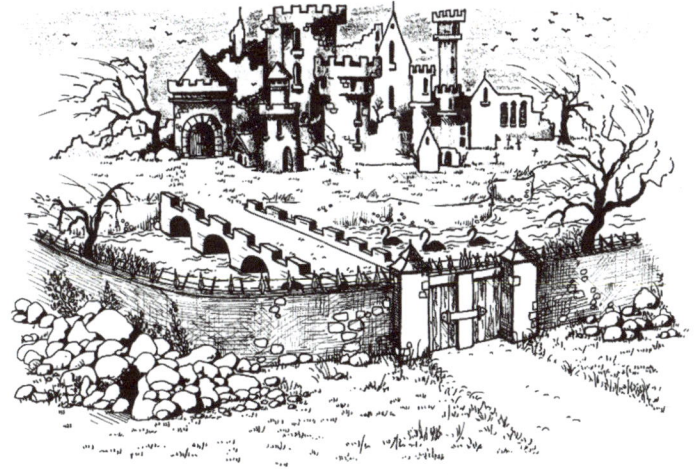

Abb. 7: Burg Duesternbrook (Petermann et al., 2013a, S. 55)

In den ersten Einheiten werden wiederum emotionale Kompetenzen aufgebaut. Im Unterschied zum „Verhaltenstraining im Kindergarten" und dem „Verhaltenstraining für Schulanfänger" wird für die Erarbeitung der Basisemotionen nicht mehr pro Emotion jeweils eine Einheit verwendet. Sie werden komprimierter in wenigen Einheiten besprochen. Neu aufgenommen wurden für diese Altersstufe Übungen, die besonders auf den Umgang mit belastenden Emotionen abzielen. Mit den Kindern wird eingeübt, die Intensität von Emotionen differenziert wahrzunehmen. Unterstützend wird dazu das Bild einer „Rakete" eingesetzt, um den Kindern zu visualisieren, dass Emotionen dann besonders gut reguliert werden können, wenn sie noch nicht die stärkste Intensität erreicht haben. Anschließend erarbeitet jedes Kind individuell einen Wutkontrollplan, der Ärger bezogene „Gedanken- und Verhaltensstopper" umfasst (s. Abb. 8). Mit den Kindern wird der Einsatz des Wutkontrollplans systematisch eingeübt.

Wutkontrollplan

Arbeitsblatt zur Emotionsregulation

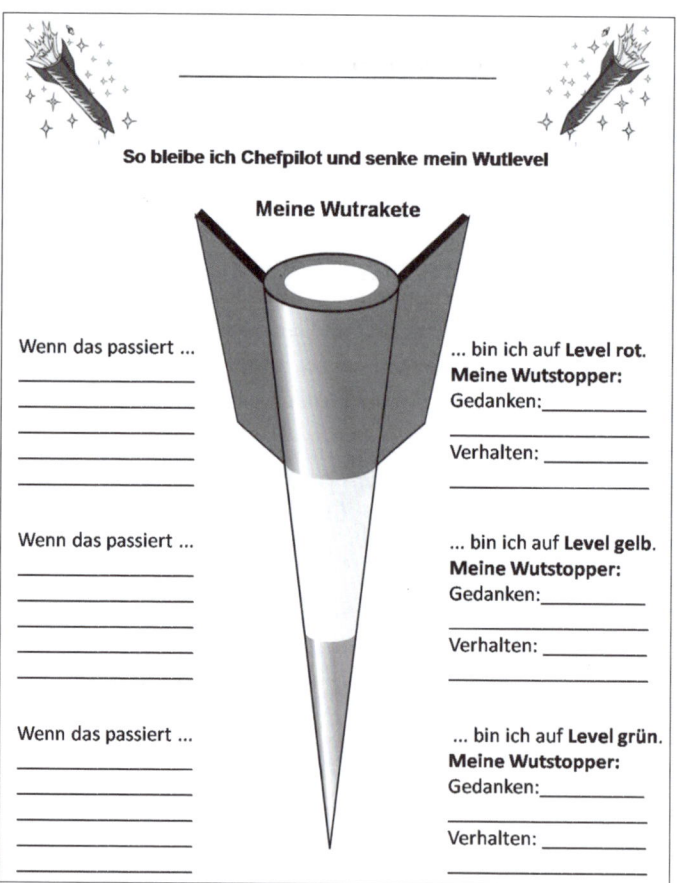

Abb. 8: Übung zur Emotionsregulation aus dem Verhaltenstraining in der Grundschule (Petermann et al., 2013a, S. 110)

Mit dem zweiten Trainingsbereich soll bei allen Kindern ein angemessener Umgang mit sozialen Konfliktsituationen gefördert werden. Dazu werden Kompetenzen auf jeder Stufe der sozialen Informationsverarbeitung (Crick & Dodge, 1994) eingeübt:

- Differenzierte Wahrnehmung und Beschreibung sozialer Problemsituationen,
- Erarbeitung der Lösung unter Berücksichtigung der Bedürfnisse aller Beteiligten (Perspektivenübernahme),
- eigenständige Bewertung der gefundenen Lösungen und
- Einüben angemessener Konfliktbewältigungsstrategien.

Differenzierte Wahrnehmung

Im dritten Trainingsbereich steht die Förderung der moralischen Entwicklung im Vordergrund. Nach Eisenberg (2000) ist die Fähigkeit zu Mitgefühl und Empathie grundlegend für moralisches Verhalten. Kinder, die in der Lage sind, die Perspektive eines anderen einzunehmen und nachzuempfinden, was der andere fühlt und dabei gleichzeitig ihre Emotionen erfolgreich zu regulieren, sind eher motiviert und in der Lage, sich prosozial bzw. moralisch angemessen zu verhalten (Eisenberg & Morris, 2001). Moralisches Handeln ist möglich, wenn Kinder eine egozentrische Perspektive überwinden und die Ansprüche und Bedürfnisse anderer Menschen bei den eigenen Handlungen berücksichtigen (Binfet, 2004). Zur moralischen Entwicklung muss ein Kind weiterhin lernen, moralische Normen zu begründen und gegebenenfalls zu hinterfragen. Schließlich soll soziales Handeln nicht mehr durch eine egozentrische Sichtweise motiviert sein, sondern auf allgemein gültigen sozialen Regeln und dem Prinzip der Achtung des Interaktionspartners basieren.

Förderung der moralischen Entwicklung

Zur Förderung moralischer Entwicklung bei Kindern wird im Verhaltenstraining die Methode der Dilemma-Diskussion angewandt. Durch alltagsnah präsentierte moralische Dilemmata werden die Kinder aufgefordert, sich in eine bestimmte Situation und die betroffenen Personen hineinzuversetzen. Nach einer Analyse des Problems soll eine für alle annehmbare Lösung gefunden werden. Dazu ist eine intensive Auseinandersetzung mit dem Konflikt und den beteiligten Personen notwendig.

Dilemma-Diskussion

5.2 Wirksamkeit des Verhaltenstrainings in der Grundschule

Zur Effektivität des Verhaltenstrainings in der Grundschule liegen kurz- und mittelfristige Ergebnisse vor (von Marées & Petermann, 2009; 2010a). Im Folgenden werden die Ergebnisse zur mittelfristigen Wirksamkeit, das heißt ein Jahr nach dem Trainingsende berichtet (zur ausführlichen Darstellung siehe von Marées & Petermann, 2009). An der Studie nahmen 85 Kinder aus fünf Klassen teil, von denen drei der Trainingsgruppe zugeordnet wurden und zwei als Kontrollklassen dienten. Zum Trainingsbeginn waren die Kinder durchschnittlich 9.1 Jahre alt. Die Klassenlehrer machten zu drei Zeitpunkten zu Verhaltensproblemen und sozialen Kompetenzen der Kinder Angaben (Prätest, Postest und Follow-Up ein Jahr nach Trainingsende). Soziale und emotionale Probleme wurden mit dem SDQ (Goodman, 1997) und sozial-emotionale Kompetenzen mit dem SCS (CPPRG, 2003) erfasst. Zudem wurde ein Fragebogen zur Erhebung von Aggression und Viktimisierung (Bullying- und

Viktimisierungs-Fragebogen für Lehrkräfte, BVF-L; von Marées & Petermann, 2010b) eingesetzt. Mit einer „Täterskala" wird proaktives und reaktives aggressives Verhalten ermittelt und mit einer „Opferskala", ob ein Kind direkt oder indirekt aggressives Verhalten durch andere erfährt (z. B. „Das Kind wird oft gehänselt und/oder schikaniert.").

Ein Jahr nach Ende des Trainings berichten die Lehrkräfte der Trainingsgruppe signifikante Verbesserungen hinsichtlich sozial-emotionaler Kompetenzen. Die Kinder profitierten durch das Training in den Bereichen „prosozial-kommunikatives Verhalten", „Emotionsregulation" und „schulische Fertigkeiten".

Über die Kinder der Trainingsgruppe werden zudem weniger Verhaltensprobleme berichtet als in der Kontrollgruppe. Für aggressives Verhalten zeigt sich ein geschlechtsspezifischer Effekt durch das Training. Verhaltensprobleme nach dem SDQ und aggressives Verhalten erfasst mit der „Täterskala" treten nach Angaben der Lehrer seltener bei den Jungen in der Interventionsgruppe auf. Dieser geschlechtsspezifische Effekt kann dadurch erklärt werden, dass die eingesetzten Verfahren besonders körperlich und/oder offen aggressives Verhalten erfassen. Diese Form aggressiven Verhaltens tritt bei Jungen häufiger auf als bei Mädchen und kann durch Lehrkräfte besser beobachtet werden als zum Beispiel relationale Aggression.

Trotz der relativ kleinen Stichprobe konnte anhand der Studie aufgezeigt werden, dass das Verhaltenstraining für Grundschüler positive, mittelfristige Effekte auf sozial-emotionale Kompetenzen der Kinder bewirkt. Die Effekte liegen auch hier eher im kleinen Bereich, wobei für den Aufbau der sozial-emotionalen Kompetenz ein höherer Effekt (d = .48) erreicht wird als für den Abbau von Verhaltensproblemen (d = .23) oder die Reduktion aggressiven Verhaltens (d = .31).

6. Das Training mit Jugendlichen
6.1 Inhalte und Vorgehen

Jugendtraining

Das Training mit Jugendlichen von Petermann und Petermann (2010) wurde zunächst für das therapeutische Setting als pädagogische Maßnahme in der Jugendhilfe oder dem Jugendstrafvollzug entwickelt. Mittlerweile erfährt es eine breite Anwendung und in der neunten Auflage befindet sich eine umfassende Erweiterung zur Durchführung mit Schulklassen im Sinne der Prävention (= JobFit-Training).

JobFittraining

In der ursprünglichen Version besteht das Programm aus einem Einzeltraining mit mindestens fünf Sitzungen und einem Gruppentraining mit mindestens zehn Sitzungen. Zur Einführung in das Training werden zwei Sitzungen sowie eine weitere Einführungssitzung für das Gruppentraining empfohlen. Die Einzelsitzungen mit dem Jugendlichen nehmen jeweils ca. 50 Minuten und die Gruppensitzungen ca. 100 Minuten in Anspruch. Petermann und Petermann (2010) weisen daraufhin, dass idealerweise zwei Sitzungen pro Woche durchzuführen sind, sodass das Training in einem Zeitraum von zehn Wochen abgeschlossen werden kann.

Globales Ziel des Trainings ist der Aufbau und die Weiterentwicklung beruflicher und sozialer Fähigkeiten bei Jugendlichen unter besonderer Berücksichtigung von Verhaltensweisen wie sozialer Unsicherheit und Aggression. Bei der präventiven Arbeit in Förder-, Haupt- und Realschulen wird darüber hinaus versucht, Arbeits- und Sozialverhalten innerhalb einer Schulklasse anzusprechen und damit begonnen, positive Verhaltensformen einzuüben.

Im Rahmen des Programms werden dazu notwendige auf einander aufbauende Teilfertigkeiten eingeübt, die hierarchisch organisiert sind (s. Abb. 9). Beispielsweise kann ohne eine angemessene Selbstwahrnehmung keine gezielte Selbstkontrolle erfolgen.

Selbstmanagement-Ansatz

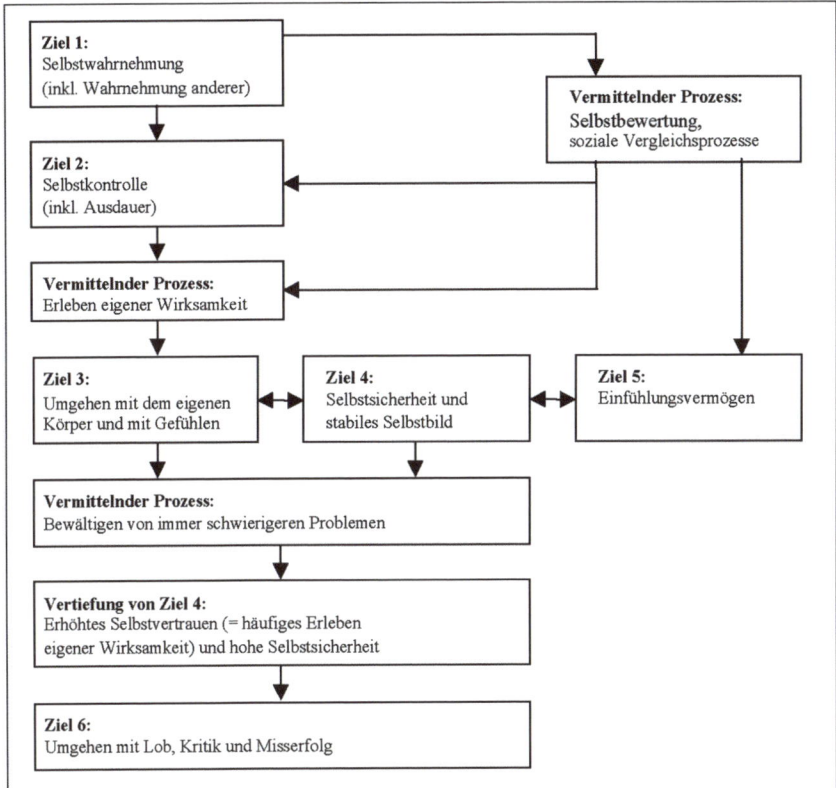

Abb. 9: Ziele des Trainings mit Jugendlichen (Petermann & Petermann, 2010, S. 47)

Im Einzeltraining werden dem Jugendlichen fünf Themenblöcke angeboten:
- Beruf und Zukunft,
- Freizeit und Familie,
- Lebensschicksale und Eigenverantwortung,
- schwierigen Situationen widerstehen lernen und ein
- offenes Angebot: Eigenständiges Problemlösen.

Tagebuch-Technik

Die Sitzungen verlaufen nach einer festen Struktur. Zunächst wird das „Tagebuch" ausgewertet, dann erfolgt die Themenarbeit mit Materialien und Rollenspielen und abschließend wird eine neue Regel für das „Tagebuch" abgesprochen. Das „Tagebuch" fordert die Jugendlichen dazu auf, sich selbst zu beobachten und ein bestimmtes Verhalten einzuüben. Das zu beobachtende Verhalten ist auf ein Problembereich des Jugendlichen abgestimmt, beispielsweise könnte das zu beobachtende Verhalten lauten „Ich rede deutlich und in angemessener Lautstärke, wenn ich angesprochen werde." Der Jugendliche dokumentiert in den nächsten Tagen, wie oft er dieses Verhalten pro Tag zeigen konnte. Die Tagebuchaufgabe wird im Verlauf des Trainings jeweils in Absprache mit dem Trainer den Fortschritten des Jugendlichen angepasst.

Tab. 6: Ziele, praktisches Vorgehen und Materialien der ersten Sitzung des Einzeltrainings (Petermann & Petermann, 2010, S. 86).

Detaillierte Arbeitsschritte

Ziele	Praktisches Vorgehen	Materialien
Sich eigener beruflicher Vorstellung bewusst werden	Der Jugendlichen beschreibt verschiedene Bilder zu acht Berufsgruppen und assoziiert frei dazu.	Acht Cartoons und Schreibmaterial
Chancen und Grenzen für einen beruflichen Weg erkennen	Vor- und Nachteile der acht Berufsgruppen werden gesammelt	Acht Cartoons und Schreibmaterial
Neue Problemlösungen bei beruflichen Schwierigkeiten erkennen	Rollenspiele und Rollentausch zur beliebtesten und unbeliebtesten Berufsgruppe	Aufnahmegerät
Selbstbeobachtungen lernen sowie Verhalten einüben	Absprache über eine Beobachtungsaufgabe und/oder eine Verhaltensregel zum Themenblock „Beruf und Zukunft".	Tagebuch

Einzeltraining

Tabelle 6 beschreibt exemplarisch die Inhalte der ersten Sitzung des Einzeltrainings zum Thema „Beruf und Zukunft". Anhand von acht Cartoons, die lustig überzeichnet verschiedene Berufe darstellen, soll der Jugendliche sich seiner eigenen beruflichen Vorstellung bewusst werden. Dazu werden Vor- und Nachteile der Berufe gesammelt und aufgeschrieben. Der Jugendliche benennt im Folgenden den beliebtesten und den unbeliebtesten Beruf. Hierzu werden Rollenspiele durchgeführt, in denen inszeniert wird, was ein Auszubildender in diesen Berufen morgens in den ersten Minuten erlebt. Der Trainer und der Jugendliche wechseln sich dabei mit den Rollen des Meisters und des Auszubildenden ab. Die Rollenspiele werden mit einem Aufnahmegerät (z. B. Videokamera) aufgezeichnet und anschließend systematisch ausgewertet. Mit dem Jugendlichen wird besonders über irreale Wunschvorstellungen und Vorurteile diskutiert. Zum Abschluss wird gemeinsam ein Verhalten für das „Tagebuch" ausgewählt.

Vor dem Gruppentraining wird mit den Jugendlichen eine Sitzung zum Erstkontakt durchgeführt. Im therapeutischen Setting können bis zu fünf Jugendliche an dem Gruppenprogramm teilnehmen. In der schulbasierten Version wird jeweils eine Schulklasse in zwei Gruppen aufgeteilt. So ist gewährleistet, dass jeder Jugendliche die Chance hat, aktiv an den Rollenspielen teilzunehmen. Im Erstkontakt haben die Jugendlichen die Gelegenheit sich kennenzulernen und es werden gemeinsam Regeln für die Gruppe aufgestellt. Daneben erhält jeder Jugendliche eine individuelle Regel für die Gruppensitzung, zum Beispiel „Ich mache alle Aufgaben und Übungen mit." Diese dient dazu, Verhalten einzuüben, das eine effektive Teilnahme am Training erhöht. Am Ende jeder Sitzung erhalten die Jugendlichen vom Trainer eine Rückmeldung darüber, wie gut sie ihre persönliche Regel eingehalten haben. Die Struktur des Einzeltrainings wird, ergänzt um die Rückmeldung zu den individuellen Sitzungsregeln, beibehalten. Die Themen des Gruppentrainings werden in Tabelle 7 beschrieben.

Gruppentraining

Rollenspiele

Tab. 7: Übersicht über die Themen des Gruppentrainings

1. Themenblock	Gruppenregeln	6. Themenblock	Anerkennung aussprechen und loben
2. Themenblock	Gefühle und Verhalten	7. Themenblock	Akzeptieren von Außenseitern
3. Themenblock	Vorstellungsgespräche üben	8. Themenblock	Umgehen mit Kritik im Beruf
4. Themenblock	Einfühlungsvermögen üben	9. Themenblock	Umgehen mit Misserfolg
5. Themenblock	Selbstsicherheit im Umgang mit Gleichaltrigen	10. Themenblock	Rückmeldungen zum Training

6.2 Wirksamkeit des Trainings mit Jugendlichen

Zur Wirksamkeit des „Training mit Jugendlichen" liegen verschiedene Studien vor (Laakmann, Schultheiß, Petermann & Petermann, 2013; Roos & Petermann, 2005; Schultheiß, Petermann & Petermann 2012). Die schulbasierte Form (JobFit-Training; JFT) wurde an Bremer Schulen überprüft (Koglin, Petermann, Heffter & Petermann, 2010; Petermann, Koglin, Petermann & Heffter, 2010). Das JobFit-Training beinhaltet ausgewählte und für die Schulsituation modifizierte Sitzungen des Einzel- sowie Gruppentrainings, die in zehn Einheiten durchgeführt werden.

Schulbasiertes JobFit-Training

Im Folgenden werden die Ergebnisse zur längerfristigen Wirkung des JobFit-Trainings dargestellt (zur ausführlichen Darstellung s. Koglin et al., 2010). An der Studie nahmen 104 Jugendliche (54 Jungen, 50 Mädchen) im Alter von 13;2 bis 17;3 Jahren teil. 16 Jugendliche besuchten zum Zeitpunkt der Intervention die achte und 88 die neunte Klassenstufe. Die Lehrer bearbeiteten zu drei Messzeitpunkten (Prätest, Postest und Follow-up sechs Monate nach der Intervention) den SDQ zur Erfassung von Verhaltensstärken und -schwächen.

JobFit-Training

Das JobFit-Training wurde zumeist im Rahmen des Faches „Arbeitslehre" innerhalb eines Schulhalbjahres durchgeführt. Mit Unterbrechungen (Schulferien, Schul-Praktika o. ä.) dauerte die Intervention in der Regel zwölf Wochen. Es wurde je eine Klassenhälfte von zwei JobFit-Trainern betreut. Es wurde darauf geachtet, dass die Teilgruppengröße nach Möglichkeit kleiner als 15 Personen war. Trainiert wurde entweder von zwei Dipl.-Psych.-Studierenden mit Schwerpunkt Klinische Kinderpsychologie (7. und 8. Semester) oder von einem Studenten und einem Mitarbeiter der Schule (Vertrauenslehrer). Vor Beginn der Durchführung erhielten alle studentischen Trainer eine zweitägige Schulung; die Mitarbeiter der Schule nahmen an einer eintägigen Fortbildung teil. Hier wurden die Grundlagen des JobFit-Trainings vermittelt, es wurden Rollenspiele zur praktischen Umsetzung durchgeführt und Richtlinien zur begleitenden Evaluation erarbeitet. Während der Trainingsdurchführung stand allen Trainern ein Supervisionsangebot zur Verfügung.

Die Ergebnisse zeigen auf, dass die Jugendlichen in der Trainingsgruppe aus Sicht ihrer Lehrkräfte deutlich profitierten. Im Vergleich zur Kontrollgruppe wiesen sie weniger emotionale Probleme und Verhaltensprobleme auf und sie zeigten mehr prosoziales Verhalten. Die Effektstärken variieren zwischen $d = .46$ und $d = .86$ und entsprechen den Effekten ähnlicher angloamerikanischer Programme für das Jugendalter (Reedy, Newman, De Thomas & Chun, 2009). Die positiven Effekte des Trainings schwächten sich ein halbes Jahr nach Ende des Trainings ab und waren nur noch für „Emotionale Probleme" sowie für den Gesamtproblemwert des SDQ signifikant. Eine Stabilisierung der Effekte kann möglicherweise dadurch erreicht werden, dass das Training von den Bezugspersonen der Schüler durchgeführt wird. In der vorliegenden Studie wurde es von externen Personen angeleitet. Ein Transfer in den Alltag der Schüler sowie eine Weiterführung ausgewählter Trainingsinhalte war so nicht möglich.

7. Zusammenfassung

Nordwestdeutschen Präventionsforum

Mit den Verhaltenstrainings des Nordwestdeutschen Präventionsforums liegen entwicklungsspezifische Präventionsangebote vom Kindergarten- bis zum Jugendalter vor. Sie zielen darauf ab, durch den Aufbau sozialer und emotionaler Kompetenzen das Auftreten von Verhaltensproblemen zu verhindern oder zu reduzieren. Die Inhalte und Materialien der Programme sind spezifisch für die Altersgruppen angepasst, sodass bei den Kindern eine hohe Akzeptanz und Motivation zur Teilnahme unterstützt wird. Alle Programme können von Bezugspersonen der Kinder, das heißt von pädagogischen Fachkräften in Kindertageseinrichtungen, Lehrkräften, Sozialpädagogen u. a. durchgeführt werden. Empfohlen wird hierzu die Teilnahme an einer

Fortbildung oder wenn dies nicht möglich ist, eine kollegiale Begleitung um den Einsatz der neuen Methoden zu reflektieren. Die Durchführung durch Bezugspersonen der Kinder geht mit einer Reihe von Vorteilen einher. Sie kennen die Anforderungen und Probleme der Kinder und können sie dadurch optimaler unterstützen. Des Weiteren ist dadurch ein Transfer in den Alltag gewährleistet, der auch über das Programmende hinaus gefördert werden kann. Kindertageseinrichtungen und Schulen ist es mit diesen Trainingsprogrammen möglich, ein entwicklungsbegleitendes Angebot zur Förderung einer gesunden sozial-emotionalen Entwicklung anzubieten.

Metaanalysen zu kompetenzfördernden Präventionsmaßnahmen belegen, dass ein Ressourcenaufbau besonders effektiv im Rahmen kognitiv-behavioraler Interventionen gelingt (vgl. Wilson & Lipsey, 2007). Die vorgestellten Studien zur Wirksamkeit der Trainings sind mit überwiegend geringen bis mittleren Effektstärken zufriedenstellend (vgl. auch Heinrichs, Döpfner & Petermann, 2013). Die Metaanalyse von Beelmann und Lösel (2007) berichtet durchschnittliche Effektstärken (ES; Cohens d) von Interventionsmaßnahmen bei externalisierenden Auffälligkeiten von ES=0.29 (post) und ES=0.20 (Follow-up); im Aufbau sozialer Kompetenzen liegen die Effekte bei ES=0.43 (post) und ES=0.31 (Follow-up).

Kompetenzfördernde Prävention

Durlak, Weissberg, Dymnicki, Taylor und Schellinger (2011) legen eine Metaanalyse über 213 schulbasierte universelle Maßnahmen zur Förderung sozialer und emotionaler Kompetenzen vor. Über alle Maßnahmen berichten sie zum Posttest eine Effektstärke von .57 zu Gunsten der Interventionsgruppe bezogen auf soziale und emotionale Fähigkeiten und von .22 bezogen auf externalisierende Verhaltensprobleme. Follow-up-Daten lagen für 15% der Studien vor. Das Follow-up erfolgte im Mittel ein Jahr später und hier werden ES von .26 (soziale und emotionale Fähigkeiten) und .14 (externalisierende Verhaltensprobleme) berichtet. Neben den Effekten auf soziale und emotionale Fähigkeiten sowie auf Verhaltensprobleme werden auch positive Effekte für schulische Leistungen, positives Sozialverhalten, Einstellungen (über das Selbst, andere und Schule) und emotionalen Stress berichtet.

Die vorgestellten Trainings des Nordwestdeutschen Präventionsforums ordnen sich hinsichtlich ihrer Wirksamkeit gut in internationale Ergebnisse ein. Zukünftig stehen jedoch weitere Studien aus. Von Interesse sind hier beispielsweise die Interventionsbedingungen und deren Einfluss auf die Wirksamkeit von Verhaltenstrainings (vgl. Petermann & Koglin, 2010). So werden aus Wirksamkeitsstudien höhere Effekte berichtet, wenn die Maßnahmen von den Programmentwicklern durchgeführt wurden (vgl. Greenberg, Domitrovic, Graczyk & Zins, 2005). Durch die Programmentwickler wird wahrscheinlich eine bessere Implementationsqualität erreicht. An diesem Punkt sollte angeknüpft werden, um den Bezugspersonen der Kinder eine bessere Durchführung der Programme zu ermöglichen. Wünschenswert wäre auch eine langfristige Studie, die die kombinierte Wirkung der entwicklungsbegleitenden Programme überprüft. Hierzu liegen aktuell nur Erfahrungsberichte aus einigen Kindergärten und Schulen vor, die sich in Bezug auf die Fördermaßnahmen abgestimmt haben und positive Erfahrungen mit diesem Vorgehen schildern.

Entwicklungsbegleitende Prävention

8. Literatur

Arbeitsgruppe Deutsche Child Behavior Checklist (1993). *Lehrerfragebogen über das Verhalten von Kindern und Jugendlichen; deutsche Bearbeitung der Teacher's Report Form der Child Behavior Checklist (TRF)*. Köln: Arbeitsgruppe Kinder-, Jugend- und Familien-Diagnostik (KJFD).

Beelmann, A. & Lösel, F. (2007). Entwicklungsbezogene Prävention dissozialer Verhaltensprobleme: Eine Meta-Analyse zur Effektivität sozialer Kompetenztrainings. In W. von Suchodoletz (Hrsg.), *Prävention von Entwicklungsstörungen* (S. 235–258). Göttingen: Hogrefe.

Beelmann, A., Pfost, M. & Schmitt, C. (2014). Prävention bei Kindern und Jugendlichen. Eine Meta-Analyse der deutschsprachigen Wirksamkeitsforschung. *Zeitschrift für Gesundheitspsychologie, 22*, 1–14.

Binfet, T. (2004). It's all in their heads: Reflective abstraction as an alternative to the moral discussion group. *Merrill-Palmer Quarterly, 50*, 181–201.

Bornstein, M.H., Hahn, C.-S. & Haynes, O.M. (2010). Social competence, externalizing, and internalizing behavioral adjustment from early childhood through early adolescence: Developmental cascades. *Development and Psychopathology, 22*, 717–735.

Burgess, K.B., Wojslawowicz, J.C., Rubin, K.H., Rose-Krasnor, L. & Booth-LaForce, C. (2006). Social information processing and coping strategies of shy/withdrawn and aggressive children: Does friendship matter? *Child Development, 77*, 371–383.

Cicchetti, D. & Hinshaw, S.P. (2002). Prevention and intervention science: Contributions to developmental theory. *Development and Psychopathology, 14*, 667–671.

Conduct Problems Prevention Research Group (2003). *Social Competence Scale – Teacher Version*. Verfügbar unter: http://www.fasttrackproject.org/techrept/s/sct/ [21.10.2014].

Crick, N.R. & Dodge, K.A. (1994). A review and reformulation of social information-processing mechanisms in children's social adjustment. *Psychological Bulletin, 115*, 74–101.

Durlak, J.A., Weissberg, R.P., Dymnicki, A.B., Taylor, R.D. & Schellinger, K.B. (2011). The impact of enhancing students' social and emotional learning: A meta-analysis of school-based universal interventions. *Child Development, 82*, 405–432.

Eisenberg, N. (2000). Emotion, regulation, and moral development. *Annual Review of Psychology, 51*, 665–697.

Eisenberg, N. & Morris, A.S. (2001). The origins and social significance of empathy-related responding. A review of empathy and moral development: Implications for caring and justice. *Social Justice Research, 14*, 95–120.

Farrington, D.P., Ttofi, M.M. & Coid, J.W. (2009). Development of adolescence-limited, late-onset, and persistent offenders from age 8 to age 48. *Aggressive Behavior, 35*, 150–163.

Gerken, N., Natzke, H., Petermann, F. & Walter, H.-J. (2002). Verhaltenstraining für Schulanfänger: Ein Programm zur Primärprävention von aggressivem und unaufmerksamem Verhalten. *Kindheit und Entwicklung, 11*, 119–129.

Goodman, R. (1997). The Strengths and Difficulties Questionaire: A research note. *Journal of Child Psychology and Psychiatry, 38*, 581–586.

Greenberg, M.T., Domitrovich, C.E., Graczyk, P.A. & Zins, J.E. (2005). *The study of implementation in school-based preventive interventions: Theory, research and practice, Vol. 3.* Rockville, MD: Center for Mental Health Services, Substance Abuse and Mental Health Services Administration.

Heinrichs, N., Döpfner, M. & Petermann, F. (2013). Prävention psychischer Störungen. In F. Petermann (Hrsg.), *Lehrbuch der Klinischen Kinderpsychologie* (7., überarb. u. erweit. Aufl., S. 721–738). Göttingen: Hogrefe.

Helmsen, J. & Petermann, F. (2010). Soziale Informationsverarbeitung bei körperlich und relational aggressiven Kindern. *Zeitschrift für Kinder- und Jugendpsychiatrie und Psychotherapie, 38*, 211–218.

Hölling, H., Erhart, M., Ravens-Sieberer, U. & Schlack, R. (2007). Verhaltensauffälligkeiten bei Kindern und Jugendlichen. Erste Ergebnisse aus dem Kinder- und Jugendgesundheitssurvey (KiGGS). *Bundesgesundheitsblatt-Gesundheitsforschung-Gesundheitsschutz, 50*, 784–793.

Hurrelmann, K. (2007). *Lebensphase Jugend. Eine Einführung in die sozialwissenschaftliche Jugendforschung* (9. Aufl.). Weinheim: Juventa.

Koglin, U., Hefter, P., Petermann, F. & Petermann, U. (2010). Längerfristige Effekte des JobFit-Trainings für Jugendliche. *Zeitschrift für Psychiatrie, Psychologie und Psychotherapie, 58*, 235–242.

Koglin, U., Helmsen, J. & Petermann, F. (2004). *Fragebogen zur Erfassung emotionaler Kompetenz (FEEK)*. Universität Bremen: Unveröffentlichtes Manuskript.

Koglin, U. & Petermann, F. (2011). The effectiveness of the behavioural training for preschool children. *European Early Childhood Education Research Journal, 19*, 57–71.

Koglin, U. & Petermann, F. (2013). *Verhaltenstraining im Kindergarten. Ein Programm zur Förderung der sozial-emotionalen Kompetenz* (2., überarb. Aufl.). Göttingen: Hogrefe.

Laakmann, M., Schultheiß, J., Petermann, F. & Petermann, U. (2013). Zur Wirksamkeit des JobFit-Trainings – ein Vergleich zwischen Jugendlichen mit und ohne Migrationshintergrund. *Zeitschrift für Psychiatrie, Psychologie und Psychotherapie, 61*, 189–196.

Odgers, C. L., Moffitt, T. E., Broadbent, J. M., Dickson, N., Hancox, R. J., Harrington, H., Poulton, R., Sears, M. R., Thomson, W. M. & Caspi, A. (2008). Female and male antisocial trajectories: From childhood origins to adult outcomes. *Development and Psychopathology, 20*, 673–716.

Petermann, F. & Koglin, U. (2010). Editorial zum Themenheft: Aggression und Gewalt in der Schule. *Psychologie in Erziehung und Unterricht, 57*, 81–87.

Petermann, F., Koglin, U., Natzke, H. & von Marees, N. (2013a). *Verhaltenstraining in der Grundschule* (2., überarb. Aufl.). Göttingen: Hogrefe.

Petermann, F. & Natzke, H. (2008). Preliminary results of a comprehensive approach to prevent antisocial behaviour in preschool and primary school pupils in Luxembourg. *School Psychology International, 29*, 606–626.

Petermann, F., Natzke, H., Gerken, N. & Walter, H.-J. (2013b). *Verhaltenstraining für Schulanfänger* (3., überarb. und erweit. Aufl.). Göttingen: Hogrefe.

Petermann, F. & Petermann, U. (2010). *Training mit Jugendlichen* (9., überarb. und erweit. Aufl.). Göttingen: Hogrefe.

Petermann, F. & Schmidt, M. H. (2006). Ressourcen – ein Grundbegriff der Entwicklungspsychologie und Entwicklungspsychopathologie? *Kindheit und Entwicklung, 15*, 117–128.

Petermann, F. & Wiedebusch, S. (2008). *Emotionale Kompetenz bei Kindern* (2., überarb. und erweit. Aufl.). Göttingen: Hogrefe.

Petermann, U., Koglin, U., Petermann, F. & Hefter, P. (2010). Kompetenzaufbau durch das JobFit-Training für Schulklassen. *Psychologie in Erziehung und Unterricht, 57*, 144–152.

Prinstein, M. J., Cheah, C. S. L. & Guyer, A. E. (2005). Peer Victimization, cue interpretation, and internalizing symptoms: Preliminary concurrent and longitudinal findings for children and adolescents. *Journal of Clinical Child and Adolescent Psychology, 34*, 11–24.

Reddy, L. A., Newman, E., DeThomas, C. A. & Chun, V. (2009). Effectiveness of school-based prevention and intervention programs for children and adolescents with emotional disturbance: A meta-analysis. *Journal of School Psychology, 47*, 77–99.

Roos, S. & Petermann, U. (2005). Zur Wirksamkeit des „Trainings mit Jugendlichen" im schulischen Kontext. *Zeitschrift für Klinische Psychologie, Psychiatrie und Psychotherapie, 53*, 262–282.

Schultheiß, J., Petermann, F. & Petermann, U. (2012). Zur Wirksamkeit des Job-Fit-Trainings für Jugendliche. *Zeitschrift für Psychiatrie, Psychologie und Psychotherapie, 60*, 145–151.

Veenstra, R., Lindenberg, S., Verhulst, F. C. & Ormel, J. (2009). Childhood-limited versus persistent antisocial behavior: Why do some recover and others do not? The TRAILS Study. *Journal of Early Adolescence, 29*, 718–742.

von Marées, N. & Petermann, F. (2009). Förderung sozial-emotionaler Kompetenzen im Grundschulalter. *Kindheit und Entwicklung, 18*, 244–253.

von Marées, N. & Petermann, F. (2010a). Effektivität des Verhaltenstrainings in der Grundschule zur Förderung sozialer Kompetenz und Reduktion von Verhaltensproblemen. *Praxis der Kinderpsychologie und Kinderpsychiatrie, 59*, 224–241.

von Marées, N. & Petermann, F. (2010b). *BVF – Bullying und Viktimisierungsfragebogen*. Göttingen: Hogrefe.

Walker, O. L., Degnan, K. A., Fox, N. A. & Henderson, H. A. (2013). Social problem solving in early childhood: Developmental change and the influence of shyness. *Journal of Applied Developmental Psychology, 34*, 185–193.

Wilson, S. J. & Lipsey, M. W. (2007). School-based interventions for aggressive and disruptive behavior – Update of a meta-analysis. *American Journal of Preventive Medicine, 33*, 130–143.

Youngstrom, E., Wolpaw, J. M., Kogos, J. L., Schoff, K., Ackerman, B. & Izard, C. (2000). Interpersonal problem solving in preschool and first grade: Developmental change and ecological validity. *Journal of Clinical Child Psychology, 29*, 589–602.

Stressbewältigungstrainings
Petra Hampel und Franz Petermann

1. Einleitung

In der Klinischen Kinderpsychologie werden immer differenziertere Modelle zur Beschreibung und Erklärung psychischer Störungen entwickelt (vgl. Herbert, 1998; Petermann, 2009, 2013). Hierbei wird die klinische Stressforschung zunehmend mehr beachtet. Bisherige Studien unterstützen die Annahme, dass sich ein unangemessener Umgang mit stressreichen Ereignissen ungünstig auf die kindliche Entwicklung auswirkt (z. B. Eisenberg & Sulik, 2012; Grant et al., 2006; Seiffge-Krenke, 2000; Hampel & Pössel, 2012; Horwitz, Hill & Kind, 2011; vgl. auch Compas, Connor-Smith, Saltzman, Harding Thomsen & Wadsworth, 2001; Hampel & Petermann, 2003; Seiffge-Krenke & Lohaus, 2007). Somit wird nahe gelegt, die Stressbewältigungskompetenz von Kindern und Jugendlichen frühzeitig zu verbessern.

Stressforschung

Studien konnten Beanspruchungssymptome auf der Erlebnis-, Verhaltens- und physiologischen Ebene aufzeigen (z. B. Sharrer & Ryan-Wenger, 2002). In einer eigenen Studie litten lediglich 36% von 1.000 Kindern und Jugendlichen im Alter zwischen acht und 14 Jahren nicht an Einschlafschwierigkeiten (Hampel & Petermann, 2003). Dagegen berichteten 29% der Befragten, an ein bis zwei Nächten in der letzten Woche wegen vieler besorgniserregender Gedanken nicht einschlafen zu können. 29% konnten an drei bis sechs Tagen und immerhin 6% in jeder Nacht nicht einschlafen. Längsschnittstudien sprechen dafür, dass diese Beanspruchungssymptome mit Stressereignissen zusammenhängen.

Solche Beanspruchungssymptome konnten insbesondere mit Alltagsbelastungen in Zusammenhang gebracht werden; dies gilt vor allem, wenn diese alltäglichen Belastungen verstärkt auftreten. Hierbei kristallisierte sich heraus, dass schulbezogene Stressoren am häufigsten genannt werden, gefolgt von sozialen Konfliktsituationen, wie Streit mit Eltern, Geschwistern und Gleichaltrigen (de Anda et al., 2000; Donaldson, Prinstein, Danovsky & Spirito, 2000; Persike & Seiffge-Krenke, 2012). Allerdings besteht eine hohe interindividuelle Varianz in der Beziehung zwischen Belastung und Beanspruchung, die insbesondere durch die Stressverarbeitungskompetenz aufgeklärt werden kann. So kann festgehalten werden, dass ein ungünstiger Stressverarbeitungsstil als Risikofaktor für die kindliche Entwicklung gelten kann (z. B. Eisenberg & Sulik, 2012; vgl. auch Compas et al., 2001).

Alltagsbelastungen

Wie bei Erwachsenen werden auch bei Kindern und Jugendlichen verschiedene Stressverarbeitungsstile unterschieden (vertiefend s. Compas et al., 2001; Hampel & Petermann, 2015; Skinner, Edge, Altman & Sherwood, 2003). Nach Lazarus und Folkman (1984) werden Bewältigungsformen in die problem- und emotionsbezogene Bewältigung unterteilt. Bei der problembezogenen Bewältigung wird die stress-

Problem- und emotionsbezogene Bewältigung

volle Auseinandersetzung verändert; entweder wird die Umwelt verändert (z. B. durch eine Umorganisation des Umfeldes) oder die Person passt sich an die Umwelt an (z. B. durch Veränderungen von Zielen und Überzeugungen). Demgegenüber werden bei der emotionsbezogenen Bewältigung die stressbegleitenden Emotionen reguliert, wie zum Beispiel Angst oder Ärger. Die selbstbezogene Art besteht zum Beispiel darin, sich zu entspannen oder abzulenken. Die umweltbezogene Art besteht nach Lazarus und Folkman zum Beispiel im Ausdruck von Ärger. Des Weiteren grenzen einige Autoren von diesen beiden günstigen Bewältigungsstilen noch einen ungünstigen Verarbeitungsstil ab, der durch stressvermehrende Strategien wie Resignation, Vermeidungs- oder Fluchtverhalten gekennzeichnet ist (Hampel & Petermann, 2015).

Stressbegleitende Emotionen

In Studien konnten folgende günstige Verarbeitungsstrategien ermittelt werden, die mit einer guten psychischen Anpassung an Belastungen in Zusammenhang standen (Hampel & Petermann, 2006; Eisenberg & Sulik, 2012; Jose & Brown, 2008; vgl. auch Compas et al., 2001):

- problembezogene Strategien, wie Problemlösung, Informationssuche und problembezogene soziale Unterstützung;
- Strategien zur Emotionsregulation, wie Ablenkung, Verschiebung emotionaler Reaktionen und emotionale soziale Unterstützung.

Dagegen haben sich folgende ungünstige Verarbeitungsstrategien herauskristallisiert, die negativ mit emotionalen und Verhaltensstörungen sowie sozialer und schulischer Kompetenz korrelierten:

Verarbeitungsstrategien

- emotionsbezogene Strategien, wie emotionaler Ausdruck, Verleugnung und wunschhaftes Denken;
- vermeidende Strategien, wie kognitive und verhaltensbezogene Vermeidung und sozialer Rückzug;
- weitere kognitive Strategien, wie Resignation, Selbstbeschuldigung und Selbstkritik.

Belastungssituationen

Hierbei konnten solche Zusammenhänge über verschiedene Belastungssituationen hinweg festgestellt werden. Allerdings wird diskutiert, dass eine Passung zwischen situativen Merkmalen der Anforderungen und den Verarbeitungsstrategien besteht. So sprechen Befunde dafür, dass in Belastungssituationen mit wahrgenommener Kontrollierbarkeit problemlösende Bewältigungsstrategien, aber in unkontrollierbaren Belastungssituationen emotionsregulierende Strategien effektiv sind (Hampel & Petermann, 2005; Seiffge-Krenke, Aunola & Nurmi, 2009).

Mit zunehmendem Alter nimmt zwar die Flexibilität der Stressverarbeitungsstrategien zu, jedoch werden im Jugendalter auch ungünstige Strategien häufiger angewandt, wie Vermeidung, Aggression oder Resignation (Hampel & Petermann, 2001, 2005). Hampel und Petermann (2015) konnten bei 1.123 Kindern und Jugendlichen der dritten bis siebten Schulklasse Mädchen der fünften bis sechsten Schulklasse als

Risikopopulation identifizieren. Dies stimmt mit Befunden anderer Arbeitsgruppen überein (z. B. Jose & Brown, 2008). Erste Ergebnisse deuten außerdem an, dass Jungen eher im mittleren und späten Jugendalter in der Bewältigungskompetenz beeinträchtigt sind. Somit wird nahegelegt, die Stressverarbeitung von Mädchen und Jungen frühzeitig im Entwicklungsverlauf zu stärken und die Trainings an die Bedürfnisse der jeweiligen Zielgruppe anzupassen.

2. Stressbewältigungstrainings für Kinder und Jugendliche

Bisherige Stressbewältigungsprogramme im Kindes- und Jugendalter haben häufig Entspannungsverfahren oder Problemlösetrainings als alleinige Interventionsmethode eingesetzt. Sie konnten jedoch kaum den Umgang mit Belastungen langfristig verbessern (vgl. Hampel & Petermann, 2003; Klein-Heßling & Lohaus, 2012). So wurden bei Kindern der dritten und vierten Schulklasse Stressbewältigungstrainings mit unterschiedlicher Schwerpunktsetzung untersucht (vgl. Klein-Heßling & Lohaus, 2012). Programmversionen mit Vertiefungen in der Wissensvermittlung, der Problemlösung oder der Entspannung (Progressive Muskelentspannung) wurden mit einem Kombinationsprogramm verglichen. Die entspannungsorientierte Variante führte zu keinen bedeutsamen Verbesserungen im Stresserleben und in der Stressverarbeitung. In einer weiteren Studie konnte ausgeschlossen werden, dass dieser Befund auf das verwendete Entspannungsverfahren zurückgeführt werden kann (Lohaus & Klein-Heßling, 2012). Die Autoren untersuchten die differenzielle Wirksamkeit sensorischer (Progressive Muskelentspannung), kognitiver (Autogenes Training; AT) und imaginativer Verfahren im Vergleich zu neutralen Geschichten und konnten nachweisen, dass alle Bedingungen lediglich kurzfristig zur Spannungsreduktion führen, jedoch nicht die Stressverarbeitung verändern. Schließlich hat sich auch in einer neueren Studie gezeigt, dass eine Kombination aus einem vierstündigen Stressbewältigungstraining und einem vierstündigen Modul zur Entspannung und zum Zeitmanagement sogar zu einer Zunahme in der Problemmeidung bei den Jugendlichen führte (Beyer & Lohaus, 2005).

Entspannungsorientierte Variante

Insgesamt legen die Befunde nahe, Entspannung und Problemlösung als Bausteine in einem multimodalen Stressbewältigungsprogramm zu verwenden. So hat sich das multimodale Stressbewältigungsprogramm, das auf die Problemlösung fokussierte, den anderen Varianten als überlegen erwiesen (vgl. Klein-Heßling & Lohaus, 2012). Entspannung stellt eine wichtige Methode zur emotionsregulierenden Bewältigung dar, die vor allem im Kindes- und frühen Jugendalter nicht im Verhaltensrepertoire verankert und gerade zur effektiven Verarbeitung unkontrollierbarer Belastungssituationen angezeigt ist. Die Effekte der Entspannungsverfahren legen nahe, dass die Entspannung als vorgeschaltete Methode in Fertigkeitstrainings sehr geeignet ist: So ist sie in der Lage, die *Konzentrationsfähigkeit* und *selektive Aufmerksamkeit* zu erhöhen, wodurch Informationsverarbeitungs- und Gedächtnisprozesse begünstigt werden (vgl. Petermann, 2014; Petermann & Petermann, 2000). Gleichfalls führt sie

Multimodales Stressbewältigungsprogramm

Konzentrationsfähigkeit

zu einer *Aktivitätsminderung*, so dass sich eine Ruhe auch auf der Verhaltensebene einstellt, wodurch ausgeglichenes Verhalten gefördert wird (Petermann, 2014). Außerdem erfahren die Kinder und Jugendlichen in einem Entspannungstraining, dass sie ihr Verhalten, ihre Empfindungen und ihre Gedanken selbst kontrollieren können. Hierdurch werden die *Selbstwirksamkeitserwartungen* erhöht, was von großer Bedeutung ist, da die Kinder häufig Belastungssituationen als unkontrollierbar erfahren.

Stressmanagement

Erste kognitiv-behaviorale Stressbewältigungsprogramme sind bereits vor 20 Jahren entwickelt worden (zusammenfassend s. Gagnon, Hudnall & Andrasik, 1992; vertiefend s. Hampel & Petermann, 2003; Klein-Heßling & Lohaus, 2012). Diese Trainings haben zum einen eine Stressreduktion und zum anderen ein Stressmanagement zum Ziel: So sollen die akuten Belastungen vermindert und der Umgang mit psychischen Belastungen langfristig verbessert werden. Erreicht wird dies, indem Belastungssituationen besser wahrgenommen, ungünstige Verarbeitungsmaßnahmen erkannt und günstige Verarbeitungsstrategien aufgebaut oder modifiziert werden. Die effektiven Stressbewältigungsprogramme beziehen hierbei eine Vielzahl unterschiedlicher Methoden mit ein: Sie umfassen meist

- eine kognitive Umstrukturierung,
- das Einüben eines Entspannungsverfahrens sowie
- Fertigkeitstrainings, wie den Aufbau von Sozialverhalten und das Erlernen von schulbezogenen oder allgemeinen Problemlösestrategien.

Multimodale Programme

In den Studien zur Primärprävention haben sich solche multimodalen Programme als effektiv erwiesen. Im deutschsprachigen Raum wurde das Stressbewältigungsprogramm „Bleib locker" von Klein-Heßling und Lohaus (2012) für Grundschulkinder entwickelt. Das Programm findet mit acht bis maximal zwölf Kindern statt und erstreckt sich in einem wöchentlichen Intervall über acht Doppelstunden. Außerdem werden die Eltern an einem Elterninformationsabend und zwei Elternabenden beraten. Aufbauend auf der Stresskonzeption von Lazarus steht im Training das Modell

Stresswaage

der „Stresswaage" im Mittelpunkt. Mit diesem altersgerechten Verfahren kann den Kindern veranschaulicht werden, dass die Anforderungen und die Bewältigungsmaßnahmen in einem Gleichgewicht stehen müssen, um sich wohl zu fühlen. Mit Hilfe dieses Modells wird Wissen vermittelt, das individuelle Stressgeschehen veran-

Individuelles Stressgeschehen veranschaulichen

schaulicht und Einschätzungsprozesse verändert. Darüber hinaus soll im Training das Repertoire der verfügbaren Bewältigungsmaßnahmen erweitert werden. So werden folgende Bewältigungsstrategien eingeübt:

- sich über eigenes Stresserleben mitteilen,
- Entspannung/Ruhepausen,
- Spielen/Spaß haben sowie
- kognitive Strategien.

Als Entspannungsverfahren wird eine kindgerechte Version der Progressiven Muskelentspannung vermittelt, die allerdings weitgehend mit Hilfe von Audiokassetten zu Hause, aber nicht regelmäßig innerhalb des Trainings durchgeführt wird. Die kognitiven Strategien beziehen sich insbesondere auf den Einsatz positiver Selbstinstruktionen.

Studien mit eher geringen Stichprobenumfängen legen darüber hinaus die Effektivität solcher multimodaler Stressbewältigungstrainings als sekundär- und tertiärpräventive Programme zur begleitenden Behandlung von chronischen Erkrankungen (z. B. Diabetes) und Verhaltensstörungen nahe (z. B. ADHS, Depression; vgl. Hampel & Petermann, 2003).

Mit dem Anti-Stress-Training (AST) liegt für den deutschsprachigen Raum ein weiteres kognitiv-behaviorales Stressbewältigungstraining vor, das für Kinder im Alter von acht bis 13 Jahren entwickelt wurde (Hampel & Petermann, 2003). Es bezieht die folgenden effektiven Methoden der kognitiven Verhaltenstherapie mit ein: Psychoedukation über Stress, Wahrnehmungsschulung, kognitive Verfahren (Problemlöse- und Selbstinstruktionstechniken), Modelllernen, Selbstbeobachtung, Rollenspiele und Entspannung. Die Anwendungsbereiche des AST sind deswegen besonders vielfältig, weil vier Varianten für verschiedene Indikationen entwickelt wurden. Neben zwei kürzeren Versionen sind außerdem zwei Versionen als intensive kognitiv-behaviorale Stressbewältigungsprogramme konzipiert worden. Eine zweistündige Version wurde als Modul für Verhaltenstrainings entwickelt (AST_2; ohne Entspannung). Die Kurzversion des AST erstreckt sich über vier Sitzungstermine und kann als primärpräventive Maßnahme angewandt werden (AST_4; mit Entspannung). Die als intensives Training entwickelten Varianten umfassen sechs (AST_6; ohne Elternbeteiligung) oder acht Sitzungstermine (AST_8; mit Elternbeteiligung) und können als Maßnahme zur Sekundär- oder Tertiärprävention durchgeführt werden. Im AST mit Elternbeteiligung, das in den folgenden Kapiteln in Auszügen abgehandelt werden soll, wird in zwei Sitzungsterminen jeweils ein Elternteil einbezogen. Neuere Versionen passten das AST darüber hinaus noch an die Belange von Erstklässlern und schulischen Settings an.

AST als Modul für Verhaltenstrainings

Dem AST liegt die psychologische Stresskonzeption von R. S. Lazarus zugrunde (Lazarus & Folkman, 1984). Die intensiven Programmversionen sind nach den Richtlinien des „Stressimpfungstrainings" von Meichenbaum (2003) aufgebaut.

Psychologische Stresskonzeption

Stressimpfungstraining

3. AST mit Elternbeteiligung (AST_8)

Im AST mit Elternbeteiligung sind alle Trainingselemente enthalten, die nach dem Prinzip eines „Baukastens" auch für die anderen drei Varianten entsprechend ausgewählt und zusammengefügt wurden. Deswegen wird an dieser Stelle lediglich das AST_8 dargestellt. Anschließend werden die verkürzten Versionen des AST besprochen (vertiefend s. Hampel & Petermann, 2003).

3.1 Trainingsziele

Emotions-regulierende Strategie

Das Programm soll zunächst die aktuelle psychische Belastung der Kinder vermindern (Stressreduktion) und darüber hinaus den Umgang mit Belastungssituationen langfristig verbessern (Stressmanagement). Kognitive Umstrukturierung und emotionsregulierende Strategien, die zu Beginn des Trainings eingesetzt und aufgebaut werden, sollen eine Stressreduktion gewährleisten. Die im späteren Verlauf aufgebauten Problemlösestrategien sollen dagegen das Stressmanagement unterstützen. Insgesamt sollen noch schwach ausgebildete Bewältigungsmaßnahmen bekräftigt

Problemlöse-strategie

und neue Strategien aufgebaut werden, um ein flexibles Repertoire an Bewältigungsmaßnahmen zu etablieren. Im Sinne von Meichenbaum (2003) soll den Kindern vor allem vermittelt werden, dass Stresssituationen lösbare Probleme darstellen. Im Sinne von Lazarus soll ihnen verdeutlicht werden, dass sie aktiv zum Stressgeschehen wie auch zum Bewältigungsprozess beitragen (Lazarus & Folkman, 1984). Hierbei kann je nach Indikation angestrebt werden, dass die Kinder alltägliche Belastungen (z. B. Angst in der Schule) oder auch Belastungssituationen, die aus chronischen Erkrankungen resultieren (z. B. invasive medizinische Eingriffe), angemessener bewältigen können. Somit kann das Programm zur Sekundär- und Tertiärprävention eingesetzt werden. Durch die aktive Elternbeteiligung kann auch das soziale Umfeld der Kinder mit einbezogen werden, so dass Schutzfaktoren in der Familie unterstützt werden können.

3.2 Methoden

3.2.1 Allgemeine Methoden

Stress-bewältigungs-kompetenz

In dem Training werden verschiedene Methoden der kognitiven Verhaltenstherapie eingesetzt, um damit in effektiver Weise eine hohe Stressbewältigungskompetenz aufzubauen. Die Trainingsziele sollen erreicht werden, indem folgende Methoden eingesetzt werden:

Wahr-nehmungs-schulung

- Wahrnehmungsschulung der Stressreaktionen,
- Reformulierung des Stressgeschehens,
- Bewusstmachen ungünstiger Verarbeitungsmaßnahmen sowie
- Einüben von neun günstigen Verarbeitungsmaßnahmen.

Als wichtige Methode steht das Modell der „Stresswaage" im Vordergrund des gesamten Trainings (vgl. auch Klein-Heßling & Lohaus, 2012). Das Modell im AST veranschaulicht die fünf Aspekte des Stressgeschehens: Stressoren (im AST „Stresssituationen" genannt), Stressreaktionen („Stressantworten"), günstige Stressverarbeitungsstrategien („Stresskiller"), ungünstige Stressverarbeitungsstrategien („Mega-Stresser") und das Einstellen der Homöostase nach den Bewältigungsversuchen („Happy-Hippo-Laune"). Abbildung 1 veranschaulicht die Verknüpfungen der stressrelevanten Begriffe mit altersangemessenen Begriffen.

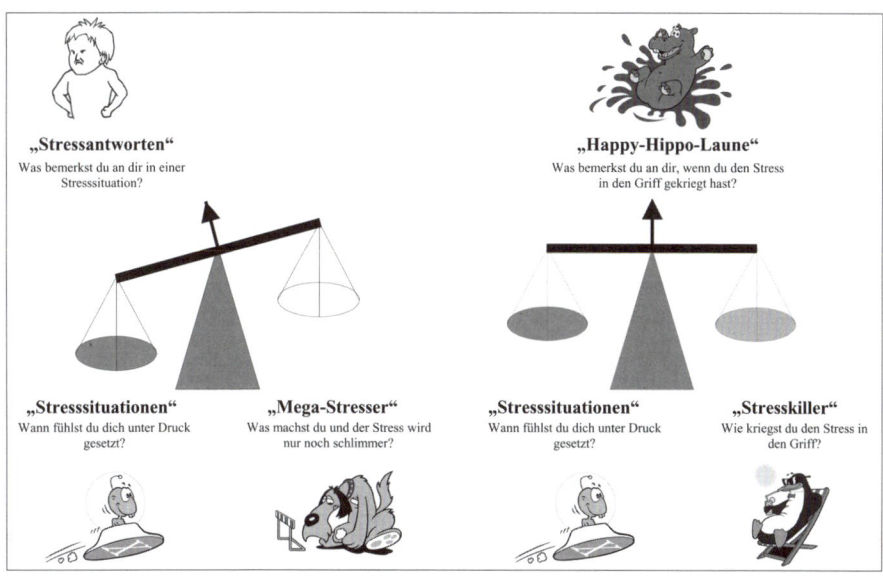

Abb. 1: Verankerung der fünf Aspekte des Stressgeschehens mit kindgerechten Schaubildern und Begriffen.

Als Leitfaden für das gesamte Training können die Tabellen 1a und 1b herangezogen werden. Tabelle 1a beinhaltet die neun günstigen Verarbeitungsmaßnahmen, die die Kinder im AST_8 besprechen und einüben. Des Weiteren sind in Tabelle 1b die ungünstigen Verarbeitungsstrategien dargestellt, deren stressvermehrende Eigenschaften im Training behandelt werden. Die Erfahrungen zeigen, dass es durchaus

Tab. 1a: Günstige Stressverarbeitungsstrategien („Stresskiller") des Anti-Stress-Trainings (nach Hampel & Petermann, 2003, S. 60).

Günstige Stressverarbeitungsstrategien: „Stresskiller"	
Stressverarbeitungsstrategie	**Regel im „AST"**
Bagatellisierung	Alles halb so schlimm!
Ablenkung	Ich denke an etwas anderes!
Situationskontrolle	Erst einmal einen Plan machen!
Reaktionskontrolle	Ich muss mich erst mal in den Griff kriegen!
Entspannung	Ich entspanne mich erst mal!
Positive Selbstinstruktionen	Ich mache mir Mut!
Suche nach sozialer Unterstützung	Ich bitte jemanden um Hilfe!
Leugnen	Ich habe doch keinen Stress!
Erholung	Nach einer Pause geht alles besser!

gelingt, den Kindern die situationsspezifische Effektivität der Bewältigungsmaßnahmen zu vermitteln. So verstehen die Kinder, dass zum Beispiel soziale Unterstützung kurzfristig hilfreich sein kann, aber es durch den Einsatz dieser Strategie langfristig kommen kann, dass sie die Belastungssituation nicht selbstständig lösen können.

Tab. 1b: Ungünstige Stressverarbeitungsstrategien („Mega-Stresser") des Anti-Stress-Trainings (nach Hampel & Petermann, 2003, S. 60).

Mega-Stresser

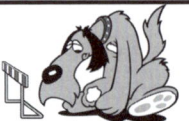

Ungünstige Stressverarbeitungsstrategien: „Mega-Stresser"	
Stressverarbeitungsstrategie	Regel im „AST"
Passive Vermeidung	Ich gehe dem Stress lieber aus dem Weg!
Flucht	Nichts wie weg!
Soziale Abkapselung	Ich igel mich ein!
Gedankliche Weiterbeschäftigung	Ich grübel ständig über das Problem!
Resignation	Ich schaffe das nie!
Aggression	Ich gehe erst mal in die Luft!

3.2.2 Trainingselemente

Zu Beginn der Trainingsprogramme steht eine Psychoedukation im Vordergrund. Mit Hilfe des Modells der „Stresswaage" werden die fünf Aspekte des Stressgeschehens veranschaulicht (vgl. Abb. 1). Darüber hinaus lernen die Kinder, noch mehrere Bereiche bei den Belastungssituationen und den Stressreaktionen zu differenzieren. So wird bei den Belastungssituationen zwischen inneren und äußeren Anforderungen

Stress: Emotionale, körperliche und kognitive Ebene

unterschieden („Wann fühlst du dich von anderen unter Druck gesetzt? Wann setzt du dich selbst unter Druck?"). Außerdem sind bei den Stressreaktionen die emotionale, körperliche und kognitive Ebene voneinander abzugrenzen („Was bemerkst du an dir, wenn du in einer Stresssituation bist: Was fühlst du? Wie antwortet dein Körper? Was ist im Kopf los?").

Weiterhin wird zu Beginn eine kognitive Umstrukturierung ungünstiger Sichtweisen eingesetzt. Sie wird dadurch erzielt, dass das Stressgeschehen neu bewertet wird. Des Weiteren werden die Kinder im Rahmen eines Diskriminationslernens unterwiesen, wie sie die Stressreaktionen auf der emotionalen und körperlichen Ebene besser wahrnehmen können. Selbstbeobachtung wird bei den Kindern vor allem durch Hausaufgaben angeregt, in denen sie ihr Stressgeschehen beobachten und dokumen-

Stressgeschehen beobachten

tieren müssen. Im späteren Trainingsverlauf sollen die Kinder durch die Beobachtungen von Alltagssituationen in die Lage versetzt werden, zwischen mehreren günstigen Verarbeitungsmaßnahmen in einer Belastungssituation auszuwählen.

Methoden, wie schrittweises Problemlösen, positive Selbstinstruktionen, Modelllernen und Entspannung werden eingesetzt, um günstige Verarbeitungsmaßnahmen
aufzubauen. So wird in Spielen vermittelt, dass die Stressbewältigung einer Problemlösesequenz entspricht (s. „Stresskette" im Spiel „Stresswaage, die Zweite", s. **Imaginatives**
Abschnitt 3.4). Auch werden die Stärken der Kinder in Spielen ermittelt (Spiel „Stolz **Verfahren**
wie ... ich", s. Abschnitt 3.4). Außerdem wird sowohl ein imaginatives Verfahren
(Phantasiereisen) als auch ein sensorisches Verfahren (Progressive Muskelentspannung) eingesetzt. In den drei Phantasiereisen werden günstige Stressverarbeitungsstrategien über die Leitfiguren vermittelt. Durch die Verwendung von Reaktionspro-
positionen („Zauberformeln") soll ein Alltagstransfer der „Stresskiller" unterstützt
werden (vgl. Tab. 2; vertiefend s. Fasthoff, Petermann & Hampel, 2003). Die Verfah- **Alltagstransfer**
ren werden innerhalb der Sitzungen eingeübt und über Audiokassetten in den Alltag
integriert.

Tab. 2: „Stresssituationen", „Stresskiller" und „Zauberformeln" der drei Phantasiereisen des AST
mit Elternbeteiligung (nach Hampel & Petermann, 2003, S. 64).

	Phantasiereise 1 (Jasmin & Josh)	**Phantasiereise 2 (Niki)**	**Phantasiereise 3 (Tina)**
„Stresssituation"	• Sportart nicht beherrschen	• Schwierige Klassenarbeit	• Streit mit Eltern
„Stresskillermodell" im Text	• „Ich bitte jemanden um Hilfe!" (Suche nach sozialer Unterstützung) • „Erstmal einen Plan machen!" (Situationskontrolle) • „Ich mache mir Mut!" (Positive Selbstinstruktionen)	• „Erstmal einen Plan machen!" (Situationskontrolle) • „Ich mache mir Mut!" (Positive Selbstinstruktionen) • „Ich bitte jemanden um Hilfe!" (Suche nach sozialer Unterstützung)	• „Ich mache mir Mut!" (Positive Selbstinstruktionen) • „Ich bitte jemanden um Hilfe!" (Suche nach sozialer Unterstützung)
„Zauberformel"	„Um Hilfe bitten, dann klappt's gut, ich fühl' mich stärker und hab' mehr Mut."	„Ich geh' die sache an und mach' mir einen Plan – jetzt hab' ich Mut, ich mache meine Sache gut."	„Ich schaff' das schon, ich mach' es gut. Ja, der Mut steht mir gut."

Die Flexibilisierung der Bewältigungsstrategien, die ein wesentliches Ziel des Stressimpfungstrainings ist, steht im AST mit Elternbeteiligung im Vordergrund. Im Trai- **Rollenspiele**
ning sollen die Kinder in Rollenspielen ihr Bewältigungsverhalten ausprobieren; für
die Alltagserprobung erhalten sie verhaltensbezogene Hausaufgaben. Die Kinder
sollen im Verlauf des Trainings alle neun Bewältigungsmaßnahmen erproben. Eine
Rückfallprävention wird im Wesentlichen über Vorstellungsübungen erreicht, in
denen die Kinder Kompetenzen dazu aufbauen, wie sie mit zukünftigen Belastungssituationen besser umgehen können.

Eine Elternbeteiligung wird durch ein aktives Einbeziehen der Eltern in zwei Sitzungen umgesetzt. Eine Perspektivenübernahme in den Rollenspielen soll das Verständnis der Eltern für die Problemlage des Kindes verbessern. Hierdurch soll eine realisti-
schere Einschätzung der kindlichen Stressoren, der Beanspruchungssymptome und
der Effektivität der Bewältigungsmaßnahmen ermöglicht werden. Sofern die Eltern
erreichbar sind, sollte immer eine Beratung im Rahmen eines Elternabends erfolgen.

3.3 Rahmenbedingungen

Das AST wurde als Gruppentraining konzipiert, da auf diese Weise auch die notwendigen sozialen Fertigkeiten vermittelt werden können. Eine Gruppengröße zwischen vier und sechs Kindern hat sich als effektiv erwiesen. Günstig ist es, wenn eine gerade Anzahl von Kindern teilnimmt, da einige Trainingselemente in Partnerspielen umgesetzt werden. Bei der Gruppenzusammensetzung sollte darauf geachtet werden, dass die Gruppe eher homogen ist. Als Kriterien sollten vor allem

- das Alter,
- das Geschlecht sowie
- die Art, Dauer und Intensität der Beanspruchung

beachtet werden.

Das AST ist für Kinder im Alter zwischen acht und 13 Jahren entwickelt worden. Bei den 13-jährigen Jugendlichen deutet sich an, dass hier auf die Zusammensetzung der Gruppe sehr zu achten ist. So werden die Atmosphäre und Trainingsmotivation verbessert, wenn die Gruppen eher gleichgeschlechtlich gebildet werden.

Gleichgeschlechtliche Gruppen

Zeitlicher Rahmen. Die acht Sitzungen erstrecken sich über fünf Wochen, wobei die ersten sechs Termine zweimal wöchentlich stattfinden. Um eine Ausblendung des Verfahrens zu gewährleisten, erfolgen die letzten beiden Sitzungstermine im Wochenabstand. Die Dauer der Sitzungen beträgt jeweils 90 Minuten.

3.4 Beschreibung der Sitzungen

Stressimpfungstraining nach Meichenbaum

Die acht Sitzungen sind nach den drei Phasen des Stressimpfungstrainings von Meichenbaum (2003) strukturiert. Die Informationsphase wird am ersten Termin und die Lernphase am zweiten Termin umgesetzt. Die Anwendungsphase umfasst die verbleibenden sechs Termine. Um die Elternbeteiligung gut in das Training zu integrieren, werden in dem ersten Eltern-Kind-Treffen am vierten Termin nochmals Aspekte der Informations- und Lernphase aus den ersten beiden Sitzungen aufgegriffen.

Eltern-Kind-Treffen

Im Folgenden werden die wesentlichen Trainingsinhalte kurz umrissen (vgl. Tab. 3). In der Informationsphase soll vor allem das Stressgeschehen durch eine kognitive Umstrukturierung reformuliert werden. Hierfür wird das Spiel „Stresswaage, die Erste" durchgeführt. Mit Hilfe des Modells der Stresswaage nach Klein-Heßling und Lohaus (2000) wird den Kindern das Stressgeschehen veranschaulicht (vgl. Abb. 1). Außerdem wird die Wahrnehmung körperlicher und emotionaler Stressantworten geschult (Spiele „Dr. Beat" und „Ich fühle mich ganz ..."). In Hausaufgaben sollen die Kinder ihre Atmung in Ruhe- und Belastungssituationen sowie ihr Stress- und Bewältigungsgeschehen im Alltag beobachten.

Tab. 3: Sitzungsübersicht über das Anti-Stress-Training mit Elternbeteiligung (AST_8; in Klammern ist die Dauer des Trainingselementes in Minuten angegeben; nach Hampel & Petermann, 2003, S. 87 ff.).

Programmeinheit	Programminhalte

Erste Trainingssitzung	• Begrüßung, Vertrag und Kennenlernspiel (10)
	• Freies Spielen (zum Kennenlernen, 5)
	• Zum Begriff „Stress" und Zielbestimmung des Trainings (10)
	• Vorstellung der Trainingsinhalte (5)
	• Darstellung des Themas „Stress":
	   1. Spiel zur Körperwahrnehmung „Dr. Beat" (15)
	   2. Pantomimen-Spiel „Ich fühle mich ganz …" (15)
	• Freies Spielen (5)
	   3. „Stresswaagen-Spiel, die Erste" (20)
	• Vorstellung der Hausaufgaben:
	   4. Selbstbeobachtung „Atmung"
	   5. Selbstbeobachtung „Stresswaage 1" (5)

Zweite Trainingssitzung	• Ballspiel und Besprechen der Hausaufgaben (10)
	• Darstellung des Themas „Stress":
	   1. Entspannung als emotionsregulierende Bewältigungsstrategie: Einführung und Phantasiereise I (15)
	   2. Videobeispiel „Effektive/ineffektive Bewältigung" (25)
	• Freies Spielen (5)
	   3. Spiel: „Positive Selbstinstruktionen – Stolz wie … ich!" (10)
	   4. „Stresswaagen-Spiel, die Zweite" (20)
	• Vorstellung der Hausaufgaben:
	   5. Selbstbeobachtung „Stresswaage 2"
	   6. Selbstbeobachtung „Positive Selbstinstruktionen – Stolz wie …"
	   7. Entspannungskassette „Phantasiereise I" (5)

Dritte Trainingssitzung	• Ratespiel und Besprechen der Hausaufgaben (25)
	• Darstellung des Themas „Stress":
	   1. Entspannung: Phantasiereise II (15)
	   2. Informationssammlung „Erholungsaktivitäten – Cool man" (10)
	• Freies Spielen (5)
	   3. Rollenspiel: Klassenarbeit schreiben (20)
	• Vorstellung der Hausaufgaben:
	   4. Selbstbeobachtung „Erholungsaktivitäten – Cool man"
	   5. Entspannungskassette „Phantasiereise II" (15)

Vierte Trainingssitzung (Eltern-Kind)	Vorstellen der Eltern und Kinder (10)
	• Darstellung des Themas „Stress":
	   1. Pantomimen-Spiel „Ich fühle mich ganz …" (10)
	• Besprechen der Hausaufgabe „Erholungsaktivitäten – Cool man" (10)
	   2. Informationssammlung „Pausengestaltung mit den Eltern – Daddy cool" (10)
	• Freies Spielen (5)
	• Besprechen der Hausaufgabe „Entspannung" (10)
	   3. Entspannung: Phantasiereise III (10)
	   4. Stresswaage, die Dritte (20)
	• Vorstellung der Hausaufgaben:
	   5. Entspannungskassette „Phantasiereise III"
	   6. Selbstbeobachtung „Pausengestaltung mit den Eltern – Daddy cool"
	   7. Eltern-Hausaufgabe: Selbstbeobachtung „Stresswaage" (5)

Fünfte Trainingssitzung	• Rückblick auf die letzte Sitzung; Besprechen der Hausaufgaben (20)
	• Darstellung des Themas „Stress":
	   1. Entspannung: Einführung in PMR und PMR I – Seite A (15)
	   2. Rollenspiel: Auf dem Schulhof gehänselt werden oder freies Thema (20)
	• Freies Spielen (5)
	   3. Rückblick auf Ge- und Misslingen der Stressbewältigung „Zurück in die Vergangenheit" (20)
	• Vorstellung der Hausaufgaben:
	   4. Entspannungskassette, Seite A
	   5. Selbstbeobachtung „Gelungene Stressbewältigung – The winner is…" (10)

Sechste Trainingssitzung	• Besprechen der Hausaufgaben (20)
	• Darstellung des Themas „Stress":
	   1. Entspannung: PMR-Übung II – Seite A (15)
	   2. Rollenspiel: Freies Thema (20)
	• Freies Spielen (5)
	   3. Ausblick auf Ge- und Misslingen der Stressbewältigung „Zurück in die Zukunft" (15)
	• Vorstellung der ausgewählten Beispiele für das Stressgeschehen (10)
	• Vorstellung der Hausaufgaben:
	   4. Entspannungskassette, Seite A
	   5. Vorstellungsübung „Zukünftige Stressbewältigung – Space 2009 I" (5)

Siebte Trainingssitzung (Eltern-Kind)	• Besprechen der Hausaufgaben „Pausengestaltung mit Eltern – Daddy cool" (10)
	• Darstellung des Themas „Stress":
	   1. Stresswaage, die Vierte (20)
	   2. Spiel: „stolz wie … ich" (10)
	• Besprechen der Hausaufgaben „Zukünftige Stressbewältigung – Space 2009" (5)
	• Freies Spielen (5)
	• Besprechen der Hausaufgabe „Entspannung" und
	   4. Entspannung: PMR-Übung III – Seite B (10)
	   5. Rollenspiel: schwierige Klassenarbeit zurückbekommen (25)
	• Vorstellung der Hausaufgaben:
	   6. Entspannungskassette, Seite B
	   7. Selbstbeobachtung „Zukünftige Stressbewältigung – Space 2009 II"
	      Erinnerung an „Stolz wie – Arbeitsblatt" (5)

Achte Trainingssitzung	• Rückblick auf die letzte Sitzung; Besprechen der Hausaufgaben „Stolz wie" und „Entspannung" (10)
	• Darstellung des Themas „Stress":
	   1. Entspannung: Kurzformeln (10)
	   2. Rollenspiel: Entspannungsgebundenes Rollenspiel (20)
	• Freies Spielen (5)
	   3. Rückblick auf Ge- und Misslingen der Stressbewältigung anhand von Video-Material „Ich glotz TV" (20)
	   4. Vorstellungsübung „Zukünftige Stressbewältigung – Space 2009 plus 1" (20)

Verarbeitungsstrategien

Entspannungsverfahren

In der Lernphase werden günstige von ungünstigen Verarbeitungsstrategien mit Hilfe von Videosequenzen diskriminiert. In dieser Sitzung steht jedoch der Aufbau günstiger Verarbeitungsmaßnahmen im Vordergrund. Hier wird ein Entspannungsverfahren (Phantasiereise I) vermittelt sowie kognitive Strategien eingeübt (Selbstinstruktions- und Problemlösetechniken). Im Training werden die Stärken der Kinder ermittelt und sie sollen in einer Hausaufgabe beobachten, in welcher Weise sie sich selbst positiv instruieren (vgl. Abb. 2; Arbeitsblatt zur Hausaufgabe „Selbstbeobachtung:

Stressbewältigungstrainings

Arbeitsblatt „Stolz wie …" von . . . .

**Ich bin stolz darauf,
dass ich....**

Bitte trage hier ein, was du richtig gut kannst und was du an dir richtig gut findest.

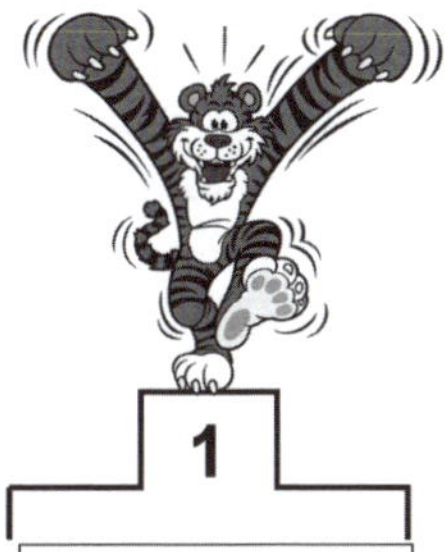

Abb. 2: Arbeitsblatt zur Hausaufgabe „Selbstbeobachtung: Positive Selbstinstruktionen – Stolz wie …".

Stresskiller Positive Selbstinstruktionen – Stolz wie …"). Anhand eines zweiten „Stresswaagen-Spiels" werden die in der ersten Sitzung gesammelten Beispiele für die „Stresssituationen", die „Stressantworten", die „Stresskiller" und die „Happy-Hippo-Laune" erweitert, indem vorgefertigte Beispiele besprochen werden. In einem ersten Durchgang des Spiels müssen die Kinder die Beispiele den richtigen Begriffen zuordnen. Im zweiten Durchgang sollen sie die vier Begriffe in der richtigen Problemlösesequenz in die „Stresswaage" einordnen, was im AST als „Stresskette" bezeichnet wird: Als erstes müssen sie eine „Stresssituation" erkennen und als zweites an ihren „Stressantworten" überprüfen, ob sie sich unter Druck gesetzt fühlen. Als drittes müssen sie einen „Stresskiller" einsetzen und als viertes an der „Happy-Hippo-Laune" überprüfen, ob der „Stresskiller" erfolgreich war. Darüber hinaus werden **Mega-Stresser** vorgegebene Beispiele für die „Mega-Stresser" besprochen (vgl. Tab. 1b).

In der Anwendungsphase werden die imaginativen Entspannungsübungen noch durch sensorische Entspannung (Progressive Muskelentspannung) ergänzt. Zunächst wird eine Entspannung isolierter Muskelgruppen in einer liegenden Position durchgeführt (Entspannungselemente der Audiokassette „Progressive Muskelentspannung – Seite A"). Daraufhin werden Muskelgruppen in der sitzenden Körperhaltung entspannt (Entspannungselemente der Audiokassette „Progressive Muskelentspannung – Seite B"). Abschließend wird eine Kurzformel der Entspannung eingeübt, bei der eine atemorientierte und eine an der Progressiven Muskelentspannung orientierten Version zur Auswahl stehen (vgl. Abb. 3, Instruktionsblatt „Kurzformeln der Entspannung"). Somit werden die Übungen mit immer geringer werdendem Zeitaufwand durchgeführt, um ein Ausblenden dieses Verfahrens zu gewährleisten. Im Vordergrund stehen in dieser Phase jedoch das Modelllernen, die Rollenspiele und die verhaltensbezogenen Hausaufgaben. Durch Rollenspiele zu entsprechenden Belastungssituationen sollen die Kinder lernen, das Stressgeschehen besser wahrzunehmen. Außerdem werden in diesen Rollenspielen die günstigen Verarbeitungsmaßnahmen eingeübt. Rollenspiele zu freien Themen erweitern den Handlungsspielraum der Kinder und ermöglichen soziale Prozesse, in denen sich die Kinder auf ein Rollenspielthema verständigen. In der letzten Sitzung wird ein spezielles Rollenspiel durch-**Rollenspiele** geführt, das „entspannungsgebundene Rollenspiel". Die Kinder werden instruiert, dass sie zur Bewältigungsmaßnahme „Entspannung" eine Belastungssituation suchen sollen, in der sie diese Bewältigungsstrategie erfolgreich einsetzen können. Es folgt in einem Rollenspiel die Darstellung der Belastungssituation und das Einüben einer Kurzformel der Entspannung. Die im Training erworbenen Bewältigungsstrategien sollen auf den Alltag übertragen und dort flexibel eingesetzt werden. Hierzu werden die Kinder zum Beispiel am Ende der fünften Sitzung in einer Hausaufgabe angeleitet, ihre gelungene Stressverarbeitung selbst zu beobachten und sich weitere situationsangemessene Bewältigungsmaßnahmen zu überlegen. Darüber **Stress-Pausen** hinaus sollen die Kinder lernen, dass sie in den „Stress-Pausen" die belastungsbedingte körperliche und emotionale Anspannung durch Erholungsmaßnahmen reduzieren können. So werden in der dritten Sitzung individuelle Erholungsaktivitäten ermittelt, wie zum Beispiel körperliche Aktivitäten, Malen oder Lesen. Es wird besprochen, wie diese Erholungsaktivitäten in den Alltag integriert werden können. Diese Erholungsaktivitäten sollen dann in einer verhaltensbezogenen Hausaufgabe im Alltag angewendet werden (Selbstbeobachtung: „Erholungsaktivitäten – Cool man"). Um Rückfälle in eine ungünstige Stressverarbeitung zu vermeiden, werden in den letzten drei Sitzungen Verarbeitungsstrategien zur Bewältigung und Vermeidung von misslungener Stressverarbeitung besprochen. Hierfür werden Vorstellungsübungen (Vorstellungsspiele „Space 2009 I und II" und „Space 2009 plus 1") und Rollenspiele durchgeführt (Spiel „Zurück in die Zukunft").

Erholungsaktivitäten

Hausaufgabe

Kurzformeln der Entspannung

Kurzformel ATEM

Ich lasse meine Muskeln so locker wie möglich (5).
Ich konzentriere mich auf meinen Atem (2).
Ich achte darauf, wie die Luft ein- und ausströmt (11).
Ich atme tief ein und fülle die Lungen mit Luft und halte nach dem Einatmen die Luft kurz an (2).
Ich lasse nun die Luft wieder von selbst ausströmen (8).
Ich verfolge nun einfach das Ein- und Ausströmen meines Atems (4).
Ich spreche innerlich einfach mit, wie ich ein- und ausatme (3).
Ich achte nur auf meine Worte „Ein" (2)
und „Aus" (8).

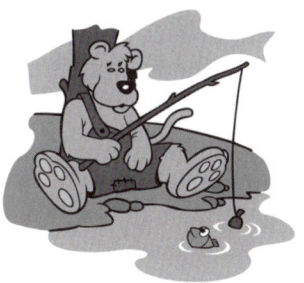

Kurzformel MUSKELN

Ich atme ruhig ein (2)
und aus (8).
Ich achte darauf, wie sich mein Körper jetzt anfühlt (5).
Ich spanne meinen Körper an:
die Hände, die Oberarme, die Schultern, den Bauch, den Po und die Beine.
Ich halte die Spannung noch einen Moment in allen Muskeln (5)
und lasse nun die Muskeln locker, ganz locker:
die Hände, die Oberarme, die Schultern, den Bauch, den Po und die Beine (11).
Ich achte darauf, wie sich mein Körper jetzt anfühlt (11).
Ich atme ruhig ein und aus (2)
ein (2) und aus (8).

Abb. 3: Instruktionsblatt „Kurzformeln der Entspannung" (In den Klammern sind die Pausen in Sekunden angegeben; nach Hampel & Petermann, 2003, S. 288).

Ein weiterer Baustein besteht in der Elternbeteiligung. In der vierten und siebten Sitzung kann jeweils ein Elternteil an dem Training teilnehmen. Damit die Eltern nicht in der Überzahl sind, kann leider dem sehr häufig geäußerten Wunsch, dass beide Elternteile das Kind begleiten, nicht nachgegeben werden. Auf Grund des Aufbaus des Trainings muss in beiden Treffen immer dieselbe Begleitperson mitkommen. In der vierten Sitzung werden Spiele zur Wahrnehmungsschulung und Ermittlung der individuellen Belastungssituationen, Stressreaktionen und Bewältigungsmaßnahmen wiederholt. Durch die Elternbeteiligung ergibt sich die Möglichkeit, dass die Kinder ihren Eltern – als „Stress-Experten" – ihr Stress- und Bewältigungsgeschehen am Beispiel der „Stresswaage" erläutern können. Hierdurch wird einerseits das Selbstwertgefühl gesteigert und andererseits ein vertieftes Einüben ermöglicht. Die Eltern sollen in einer Hausaufgabe ihr eigenes Stressgeschehen beobachten. Durch das Sammeln von familiären Erholungsaktivitäten wird erzielt, dass den Eltern und Kindern die Bedeutung dieser Ressource bewusst gemacht wird. In einer verhaltensbezogenen Hausaufgabe wird angeregt, diese Erholungsaktivitäten dann im Alltag einzubauen (Selbstbeobachtung: „Erholungsaktivitäten – Daddy cool"). In der siebten Sitzung wird die „Stresskette" nochmals wiederholt: Mit den Kindern in der sechsten Sitzung vorbesprochene individuelle Beispiele werden zuerst in die „Stresswaage" einsortiert. Im Anschluss sortieren die Eltern ihre in der Hausaufgabe gesammelten Beispiele in die „Stresswaage" ein. Ein weiterer wichtiger Bestandteil dieser Sitzung ist wiederum ein Rollenspiel. Hier spielen die Eltern und Kinder mit vertauschten Rollen eine typische Belastungssituation, so dass die Kinder und Eltern angeregt werden, die Perspektive des anderen zu übernehmen.

4. Weitere Versionen des AST

4.1 Anti-Stress-Training ohne Elternbeteiligung (AST_6)

Die Konzeption und Zielsetzung dieser Version mit sechs Sitzungen stimmt mit dem AST mit Elternbeteiligung überein. Es wurde jedoch auf ein wesentliches Element eines Verhaltenstrainings verzichtet, die Elternbeteiligung. Hierdurch kann sie als Intervention im Rahmen einer wohnortfernen stationären Rehabilitation oder in Erziehungsheimen durchgeführt werden. Die Informations- (erster Termin) und die Lernphase (zweiter Termin) sind inhaltlich identisch zum AST_8. In den vier Terminen der Anwendungsphase können die ebenfalls identischen Inhalte ohne Elternbeteiligung sogar noch stringenter erarbeitet werden.

4.2 Kurzversion des Anti-Stress-Trainings (AST_4)

Diese Version mit vier Sitzungen dient vor allem der Stressreduktion. Dieses Training richtet sich an Kinder, die von einer vorbeugenden Maßnahme profitieren können. Damit die Kinder jedoch nicht zu stark auf das Stressgeschehen fokussieren, sondern spielerisch mit der Problematik umgehen, wurde das Training auf die wesentlichen Inhalte verkürzt. Im Schwerpunkt wird Wissen über das Stressgeschehen vermittelt und die Wahrnehmung von Belastungssituationen und Stressreaktionen geschult. Außerdem werden Methoden zur kurzfristigen Verminderung der Belastung vorgestellt. So wird Entspannung eingeübt und die Erholungskompetenz verbessert. In der Kurzversion kann allerdings nur ein Rollenspiel durchgeführt werden. Eine Rückfallprävention kann lediglich in einer Übung erfolgen.

Erholungskompetenz

4.3 Anti-Stress-Training als Baustein für andere Interventionsprogramme (AST_2)

Diese Version mit zwei Sitzungen kann als Modul in umfassendere Schulungsprogramme eingebunden werden. Im Rahmen von primärpräventiven Programmen kann es vorwiegend der Psychoedukation dienen. In sekundärpräventiven Maßnahmen kann Stress als ein wichtiger Auslösefaktor für eine Symptomverschlechterung bewusst gemacht und den Patienten erste Bewältigungsmaßnahmen vermittelt werden. Anschließend kann in den folgenden Sitzungen auf der Basis des erarbeiteten Wissens das Bewältigungsverhalten modifiziert werden. Die Inhalte beziehen sich auf eine Psychoedukation, die Exploration des individuellen Stressgeschehens, aber auch auf die Schulung von Wahrnehmungsprozessen. Das Stressgeschehen soll reformuliert werden. Darüber hinaus werden Erholungsaktivitäten ermittelt, die in den „Stress-Pausen" ausgeführt werden können. Die Kinder lernen positive Selbstinstruktionen als eine Stressbewältigungsstrategie kennen. Auch hier wird ein Rollenspiel durchgeführt und findet eine Rückfallprävention statt. Es wird davon ausgegangen, dass in den Gesamtprogrammen ein Entspannungstraining enthalten ist, so dass in dem AST_2 auf diesen wichtigen Baustein eines Stressbewältigungsprogramms verzichtet wurde.

Stress als Auslösefaktor

Rückfallprävention

4.4 Auffrischungskurs

Befunde zum AST mit Elternbeteiligung unterstützen die Annahme, dass die Effekte auf die Stressverarbeitung durch Auffrischungskurse stabilisiert werden sollten. Entsprechend sollte im Rahmen des AST_4, des AST_6 und des AST_8 ein 90-minütiger Kurs zur Auffrischung der Kenntnisse durchgeführt werden. Dieser Termin sollte drei bis sechs Monate nach Trainingsende stattfinden und bereits im Nachgespräch angekündigt werden. Zu diesem Termin werden die Kinder kontaktiert und zum Kurs eingeladen. An diesem Termin können nochmals Trainingsinhalte wiederholt werden (Kasten 1).

Kasten 1: Inhalte des Auffrischungskurses.

- Pantomimen-Spiel („Ich fühle mich ganz ...")
- Kurzformel der Entspannung
- Gespräch über das Stressgeschehen („Stresswaagen-Spiel")
- Spiel zu den positiven Selbstinstruktionen („Stolz wie ... ich")
- Rollenspiel zu einem freien Thema („So tun, als ob ich ein ... wäre")
- Vorstellungsübung zu zukünftigen Belastungssituationen („Space 2009").

Wahrnehmungsschulung

So werden eine Wissensüberprüfung, eine Wahrnehmungsschulung und eine kurze Entspannungsübung durchgeführt. Außerdem sollte ein Gespräch über die aktuell bestehenden Belastungen und die Erfahrungen mit dem im Training erworbenen Bewältigungsverhalten geführt werden. Die günstigen Verarbeitungsstrategien werden in einem Rollenspiel nochmals eingeübt. Abschließend wird in einer Vorstellungsübung Rückfällen vorgebeugt. Von Jugendlichen wurde die Ideenolympiade von Kuhlmann und Dürrwächter (1997) gut aufgenommen. Dieses Verfahren stellt eine altersgerechte Umsetzung eines Problemlösetrainings dar und ermöglicht, wie nach Meichenbaum (2003) gefordert, nochmals auf andere Weise Bewältigung als Problemlösesequenz zu vermitteln. Es kann anstelle der Vorstellungsübung durchgeführt werden.

Problemlösetraining

Der Kurs findet bei den teilnehmenden Kindern eine sehr hohe Zustimmung und auch die Eltern bewerten die Auffrischung als sehr hilfreich.

4.5 AST für Erstklässler

Das kognitiv-behaviorale Anti-Stress-Training (AST) für Erstklässler ist ein primärpräventives Programm, das insbesondere darauf abzielt, aktuelle Belastungen zu reduzieren (zusammenfassend s. Hampel, Petermann, Stauber & Fasthoff, 2003; vertiefend s. Hampel & Petermann, 2003). Außerdem werden erste Lösungsansätze zum langfristigen Umgang mit Belastungssituationen erarbeitet. Das AST für Erstklässler wurde auf der Grundlage der Kurzversion des AST konstruiert und an die entwicklungsbedingten Anforderungen dieser Altersgruppe (6 bis 7 Jahre) angepasst. Es wurden die drei Module „Körperwahrnehmung", „Entspannung" und „Stressbewältigung" gleichwertig einbezogen. Hierbei kommen im Stressbewältigungstraining kognitive Umstrukturierung, Problemlösung, Modelllernen, positive Selbstinstruktion und Rollenspiele als Methoden der kognitiven Verhaltensmodifikation zur Anwendung. Das Gruppentraining mit lediglich vier Kindern erstreckt sich über vier 90-minütige Sitzungen im wöchentlichen Rhythmus.

Methoden der kognitiven Verhaltensmodifikation

4.6 Schulbasierte Versionen des AST

Geschlechtsspezifisches AST für Fünft- und Sechstklässler. Für die Version des geschlechtsspezifischen Trainings wurde das AST für Kinder mit sechs Sitzungen (AST_6) modifiziert (z. B. Hampel, Jahr & Backhaus, 2008). Dieses Jugendlichen-Training zielt auf eine Sekundärprävention ab. Um das Stressbewältigungstraining besser an die Belange beider Geschlechter anzupassen, wurden die Arbeitsmaterialien entsprechend unterschiedlich gestaltet. So wurden beispielsweise geschlechtsspezifische Rollenmodelle als Leitfiguren („Cool-Girl" und „Cool-Boy") verwendet. Im Rahmen des Mädchen-Programms wurde angestrebt, die günstigen Verarbeitungsstrategien „Positive Selbstinstruktionen", „Bagatellisierung", „Ablenkung" und „Entspannungsaktivitäten" zu fördern und die ungünstigen Strategien „Passive Vermeidung", „Resignation" und „Gedankliche Weiterbeschäftigung" abzubauen. In der Jungen-Variante sollten hingegen die günstigen Strategien „Soziale Unterstützung" und „Entspannungsaktivitäten" aufgebaut und die externalisierende Stressverarbeitung sollte verringert werden. Das Training ist für geschlechtshomogene Gruppen von zehn bis 13 Jugendlichen eines jeweiligen Klassenverbands vorgesehen, was während der Unterrichtszeit durchgeführt werden kann. Des Weiteren wurde eine Elternschulung entwickelt, die zwei Elternabende beinhaltet. Außerdem sollen die Lehrerinnen und Lehrer geschult werden, einige Programmanteile auch in ihren Unterricht zu implementieren. Schließlich soll der Verlauf des Trainings mit den Trainingsleitern und den Lehrerinnen und Lehrern fortlaufend reflektiert werden.

Mädchen-Programm

Elternschulung

AST für Grundschüler. Das sechsstündige AST (AST_6) diente ebenfalls als Grundlage für eine schulbasierte Version für Schülerinnen und Schüler der dritten und vierten Klasse (Backhaus, Petermann & Hampel, 2010). Tabelle 4 gibt einen Überblick über die Inhalte des sekundärpräventiven Trainings, das sich über sechs 90-minütige Sitzungen erstreckte und im Klassenverband durchgeführt wurde. Um die Effekte zu stabilisieren, wurde eine Auffrischungssitzung nach sechs Wochen durchgeführt. Zusätzlich zu der kindzentrierten Schulung erfolgten eine Elternschulung im Rahmen eines Elternabends und eine Lehrerschulung von zwei Stunden.

Dritte und vierte Grundschulklasse

5. Empirische Ergebnisse

5.1 AST im ambulanten und stationären Rahmen

AST mit Elternbeteiligung. Die Durchführbarkeit, Akzeptanz und Wirksamkeit des AST mit Elternbeteiligung wurde in zwei Vorstudien überprüft. Auf der Grundlage dieser Erfahrungen wurden der Ablauf und die Inhalte des AST_8 optimiert. So wurde die Umsetzung der bereits beschriebenen kognitiv-behavioralen Methoden an die Erfordernisse der Kinder und Jugendlichen angepasst. In einer ersten Pilotstudie mit zehn Kindern im Alter zwischen acht und elf Jahren konnte die Durchführbarkeit

Tab. 4: Wesentliche Inhalte des Anti-Stress-Trainings (AST) in der Grundschule (nach Backhaus et al., 2010, S. 122).

Inhalte des Anti-Stress Trainings	1	• Psychoedukation Stressgeschehen • Übungen zur Diskrimination von Stressreaktionen auf emotionaler und körperlicher Ebene (z. B. „Pantomime", „Dr. Beat") • Verhaltensbezogene Hausarbeit: Selbstbeobachtung der Atmung
	2	• Phantasiereise („Jasmin und Josh, der Regenbogenskater") • Individuelle Einschätzung des Stressgeschehens der Kinder (Stresswaage 1) • Videosequenzen zu günstigen/ungünstigen Verarbeitungsstrategien • Verhaltensbezogene Hausarbeit: Wiederholung der Phantasiereise mit Eltern
	3	• Phantasiereise („Felix schreibt eine schwierige Klassenarbeit") • Problemlöse-Training anhand einer vorgegebenen Situation: *Was ist das Problem? Welche Lösung gibt es? Welche ist die beste Lösung?* • Rollenspiel zur günstigen Stressverarbeitung zum Thema: „Ich bekomme eine schlechte Note in einer Klassenarbeit – wie sage ich es meinen Eltern?"
	4	• Phantasiereise („Tina mit dem mutigen Outfit") • Zusammenfassung bisheriger Lerninhalte anhand von Erinnerungskärtchen („Stresskillerkarten") • Freies Rollenspiel zu einer von den Schülern gewählten Stresssituation • Verhaltensbezogene Hausarbeit: Wiederholung der Phantasiereise mit Eltern
	5	• Phantasiereise („Lena singt in der Schulband") • Rückfallprävention 1: Identifikation von Rückfallsituationen, Einsatz von Erinnerungskarten • Sammlung von Erholungsaktivitäten • Verhaltensbezogene Hausarbeiten: Selbstbeobachtung von Erholungsaktivitäten, Wiederholung der Phantasiereise mit Eltern
	6	• Kurz-Entspannung durch Atemübungen • Rollenspiel zum Einüben der Kurz-Entspannung • Rüchfallprävention 2: Schreiben eines Briefes nach Hause, Kinder weisen sich selber auf günstige und ungünstige Verarbeitungsstrategien bei zukünftigem Belastungserleben hin • Rückfallprävention 3: Zusammenfassung günstiger Verarbeitungsstrategien (Gestaltung eines gemeinsamen Plakates für das Klassenzimmer) • Preisverleihung
	7	Auffrischungssitzung nach 6 Wochen: • Gemeinsamer Erfahrungsaustausch über Veränderungen in der Stressverarbeitung • Erinnerung an günstige und ungünstige Verarbeitungsstrategien, Rollen-Vorstellungspiele

und Akzeptanz des AST mit Elternbeteiligung belegt werden (Hampel & Petermann, 2003). Allerdings sprachen Schwierigkeiten bei der Exploration körperlicher Stressantworten bei den Jungen dafür, zukünftig ein Spiel aufzunehmen, in dem die Körperwahrnehmung geschult werden kann.

Elternbeteiligung

In einer weiteren Studie, in der 19 Kinder im Alter zwischen acht und zwölf Jahren untersucht wurden, wurde deutlich, dass eine Beschränkung der Entspannung auf Progressive Muskelentspannung für die Trainingsmotivation problematisch erscheint (Hampel & Petermann, 2003). Auf Grund der geringeren kognitiven Anforderungen an die Kinder waren zunächst lediglich solche Entspannungsübungen integriert worden.

Progressive Muskelentspannung

Es konnte bestätigt werden, dass die Kinder das Arbeitsmaterial und die Inhalte zum Stressmanagement gut annahmen. Die Kinder mit dem AST_8 setzten in den Verhaltensübungen innerhalb der Sitzungen mehr Bagatellisierung, Situationskontrolle, positive Selbstinstruktionen und Suche nach sozialer Unterstützung ein. Dagegen wendeten die Kinder der entspannungsbasierten Kontrollgruppe mehr Entspannung und Erholung an. Am Trainingsende war das Beanspruchungssymptom „Einschlafschwierigkeiten" bei den Kindern mit dem AST_8 im Vergleich zu den Ausgangswerten vor der Intervention signifikant reduziert. Diese Befunde, unterstützt durch systematisch erhobene Äußerungen im Nachgespräch, legten nahe, das AST mit Elternbeteiligung zu modifizieren. So wurden neben Übungen zur Progressiven Muskelentspannung noch drei Phantasiereisen eingebunden. Es wird davon ausgegangen, dass hierdurch das Training noch kindgerechter wird, darüber hinaus aber noch weitere effektive Anteile eines kognitiv-behavioralen Interventionsprogramms enthält. Außerdem wurde das Rollenspiel in der achten Sitzung durch ein „entspannungsgebundenes Rollenspiel" ersetzt. Hierdurch kann das Bewältigungsverhalten aufgebaut und der Transfer in den Alltag noch stärker gesichert werden. Des Weiteren wünschten die Eltern eine noch intensivere Beteiligung. Hierfür wurden weitere Informationsmaterialien entwickelt und eine Hausaufgabe für die Eltern zur Selbstbeobachtung ihres eigenen Stressgeschehens konzipiert, die dann im Training besprochen wird.

Phantasiereisen

AST ohne Elternbeteiligung. In Studien mit chronisch kranken Kindern und Jugendlichen wurde das AST ohne Elternbeteiligung unter einer sekundär- und tertiärpräventiven Zielsetzung integriert, war jedoch an die zeitlichen Erfordernisse der stationären medizinischen Rehabilitation angepasst. Die Befunde sprechen dafür, dass sich das Patientenschulungsprogramm mit Stressbewältigung als wesentliche Komponente günstig auf die Stressverarbeitung von Kindern und Jugendlichen mit

- atopischer Dermatitis (Hampel, Rudolph, Petermann & Stachow, 2001),
- Asthma (Hampel, Rudolph, Stachow & Petermann, 2002),
- Diabetes mellitus (Stachow, Schultz, Kurzinsky, Petermann & Hampel, 2001) und
- funktionelle Harninkontinenz auswirkt (Stauber, Petermann, Bachmann, Bachmann & Hampel, 2007).

Kurzversion. In einer Pilotstudie mit 20 Kindern und Jugendlichen im Alter zwischen acht und 13 Jahren wurde die Durchführbarkeit und Akzeptanz des Trainings überprüft, das jedoch noch aus drei Sitzungen bestand (Hampel & Petermann, 2003). Diese Studie legte nahe, dieselben Inhalte auf vier Sitzungen zu verteilen. Gleichfalls konnte aus den Erfahrungen geschlossen werden, dass ein Spiel zur Körperwahrnehmung integriert werden sollte. Erste Hinweise für die Effektivität ergaben sich; insbesondere die jüngeren Kinder (8 bis 10 Jahre) zeigten sich in der günstigen Stressverarbeitung direkt nach der Intervention verbessert.

Spiel zur Körper-Wahrnehmung

AST für Erstklässler. Zwei Pilotstudien zur Wirksamkeit des AST für Erstklässler sprechen für die Effektivität dieser Variante (Hampel et al., 2003). Hierbei zeigte sich in der ersten Pilotstudie mit vier Kindern eine sehr gute Akzeptanz und Durchführbarkeit. Erste Hinweise ergaben sich für Verbesserungen in der Verarbeitung sozialer Belastungssituationen. Dies konnte in der zweiten Pilotstudie mit zwölf Kindern bestätigt werden: Für soziale Belastungssituationen stiegen die positiven Selbstinstruktionen im Vergleich zu vor dem Training signifikant an, dagegen nahm die gedankliche Weiterbeschäftigung bedeutsam ab. Zusätzlich stieg die Suche nach sozialer Unterstützung tendenziell an. Für schulische Belastungssituationen sank lediglich die Resignation bedeutsam. Darüber hinaus gaben die Kinder an, nach dem Training tendenziell mehr soziale Unterstützung zu suchen und sich tendenziell mehr abzulenken. Aufgrund der fehlenden Kontrollgruppe sollten diese ersten günstigen Befunde jedoch sehr vorsichtig bewertet werden. Allerdings spiegeln sich in den Effekten die Trainingsinhalte wider, da insbesondere der Umgang mit sozialen Belastungen wiederholt von den Kindern thematisiert und deren angemessener Umgang mit den Kindern erarbeitet wurde.

Positive Selbstinstruktion

AST als Baustein für andere Interventionsprogramme. In einer Pilotstudie im Rahmen der stationären medizinischen Rehabilitation wurde dieses Modul in ein Patientenschulungsprogramm für Kinder und Jugendliche mit Psoriasis integriert. Das Programm konnte den Krankheitsstatus der 48 Patienten verbessern (Hampel, Petermann, Schmidt, Scheewe & Stachow, 1999). In einer weiteren Pilotstudie im ambulanten Bereich bei 26 Jugendlichen mit Adipositas verbesserte das Modul kombiniert mit einem Essverhaltenstraining und Bewegung kurz- und langfristig das Körpergewicht, das Essverhalten und die Stressverarbeitung (Stauber, Petermann, Haase & Hampel, 2001).

5.2 Schulbasierte Versionen des AST

Geschlechtsspezifisches AST für Fünft- und Sechstklässler. Die Effekte auf die Stressverarbeitung wurden getrennt für die beiden Geschlechter an 33 Mädchen und 45 Jungen der fünften und sechsten Klasse überprüft, das drei Vier-Wochen-Intervalle umfasste (Hampel et al., 2008): Die unbehandelte Phase vor der Intervention bildete die Kontrollphase. In der anschließenden Interventionsphase wurde das Training mit sechs Sitzungen im schulischen Setting durchgeführt. Schließlich wurde die mittelfristige Stabilität der Effekte vier Wochen nach dem Ende des Trainings untersucht. Die Mädchen profitierten kurzfristig in den günstigen Stressverarbeitungsstrategien „Bagatellisierung" und „Entspannung". Die Jungen verbesserten sich kurz- und mittelfristig in der günstigen Strategie „Entspannung" und kurzfristig in der ungünstigen Strategie „Externalisierende Verarbeitung".

AST für Grundschüler. Die Effekte des Trainings auf die Stressverarbeitung wurden bei 102 Dritt- und Viertklässlern vor, unmittelbar nach und sechs Wochen nach Abschluss der Intervention anhand eines Kontrollgruppendesigns mit Block-Randomisierung untersucht (Backhaus et al., 2010). Die Kinder der Interventionsgruppe verbesserten sich unmittelbar und sechs Wochen nach der Intervention in den günstigen Stressverarbeitungsstrategien. Außerdem waren unmittelbar nach der Intervention die günstigen Stressverarbeitungsstrategien der Interventionsgruppe statistisch und klinisch signifikant besser ausgeprägt als in der unbehandelten Kontrollgruppe.

6. Zusammenfassung und Ausblick

Das Anti-Stress-Training für Kinder im Alter zwischen acht und 13 Jahren soll aktuelle Belastungen abbauen und den Kindern eine Vielzahl von Bewältigungsmaßnahmen vermitteln, um mit Belastungen auch langfristig besser umgehen zu können. Es basiert auf dem Stressimpfungstraining und verwendet entsprechend als wesentliche Techniken kognitive Umstrukturierung, ein Problemlöse-, Selbstinstruktions- und Entspannungstraining; zusätzlich soll noch die Erholungskompetenz gesteigert werden. Des Weiteren wird eine Rückfallprävention vorgenommen. Studien mit chronisch kranken Kindern und Jugendlichen zeigten kurz- und langfristige Verbesserungen der Stressverarbeitung auf. Erste Befunde im ambulanten Bereich legen den Nutzen des Programms für die Primär- und Sekundärprävention nahe, müssen in zukünftigen Studien jedoch bestätigt werden. Befunde aus dem Grundschulbereich legten nahe, dieses Training auch für eine Anwendung bei Erst- und Zweitklässlern anzupassen. Unsere Version für Erstklässler fand in Pilotstudien eine sehr gute Akzeptanz und scheint insbesondere den angemessenen Umgang mit sozialen Belastungssituationen zu fördern. Für die schulbasierten Versionen ergaben sich in ersten Evaluationen günstige Effekte, die für eine Steigerung der Ressourcen sprechen. Insgesamt kann festgehalten werden, dass mit dem AST ein flexibles Programm vorliegt, das die Stressbewältigungskompetenz verbessert und Kindern den Zugang zu einer wichtigen Ressource ermöglicht.

Stressimpfungstraining

Rückfallprävention

7. Literatur

Backhaus, O., Petermann, F. & Hampel, P. (2010). Anti-Stress-Training in der Grundschule. *Kindheit und Entwicklung, 19*, 119–128.

Beyer, A. & Lohaus, A. (2005). Stressbewältigung im Jugendalter: Entwicklung und Evaluation eines Präventionsprogramms. *Psychologie in Erziehung und Unterricht, 52*, 33–50.

Compas, B.E., Connor-Smith, J.K., Saltzman, H., Harding Thomsen, A. & Wadsworth, M.E. (2001). Coping with stress during childhood and adolescence: Problems, progress, and potential in theory and research. *Psychological Bulletin, 127*, 87–127.

de Anda, D., Baroni, S., Boskin, L., Buchwald, L., Morgan, J., Ow, J., Siegel Gold, J. & Weiss, R. (2000). Stress, stressors and coping strategies among high school students. *Children and Youth Services Review, 22*, 441–463.

Donaldson, D., Prinstein, M., Danovsky, M. & Spirito, A. (2000). Patterns of children's coping with life stress: Implications for clinicians. *American Journal of Orthopsychiatry, 70*, 351–359.

Eisenberg, N. & Sulik, M.J. (2012). Emotion-related self-regulation in children. *Teaching of Psychology, 39*, 77–83.

Fasthoff, C., Petermann, F. & Hampel, P. (2003). Zur Bedeutung von Entspannungsverfahren als Modul in Stressbewältigungstrainings von Kindern. *Report Psychologie, 28*, 86–95.

Gagnon, D.J., Hudnall, L. & Andrasik, F. (1992). Biofeedback and related procedures in coping with stress. In A.M. LaGreca, L.J. Siegel, J.L. Wallander & C.E. Walker (Eds.), *Stress and coping in child health* (pp. 303–326). New York: Guilford.

Grant, K.E., Compas, B.E., Thurm, A.E., McMahon, S.D., Gipson, P.Y., Campbell, A.J., Krockock, K. & Westerholm, R.I. (2006). Stressors and child and adolescent psychopathology: Evidence of moderating and mediating effects. *Clinical Psychology Review, 26*, 257–283.

Hampel, P., Jahr, A. & Backhaus, O. (2008). Geschlechtsspezifisches Anti-Stress-Training in der Schule. *Praxis der Kinderpsychologie und Kinderpsychiatrie, 57*, 20–38.

Hampel, P. & Petermann, F. (2001). Streß und Streßdiagnostik: Einführung in den Themenschwerpunkt. *Kindheit und Entwicklung, 10*, 143–147.

Hampel, P. & Petermann, F. (2003). *Anti-Stress-Training für Kinder* (2., erweit. Aufl.). Weinheim: Psychologie Verlags Union.

Hampel, P. & Petermann, F. (2005). Age and gender effects on coping in children and adolescents. *Journal of Youth and Adolescence, 38*, 409–415.

Hampel, P. & Petermann, F. (2006). Perceived stress, coping, and adjustment in adolescents. *Journal of Adolescent Health, 38*, 409–415.

Hampel, P. & Petermann, F. (2015). *Stressverarbeitungsfragebogen von Janke und Erdmann angepasst für Kinder und Jugendliche (SVF-KJ; 2., veränd. Aufl.)*. Göttingen: Hogrefe.

Hampel, P., Petermann, F., Schmidt, S., Scheewe, S. & Stachow, R. (1999). Kognitiv-behaviorales Streßbewältigungstraining als Baustein in der Patientenschulung für Kinder und Jugendliche mit Psoriasis. *Prävention und Rehabilitation, 11*, 37–46.

Hampel, P., Petermann, F., Stauber, T. & Fasthoff, C. (2003). Konzeption eines kognitiv-behavioralen Anti-Stress-Trainings (AST) für Erstklässler. *Zeitschrift für Klinische Psychologie, Psychiatrie und Psychotherapie, 51*, 346–360.

Hampel, P. & Pössel, P. (2012). Stressverarbeitung und psychische Auffälligkeiten im Jugendalter – Eine 2-Jahres-Längsschnittstudie. *Zeitschrift für Gesundheitspsychologie, 20*, 3–12.

Hampel, P., Rudolph, H., Petermann, F. & Stachow, R. (2001). Stress management training of children and adolescents with atopic dermatitis during in-patient rehabilitation. *Dermatology and Psychosomatics, 2*, 116–122.

Hampel, P., Rudolph, H., Stachow, R. & Petermann, F. (2002). Multimodal patient education program with stress management for childhood and adolescent asthma. *Patient Education and Counseling, 49*, 59–66.

Herbert, M. (1998). *Clinical child psychology: Social learning, development, and behaviour* (2nd ed.). Chichester: Wiley.

Horwitz, A. G., Hill, R. M. & King, C. A. (2011). Specific coping behaviors in relation to adolescent depression and suicidal ideation. *Journal of Adolescence, 34*, 1077–1085.

Jose, P. E. & Brown, I. (2008). When does the gender differences in rumination begin? Gender and age differences in the use of rumination by adolescents. *Journal of Youth and Adolescence, 37*, 180–192.

Klein-Heßling, J. & Lohaus, A. (2012). *Stresspräventionstraining für Kinder im Grundschulalter* (3. Aufl.). Göttingen: Hogrefe.

Kuhlmann, M. & Dürrwächter, U. (1997). *Die Ideenolympiade*. Stuttgart: Riedl.

Lazarus, R. S. & Folkman, S. (1984). *Stress, appraisal and coping*. New York: Springer.

Lohaus, A. & Klein-Heßling, J. (2000). Coping in childhood: A comparative evaluation of different relaxation techniques. *Anxiety, Stress, and Coping, 13*, 187–211.

Meichenbaum, D. (2003). *Intervention bei Stress – Anwendung und Wirkung des Stressimpfungstrainings* (2. Aufl.). Bern: Huber.

Persike, M. & Seiffge-Krenke, I. (2012). Competence in coping with stress in adolescents from three regions of the world. *Journal of Youth and Adolescence, 41*, 863–879.

Petermann, F. (Hrsg.). (2009). *Fallbuch der Klinischen Kinderpsychologie* (3., vollst. überarb. Aufl.). Göttingen: Hogrefe.

Petermann, F. (Hrsg.). (2013). *Lehrbuch der Klinischen Kinderpsychologie* (7., völlig überarb. Aufl.). Göttingen: Hogrefe.

Petermann, U. (2014). *Entspannungstechniken für Kinder und Jugendliche* (8., akt. Aufl.). Weinheim: Beltz.

Petermann, U. & Petermann, F. (2000). Entspannungsverfahren bei Kindern und Jugendlichen. In D. Vaitl & F. Petermann (Hrsg.), *Handbuch der Entspannungsverfahren. Bd. 1: Grundlagen und Methoden* (2., erweit. Aufl., S. 392–415). Weinheim: Psychologie Verlags Union.

Seiffge-Krenke, I. & Aunola, K. & Nurmi, J. E. (2009). Changes in stress perception and coping during adolescence: The role of situational and personal factors. *Child Development, 80*, 259–279.

Seiffge-Krenke, I. & Lohaus, A. (Hrsg.). (2007). *Stress und Stressbewältigung in Kindheit und Jugend*. Göttingen: Hogrefe.

Sharrer, V. W. & Ryan-Wenger, N. A. (2002). School-age children's stress symptoms. *Pediatric Nursing, 28*, 21–27.

Skinner, E. A., Edge, K., Altman, J. & Sherwood, H. (2003). Searching for the structure of coping: A review and critique of category systems for classifying ways of coping. *Psychological Bulletin, 129*, 216–269.

Stachow, R., Schultz, A., Kurzinsky, U., Petermann, F. & Hampel, P. (2001). Anti-Streß-Training für Kinder und Jugendliche mit Diabetes während der stationären Rehabilitation. *Kindheit und Entwicklung, 10*, 226–239.

Stauber, T., Petermann, F., Bachmann, H., Bachmann, C. & Hampel, P. (2007). Cognitive-behavioral stress management training for children and adolescents with functional urinary incontinence. *Journal of Pediatric Urology, 3*, 276–281.

Stauber, T., Petermann, F., Haase, A. & Hampel, P. (2001). Kombiniertes Adipositas- und Anti-Streß-Training im ambulanten Bereich – Eine Pilotstudie. *Kindheit und Entwicklung, 10*, 240–247.

Gruppenprogramm „Stimmungsprobleme bewältigen"

Wolfgang Ihle und Dörte Jahnke

1. Einleitung

Depression

Die *Global Burden of Disease Study* der Weltgesundheitsorganisation und der Weltbank konnte zeigen, dass Depressionen weltweit zu den häufigsten und beeinträchtigendsten Erkrankungen gehören. Forschungsarbeiten der letzten 20 Jahre belegen, dass depressive Störungen auch im Jugendalter weitaus häufiger anzutreffen sind, als bisher angenommen. So wurden in verschiedenen epidemiologischen Studien Lebenszeitprävalenzen depressiver Störungen im Jugendalter nachgewiesen, die mit denen vergleichbar sind, die bei Erwachsenen beobachtet werden (Groen & Petermann, 2011). Epidemiologische Studien bei Erwachsenen ergaben darüber hinaus,

Depressive Episode

dass erste depressive Episoden am häufigsten zwischen dem 15. und 19. Lebensjahr auftreten. Gleichzeitig ist festzuhalten, dass die Quote adäquater Behandlung psychischer Probleme von Kindern und Jugendlichen immer noch außerordentlich niedrig ist. Dies ist umso bedauerlicher, da man inzwischen weiß, dass die meisten psychischen Störungen des Erwachsenenalters ihren Ursprung in Problemen des Kindes- und Jugendalters haben und damit diesem Lebensabschnitt die größte Bedeutung für Prävention und Intervention und damit auch der Ersparnis von Folgekosten zukommen sollte.

Gleichzeitig muss betont werden, dass in den letzten Jahren beachtenswerte Fortschritte in der Behandlung depressiver Störungen des Jugendalters erzielt wurden. Allerdings ist im Gegensatz zum Erwachsenenalter die Wirksamkeit psychopharmakologischer Behandlungsansätze bei depressiven Jugendlichen bisher wenig belegt (Groen & Petermann, 2013). Verschiedene methodisch anspruchsvolle Studien legen nahe, dass kognitiv-verhaltenstherapeutische Ansätze derzeit das Mittel der Wahl zur Behandlung depressiver Störungen im Jugendalter darstellen (vgl. Ihle, Groen, Walter, Esser & Petermann, 2012). Die bisher einzige therapeutische Intervention für depressive Jugendliche, die nach den strengen Kriterien der American Psychological Association als wirksame Behandlungsmethode eingestuft werden konnte, ist der

Adolescent Coping with Depression Course (CWD-A)

Adolescent Coping with Depression Course (CWD-A) (Clarke et al., 1999; Lewinsohn et al., 1990). Der CWD-A ist ein multimodaler Behandlungsansatz, der unterschiedliche Komponenten zur Bewältigung spezifischer Probleme depressiver Jugendlicher einbezieht und somit der Vorstellung von einer multikausalen Verursachung depressiver Störungen Rechnung trägt. Die bisherigen Evaluationsstudien zum CWD-A sind außerordentlich vielversprechend, da die Wirksamkeit auch in katamnestischen Untersuchungen nachgewiesen werden konnte. Eine Variante dieses Programms hat sich bereits auch in der indizierten Prävention depressiver

Störungen bewährt (Clarke et al., 1995, 2001). Es war daher naheliegend, dieses vielversprechende niederschwellige und kostengünstige Interventionsprogramm auch in Deutschland zu erproben und zu veröffentlichen.

Das vorliegende kognitiv-verhaltenstherapeutische Gruppenprogramm „Stimmungsprobleme bewältigen" ist eine auf deutsche Verhältnisse übertragene Kurzintervention in Anlehnung an den CWD-A, die sowohl zur Behandlung und Rückfallprophylaxe depressiver Störungen als auch zur indizierten Prävention bei Vorliegen subklinischer depressiver Symptomatik verwendet werden kann. Aufgrund der kurzen Dauer von fünf Wochen für insgesamt zehn zweistündige Sitzungen lässt sich das Programm auch in stationären und teilstationären Settings realistischerweise als Teil des Behandlungskonzepts einsetzen. In dem hochstrukturierten, psychoedukativen Gruppenprogramm werden vor allem soziale und kognitive Fertigkeiten, die Planung angenehmer Aktivitäten, Kommunikations- und Problemlösefertigkeiten sowie Entspannungsübungen fokussiert, deren Vermittlung über protokollierte Selbstbeobachtung, Rollenspiele und Verhaltensübungen realisiert wird.

Rückfallprophylaxe

Psychoedukatives Gruppenprogramm

2. Diagnosekriterien

Forschungsarbeiten der letzten Jahre konnten zeigen, dass Jugendliche bereits unter klinisch bedeutsamen depressiven Störungen leiden, die sich hinsichtlich ihrer Phänomenologie kaum von depressiven Störungen unterscheiden, die bei Erwachsenen beobachtet werden (Ihle, Ahle, Jahnke & Esser, 2004). Die als depressive Syndrome definierten Symptomkombinationen bei Jugendlichen und Erwachsenen sind offenbar vergleichbar. Bei der Entwicklung der neuesten Revisionen der Klassifikationssysteme psychischer Störungen ist dieser neuen Sichtweise Rechnung getragen worden (Groen & Petermann, 2011). Nach diesen Klassifikationssystemen lassen sich depressive Störungen über somatische, affektiv-kognitive und Verhaltensaspekte charakterisieren. In ICD-10 und DSM-5 werden depressive Episoden recht übereinstimmend definiert. Im Folgenden sind die Kriterien für depressive Episoden nach ICD-10 dargestellt (Tab. 1). Die diagnostischen Kriterien für depressive Episoden im Jugendalter entsprechen bis auf wenige Ausnahmen denen, die für depressive Störungen für Erwachsene herangezogen werden. Im Gegensatz zu depressiven Erwachsenen lässt sich bei depressiven Kindern und Jugendlichen jedoch häufig eine reizbare, statt einer depressiven Stimmung beobachten.

Reizbare Stimmung

Tab. 1: Kriterien einer depressiven Episode nach ICD-10.

Symptome einer depressiven Episode nach ICD-10	Was kann bei Kindern und Jugendlichen zusätzlich vorkommen?
A Depressive Stimmung B Intereressenverlust/Freudeverlust C Kein Antrieb/Erhöhte Ermüdbarkeit Δ Vermindertes Selbstwertgefühl/-vertrauen Δ Selbstvorwürfe/Schuldgefühle Δ Wiederkehrende Gedanken an den Tod Δ Konzentrations-/Aufmerksamkeitsprobleme Δ Psychomotorische Agitiertheit/Hemmung Δ Schlafstörungen Δ Appetitverlust	• Häufige körperliche Beschwerden wie Kopf-, Muskel-, Magenschmerzen oder Müdigkeit • Gelangweiltsein • Kein Interesse an Kontakten mit Gleichaltrigen • Alkohol- oder Drogengebrauch • Soziale Isolation • Angst vor dem Tod • Erhöhte Reizbarkeit • Beziehungsprobleme
ICD-10-Kriterien für leichte, mittelgradige und schwere depressive Episoden	
➢ **Leichte depressive Episode (F32.0):** mindestens vier Symptome über mindestens 2 Wochen, davon mindestens zwei aus **A-C** ➢ **Mittelgradige depressive Episode (F32.1):** fünf bis sechs Symptome über mindestens 2 Wochen, davon mindestens zwei aus **A-C** ➢ **Schwere depressive Episode (F32.2):** mindestens sieben Symptome über mindestens 2 Wochen, davon alle drei aus **A-C**	

Dysthyme Störung Eine dysthyme Störung (F 34.1) ist im Vergleich zu einer depressiven Episode durch einen milderen, jedoch chronischen Verlauf gekennzeichnet. Das entscheidende Symptom ist eine depressive oder reizbare Stimmung. Zusätzlich müssen mindestens zwei weitere Symptome vorliegen. Bei Jugendlichen wird im DSM-5 für die Diagnose einer dysthymen Störung eine einjährige Symptomdauer vorausgesetzt, bei Erwachsenen eine zweijährige. Werden in dieser Zeit die Kriterien für eine depressive Episode erfüllt, wird die Diagnose einer dysthymen Störung nicht gestellt.

3. Ursachen

Einige Modelle versuchen zu erklären, welche Faktoren und Wechselbeziehungen zur Genese depressiver Störungen beitragen können (Groen & Petermann, 2011). Im Folgenden sollen einige psychologische Modelle zur Entstehung depressiver Störungen erläutert werden, auf deren Grundlage das vorliegende Interventionsprogramm entwickelt wurde.

- **Verstärkungstheoretische Modelle der Depression.** Das behaviorale Modell der Depression geht auf Ferster (1973) zurück, der darauf hingewiesen hat, dass depressive Personen sich durch eine geringe Frequenz an Aktivitäten kennzeichnen lassen. Nach Ferster (1973) verfügen depressive Personen über ein begrenztes Verhaltensrepertoire, wodurch sie eine geringe Frequenz an positiver Verstärkung von wichtigen anderen Personen erfahren. Diese Überlegungen wurden in Lewinsohns verstärkungstheoretischem Modell (1974) weiter ausgeführt. Nach Lewinsohn (1974) führt eine geringe Rate an verhaltenskontingenter positiver Verstärkung zu Dysphorie, Ermüdung und anderen somatischen Symptomen sowie zu weiteren depressiven Symptomen wie einer geringen Frequenz angenehmer Aktivitäten. Eine geringe Rate verhaltenskontingenter positiver Verstärkung aus der Umwelt bewirkt ferner, dass eine Depression aufrechterhalten wird, denn die Rate des möglichen, noch zu verstärkenden Verhaltens der Person wird zusätzlich verringert. Lewinsohns Modell legt nahe, dass ein bestimmtes Aktivitätsniveau das Ausmaß potenzieller positiver Verstärkung erhöht. Es wird ein Zusammenhang zwischen dem Aktivitätsniveau, der Art dieser Aktivitäten und der Stimmung einer Person vermutet. Im Rahmen einer Therapie sollte also nach diesem Modell die Förderung von Aktivitäten, die einen positiven Verstärkerwert besitzen, fokussiert werden. Des Weiteren werden Defizite in sozialen Fertigkeiten als wichtige Ursache für eine geringe Rate an positiver Verstärkung angesehen. Aversive Erlebnisse werden ebenfalls als depressionsauslösend interpretiert. Weiterhin postuliert Lewinsohn (1974), dass depressives Verhalten durch die Art der Verstärkung (Anteilnahme, Hilfe) aufrechterhalten wird, die der Depressive kurzfristig durch seine soziale Umwelt erfährt.

Lewinsohn Modell

- **Kognitive Modelle der Depression.** Um die psychologischen Aspekte der Depression zu erklären, formulierte Beck (1967, 1976) drei Annahmen: die kognitive Triade, die kognitiven Schemata sowie kognitive Fehler. Das Konzept der kognitiven Triade lässt sich durch eine negative Bewertung der eigenen Person, der Welt und der Zukunft charakterisieren. Das Konzept der kognitiven Schemata legt nahe, warum depressive Personen ihre selbstverletzenden Haltungen beibehalten. Kognitive Schemata repräsentieren vergangene Erfahrungen einer Person und dienen dazu, aktuelle Ereignisse aus der Umwelt zu filtern und zu interpretieren. Depressive Personen entwickeln nun dysfunktionale Schemata, die oftmals bis zum Auftreten belastender Situationen latent bleiben. Je aktiver solche dysfunktionalen Schemata innerhalb einer Person sind, desto weniger ist diese in der Lage, Situationen realistisch einzuschätzen und die Irrationalität eigener Annahmen wahrzunehmen. Beck geht in seinem kognitiven Modell der Depression ferner davon aus, dass depressiven Personen bei der Strukturierung ihrer Erfahrungen systematische Denkfehler unterlaufen. Zu diesen systematischen Denkfehlern gehören willkürliche Schlussfolgerungen, selektive Verallgemeinerungen, Katastrophisieren, Personalisierungen und ein absolutes, dichotomes Denken. Ein weiterer kognitiver Ansatz zur Depressionsgenese wurde von Ellis (Ellis & Harper, 1961; Ellis, 1977) formuliert. Nach Ellis (1977) bilden irrationale Grund-

Kognitive Triade

Dysfunktionale Schema

überzeugungen die Grundlage für verschiedene psychische Störungen und scheinen insbesondere bei der Entstehung depressiver Störungen eine Rolle zu spielen. Eine depressive Verstimmung resultiert aus bestimmten Überzeugungen, Gedanken und Annahmen. Die Ursache fehlangepasster Emotionen und Handlungen ist Ellis (1977) zufolge in einer begrenzten Anzahl irrationaler Überzeugungen zu sehen, die eine Person im Laufe ihres Lebens gelernt hat und in konkreten Situationen ständig aktualisiert. Solche fehlerhaften Annahmen führen dazu, dass Betroffene sich selbst mit unrealistisch hohen Anforderungen konfrontieren, wodurch stark belastende emotionale Überreaktionen hervorgerufen werden.

Modell der erlernten Hilflosigkeit. Das ursprüngliche Modell der erlernten Hilflosigkeit basiert auf den Tierexperimenten von Seligman (2010). Nach Seligman entstehen Depressionen dann, wenn Menschen ihre Umwelt als unkontrollierbar wahrnehmen und die Erfahrung machen, Situationen nicht selbst beeinflussen zu können. Sie zeigen ein verringertes Selbstbewusstsein und kognitive sowie motivationale Defizite, die wiederum die Problemlösefähigkeiten beeinträchtigen. Das ursprüngliche Modell der erlernten Hilflosigkeit ist von Abramson, Seligman und Teasdale durch die Ergänzung attributionstheoretischer Annahmen erweitert worden (Petermann, 2010). Demnach führt nicht allein die Konfrontation mit unkontrollierbaren Ereignissen zu den kognitiven, emotionalen und motivationalen Defiziten, die sich bei Depressiven zeigen, sondern vielmehr, welche Ursachen zur Erklärung dieser Kontrollverluste von der Person herangezogen werden. Personen, die sich durch die Tendenz charakterisieren lassen, negative Ereignisse internal (Ursache liegt in der eigenen Person), stabil (dieses Ereignis wird immer wieder auftreten) und global (dieses Ereignis wird auch andere Aspekte des Lebens beeinflussen) zu attribuieren, unterliegen einem erhöhten Risiko, aufgrund eines negativen Ereignisses depressive Symptome zu entwickeln. Der Attributionsstil, positive Ereignisse externalen, variablen und spezifischen Ursachen zuzuschreiben, wird ebenfalls mit depressiven Reaktionen in Zusammenhang gebracht, allerdings in weit geringerem Maß.

Psychosoziale Faktoren. Dem Auftreten kritischer und belastender Lebensereignisse wird in nahezu allen Modellen zur Entstehung von Depressionen eine bedeutende Rolle zugeschrieben. Aus verschiedenen Studien geht eine signifikante Erhöhung belastender Lebensereignisse im Vorfeld depressiver Störungen hervor (Monroe & Hadjiyannakis, 2002). Insbesondere das Auftreten interpersoneller Verlust- und Trennungsereignisse wie auch soziale Rang- und Rollenverluste werden für die Depressionsgenese bei Erwachsenen als bedeutend angesehen (AACAP, 2007; Ihle & Blöschl, 2008). Darüber hinaus stellt sich jedoch die Frage nach Person- und Umfeldfaktoren, die die Auswirkungen dieser Stressoren mit beeinflussen. Neuere Depressionsmodelle formulieren aufgrund dessen Diathese-Stress-Hypothesen, die Wechselwirkungen zwischen belastenden und chronischen Umweltfaktoren, protektiven Faktoren und prädisponierenden Merkmalen zur Depressionsgenese postulieren (Groen & Petermann, 2013). In Untersuchungen an Erwachsenen zeigte sich ein enger Zusammenhang zwischen Stress, sozialen Beziehungen und psychischer Gesundheit (Sherbourne, Hays & Wells, 1995). Dieser Zusammenhang konnte auch bei Jugendlichen nachgewiesen werden. Eine Reihe empirischer Studien legen einen korrelativen Zusammenhang zwischen familiären Faktoren und Depression im Kindes- und Jugendalter nahe (Ihle, Jahnke & Ahle, 2006). So scheint das Auftreten depressiver Störungen bei Kindern und Jugendlichen mit psychischen Störungen der Eltern in Verbindung zu stehen. Des Weiteren ist das Risiko für die Genese anderer psychischer Störungen ebenfalls erhöht. Dieser Zusammenhang kann einerseits durch genetische Faktoren erklärt werden, die Wirkung psychischer Störungen der Eltern als chronische Belastungen sollte jedoch ebenfalls in Betracht gezogen werden. So berichten depressive Kinder und Jugendliche häufiger von familiären Belastungen wie Eltern-Kind-Konflikten, ehelichen Konflikten, Tod der Eltern, Scheidung oder Trennung der Eltern sowie Misshandlungen und körperlichem Missbrauch durch ihre Eltern. Neben akuten und chronischen Belastungen spielen jedoch auch moderierende Faktoren wie mangelnde soziale Unterstützung und fehlende vertrauensvolle Beziehungen als stresserhöhende Risikofaktoren bei der Entstehung, Aufrechterhaltung und dem Verlauf von Depressionen eine Rolle. Depressive weisen in ihrem sozialen Umfeld Defizite in hilfreichen und fördernden Kontakten auf. So berichten depressive Jugendliche von mangelnden sozialen Ressourcen, fehlender sozialer Unterstützung und beeinträchtigten Beziehungen zu Eltern, Geschwistern und Peers.

Familiäre Belastungen

Soziale Ressourcen

4. Das Programm „Stimmungsprobleme bewältigen"

Die einzige gruppentherapeutische Intervention für depressive Jugendliche, die nach den strengen APA-Kriterien als wirksame Behandlungsmethode eingestuft werden konnte (David-Ferdon & Kaslow, 2008), ist der *Adolescent Coping with Depression Course (CWD-A)* (Clarke, Lewinsohn & Hops, 1990). Dieses Programm wird daher auch in einschlägigen Behandlungsleitlinien zur Durchführung empfohlen (de Jong-Meyer, Hautzinger, Kühner & Schramm, 2007; National Institute for Health and Clinical Excellence, 2005; Deutsche Gesellschaft für Kinder- und Jugendpsychiatrie, Psychosomatik und Psychotherapie, 2013). Der CWD-A ist ein multimodaler Behandlungsansatz, der unterschiedliche Komponenten zur Bewältigung spezifischer Probleme depressiver Jugendlicher einbezieht und somit der Vorstellung von einer multikausalen Verursachung depressiver Störungen Rechnung trägt. Die bisherigen Evaluationsstudien zum CWD-A sind außerordentlich vielversprechend, da die Wirksamkeit auch in katamnestischen Untersuchungen nachgewiesen werden konnte (Clarke et al., 1999; Lewinsohn et al., 1990).

Multimodaler Behandlungsansatz

Angesichts der positiven Befunde entstand die Idee, eine auf deutsche Verhältnisse adaptierte Version des CWD-A zu entwickeln und zu erproben. Zur Erstellung der deutschen Kurzversion des CWD-A wurde neben den Materialien von Clarke, Lewinsohn und Hops (1990) eine niederländische Version (Stikkelbroek & Cuijpers,

Psychoeduktives Gruppenprogramm

1998) herangezogen. Das hochstrukturierte, psychoedukative Gruppenprogramm wurde von ursprünglich 16 auf zehn zweistündige Sitzungen reduziert, die innerhalb von fünf Wochen zweimal wöchentlich in Kursen stattfinden. Das kognitiv-verhaltenstherapeutische Gruppenprogramm „Stimmungsprobleme bewältigen" richtet sich an depressive Jugendliche und junge Erwachsene bzw. an Personen dieser Altersgruppe mit subklinisch ausgeprägter depressiver Symptomatik. Der Kurs ist als geschlossene Gruppe für eine Teilnehmerzahl von in der Regel vier bis acht Teilnehmern konzipiert. Die amerikanische Originalversion von Clarke, Lewinsohn und Hops (1990) ist für 14- bis 18-Jährige Jugendliche konzipiert, wohingegen sich das Programm „Stimmungsprobleme bewältigen" sowohl an depressive Jugendliche als auch junge Erwachsene bzw. an Personen dieser Altersgruppe mit subklinisch ausgeprägter depressiver Symptomatik wendet. Die Hauptzielgruppe des Programms sind 16- bis 21-Jährige.

4.1 Diagnostik

Einschlusskriterien

Einschlusskriterien für eine mögliche Aufnahme in das Programm sind:

- Die Teilnehmer leiden an einer unipolaren depressiven Störung, die die ICD-10- und/oder DSM-IV-Kriterien einer depressiven Störung erfüllt (*Therapiegruppen*) oder an einer subklinischen depressiven Symptomatik (Forschungsdiagnose einer leichten depressiven Episode nach DSM-IV oder Kriterien einer leichten depressiven Episode nach ICD-10 knapp verfehlt) (*Präventionsgruppen*).

- Die Teilnehmer sollten in der Regel zwischen 16 und 21 Jahre alt sein. Eine Durchführung ist auch mit 14- bis 15-Jährigen sowie über 21-Jährigen möglich. In diesem Fall empfehlen wir altershomogene Gruppen von 14- bis 16-Jährigen bzw. von jungen Erwachsenen.

- Die Teilnehmer müssen eine mindestens durchschnittliche Intelligenz und ausreichende Lesekompetenz mitbringen.

Als Ausschlusskriterien sind definiert:

Ausschlusskriterien

- Das Vorliegen einer mentalen Retardierung oder einer organisch bedingten psychischen Störung.

- Eine aktuell vorhandene manische oder hypomanische Episode, dissoziale Störung, Abhängigkeit von psychotropen Substanzen oder eine aktuelle oder frühere F2-Diagnose (Schizophrenie, schizotype und wahnhafte Störungen) nach ICD-10.

Akute Suizidalität

- Akute Suizidalität oder akut-stationäre Behandlungsbedürftigkeit.

Sowohl für Therapie- als auch für Präventionsgruppen ist eine sorgfältige Eingangs- und Verlaufsdiagnostik erforderlich. Darüber hinaus wird eine standardmäßige Katamneseuntersuchung sechs oder zwölf Monate nach Abschluss des Kurses empfohlen. Im Folgenden sind die unseres Erachtens zu fordernden Minimalanforderungen an die Begleitdiagnostik dargestellt. Vor Kursbeginn muss zunächst geprüft werden, ob die vorgesehenen Gruppenteilnehmer die Ein- und Ausschlusskriterien erfüllen. Die Durchführung eines strukturierten diagnostischen Interviews wie z. B. des *Strukturierten Klinischen Interviews für DSM-IV* (SKID-I; Wittchen, Wunderlich, Gruschwitz & Zaudig, 1997) zur Diagnostik und Differenzialdiagnostik wird dringend empfohlen. Die Jugendlichen, die die Teilnahmekriterien erfüllen, erhalten ein Arbeitsbuch und sollten in jedem Fall eine Liste zur Erfassung angenehmer Aktivitäten, wie z. B. den Tübinger Anhedonie-Fragebogen (TAF) (Zimmer, 1990) ausfüllen, um eine Ausgangslage für die im Kurs fokussierte Steigerung angenehmer Aktivitäten zu haben. Des Weiteren ist eine Kontrolle der Depressivität und der irrationalen Gedanken zu Beginn und am Ende des Kurses als zentrale Kursvariablen ratsam. Zur Erfassung selbstbeurteilter depressiver Symptomatik wird der *Fragebogen zur Depressionsdiagnostik nach DSM-IV (FDD-DSM-IV)* von Kühner (1997) empfohlen, der neben einem quantitativen Summenwert auch eine kategoriale Fragebogendiagnose einer majoren depressiven Episode (MDE), bzw. einer leichten depressiven Episode (LDE) nach DSM-IV ermöglicht. Zur Erfassung dysfunktionaler Gedanken und Überzeugungen kann z. B. die *Skala irrationaler Grundüberzeugungen nach Ellis (SIGE)* (Herrle & Ellis, 2000) eingesetzt werden. Als weiteres sinnvolles Erhebungsinstrument empfehlen wir die *Well-Being-Scales* (Ryff, 1989) zur Erfassung der Steigerung erwünschten Erlebens, Denkens und Verhaltens im Sinne einer Ressourcenaktivierung auf den Dimensionen „Autonomie", „Alltagsbewältigung", „Persönlichkeitsentwicklung", „Beziehungen zu anderen", „Lebensziele" sowie „Selbstakzeptanz".

Diagnostisches Interview

4.2 Übersicht über das therapeutische Vorgehen

Das Programm lässt sich aufgrund der kurzen Dauer von fünf Wochen für insgesamt zehn zweistündige Sitzungen nicht nur ambulant, sondern auch in stationären und teilstationären Settings realistischerweise als Teil des Behandlungskonzepts einsetzen. Als Behandlungsansatz wird unser Programm vor allem für leichte, aber auch für mittelgradige depressive Episoden Jugendlicher empfohlen.

Mittelgradige depressive Episode

Nur ein geringer Teil der Jugendlichen, die unter Depressionen leiden (ca. 4–5%), befindet sich in Behandlung. Daher ist es von besonderer Wichtigkeit, den Betroffenen wenig invasive, nicht stigmatisierende und leicht erreichbare Angebote zur Verfügung zu stellen, um diese rechtzeitig vor einer Chronifizierung der Problematik zu erreichen. Hierfür ist das vorliegende Programm ebenfalls sehr gut geeignet.

keine Chronifizierung

Die Gruppen sollten in der Regel von jeweils zwei Kursleitern durchgeführt werden. Mindestens ein Kursleiter sollte ein Psychologischer Psychotherapeut bzw. Kinder- und Jugendlichenpsychotherapeut mit abgeschlossener kognitiv-verhaltenstherapeutischer Ausbildung oder in der Phase der praktischen Ausbildung unter Supervision im Rahmen einer Kinder- und Jugendlichenpsychotherapieausbildung sein. In Anlehnung an Clarke, Lewinsohn und Hops (1990) sollten Kursleiter folgende Kenntnisse und Fertigkeiten mitbringen:

Vorkenntnisse zur Programmdurchführung

- Erfahrungen im Umgang mit suizidalem Verhalten und Substanzmissbrauch,
- Erfahrungen in der Diagnostik und Differenzialdiagnostik psychischer Störungen,
- sehr gute Kenntnis der Verstärkerverlusttheorie und der kognitiven Theorie der Depression,
- sehr gute Kenntnisse der Entwicklungspsychologie des Jugendalters und Erfahrungen im Umgang mit Jugendlichen,
- Kenntnisse und praktische Kompetenzen in kognitiver Therapie, Selbstkontrolltherapie, rational-emotiver Therapie, sozialem Kompetenztraining, Problemlöse- und Kommunikationstraining und progressiver Muskelrelaxation sowie
- Erfahrung im Umgang mit therapeutischen Gruppen.

Als Co-Leiter können auch Diplom-Psychologen oder Studierende aus dem Bereich der Klinischen Psychologie/Psychotherapie fungieren, die über ausreichendes Wissen und Erfahrung in den o. g. Bereichen verfügen. Eine sinnvolle Arbeitsteilung der Trainer besteht darin, dass sich der eine an erster Stelle auf die Inhalte konzentriert, wohingegen der andere seinen Schwerpunkt auf den Aspekten des Gruppenprozesses hat.

Arbeitsbuch für Jugendliche

Das Manual für Trainer (Ihle & Herrle, 2011a) stellt detailliert einen strukturierten Rahmenplan für jede Sitzung zur Verfügung. Das Arbeitsbuch für Jugendliche (Ihle & Herrle, 2011b) wurde komplett auf die einzelnen Sitzungsmaterialien des Manuals für Trainer abgestimmt. Ein guter Kontakt zwischen den Teilnehmern trägt wesentlich zur Wirksamkeit des Programms bei, insbesondere zur Umsetzung der praktischen Übungen innerhalb des Programmes (z. B. Rollenspiele, Rückmeldungen), aber auch zur Wahrnehmung, dass andere ähnliche Probleme haben. Aus diesem Grund ist eine Förderung und Unterstützung des Kontakts zwischen den Teilnehmern seitens der Trainer von immenser Bedeutung.

Rollenspiele und Gruppenübungen

Die Trainer sollten im Allgemeinen einen freundlichen, verständnisvollen aber dennoch entschlossenen Umgang mit den Teilnehmern wählen. Darüber hinaus hat es sich als schwierig erwiesen, die Jugendlichen zu Rollenspielen und Gruppenübungen zu motivieren. Die Trainer sollten die Teilnehmer deshalb von Beginn an zu praktischen Übungen auffordern, um ihnen diese als selbstverständliche Bestandteile des Programmes erscheinen zu lassen. Besondere Sensibilität erfordert der Umgang mit schüchternen Teilnehmern. Um ihnen die Angst zu nehmen und Hemmungen entgegenzuwirken, sollten die Trainer diese in praktischen Übungen besonders unterstützen und auch kleinere Erfolge loben.

Zu beachten ist, dass Hausaufgaben einen wesentlichen Bestandteil des Programms ausmachen. Da die meisten Jugendlichen Hausaufgaben mit Schulaufgaben assoziieren, sollte explizit auf die Notwendigkeit von Hausaufgaben beim Erlernen neuer Fertigkeiten hingewiesen werden. Den Teilnehmern sollten Hausaufgaben von Anfang an als Chance, neue Erfahrungen zu sammeln und Dinge auszuprobieren, vermittelt werden. Sollten Teilnehmer den Wunsch äußern, die Teilnahme zu beenden, ist eine Diskussion der Schwierigkeiten des Teilnehmers sowie die weiteren Inhalte und deren Bedeutung für ihn persönlich angezeigt. Gegebenenfalls ist eine alternative Behandlungsmethode zu empfehlen.

4.3 Ausgewählte Inhalte und Materialien

Das Manual für Kursleiter (Ihle & Herrle, 2011a) gibt den Inhalt jeder einzelnen Sitzung in inhaltlich und formal hochstrukturierter Form vor, wobei Anpassungen je nach Kompetenzen der Teilnehmergruppe vorgenommen werden können. Die Rolle der Kursleiter ist klar definiert und entspricht eher der eines Lehrers mit Modellfunktion als der eines klassischen Psychotherapeuten, ebenso wie die Teilnehmer eher als Lernende anzusehen sind. Arbeits- und Übungsblätter für die Teilnehmer sind in einem Arbeitsbuch (Ihle & Herrle, 2011b) zusammengefasst. Jede Sitzung folgt einer einheitlichen Struktur und ist in kleinere inhaltliche und methodische Einheiten gegliedert. Begonnen wird nach der Begrüßung mit der Vorstellung der aktuellen Tagesordnung, die auf das Flip-Chart oder die Tafel gebracht wird. Für jede Sitzung wird darüber hinaus ein Motto sowie ein Sitzungsziel formuliert und den Teilnehmern zu Beginn jeder Sitzung vorgestellt. Der erste Punkt in der Tagesordnung besteht für jede Sitzung in der Durchführung eines kleinen Quiz bezogen auf Inhalte der letzten Sitzungen, der Besprechung der Hausaufgaben sowie der Diskussion von Problemen und Schwierigkeiten. Daran schließen sich die Themen der jeweiligen Sitzung an, die in Tabelle 2 und 3 überblicksartig beschrieben werden.

Manual für Kursleiter

Arbeitsbuch für Jugendliche

Tab. 2: Überblick über die im Rahmen der Behandlung geübten Fertigkeiten.

Fertigkeiten	Nummer der Sitzung									
	1	2	3	4	5	6	7	8	9	10
Stimmungsbeurteilung	■									
Soziale Kompetenz	■	■	■	■	■		■			
Angenehme Aktivitäten			■	■		■				
Entspannung				■						
Konstruktives Denken					■	■	■	■		
Kommunikation								■	■	
Konflikt- und Problemlösung									■	
Zukunfts- und Notfallplanung										■

Anmerkung: ■ = Fertigkeit wird im Kurs neu eingeführt
  = Fertigkeit wird im Kurs und als Hausaufgabe geübt

Im Rahmen des Kurses werden in erster Linie soziale Kompetenzen, Steigerung einer Auswahl angenehmer Aktivitäten, Verringerung depressionsfördernder Kognitionen sowie Kommunikations- und Problemlösefertigkeiten und Entspannungstechniken fokussiert. Diese Inhalte werden in Form von therapeutischen Techniken wie protokollierter Selbstbeobachtung, Rollenspielen und Verhaltensübungen vermittelt. Am Ende jeder Sitzung werden Hausaufgaben für die nächste Sitzung besprochen und ein Abschlussquiz bearbeitet.

Hausaufgaben

Im folgenden Abschnitt werden die wesentlichen Inhalte der einzelnen Sitzungen beschrieben (vgl. auch Tab. 3).

Tab. 3: Überblick über die Inhalte der einzelnen Sitzungen.

Übersicht über die Sitzungen

Sitzung	Themen	Inhalte
1	Stimmungsprobleme und Depression	– Begrüßung und Vorstellen der Regeln zur Teilnahme – Techniken zur positiven Kontaktaufnahme und deren praktische Übung – Informationen zur Entstehung von Depressionen (Dreieck von Gedanken, Gefühlen und Verhalten; Stimmungsspirale) – Einführung in die tägliche Anwendung des Stimmungstagebuches
2	Stimmung messen und verändern/ angenehme Aktivitäten	– Übung „Wie beginne ich ein Gespräch mit anderen?" – Vorstellen der Technik der Selbstbeobachtung – Einführung in die Protokollierung angenehmer Aktivitäten und individuelle Auswahl von angenehmen Aktivitäten
3	Entspannung	– Diskussion „Wie lernt man neue Leute kennen?" – Rollenspiel „Wie stelle ich mich anderen Menschen vor?" – Informationen zu Anspannung in sozialen und leistungsbezogenen Situationen – Einführung der Technik der Progressiven Muskelrelaxation nach Jacobson
4	Sich verändern lernen	– Erstellung eines Selbstmodifikationsplans zur Steigerung angenehmer Aktivitäten und Stimmung – Klärung des Zusammenhangs zwischen Stimmung und Aktivitäten – Formulierung von Veränderungszielen – Abschluss eines Vertrags zur Steigerung angenehmer Aktivität
5	Stimmung und Denken	– Diskussion von Strategien zur effektiven Steigerung angenehmer Aktivitäten – Übung zur Demonstration des Zusammenhangs zwischen Stimmung und Denken – Identifikation der häufigsten positiven und negativen Gedanken – Besprechen typischer auslösender Ereignisse für negative Gedanken – Übung: Vorstellen eines belastenden Ereignisses und Notieren der irrationalen Gedanken

6	**Konstruktives Denken**	– Übung positiven Denkens – Unterscheiden persönlicher und nichtpersönlicher Gedanken – Beschreiben der wichtigsten kognitiven Verzerrungen; Übungen inkl. Umwandlung in realistischere Gegengedanken
7	**Anders Denken lernen**	– Diskrimination von Gedanken und Gefühlen – Identifikation verdeckte persönlicher Gedanken – Einführung der ABC-Methode (Analyse negativer Gedanken) – Übung: Gegenseitige, konstruktive Rückmeldung über soziale Fertigkeiten
8	**Mit anderen Menschen besser klarkommen**	– Vorstellen von Methoden zur Reduktion negativer Gedanken und Auswahl einer Methode zur praktischen Anwendung – Übung selbstsicheren Verhaltens in Form von Rollenspielen – Informationen über verbale und nonverbale Kommunikation: „Was ist eine kommunikative Panne?" – Vorstellung und Übung der Technik des „aktiven Zuhörens"
9	**Konflikte bewältigen**	– Übung der Selbstinstruktionstechnik nach Meichenbaum – Diskussion von Möglichkeiten zur Lösung von Konflikten und Meinungsverschiedenheiten mit Eltern und Gleichaltrigen – Übung von Problembeschreibungen sowie Einsatz aktiven Zuhörens in Konfliktsituationen
10	**Ein Blick in die Zukunft**	– Zusammenfassung der Themen des Programmes – Formulieren langfristiger Ziele für verschiedene Lebensbereiche und Diskussion möglicher Hindernisse – Strategien zur Überwindung von Hindernissen und Ängsten bei der Zielumsetzung – Diskussion kritischer depressionsauslösender Lebensereignisse und Identifikation individueller potenzieller Auslöser – Entwicklung eines Präventionsplans – Abschlussdiskussion und Ausgabe von Teilnahmeurkunden

Sitzung 1: Stimmungsprobleme und Depression

Die erste Sitzung beginnt mit einer kurzen Begrüßung und der Vorstellung der allgemeinen Regeln, die darin bestehen, depressive Gespräche zu vermeiden, für jeden ausreichend verfügbare Zeit zu ermöglichen, vertraulich zu sein, gegenseitige Unterstützung zu geben und keinen Druck auf andere auszuüben. Im Anschluss werden die Teilnehmer mit einigen Grundkonzepten des Kurses vertraut gemacht.

Freundliche Kontaktaufnahme

Danach wird mit der „freundlichen Kontaktaufnahme" bereits die erste Fertigkeit geübt. Gemeinsam mit den Teilnehmern werden die Techniken zusammengestellt, die zur positiven Kontaktgestaltung unerlässlich sind. Im Rahmen der sich anschließenden Übungen haben die Teilnehmer Gelegenheit, diese Techniken zu erproben und gleichzeitig die anderen Gruppenmitglieder näher kennen zu lernen. Dabei gilt das Motto dieser Sitzung: „Andere Menschen mögen dich, wenn du zeigst, dass du sie magst!" Ziel bis zur nächsten Sitzung ist es, die „freundliche Kontaktaufnahme" zu üben. Darüber hinaus werden einige Hintergrundinformationen zur Entstehung von Depression gegeben. Als nächstes wird die Stimmungsbeobachtung fokussiert. Die Teilnehmer werden aufgefordert, ihre Stimmung täglich einem Wert auf einer siebenstufigen Skala zuzuordnen und diesen in ihrem Stimmungstagebuch zu dokumentieren. Das Stimmungstagebuch dient dazu, sich intensiver mit der eigenen Stimmung auseinanderzusetzen und eigene Gefühle transparent zu machen. Die Informationen aus der Stimmungsbeobachtung werden später zur Formulierung von Veränderungszielen herangezogen.

Stimmungstagebuch

Sitzung 2: Stimmung messen und verändern/angenehme Aktivitäten

In der zweiten Sitzung wird zunächst die soziale Fertigkeit „Ein Gespräch mit anderen zu beginnen" geübt. Den Teilnehmern wird durch das Schildern verschiedener Beispielsituationen vermittelt, wie wichtig der richtige Zeitpunkt und der Inhalt des Gesagten für den Beginn eines Gespräches sind.

Als nächstes lernen die Teilnehmer anhand einer kleinen Übung die Technik der Selbstbeobachtung kennen, die sie im Rahmen des Kurses auf verschiedene Aspekte ihrer Persönlichkeit anwenden werden. Das Motto dieser Sitzung lautet: „Der Schlüssel zur Veränderung ist sorgfältige Selbstbeobachtung!" Dabei soll es zunächst um die Beobachtung der angenehmen Aktivitäten gehen, die einen positiven Einfluss auf die Stimmung haben. Dazu identifizieren die Teilnehmer unter Zuhilfenahme einer Kopie ihres vor Sitzungsbeginn bearbeiteten Tübinger Anhedonie-Fragebogens 20 Aktivitäten, die sie auf ihrem Aktivitätenprotokoll notieren. Es sollen solche Aktivitäten ausgewählt werden, die häufig unternommen werden, die Spaß machen und unter eigener Kontrolle stehen. Die Teilnehmer werden aufgefordert, täglich die angenehmen Aktivitäten zu zählen, die sie selbst ausgeführt haben und weiterhin das Stimmungstagebuch zu bearbeiten.

Aktivitätenprotokoll

Kasten 1: Auszug aus dem Stimmungstagebuch.

Tägliches Stimmungstagebuch

Mein persönlicher Anker beste Stimmung: _____

_____

Mein persönlicher Anker schlechteste Stimmung: _____

_____

Stimmung: 0   1   2   3   4   5   6   7
           bedrückt   sehr glücklich

Datum	Stimmung	Beschwerden	Besondere Ereignisse
Tag 1			
Tag 2			
…			

Sitzung 3: Entspannung

Zu Beginn der dritten Sitzung werden erneut soziale Kompetenzen fokussiert. Gemeinsam mit den Teilnehmern wird besprochen, was beachtet werden muss, wenn man „Neue Leute kennen lernt" und einen möglichst positiven Eindruck hinterlassen möchte. Das Motto lautet: „Neue Leute kennen zu lernen ist eine Fertigkeit, die man lernen kann!" *Soziale Kompetenzen*

Als nächstes werden einige Informationen zum Thema An- und Entspannung vermittelt. Daran schließt sich die Einführung der Technik der Progressiven Muskelrelaxation nach Jacobson in modifizierter Version (Esser, 1991) an. Zunächst werden die einzelnen Elemente mit den Teilnehmern geübt und Probleme besprochen, die bei der Entspannungsübung auftreten können. Die Instruktionen werden dann von einem der Kursleiter vorgetragen. Wichtig ist, dass alle Personen im Raum die Augen geschlossen halten. Nach der Übung diskutieren die Teilnehmer ihre Erfahrungen und identifizieren Situationen, die anspannende Gefühle in ihnen erzeugen. Ziel dieser Sitzung ist, dass die Teilnehmer bis zum nächsten Zusammentreffen zweimal die Entspannungsübung durchführen. Dazu erhalten sie eine vom Kursleiter erstellte Kassette und eine Kopie des Textes. Danach haben die Teilnehmer die Gelegenheit, generelle Fragen zum Kurs zu stellen und einige Anmerkungen zum bisherigen Verlauf zu machen. *Progressive Muskelentspannung*

Kasten 2: Auszug aus der Entspannungsübung.

> Wir schließen nun die Augen.
> Alles ist ganz locker, ganz entspannt, ganz schwer,
> alles ist ganz locker, ganz entspannt, ganz schwer
> 3 Atemzüge Pause (AZP)
> Nun ballen wir die rechte Hand zur Faust, ganz fest die rechte Hand zur Faust ballen, auf die Spannung achten, die in der Hand und im Unterarm entsteht ... und loslassen,
> ganz locker, ganz entspannt, ganz schwer,
> die rechte Hand ist ganz locker, ganz entspannt, ganz schwer (3 AZP)

Sitzung 4: Dich verändern lernen

Entspannungsübung
Die vierte Sitzung beginnt mit einer verkürzten Entspannungsübung. Das Motto lautet „Ihr könnt lernen, euch zu verändern!" Dazu wird gemeinsam mit den Teilnehmern ein Selbstveränderungsplan entworfen. In einem Diagramm tragen sie die tägliche Anzahl unternommener angenehmer Aktivitäten und die täglichen Stimmungswerte ab, sodass zwei Linien entstehen. Anhand dieses Diagramms sollen nun Veränderungsziele formuliert werden. Die Teilnehmer entscheiden, welchen Stimmungswert bzw. welche Anzahl angenehmer Aktivitäten sie nicht unterschreiten wollen und kennzeichnen die Werte in ihrem Diagramm. Wichtig ist, dass sich die Teilnehmer realisierbare Ziele setzen. Das Sitzungsziel ist, täglich die festgelegte Anzahl angenehmer Aktivitäten auszuführen. Im Anschluss daran wird der Zusammenhang zwischen angenehmen Aktivitäten und Stimmung besprochen. Die Teilnehmer werden zunächst aufgefordert, in Gruppen nach Mustern in ihren Diagrammen zu suchen und diese zu analysieren. Die Teilnehmer schließen dann einen Vertrag mit sich selbst, wie viele angenehme Aktivitäten sie täglich mindestens unternehmen wollen.

Selbstveränderungsplan

Vorsatzbildung
Erreichen Sie ihr Ziel an fünf von sieben Tagen, dürfen sie sich mit zuvor selbst festgelegten Verstärkern belohnen.

Sitzung 5: Stimmung und Denken

Das Motto dieser Sitzung ist: „Plant euren Erfolg!" Gemeinsam mit den Teilnehmern werden Strategien diskutiert, wie angenehme Aktivitäten effektiv gesteigert werden können. Ziel der Sitzung ist, weiterhin die Anzahl angenehmer Aktivitäten zu steigern. Die Kursleiter haben die Aufgabe zu überprüfen, welche Teilnehmer ihr Ziel noch nicht erreicht haben. Insbesondere mit diesen Teilnehmern werden konkrete Strategien zur Steigerung ihrer angenehmen Aktivitäten überlegt.

Anschließend wird das Thema „Stimmung und Denken" fokussiert. Durch eine kleine Übung wird den Teilnehmern bewusst gemacht, wie sie durch ihr Denken ihre Stimmung beeinflussen können. Im Anschluss machen die Teilnehmer ihre häufigsten positiven und negativen Gedanken ausfindig und bestimmen das Verhältnis.

Kasten 3: Auszug aus der Sitzung „Stimmung und Denken".

> **Gruppenübung:**
>
> Die Teilnehmer (TN) sollen sich für 20 Sekunden „innerlich" Sorgen machen. Im Anschluss daran werden sie gebeten, sich für 30 Sekunden positive Gedanken durch den Kopf gehen zu lassen – sie sollen dabei an schöne Erfahrungen, Plätze und an die eigenen guten Seiten denken. Befragen Sie danach die TN, wie sie dieses Denken erlebt haben. Wie hat sich ihre Stimmung verändert? Betonen Sie, dass Sie eben gerade ihr Denken kontrolliert haben.
>
> **Anleitung:**
>
> Bevor ihr eure Gedanken kontrollieren könnt, müsst ihr euch dieser bewusst werden. Das bedeutet zunächst, herauszufinden, welche negativen Gedanken ihr am häufigsten habt. Jeder von uns hat manchmal aus guten Gründen negative Gedanken. Aber diese negativen Gedanken können zu einem Problem werden, wenn sie zu häufig auftauchen, weil ihr euch dann traurig oder einfach nur schlecht fühlt. Daher ist der beste Weg, zuerst die negativen Gedanken ausfindig zu machen, die am häufigsten vorkommen.

Ziel der Sitzung ist, täglich negative Gedanken zu beobachten und zu versuchen, das jeweilige auslösende Ereignis zu identifizieren. Im Rahmen einer Gruppenübung werden typische auslösende Situationen (z. B. Zurückweisung, Misserfolgserlebnisse) für negative Gedanken am Flip-Chart gesammelt. Die Teilnehmer werden aufgefordert, täglich ihre negativsten Gedanken zu notieren und die jeweiligen auslösenden Ereignisse zu identifizieren.

Täglich negative Gedanken beobachten

Sitzung 6: Konstruktives Denken

Zunächst sollen die Teilnehmer für jeden der anderen Teilnehmer zwei positive Eigenschaften notieren und vorlesen, denn das Motto dieser Sitzung lautet: „Positiv Denken!" Die Kursleiter haben bereits eine Liste mit positiven Eigenschaften für jeden Teilnehmer vorbereitet und liefern ein Modell. Jeder Teilnehmer notiert die positiven Eigenschaften, die für ihn genannt wurden. Als nächstes lernen die Teilnehmer, zwischen persönlichen und nichtpersönlichen Gedanken zu unterscheiden. Anschließend wird besprochen, wie man einen irrationalen negativen Gedanken durch einen positiven Gegengedanken, der sich auf dasselbe Thema bezieht, aber realistischer formuliert ist, ersetzen kann. Um irrationale Gedanken zu erkennen, beschreiben die Kursleiter die wichtigsten gedanklichen Verzerrungen. In einer Übung versuchen die Teilnehmer dann, sich ein belastendes Ereignis vorzustellen und einen Gedanken, der ihnen dabei durch den Kopf geht, zu beschreiben. Daraufhin überlegen sie sich einen hilfreicheren Gedanken und vergleichen die Gefühle, die durch beide Gedanken jeweils ausgelöst wurden. Durch diese Übung sollen die Teilnehmer lernen, sich ungünstige Gedankengänge bewusst zu machen und positive Gegengedanken leichter zu formulieren. Die Teilnehmer sollen nun für ihre zu Beginn der Sitzung notierten negativen persönlichen Gedanken positive Gegen-

Persönliche und nicht-persönliche Gedanken

Irrationale Gedanken erkennen

gedanken finden. Ziel bis zur nächsten Sitzung ist es, den täglich beobachteten negativen Gedanken einen positiven Gegengedanken gegenüber zu stellen.

Kasten 4: Auszug zum konstruktiven Denken.

Positive Gegengedanken

> Wie man positive Gegengedanken einsetzt:
>
> Negative Gedanken machen uns eher unglücklich und traurig, wohingegen wir uns durch positive Gedanken besser fühlen. Wenn man positiv über sich selbst und über andere denkt, fühlt man sich selbst viel besser. Die Techniken, die wir als nächstes besprechen werden, haben mit der Veränderung unserer Gedanken zu tun. Dadurch können wir auch unsere Gefühle beeinflussen. Die erste Technik beinhaltet, einen positiven Gegengedanken für einen negativen Gedanken zu finden.
>
> Wenn ihr euch bei einem negativen Gedanken „ertappt", stellt ihm gleich einen positiven Gegengedanken gegenüber!
>
> Definition:
>
> Ein positiver Gegengedanke bezieht sich auf denselben Sachverhalt wie der negative Gedanke, ist aber realistischer und positiver formuliert. Ihr kennt die Sache mit dem Glas: wer positiv denkt, sieht ein halbvolles Glas, wer negativ denkt, ein halbleeres Glas.

Sitzung 7: Anders Denken lernen

Irrationale Gedanken

Zu Beginn wird das Thema „irrationale Gedanken" der letzten Sitzung noch einmal aufgegriffen. Motto dieser Sitzung lautet: „Innere Bewertungen sind entscheidend für unsere Gefühle!" Da die Begriffe „Gedanke" und „Gefühl" im Alltag oft sinnverwandt gebraucht werden, fällt es vielen Jugendlichen schwer, klar zwischen Gedanken und Gefühlen zu unterscheiden. Um den Zusammenhang zwischen Gedanken und Gefühlen transparenter zu machen, wird diese Unterscheidung zusätzlich mithilfe eines Arbeitsblatts geübt. Nachdem in der letzten Sitzung persönliche Gedanken fokussiert wurden, liegt das Augenmerk nun auf nichtpersönlichem Denken und darauf, mögliche verdeckte persönliche Gedanken zu identifizieren. Im Anschluss werden die Teilnehmer in die ABC-Methode der rational-emotiven Therapie von Ellis (1974) eingeführt. Ihnen wird vermittelt, dass nicht immer das auslösende Ereignis (activating event = A) direkt zu dem führt, was Menschen fühlen (emotional consequences = C), sondern oftmals eigene Gedanken und Bewertungen (belief = B) bezüglich des Ereignisses die eigentliche Ursache für das Gefühl sind. Ziel dieser Sitzung ist, dass die Teilnehmer täglich persönliche Situationen mithilfe von Gedankendiagrammen nach der ABC-Methode analysieren und positive Gegengedanken formulieren.

ABC-Methode

Kasten 5: Auszug zur ABC-Methode.

> Lasst uns die drei Schritte der ABC-Methode wiederholen.
> 1. Was ist der erste Schritt?
>   *(Antwort:* Das Gefühl oder die Konsequenz erkennen – Depression, Ärger, Schuld, Fröhlichkeit etc.)
> 2. Was tun wir als nächstes?
>   *(Antwort:* Das Erkennen des auslösenden Ereignisses.)
> 3. Was tun wir als letztes?
>   *(Antwort:* Beschreiben der Bewertung, die zur Konsequenz führt.)
>
> Der nächste Schritt ist, mit euch selbst zu diskutieren und zu entscheiden, welche Bewertung irrational ist. Wir haben dies schon praktiziert. Fragt euch, „Gibt es andere Möglichkeiten, die Situation zu betrachten?" „Was gibt es für andere Möglichkeiten?"
> 4. Wir könnt ihr irrationale Bewertungen erkennen?
>   *(Antwort:* Es sind oft Übertreibungen, unrealistische Erklärungen von euch oder jemand anderes oder sie beziehen schnelle Schlussfolgerungen ein.)

ABC-Methode

Es folgt ein weiterer Exkurs zu sozialen Fertigkeiten, im Rahmen dessen die Teilnehmer erneut die Gelegenheit haben, soziale Fertigkeiten zu erproben.

Sitzung 8: Mit anderen Menschen besser klar kommen

Nach einer kurzen Entspannungsübung werden drei verhaltenstherapeutische Methoden zum Abbau negativer Gedanken vorgestellt: Gedankenstopp, Gummibandmethode und Grübelstunde.

Kasten 6: Kurzvorstellung von Methoden zum Abbau negativer Gedanken.

> **Gedankenstopp**
> Wenn man alleine ist, und sich bei negativen Gedanken ertappt, „Stopp" rufen so laut wie man kann und sagen „Ich werde nicht länger darüber nachdenken!" Dies kann man noch unterstreichen, indem man sich ein zusätzliches körperliches Signal gibt, z. B. aufs Bein hauen, Kneifen o. ä. Man kann dann langsam vom lauten Ausruf dazu übergehen, dieses „Stopp" nur gedanklich für sich zu sagen, so dass es auch möglich ist, die Technik in der Öffentlichkeit zu nutzen.
>
> **Gummibandmethode**
> Man trägt ein Gummiband um sein Handgelenk und schnippt es jedes Mal, wenn man sich bei negativen Gedanken über sich selbst erwischt. Dies soll helfen, vorsorglich negative Gedanken fernzuhalten.
>
> **Grübelstunde**
> Man legt dafür eine bestimmte Zeit am Tag fest, zu der man über wichtige negative Dinge nachdenken kann, wenn dies nötig ist. Trefft eine Abmachung mit euch selbst zum Grübeln, 15 Minuten sollten ausreichen. Ausschließlich diese Zeit gesteht man sich zum Grübeln zu. Wenn man grübelt, darf nichts anderes nebenbei getan werden – nicht reden, nicht essen, nicht trinken, nicht arbeiten, nicht spielen. Man hebt seine Sorgen während des restlichen Tages auf und denkt nur zu der festgelegten Zeit darüber nach.

Abbau negativer Gedanken

Die Teilnehmer suchen sich eine Methode aus und wenden diese während der kommenden Woche bei irrationalen Gedanken an. Anschließend wird das Thema Selbstsicherheit bearbeitet. Dazu werden den Teilnehmern drei unterschiedliche Stile im Umgang mit anderen Menschen vorgestellt: der passive, aggressive und selbstsichere Stil. Die Teilnehmer üben daraufhin im Rahmen mehrerer Rollenspiele, sich in verschiedenen Beispielsituationen selbstsicher zu verhalten. Das Ziel dieser Sitzung ist, bis zum nächsten Mal in mindestens zwei Situationen selbstsicheres Verhalten zu üben.

Rollenspiele

Da das Motto dieser Sitzung „Positive Kommunikation hilft, gute Beziehungen aufzubauen!" lautet, geben die Kursleiter zunächst eine Einführung in Konzepte der Kommunikation. Dabei werden insbesondere Schwierigkeiten im Kommunikationsprozess in Augenschein genommen. Zur Vermeidung solcher „kommunikativer Pannen" lernen die Teilnehmer die Technik des „aktiven Zuhörens" kennen. Im Rahmen von Übungen und Rollenspielen proben sie, aufmerksam zuzuhören und die Botschaft des Gegenübers zu paraphrasieren. Diese Übungen werden von den Teilnehmern zu Hause fortgeführt und protokolliert.

Technik des aktiven Zuhörens

Sitzung 9: Konflikte bewältigen

Die neunte Sitzung beginnt mit der Übung der Selbstinstruktion nach Meichenbaum. Mithilfe von Selbstinstruktionen können die im Rahmen der ABC-Methode neuformulierten positiven Gedanken in innere Selbstgespräche, die in schwierigen Situationen automatisch ablaufen, eingebaut werden. Die Teilnehmer lernen in verschiedenen Übungen, sich auf schwierige Situationen vorzubereiten und zu planen, wie sie negative Gedanken in diesen Situationen kontrollieren sowie Erfahrungen aus der Situation im Anschluss positiv bewerten können.

Selbstinstruktion

Als nächstes wird das Thema Konfliktbewältigung bearbeitet. Das Motto lautet: „Wenn man Konflikte und Meinungsverschiedenheiten rechtzeitig löst, kann man größere Konflikte vermeiden!" Dazu werden verschiedene Möglichkeiten zur Lösung von Problemen und Meinungsverschiedenheiten diskutiert. Die Kursleiter stellen Regeln vor, die bei der Definition von Problemen beachtet werden müssen. In Rollenspielen üben die Teilnehmer, Probleme zu beschreiben und aktives Zuhören in Konfliktsituationen einzusetzen. Dabei werden in erster Linie Konflikte und Meinungsverschiedenheiten zwischen den Jugendlichen und ihren Eltern fokussiert. Ziel der Sitzung soll sein, die Definition der eigenen Probleme mit anderen nach den besprochenen Regeln zu üben.

Konfliktbewältigung

Sitzung 10: Ein Blick in die Zukunft

Zu Beginn der letzten Sitzung werden die Themen des Kurses noch einmal zusammengefasst, und jeder Teilnehmer versucht zu reflektieren, welches Thema für ihn am wichtigsten war und welche Fertigkeit er noch üben muss. Im Anschluss wird die

Bedeutung langfristiger Ziele besprochen. Das Motto dieser Sitzung lautet „Sich realistische Ziele zu setzen, ist eine gute Zukunftsplanung." Die Teilnehmer bestimmen dann ihre langfristigen Ziele in unterschiedlichen Lebensbereichen und formulieren Hindernisse, die bei der Erreichung dieser Ziele auftreten könnten. Danach werden einige Ängste besprochen, die bei der Umsetzung dieser Ziele hinderlich sein können, und gemeinsam Strategien zur Überwindung dieser Hindernisse erarbeitet. Anschließend identifizieren die Teilnehmer Alltagsprobleme und welche im Kurs gelernten Fertigkeiten sie im Umgang mit diesen Problemen einsetzen können, um Erfolge des Kurses aufrechtzuerhalten. Schließlich werden kritische Lebensereignisse diskutiert, die Depressionen auslösen können. Die Teilnehmer werden aufgefordert, potenzielle Auslöser für ihre Depression zu notieren und darüber nachzudenken, wie diese Ereignisse ihr Verhalten beeinflussen könnten. Gemeinsam mit den Teilnehmern wird dann ein Präventionsplan für jedes kritische Lebensereignis erstellt, der die Entstehung einer Depression verhindern soll. Für die Früherkennung werden darüber hinaus Symptome der Depression besprochen. Die Kursleiter weisen dabei auf die Bedeutsamkeit des Stimmungstagebuchs zur Erkennung von Anzeichen einer Depression und auf Interventionsmöglichkeiten hin. Es folgen abschließende Bemerkungen zum Kurs. Jeder Teilnehmer erhält eine Abschlussurkunde.

Präventionsplan

Stimmungstagebuch

Eine Abweichung vom Standardvorgehen ist möglich. So kann bei Bedarf die Sitzungsfrequenz von zweimal pro Woche auf eine Sitzung pro Woche reduziert werden. Damit verdoppelt sich zwar die Gesamtdauer des Interventionsprogramms, die Teilnehmer haben aber auch mehr Zeit die Sitzungsinhalte im häuslichen Umfeld zu erproben. Eine weitere sinnvolle Modifikationsmöglichkeit bildet der Einbau von zusätzlichen Zwischensitzungen, die sich ausschließlich der Vertiefung von zu kurz gekommenen oder noch nicht abgeschlossenen Kursbausteinen sowie individuellen Teilnehmerbedürfnissen widmen. Eine Verkürzung des Programms ist hingegen in der Regel nicht sinnvoll. Allerdings ist in klinischen Settings eine individuelle Schwerpunktsetzung bzw. eine stärkere Gewichtung der für die jeweiligen Teilnehmer wichtigsten Kursbestandteile möglich. Dies kann z. B. durch Veränderungen im Zeitplan erreicht werden. Das wichtigste Ziel in klinischen Settings ist nicht die komplette Durchführung des gesamten Standardprogramms unter Einhaltung des exakten Zeitplanes, sondern ein individuelles Eingehen auf die Bedürfnisse der Teilnehmer unter Beibehaltung des vorgegeben Rahmens und der Struktur des Programmes.

Modifikationsmöglichkeit

5. Empirische Ergebnisse

Die Wirksamkeit des kognitiv-verhaltenstherapeutischen Gruppenprogramms „Stimmungsprobleme bewältigen" wurde im Rahmen einer Pilotstudie (Ihle, Jahnke, Spieß & Herrle, 2002) untersucht. Ihle und Jahnke (2004) führten eine 1-Jahres-Katamnese durch. Dabei stand die Frage im Vordergrund, ob die Teilnahme an dem Programm zur Verminderung depressiver Symptomatik, irrationalen Denkens und

Angstsymptomen beiträgt. Darüber hinaus wurde ein positiver Effekt auf erwünschtes Verhalten und Erleben im Sinne einer Erhöhung von Wohlbefinden und optimistischer Lebensorientierung, angenehmer Aktivitäten und Beziehung zu Gleichaltrigen intendiert. Die Pilotstudie wurde mit 24 Jugendlichen und jungen Erwachsenen durchgeführt. Es gab im Kursverlauf keine Abbrüche, das heißt alle 24 Teilnehmer durchliefen den Kurs bis zur zehnten Sitzung. In die Auswertung gingen jedoch nur die Ergebnisse von 21 (12 w/9 m) Teilnehmern ein. Eine Teilnehmerin hatte krankheitsbedingt nur sechs von zehn Sitzungen besucht. Zwei Teilnehmer schickten den zu Kursende auszufüllenden Fragebogen nicht bzw. verspätet zurück und wurden daher ausgeschlossen. Zum Zeitpunkt der 1-Jahreskatamnese konnten noch 19 Teilnehmer erreicht werden. 20 Teilnehmer erfüllten zu Kursbeginn bzw. im Rahmen der Screeninguntersuchung die Kriterien für eine Episode einer Major Depression (MDE). Vier Teilnehmer erfüllten die Kriterien für eine MDE nicht und wurden aufgrund eines erhöhten Summenwerts im Depressionsfragebogen als subklinisch depressiv eingeschätzt. Insgesamt zeigten 13 Teilnehmer eine komorbide Störung (59%), sieben davon erfüllt die Kriterien von mehr als zwei Diagnosen. Mit sieben Fällen waren Angststörungen am häufigsten vertreten, jeweils zwei Teilnehmer zeigten Essstörungen, Substanzmissbrauch oder Verhaltensstörungen, jeweils ein Teilnehmer eine Anpassungs-, Somatisierungs- oder Artikulationsstörung.

Die Ergebnisse der Pilotstudie sind vielversprechend. Neben einer signifikanten Verringerung depressiver Symptomatik und irrationalen Denkens konnte auch eine bedeutsame Zunahme erwünschter Verhaltens- und Erlebensweisen wie angenehmer Aktivitäten, Peerintegration, Optimismus und psychologischen Wohlbefindens erzielt werden. Zum Zeitpunkt des Kursendes waren 56% der Teilnehmer mit einer majoren oder leichten depressiven Episode nach DSM-IV remittiert. Die Verminderung der Symptomatik ließ sich hinsichtlich aller Variablen über den Katamnesezeitraum aufrechterhalten. Das Ausmaß sozialer Ängste konnte im Katamnesezeitraum sogar noch signifikant reduziert werden. Im Verlauf ließen sich auch sowohl das Ausmaß psychologischen Wohlbefindens als auch die optimistische Lebensorientierung signifikant steigern. Darüber hinaus ergab sich eine Erhöhung der selbstwahrgenommenen Beliebtheit in der Gleichaltrigengruppe. Die Verbesserungen konnten ebenfalls im Katamnesezeitraum aufrechterhalten werden.

6. Schlussfolgerungen

Im Rahmen der Pilotstudie zur Wirksamkeit des kognitiv-verhaltenstherapeutischen Gruppenprogramms „Stimmungsprobleme bewältigen" für Jugendliche in Anlehnung an Clarke und Kollegen (1990) ließ sich eine signifikante Verringerung depressiver Symptome, des Ausmaßes irrationalen Denkens sowie der Angstsymptomatik und sozialer Ängste aufzeigen. Die Befunde von Lewinsohn und Kollegen hinsichtlich der Remissionswahrscheinlichkeit im Kursverlauf konnten mit der Kurzintervention repliziert werden. Nach Abschluss des Programms waren 56% der Teilnehmer mit initial vorhandenen depressiven Episoden remittiert. Neben der Reduktion der Zielsymptomatik konnten auch beim Aufbau positiver Verhaltens-, Denk- und Erlebensweisen Erfolge erzielt werden. Ihle und Jahnke (2003) konnten zudem zeigen, dass das Gruppenprogramm „Stimmungsprobleme bewältigen" auch bei Jugendlichen mit komorbiden Störungen wirksam ist. Zusammenfassend lässt sich konstatieren, dass die Befunde der Pilotstudie vielversprechend sind und eindeutig für einen weiteren Einsatz und eine weitere Verbreitung der deutschen Kurzversion des CWD-A sprechen. Mit dem Programm „Stimmungsprobleme bewältigen" steht eine erfolgversprechende, ressourcenorientierte, kostengünstige Intervention zur Verfügung, die durch ein niederschwelliges, wenig invasives, psychoedukatives und nichtstigmatisierendes Format möglichst viele betroffene Jugendliche anspricht. Das Programm und die darin enthaltenen Arbeitsmaterialien werden sehr gut im therapeutischen Alltag (ambulant, tagesklinisch, klinisch) angenommen. Kontrollierte Wirksamkeitsstudien und Studien zur Übertragung in die präventive und therapeutische Praxis sind derzeit in Arbeit.

Kurzversion des CWD-A

7. Literatur

American Academy for Child and Adolescent Psychiatry (AACAP) (2007). Practice parameter for the assessment and treatment of children and adolescents with depressive disorders. *Journal of the American Academy for Child and Adolescent Psychiatry, 46*, 1503–1526.

Beck, A. T. (1967). *Depression: Clinical, experimental, and theoretical aspects.* New York: Harper & Row.

Beck, A. T. (1976). *Cognitive therapy and the emotional disorders.* New York: International Universities Press.

Clarke, G. N., Hawkins, W., Murphy, M., Sheeber, L. B., Lewinsohn, P. M. & Seeley, J. R. (1995). Targeted prevention of unipolar depressive disorders in an at-risk sample of high school adolescents: A randomized trial of a group cognitive intervention. *Journal of the American Academy of Child and Adolescent Psychiatry, 34*, 312–321.

Clarke, G. N., Hornbrook, M. C., Lynch, F. L., Polen, M. R., Gale, J., Beardslee, W., O'Connor, E. & Seeley, J. R. (2001). A randomized trial of a group cognitive intervention for preventing depression in adolescent offspring of depressed parents. *Archives of General Psychiatry, 58*, 27–1134.

Clarke, G. N., Lewinsohn, P. M. & Hops, H. (1990). *Leader's manual for adolescent groups. Adolescent coping with depression course.* Eugene, OR: Castalia Publishing Company.

Clarke, G. N., Rohde, P., Lewinsohn, P. M., Hops, H. & Seeley, J. R. (1999). Cognitive-behavioral treatment of adolescent depression: Efficacy of acute group treatment and booster sessions. *Journal of the American Academy of Child and Adolescent Psychiatry, 38*, 272–279.

David-Ferdon, C. & Kaslow, N. J. (2008). Evidence-based psychosocial treatments for child and adolescent depression. *Journal of Clinical Child and Adolescent Psychology, 37*, 62–104.

De Jong-Meyer, R., Hautzinger, M., Kühner, C. & Schramm, E. (2007). *Evidenzbasierte Leitlinie zur Psychotherapie affektiver Störungen.* Göttingen: Hogrefe.

Deutsche Gesellschaft für Kinder- und Jugendpsychiatrie, Psychosomatik und Psychotherapie (2013). Behandlung von degressiven Störungen bei Kindern und Jugendlichen. Evidenz- und konsensbasierte Leitlinie (S 3). *Retrieved Web Page from http://www.awmf.org/Leitlinien/detail/ II/028-043.html)*

Ellis, A. (1977). *Die rational-emotive Therapie.* München: Pfeiffer.

Ellis, A. & Harper, R. A. (1961). *A guide to rational living.* Hollywood, CA: Wilshire Book.

Esser, G. (1991). *Formulierungsvorschlag für eine Version der Progressiven Muskelrelaxation nach Jacobson.* Mannheim: Unveröff. Manuskript.

Ferster, C. B. (1973). A functional analysis of depression. *American Psychologist, 28,* 857–870.

Groen, G. & Petermann, F. (2011). *Depressive Kinder und Jugendliche* (2., vollst. veränd. Aufl.). Göttingen: Hogrefe.

Groen, G. & Petermann, F. (2013). Depressive Störungen. In F. Petermann (Hrsg.), *Lehrbuch der Klinischen Kinderpsychologie* (7., veränd. u. erweit. Aufl., S. 439–458). Göttingen: Hogrefe.

Herrle, J. & Ellis, A. (2000). *Skala Irrationaler Grundüberzeugungen nach Ellis (SIGE).* Mannheim: Unveröffentlichtes Manuskript.

Ihle, W., Ahle, M. E., Jahnke, D. & Esser, G. (2004). Leitlinien zur Diagnostik und Psychotherapie von depressiven Störungen im Kindes- und Jugendalter: Ein evidenzbasierter Diskussionsvorschlag. *Kindheit und Entwicklung, 13,* 64–79.

Ihle, W. & Blöschl. L. (2008). Depression. In G. W. Lauth, F. Linderkamp, S. Schneider & U. Brack (Hrsg.), *Verhaltenstherapie mit Kindern und Jugendlichen. Praxishandbuch* (S. 234–245). Weinheim: Beltz.

Ihle, W. & Groen, G., Walter, D., Esser, G. & Petermann, F. (2012). *Depression.* Göttingen: Hogrefe.

Ihle, W. & Herrle, J. (2011a). *Stimmungsprobleme bewältigen. Manual für Kursleiter* (2. Aufl). Tübingen: DGVT.

Ihle, W. & Herrle, J. (2011b). *Stimmungsprobleme bewältigen. Arbeitsbuch für Kursteilnehmer* (2. Aufl). Tübingen: DGVT.

Ihle, W. & Jahnke, D. (2003). Wirkt ein psychoedukatives kognitiv-verhaltenstherapeutisches Gruppenprogramm auch bei depressiven Jugendlichen mit komorbiden Störungen? *Verhaltenstherapie & Verhaltensmedizin, 24,* 513–528.

Ihle, W. & Jahnke, D. (2004). *Wirksamkeit eines kognitiv-verhaltenstherapeutischen Gruppenprogramms für depressive Jugendliche – 12-Monats-Follow-up.* Potsdam: Unveröffentlichtes Manuskript.

Ihle, W., Jahnke, D. & Ahle M. E. (2006). Depressive Störungen. In F. Mattejat (Hrsg.), *Verhaltenstherapie mit Kindern, Jugendlichen und ihren Familien* (S. 649–663). München: CIP-Medien.

Ihle, W., Jahnke, D., Spieß, L. & Herrle, J. (2002). Evaluation eines kognitiv-verhaltens-therapeutischen Gruppenprogramms für depressive Jugendliche und junge Erwachsene. *Kindheit und Entwicklung, 11,* 238–246.

Kühner, C. (1997). *Fragebogen zur Depressionsdiagnostik nach DSM-IV (FDD-DSM-IV).* Göttingen: Hogrefe.

Lewinsohn, P. M. (1974). A behavioral approach to depression. In R. J. Friedman & M. M. Katz (Eds.), *The psychology of depression: Contemporary theory and research,* (pp. 157–178). New York: Wiley.

Lewinsohn, P. M., Clarke, G. N., Hops, H. & Andrews, J. (1990). Cognitive-behavioral group treatment of depression in adolescents. *Behavior Therapy, 21,* 385–401.

Monroe, S. M. & Hadjiyannakis, K. (2002). The social environment and depression: Focusing on severe life stress. In I. H. Gotlib & C. L. Hammen (Eds.). *Handbook of depression* (pp. 314–340). New York: Guilford.

National Institute for Health and Clinical Excellence (2005). *Depression in children and young people: Identification and management in primary, community, and secondary care*. London: National Institute for Health and Clinical Excellence.

Petermann, F. (2010). Erlernte Hilflosigkeit: Neue Konzepte und Anwendungen. In M.E.P. Seligman (Hrsg.), *Erlernte Hilflosigkeit* (4. Aufl., S. 209–259). Weinheim: Beltz.

Ryff, C. D. (1989). Happiness is everything, or isn't it? Explorations on the meaning of psychological well-being. *Journal of Personality and Social Psychology, 57,* 1069–1081.

Seligman, M.E.P. (2000). *Erlernte Hilflosigkeit* (5., korr. Aufl.). Weinheim: Beltz.

Sherbourne, C. D., Hay, R. D. & Wells, K. B. (1995). Personal and psychosocial risk factors for physical and mental health outcomes and course of depression among depressed patients. *Journal of Consulting and Clinical Psychology, 63,* 345–355.

Stikkelbroek, Y. & Cuijpers, P. (1998). *De cursus „Omgaan met depressie": Handleiding, Draaikboek, Cursistenmaterialien*. Utrecht: Unveröffentliches Manuskript, Trimboos-Instituut.

Wittchen, H.-U., Wunderlich, U., Gruschwitz, S. & Zaudig, M. (1997). *SKID-I Strukturiertes Klinisches Interview für DSM-IV Achse I: Psychische Störungen Interview und Begleitheft*. Göttingen: Hogrefe.

Zimmer, D. (1990). Tübinger Anhedonie-Fragebogen. In G. Hank, K. Hahlweg & N. Klann (Hrsg.), *Diagnostische Verfahren für Berater. Materialien zur Diagnostik und Therapie in Ehe-, Familien- und Lebensberatung*. Weinheim: Beltz.

Training mit aufmerksamkeitsgestörten Kindern

Gerhard W. Lauth und Peter F. Schlottke

1. Erscheinungsbild

Historische Fallberichte — Unaufmerksamkeit, erhöhte Ablenkbarkeit und motorische Überaktivität bei Kindern sind Eltern, Pädagogen und Ärzten bereits im vorletzten Jahrhundert ein Problem gewesen. Dies belegen vor allem die populär gewordenen „Fallbeschreibungen" des Frankfurter Nervenarztes Heinrich Hoffmann aus dem Jahre 1845. Seine Bildergeschichten vom „Zappelphilipp" und „Hans-guck-in-die-Luft" veranschaulichen die Schwierigkeiten dieser Kinder sowie ihrer Eltern.

Aufmerksamkeitsstörungen — Aufmerksamkeitsstörungen äußern sich vor allen Dingen darin, dass Aufgaben (z. B. Diktatschreiben) nachlässig, fehlerhaft und unzureichend erledigt, die Tätigkeiten selbst nur wenig planvoll gestaltet und oft kaum zu Ende gebracht werden. Die Kinder neigen dazu, rasch und ohne große Überlegungen zu handeln (z. B. im Unterricht dazwischenrufen, Lösungswege nicht einhalten, nicht abwarten können, nicht zuhören). Sie haben große Schwierigkeiten, bei einer Aktivität zu bleiben oder einer Handlungsabsicht kontinuierlich zu folgen; stattdessen wenden sie sich schnell neuen, wechselnden Inhalten zu. Aufmerksamkeitsgestörte Kinder erscheinen zum Teil „wie aufgezogen", ständig „auf dem Sprung";

Wachsende Bewegungsunruhe — ihre Schwierigkeit, eine Zeitlang still zu sitzen, eskaliert oft in wachsender Bewegungsunruhe, was zu vielfältigen Konflikten und sozialen Anpassungsproblemen (Aggressivität, Lernstörungen, Erziehungsschwierigkeiten) führt.

Die Störung selbst wird als Aufmerksamkeitsdefizit-/Hyperaktivitätsstörung definiert (Diagnostic and Statistical Manual of Mental Disorders; American Psychiatric Association, 2003; DSM-IV-TR). Hierbei wird von drei Kardinalsymptomen ausgegangen, die im Vergleich zum sonstigen Entwicklungsstand des Kindes übermäßig ausgeprägt sind und als durchgängiges Muster auftreten:

- Unaufmerksamkeit. Sie bringt vor allem die mangelnde Ausdauer, geringe Zielgerichtetheit und mangelnde Aufmerksamkeitsorientierung des Verhaltens zum Ausdruck. Hierzu gehört es, dass die Kinder Schwierigkeiten haben, begonnene Aufgaben konsequent zu Ende zu führen, sie können übertragene Arbeiten kaum planvoll und organisiert bewältigen und lassen sich leicht ablenken.

- Impulsivität beschreibt das vorschnelle und unbedachte Verhalten. Es äußert sich in Verhaltensweisen wie: mit einer Antwort herausplatzen, bevor eine Frage vollständig gestellt wurde; bei Gruppenaufgaben nicht abwarten können; mit Aufgaben beginnen, ohne sich richtig mit den Anweisungen auseinanderzusetzen; sich auf unbedachte und gefährliche Aktivitäten einlassen.

- **Hyperaktivität** verweist auf die motorische Unruhe. Hierzu gehört, dass die Kinder nicht ruhig sitzen bleiben können, sondern aufstehen und umherlaufen, umher rennen und exzessiv klettern, ständig auf Achse sind und übermäßig viel reden.

Diese Kardinalsymptome werden im DSM-IV-TR als voneinander unabhängige Störungsmerkmale angesehen. Demnach können Subtypen der Aufmerksamkeitsdefizit-/Hyperaktivität unterschieden werden, je nachdem, in welchen Anteilen sich Unaufmerksamkeit, Hyperaktivität und Impulsivität zeigen:

- Ein Aufmerksamkeitsdefizit-/Hyperaktivitätsstörung, Mischtypus (Code-Nr. 314.01); hier werden die Merkmale gemeinsam beobachtet,
- eine Aufmerksamkeitsdefizit-/Hyperaktivitätsstörung bei vorherrschender Unaufmerksamkeit (Code-Nr. 314.00); es werden nur die Merkmale der Unaufmerksamkeit registriert, während das hyperaktiv-impulsive Verhalten nicht in der kritischen Häufigkeit beobachtet wird.
- Eine Aufmerksamkeitsdefizit-/Hyperaktivitätsstörung bei vorherrschender Hyperaktivität-Impulsivität (Code-Nr. 314.01); es werden hyperaktive Verhaltenssymptome festgestellt. Die Hinweise auf eine klinisch bedeutsame Unaufmerksamkeit bleiben dabei jedoch unter der kritischen Grenze.

Verschiedene Subtypen

Für Verhaltensprobleme, die nicht uneingeschränkt den Diagnosekriterien entsprechen, sind zwei weitere Klassifizierungsmöglichkeiten vorgesehen:

- Eine teilremittierte Aufmerksamkeitsdefizit-/Hyperaktivitätsstörung, die besonders Jugendlichen und Erwachsenen vorbehalten ist, die zum gegenwärtigen Zeitpunkt zwar noch die Symptome zeigen, aber nicht mehr alle weitern Kriterien erfüllen.
- Eine nicht näher bezeichnete Aufmerksamkeitsdefizit-/Hyperaktivitätsstörung (Code-Nr. 314.9); hierbei werden deutliche Symptome von Unaufmerksamkeit und/oder Hyperaktivität-Impulsivität beobachtet, ohne dass jedoch die definierte Anzahl der Symptome erreicht wird (vgl. APA, 2003; DSM-IV-TR, S. 123)

Kasten 1: Verhaltensmerkmale für Aufmerksamkeitsdefizit-/Hyperaktivitätsstörungen nach DSM-IV-TR.

Um eine Aufmerksamkeitsstörung zu diagnostizieren, müssen Eltern und Lehrer eine bestimmte Anzahl von Verhaltenssymptomen bestätigen. Wichtig ist, dass diese Merkmale
- seit sechs Monaten regelmäßig (beständig) beobachtet werden,
- nicht mit dem Entwicklungsstand des Kindes zu vereinbaren sind und
- als unangemessen zu beurteilen sind.

Verhaltenssymptome zur Unaufmerksamkeit. Hier sollten Eltern und Lehrer mindestens sechs Symptome bestätigen:
1. Beachtet häufig Einzelheiten nicht oder macht Flüchtigkeitsfehler bei den Schularbeiten, bei der Arbeit oder anderen Tätigkeiten;

2. hat oft Schwierigkeiten, längere Zeit die Aufmerksamkeit bei Aufgaben oder Spielaktivitäten aufrechtzuerhalten;
3. scheint häufig nicht zuzuhören, wenn andere ihn/sie ansprechen;
4. führt häufig Anweisungen anderer nicht vollständig durch und kann Schularbeiten, andere Arbeiten oder Pflichten am Arbeitsplatz nicht zu Ende bringen (nicht aufgrund oppositionellen Verhaltens oder von Verständnisschwierigkeiten);
5. hat häufig Schwierigkeiten, Aufgaben oder Aktivitäten zu organisieren;
6. vermeidet häufig, hat eine Abneigung gegen oder beschäftigt sich häufig nur widerwillig mit Aufgaben, die länger andauernde geistige Anstrengungen erfordern (wie Mitarbeit im Unterricht oder Hausaufgaben);
7. verliert häufig Gegenstände, die er/sie für Aufgaben oder Aktivitäten benötigt (z. B. Spielsachen, Hausaufgabenhefte, Stifte, Bücher oder Werkzeug);
8. lässt sich öfter durch äußere Reize leicht ablenken; und
9. ist bei Alltagstätigkeiten häufig vergesslich.

Verhaltenssymptome zur Hyperaktivität (1 bis 6) und Impulsivität (7 bis 9). Eltern und Lehrer sollten mindestens sechs Symptome bestätigen:
1. Zappelt häufig mit Händen oder Füßen oder rutscht auf dem Stuhl herum;
2. steht in der Klasse oder in anderen Situationen, in denen Sitzen bleiben erwartet wird, häufig auf;
3. rennt häufig umher oder klettert exzessiv in Situationen, in denen dies unpassend ist (bei Jugendlichen oder Erwachsenen kann dies auf ein subjektives Unruhegefühl beschränkt bleiben);
4. hat häufig Schwierigkeiten, ruhig zu spielen oder sich mit Freizeitaktivitäten ruhig zu beschäftigen;
5. ist häufig „auf Achse" oder handelt oftmals, als wäre er „getrieben";
6. redet häufig übermäßig viel;
7. platzt häufig mit den Antworten heraus, bevor die Frage zu Ende gestellt ist;
8. kann nur schwer warten, bis er an der Reihe ist; und
9. unterbricht und stört andere häufig (platzt z. B. in Gespräche oder Spiele anderer hinein).

Im ICD-10-Schlüssel (WHO, 2005) werden ebenfalls die Kardinalsymptome der Unaufmerksamkeit, der Hyperaktivität und der Impulsivität hervorgehoben, allerdings nicht unabhängig voneinander erfasst. Vielmehr müssen sie gleichermaßen vorhanden sein, um eine hyperkinetische Störung zu erkennen. Grundlage der Diagnose ist das „... eindeutige Vorliegen eines abnormen Ausmaßes von Unaufmerksamkeit; Überaktivität und Unruhe, situationsübergreifend und einige Zeit andauernd ...". Dementsprechend werden in der ICD-10 vier andere Subtypen unterschieden:

Vier Subtypen in der ICD-10

- Einfache Aktivitäts- und Aufmerksamkeitsstörung (F90.0): Die Kriterien für eine hyperkinetische Störung sind erfüllt, ohne dass die Kriterien für eine Störung des Sozialverhaltens (F91) zutreffen.

- Hyperkinetische Störung des Sozialverhaltens (F90.1): Die Kriterien für eine hyperkinetische Störung (F90.0) und die Kriterien für eine Störung des Sozialverhaltens sind gleichermaßen erfüllt.
- Sonstige hyperkinetische Störungen (F90.8)
- Nicht näher bezeichnete hyperkinetische Störung (F90.9): Die allgemeinen Kriterien für eine einfache Aktivitäts- und Aufmerksamkeitsstörung (F90.0) sind erfüllt, ohne dass eine Differenzierung zwischen F90.0 und F90.1 möglich ist.

Hyperkinetische Störung des Sozialverhaltens

Tab. 1: Diagnosekriterien nach DSM-IV-TR und ICD-10 (Forschungskriterien der WHO, 2005, S. 185–187).

Merkmale	DSM-IV-TR (314)	ICD-10 (F 90)
Symptome	Sechs oder mehr Symptome von Unaufmerksamkeit oder sechs (oder mehr) Symptome von Hyperaktivität/Impulsivität	Mindestens sechs Symptome von Unaufmerksamkeit und mindestens drei Symptome von Überaktivität und mindestens drei Symptome von Impulsivität
Zeitdauer	Während der letzten sechs Monate	Mindestens sechs Monate
Ausmaß der Symptomatik	In einem Ausmaß, das mit dem Entwicklungsstand des Kindes nicht vereinbar ist.	In einem Ausmaß, das mit dem Entwicklungsalter des Kindes nicht zu vereinbaren und unangemessen ist.
Beginn	Einige Symptome der Hyperaktivität/Impulsivität oder Unaufmerksamkeit müssen schon vor dem siebten Lebensjahr auftreten.	Beginn vor dem siebten Lebensjahr
Situationen	Beeinträchtigung in zwei oder mehr Lebensbereichen	Die Symptome sollen situationsübergreifend auftreten.
Ausmaß der Beeinträchtigung	Deutliche Hinweise auf eine klinisch bedeutsame Beeinträchtigung	Die Symptome verursachen ein deutliches Leiden oder eine Beeinträchtigung der sozialen, schulischen oder beruflichen Funktionsfähigkeit.
Ausschluss von	Ausschluss beispielsweise einer tiefgreifenden Entwicklungsstörung, Schizophrenie, psychotischen, affektiven Störung	Ausschluss beispielsweise einer tiefgreifenden Entwicklungsstörung, einer manisch, depressiven Störung sowie einer Angststörung
Wichtige Subtypen	Aufmerksamkeitsdefizit-/Hyperaktivitätsstörung, Mischtypus (Code-Nr. 314.01) Aufmerksamkeitsdefizit-/Hyperaktivitätsstörung bei vorherrschender Unaufmerksamkeit (Code-Nr. 314.00) Aufmerksamkeitsdefizit-/Hyperaktivitätsstörung bei vorherrschender Hyperaktivität/Impulsivität (Code-Nr. 314.01) Teilremittierte Aufmerksamkeitsdefizit-/Hyperaktivitätsstörung Nicht näher bezeichnete Aufmerksamkeitsdefizit-/Hyperaktivitätsstörung (Code-Nr. 314.9)	Einfache Aktivitäts- und Aufmerksamkeitsstörung (F 90.0) Hyperkinetische Störung des Sozialverhaltens (F 90.1) Sonstige hyperkinetische Störungen (F90.8) Nicht näher bezeichnete hyperkinetische Störung

Die typischen Probleme aufmerksamkeitsgestörter Kinder zeigen sich insbesondere dann, wenn längere Aufmerksamkeitsspannen, zielgerichtete Tätigkeiten und selbstgesteuerte länger andauernde Handlungen verlangt werden (z. B. in der Schule, bei den Hausaufgaben, bei längeren Stillarbeiten, bei Gruppenaktivitäten). Vergleichsweise geringer sind die Verhaltensschwierigkeiten, wenn die Kinder auf neue und anregende Inhalte treffen, ihr Verhalten direkt durch einen Erwachsenen reguliert wird (z. B. wenn ein Kind mit einem Erwachsenen alleine zusammen ist) und kurzfristige Belohnungen zu erwarten sind.

Schlechte Lern- und Ausbildungsergebnisse

Aufmerksamkeitsgestörte Kinder erreichen zumeist schlechtere Leistungen als unauffällige Gleichaltrige: Beispielsweise schneiden sie im Intelligenztest schlechter ab, erhalten schlechtere Schulnoten, lernen schwerer lesen, haben eher Schwierigkeiten beim Rechnen sowie beim Lösen von komplexeren Problemen und erreichen zumeist auch schlechtere Lern- und Ausbildungsergebnisse (Pliszka, Carlson & Swanson, 1999).

Längsschnittuntersuchungen belegen, dass die Probleme bei etwa 40 bis 60% der Kinder fortbestehen und spätere Funktionseinschränkungen nach sich ziehen, zum Beispiel chronisch zwischenmenschliche Konflikte, Ruhelosigkeit, abrupte Lebensentscheidungen, konfliktreiche Sozialbeziehungen, unstete Lebensführung, wenig konsistente Zielsetzungen. Wie Barkley, Murphy und Fischer (2008) in einer etwa 23-jährigen Längsschnittstudie nachweisen, entwickeln sich diese Schwierigkeiten vor allem dann, wenn in der Familie sozialer Stress gegeben ist, Eltern und Lehrer nur geringe Anleitung geben können und wenn das Kind/der Heranwachsende hinter den Erwartungen seines Umfeldes zurückbleibt, also nur unzureichende Entwicklungsergebnisse erreicht (z. B. Nichterledigung von Entwicklungsaufgaben, schlechte Schulleistungen, mangelnde soziale Einbettung in der Freundesgruppe).

2. Diagnosekriterien und Differenzialdiagnostik

ADHS

Die *Diagnosekriterien* zur Aufmerksamkeitsdefizit-/Hyperaktivitätsstörung werden in einer Liste von charakteristischen Verhaltensweisen für Unaufmerksamkeit und Impulsivität/Hyperaktivität (vgl. Kasten 1) zusammengefasst. Um als auffällig zu gelten, müssen diese Verhaltensmuster seit mindestens sechs Monaten vorliegen.

Aufmerksamkeitsstörung

Ferner muss die Aufmerksamkeitsstörung vor dem siebten Lebensjahr begonnen haben (vgl. Tab. 1). Bei geistiger Retardierung kann die Diagnose nur dann vergeben werden, wenn bezogen auf den Entwicklungsstand des Kindes oder Jugendlichen ein abnormes Muster an Unaufmerksamkeit, Impulsivität oder Hyperaktivität zu beobachten ist.

Differenzialdiagnostik. Das Vorliegen einer Aufmerksamkeitsstörung wird differenzialdiagnostisch dadurch abgeklärt, dass mehrere Informationsquellen (Eltern, Lehrer oder Erzieher, Kind) herangezogen werden. Sie können belegen, wie sich das

Kind in den verschiedenen Lebensbereichen (Elternhaus, Schule oder Kindergarten, Umgang mit Gleichaltrigen) verhält und ob typische Störungsmerkmale zu beobachten sind. Dabei gilt es auch zu bestimmen, ob diese Störungsmerkmale nicht durch andere Sachverhalte oder andere psychische Störungen (Bindungsstörung, Lernstörung, Anpassungsstörung, Angststörung) besser erklärt werden können.

Für die Differenzialdiagnostik gelten verbindliche Leitlinien (s. Deutsche Gesellschaft für Kinder- und Jugendpsychiatrie und Psychotherapie, 2007), die einen diagnostischen Mindeststandard verlangen:

Differenzialdiagnostik

- die Exploration der Eltern und des Kindes zum Verhalten und zum Störungsbild,
- die Ermittlung der störungsspezifischen Entwicklungsgeschichte und eventueller Begleitstörungen,
- die Einholung von Informationen aus der Schule (etwa über belastende Bedingungen, Erklärungen der Lehrer),
- eine zumindest orientierende Intelligenzdiagnostik und
- die Untersuchung der schulischen Leistungsfähigkeit, wenn es Hinweise auf Leistungsprobleme (etwa schlechte Noten, Klassenwiederholung) gibt.

Intelligenzdiagnostik

Um therapeutische Interventionen abzuleiten und vorzubereiten, empfiehlt es sich ferner, das Alltags- und Interaktionsverhalten in kritischen Situationen (etwa in der Schule, bei den Hausaufgaben, auf dem Schulhof) zu beobachten.

Eine solchermaßen definierte Störung ist nach Angaben im DSM-IV-TR bei 3 bis 5 % der Schüler im Grundschulalter festzustellen. Höhere Häufigkeiten werden in der Regel dann erhoben, wenn die Informationen nur aus einer Quelle (z. B. von den Eltern alleine) stammen und eher unspezifische Erhebungsverfahren (z. B. Fragebogen über unruhiges Verhalten) eingesetzt wurden.

Nach dem Kinder- und Jugendsurvey des Robert-Koch-Instituts beträgt die Häufigkeit bei insgesamt 17.641 Kindern und Jugendlichen 3,9 % (vgl. Stellungnahme der Bundesärztekammer, 2007 sowie Schlack et al., 2007). Bei Kindern und Jugendlichen mit geringem sozioökonomischen Status wurde die Störung häufiger diagnostiziert.

Die epidemiologischen Daten werden jedoch eher nach oben korrigiert. Gegenwärtig geht man von etwa 5–7 % aufmerksamkeitsgestörter Kinder aus. Diese Entwicklung wird sowohl auf die Unschärfe wie die Erweiterung der diagnostischen Kriterien zurückgeführt, aber auch auf die wachsende Popularität, die diese Störung bei Eltern, Lehrern und den unterschiedlichen Behandlern findet.

Neuere Untersuchungen, bei denen sowohl mit den Eltern als auch den Lehrern Interviews geführt wurden, belegen Häufigkeiten von bis zu 6,3 bzw. 6,7 % (Scahill & Schwab-Stone, 2000). Eine zusammenfassende Studie von Polanczyk und Silva de Lama (2007), die 171.756 Kinder und Jugendliche bis zum Alter von 18 Jahren einschließt, ermittelt eine Prävalenz von 5,23 %. Diese Metaanalyse beruht auf der Durchsicht von 303 Studien, die nur Kinder aus der Allgemeinpopulation einbezogen hatten. Auch sie stellen fest, dass die Häufigkeitsangaben über die verschiedenen Studien sehr stark schwanken und vor allem auf methodische Besonderheiten zurückzuführen sind (Diagnosekriterien, Beurteilerquellen, eingesetzte Verfahren).

3. Ursachen

Biopsychosoziales Ursachenmodell

Die aktuellen Forschungsbefunde belegen für die Entstehung einer ADHS Genetik und Umwelteinflüsse als Risikofaktoren (Banaschewski et al., 2010a, b; Sonuga-Barke, 2005; Nigg et al., 2005; Thapar et al., 2007). Die Korrelate dieser Risikofaktoren manifestieren sich in neuroanatomischen, neurochemischen, neurophysiologischen und neuropsychologischen Befunden (Banaschewski et al., 2010b; Banaschewski et al., 2005; Sonuga-Barke et al., 2008).

Ob und wie sich eine Aufmerksamkeits-/Hyperaktivitätsstörung beim einzelnen Kind ausbildet, hängt von der Kombination verschiedener Risiken ab. Die Entstehung und Aufrechterhaltung der Störung kann am Besten anhand eines integrativen, biopsychosozialen Modells erklärt werden, das

- von neurobiologischen Grundrisiken in ihrer Interaktion mit ungünstigen Umweltbedingungen ausgeht;
- Aufmerksamkeitsstörungen als Folge einer komplexen Entwicklung beschreibt.

Neurobiologische Besonderheiten werden in verschiedenen Befunden übereinstimmend als Grundlage der Störung ausgewiesen. Im Vergleich von ADHS-Kindern mit unauffälligen Kindern finden sich bei ADHS-Kindern folgende speziellen Schwierigkeiten:

Neurobiologische Aspekte

- Aktivierungssteuerung. Aufmerksamkeitsgestörten Kindern gelingt es weniger gut, ihre zentralnervöse Aktivierung aufgabengerecht zu steuern. Die derzeitige, sehr umfangreiche Forschung legt hierzu Befunde vor, die auf eine mangelnde Reizübertragung hinweisen. Dadurch werden insbesondere die Hirnareale, die für die Verhaltensregulation wichtig sind, nur unzureichend vernetzt. Besonders trifft dies für die Frontalhirnregion und deren Verbindung zu Arealen des Mittelhirns zu. Einzelne Ergebnisse belegen, dass es eine genetische Disposition dafür gibt.

Andere Untersuchungen machen Temperamentsmerkmale oder Prozesse der Immunregulation dafür verantwortlich. Weiter werden unzureichende Verstärkungsmuster und motivationale Ursachen genannt. Im Ergebnis können aufmerksamkeitsgestörte Kinder jedenfalls ihre zentralnervöse Erregung weniger gut und weniger situationsgerecht steuern (Modulationsschwäche).

- Unzureichende Inhibitionskontrolle (Unterdrückung ungeeigneter Reaktionen). Bei Aufgaben, die ein (hoch) selektives Antwortverhalten verlangen, gelingt es den ADHS-Kindern nur unzureichend, nicht verlangte Reaktionen zu unterdrücken. Dies äußert sich insbesondere in der Fehlertypik der Kinder und ihrer häufig ausgeprägten Impulsivität (z. B. Antworten herausrufen, unbedacht handeln).

Offensichtlich steht diese mangelnde Inhibitionskontrolle mit einer unzureichenden Beteiligung (Aktivierung) von Teilen des Frontalhirns in Verbindung, was eine vorausgehende (proaktive) Hemmung von nicht geforderten Verhaltensweisen erschwert. Hinzu kommt, dass aufmerksamkeitsgestörte Kinder vorhandene Hinweisreize weniger gut nutzen und eine häufigere, unmittelbarere sowie nachdrücklichere Belohnung bzw. Bestrafung benötigen, um sich angemessen verhalten zu können.

Mangelnde Inhibitionskontrolle

- **Beeinträchtigung der Reizverarbeitung.** Weiter sind bei ihnen auch einzelne Ausführungsfertigkeiten zur Verhaltenssteuerung (Exekutivfunktionen) auffällig und übergeordnete Fähigkeiten beeinträchtigt (z. B. mangelndes Planungsverhalten, unzureichendes nonverbales Arbeitsgedächtnis, Mangel an Selbststeuerung von Stimmung, Motivation und Erregungsgrad, Mangel an verinnerlichten Selbstanweisungen; vgl. Barkley, 1998, 1999). Die betroffenen Kinder können deshalb weit weniger auf verhaltenssteuernde Fähigkeiten und Fertigkeiten zurückgreifen (z. B. auf Vorerfahrungen, Imitation von Vorbildern, ein Gefühl für Zeit) und haben Schwierigkeiten, wenn eine größere Selbstständigkeit und eine eigene Zustandsregulation (z. B. erhöhte Anstrengungsbereitschaft, „Ressourcenallokation", Selbstmotivierung, vgl. van der Meere, 1996) erwartet wird. Die Folge davon ist eine eingeschränkte Verhaltenssteuerung (Mangel an Geordnetheit und Stetigkeit, Orientierung an kurzfristiger Verstärkung, unzureichende Selbstmotivierung), eine mangelnde Verhaltensorganisation (Mangel an Planung und Organisiertheit, Mangel an verbaler Selbstanweisung), unzureichende Wissenssysteme (Wissensdefizite, mangelnde Vorerfahrung mit einzelnen Anforderungen, geringes Instruktionsverständnis, mangelndes deklaratives Wissen) und ein Fertigkeitsdefizit (z. B. mangelnde Basisfertigkeiten, unzureichende Nutzung des Arbeitsgedächtnisses).

Beeinträchtigte Exekutivfunktion

In der Folge dieser Prozesse treten die charakteristischen Verhaltensschwierigkeiten der Kinder (Unaufmerksamkeit, Impulsivität, Hyperaktivität) sowie trödelndes, verträumtes Verhalten auf. Negative Reaktionen der Umwelt sind vor allem am Fortbestehen und der Chronifizierung der Verhaltensproblematik beteiligt. Die Forschung zeigt, dass die Kinder in einen Kreislauf von negativen Umweltreaktionen und mangelnder positiver Anleitung hinein geraten, in deren Folge sich die Störung verfestigt und häufig weiter verschärft. Folgende Abfolgen werden im Allgemeinen genannt bzw. beobachtet:

Negative Reaktionen der sozialen Umwelt

- Die Interaktion der Bezugspersonen mit dem Kind orientiert sich vorrangig an seinem Problemverhalten. Insbesondere sein problematisches Verhalten wird beachtet, andere förderliche und positive Verhaltensanteile werden hingegen entweder als selbstverständlich vorausgesetzt oder gar nicht wahrgenommen. Dafür erhalten sie nur wenig positive Rückmeldung; sie werden kaum zu wünschenswertem/erwartetem Verhalten angeleitet.
- Aufmerksamkeitsgestörte Kinder zeigen üblicherweise nicht das Verhalten (z. B. Schulleistung, Sozialverhalten), das für Kinder ihres Alters als angemessen gilt:

Sie sind daher eher abträglichen Zuschreibungen (negativen Attributionen) und Bestrafungen ausgesetzt.

- Aufmerksamkeitsgestörtes Verhalten wird als exzessiv wahrgenommen und wirkt so auf die Umwelt aversiv. Die Folge hiervon ist, dass diese Kinder zumeist negativ sanktioniert werden (z. B. Tadel, verstärkte soziale Kontrolle, Ausschluss von positiven sozialen Aktivitäten, institutionelle Selektionsmaßnahmen).
- Oft versuchen Eltern und Lehrer das angemessene Verhalten der ADHS-Kinder durch überwiegend bedrängendes und bestrafendes Erziehungsverhalten zu „erzwingen" (coersives Verhalten). Dies gilt als besonders gewichtiger Risikofaktor für die Entwicklung von trotzigem und oppositionellem Verhalten bei der ADHS.

Bestrafendes Erziehungsverhalten

Reaktive Verarbeitungen beim Kind verstärken die bisherige Problematik zumeist noch dadurch, dass sich sowohl erwachsene Bezugspersonen als auch Kinder häufig veranlasst sehen, gerade auf das unangemessene, herausfordernde und durchaus auch lästige Verhalten des aufmerksamkeitsgestörten Kindes einzugehen. Dadurch entstehen negative Interaktionskreisläufe (z. B. wechselseitig bestrafendes Verhalten von Eltern und Kind, Trotzverhalten beim Kind). Wenn die Bezugspersonen zudem noch anderweitig belastet sind, stellen sich chronifizierte Stresszustände ein, die das Erziehungsverhalten weiter einschränken. Auf Seiten des Kindes führt das gehäufte Erleben von Misserfolg zu weitreichend ungünstigen reaktiven Verarbeitungen, die seine Aufmerksamkeitsproblematik verschärfen und die Entwicklungsmöglichkeiten weiter beeinträchtigen (z. B. niedriges Selbstwertgefühl, übermäßige Stimmungsschwankungen, niedrige Frustrationstoleranz, Wutausbrüche, Trotzverhalten, Vermeidung von kognitiven und schulischen Anforderungen).

Negative Interaktionskreisläufe

Interventionsmöglichkeiten bestehen auf verschiedenen Ebenen des integrativen Störungsmodells: Neurochemische Korrelate der biologischen Grundrisiken werden vorrangig medikamentös, neurophysiologische und neuropsychologische Korrelate u. a. mit Neurofeedback-Methoden behandelt. Die mangelnde Selbstregulation kann durch übende Therapieverfahren (Psychoedukation, Training, kognitive Verhaltenstherapie) korrigiert werden. Eltern und Lehrer mit ungünstigen Verhaltensmustern können mit Elterntraining bzw. Aufklärung über das Störungsbild und deren Ursachen unterstützt werden. Bei verschärft negativen Erlebnisverarbeitungen des Kindes sind weitergehende psychotherapeutische Maßnahmen indiziert (z. B. Therapie von Ängsten und Depression). Nachfolgend stellen wir die übenden Therapieverfahren in den Mittelpunkt.

Neurofeedback

4. Diagnostik und therapeutisches Vorgehen

Verbesserung der Verhaltensregulation

Die übenden Verfahren setzen daran an, die Verhaltensregulation und Verhaltensorganisation des Kindes zu verbessern. Ungeeignete und vorschnelle Reaktionen sollen unterlassen, geplantes, bedachtes wie stetiges Vorgehen gefördert und verlässlich umgesetzt werden. Ausgangspunkt dieser Verfahren ist die Erkenntnis, dass Aufmerksamkeit eine komplexe Handlung darstellt, die Verhaltenssteuerung und Verhaltensorganisation sowie Verhaltenshemmung, Regulation des psychophysiologischen Erregungsniveaus, Informationsauswahl, Handlungsplanung und Handlungssicherheit voraussetzt. So ist es beispielsweise erforderlich, sein Verhalten auf ein Ziel hin auszurichten, dieses Ziel kontinuierlich zu verfolgen, bis ein bestimmtes Kriterium erreicht ist. Dabei hat das Kind ablenkende Bedingungen außer Acht zu lassen, vorschnelle Reaktionen zu unterdrücken und seine psychophysiologische Aktivierung angemessen zu regulieren. Übende Verfahren gehen davon aus, dass sich diese Fertigkeiten/Befähigung für aufmerksames Verhalten vermitteln lassen. Dazu ist folgendes notwendig:

Verhaltenshemmung und Handlungsplanung sind zentral

- Die Kinder sollen das „richtige Verhalten" einüben, was einerseits Vorgaben und Modelldemonstrationen zum wünschenswerten Vorgehen und andererseits die Belohnung des korrekten Verhaltens im Rahmen von Token-Programmen voraussetzt.
- Die Übungsinhalte müssen den tatsächlichen Schwierigkeiten der Kinder und ihrem Leistungsvermögen angepasst sein.
- Die Übungsinhalte müssen systematisch aufeinander aufbauen und graduelle Fortschritte ermöglichen.
- Die Übungsinhalte (Aufgaben) müssen dem geforderten Alltagsverhalten strukturell gleichen bzw. sich dem Alltagsverhalten (z. B. schulische Inhalte) schrittweise annähern.
- Die Stabilisierung des Trainingsverhaltens und der Übertrag (Generalisierung) auf den Alltag sind aktiv anzubahnen (z. B. durch Einbeziehung von Eltern und Lehrern).

Stabilisierung des Behandlungserfolgs

4.1 Diagnostik zum Aufmerksamkeitstraining

Die Kinder mit Aufmerksamkeitsdefizit-/Hyperaktivitätsstörungen unterscheiden sich hinsichtlich ihres Alters, der vorhandenen Fähigkeiten sowie der Dauer, Tragweite und des Umfangs der Störung. Übende Verfahren können also nicht alle Kinder dem gleichen Training zuweisen. Es ist zunächst zu klären, für welche Kinder welche Übungsinhalte mit welchen Zielsetzungen angebracht sind. Hierzu ist eine therapiezuweisende Diagnostik notwendig, die anhand von drei Fragen klärt, welche Behandlungsschwerpunkte auszuwählen sind:

- **Liegen Mängel in der Verfügbarkeit bzw. Anwendung von Operatoren vor?**

Solche Mängel bestehen darin, dass eine Reihe von Basisprozessen unzureichend beherrscht wird: genau hinschauen (visuelle Diskriminationsfähigkeit, Mustern von Reizvorlagen), genau hinhören (akustische Informationen aufnehmen und wiedergeben), genau nacherzählen (komplexe akustische Informationen verarbeiten und

Visuelle Diskriminationsfähigkeit

umsetzen). Falls dies der Fall ist, scheitern die davon betroffenen Kinder bereits an den notwendigen Handlungsvoraussetzungen. Hinweise dafür ergeben sich bereits aus der Problemanalyse mit den Eltern und/oder den Lehrern. Zusätzlich werden Arbeitsproben gegeben, die Rückschlüsse auf die Beherrschung der wichtigsten Basisprozesse ermöglichen (z. B. Suchaufgaben, Instruktionen befolgen und umsetzen). Werden Mängel bei der Anwendung der genannten Operatoren erkennbar (z. B. Reizvorlagen werden nicht ausreichend gemustert; einfache Suchaufgaben werden nicht gelöst; einfache Handlungen können nicht nachgeahmt und akustische Informationen nicht wiedergeben werden; Instruktionen werden nicht umgesetzt, eine Geschichte kann nicht in ihren Grundzügen nacherzählt werden), so ist eine Therapiezuweisung zum *Basistraining* indiziert.

- **Bestehen Mängel in der Verhaltensregulation?**

Jüngere, stark impulsive Kinder

Jüngere, stark impulsive Kinder weisen zumeist einen prinzipiellen und vergleichsweise weitreichenden Mangel in der Handlungssteuerung sowie in der zielbezogenen Realisierung einer Handlung auf. Zur Abklärung wird mit Eltern und Lehrern eine Problemanalyse erhoben und Arbeitsproben mit Zuordnungsaufgaben vorgegeben (z. B. Dortmunder Aufmerksamkeitstest, DAT, Lauth, 1996b; Continuous Performance Test, CFT, Knye, Roth, Westhus & Heine, 1996; Differix, „Schau genau", „Simile"), die nach Antwortlatenz und Fehlern sowie Bearbeitungsmerkmalen (u. a. Arbeitsweise, strategisches Verhalten, Zappeligkeit, motorische Unruhe, Störverhalten) ausgewertet werden. Falls sich eine ausgeprägte Neigung zum vorschnellen und unbedachten Handeln (z. B. große Anzahl irrelevanter Antworten, Nichtunterdrücken unerwünschter Reaktionen, starke Beachtung dominanter Aufgabenmerkmale und Vernachlässigung subtiler Aufgabenmerkmale, geringe Fähigkeit, Bedürfnisse aufzuschieben, geringe Antwortlatenz) und/oder die Tendenz zu vermehrter Reizsuche (z. B. Ablenkbarkeit, motorische Unruhe, Zappeligkeit) bestätigen, ist ebenfalls eine Therapiezuweisung zum *Basistraining* (Therapiebeginn mit der 7. Trainingseinheit) angebracht.

- **Sind Beeinträchtigungen in der Verhaltensorganisation festzustellen?**

Mängel auf der Ebene der Handlungsorganisation

Damit sind Mängel auf der Ebene der Handlungsorganisation angesprochen (z. B. unsystematisch vorgehen, Lösungswege nicht befolgen, nicht vorausschauend handeln, das eigene Handeln nicht überprüfen). Erste Hinweise auf das Vorliegen solcher Beeinträchtigungen ergeben sich bereits aus der Problemanalyse mit Lehrern und Eltern; ferner werden Arbeitsproben mit komplexen, mehrschrittigen Aufgaben (z. B. „Differix", „Schau genau", Raven-Aufgaben, CFT) vorgegeben, bei denen der Therapeut die Bearbeitungsstrategie des Kindes beobachtet. Falls dabei keine Such-, Perzeptions- und Handlungsstrategien beobachtet werden (stattdessen z. B. unsystematisches Vorgehen, keine Überprüfung von Zwischenergebnissen, rasches und eher beliebiges Arbeiten), ist als Therapiezuweisung das *Strategietraining* angezeigt.

4.2 Übersicht über das therapeutische Vorgehen

Die Therapie versteht sich als Entwicklungsintervention. Dies bedeutet, dass im „Kampf gegen die Symptome" der Aufmerksamkeitsstörung nur wenig Sinn gesehen wird. Folglich steht nicht die Verminderung des Störverhaltens im Vordergrund, sondern die Förderung zielführender Verhaltens- und Handlungsvoraussetzungen. Es werden also Therapieinhalte ausgewählt, die die eigenständige Entwicklung des Kindes unterstützen. Hierzu gehören u. a.:

- Handlungen eigenständig und problemangemessen ausführen (steuern);
- ein bedacht-planvolles Herangehen an Aufgaben und Probleme zeigen;
- eigene Handlungsvollzüge möglichst selbstständig organisieren;
- selbstreflexiv vorgehen (z. B. vor dem Handeln nachdenken, bei Schwierigkeiten innehalten); sowie
- ein „Sich-selbst-bewusstes-Handeln" verwirklichen, das sowohl den Fähigkeiten des Kindes als auch der jeweiligen Anforderung gerecht wird.

Das Training besteht im Wesentlichen aus zwei Therapiebausteinen, die sich flexibel ergänzen (weitere Therapiebausteine beziehen sich auf die Anleitung zum schulischen Lernen und die Vermittlung sozialer Fertigkeiten). Dabei erhalten die Kinder insbesondere ein Training in Selbststeuerung und Planungsfähigkeiten, das durch die Anleitung von Eltern und Lehrern ergänzt wird. Alle Therapiebausteine sind flexibel aufeinander bezogen und bilden insgesamt eine sequentielle Breitbandintervention. Das Aufmerksamkeitstraining wurde im Kern nach folgenden Prinzipien erstellt:

Training der Selbststeuerung und Planungsfähigkeit

- Das Therapieprogramm ist ein flexibles System und wird von den Kindern individuell durchlaufen. Dabei werden die einzelnen Therapiebausteine zu einem variablen Interventionsprogramm zusammengestellt.

- Das Training besteht aus einzelnen Einheiten, die jeweils eine bestimmte Kompetenz ausbilden (z. B. Reaktionsverzögerung mit Hilfe einer Signalkarte einhalten). Zur nächsten Trainingseinheit wird erst dann übergegangen, wenn dieses Ziel erreicht ist.

- Die einzelnen Trainingseinheiten sind konzeptionell identisch aufgebaut und bestehen aus vier Abschnitten (vgl. Kasten 2):

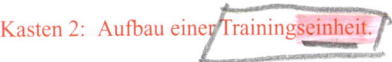
Kasten 2: Aufbau einer Trainingseinheit.

> 1. Einleitende Bemerkungen, in denen die Trainingseinheit vorbereitet wird und Vorerfahrungen der Kinder mit dem Therapieinhalt erörtert, ihre Erfahrungen mit der Umsetzung solcher Inhalte besprochen und strukturierende Hinweise auf die Trainingssitzung gegeben werden.

> 2. Demonstration oder Ableitung des förderlichen Vorgehens. Hier macht der Therapeut das förderliche Verhalten entweder vor (kognitive Modelldemonstration) oder entwickelt mit den Kindern zusammen, wie ein bestimmter Aufgabentyp zu bewältigen ist.
> 3. Umsetzung dieses Vorgehens in eigenen Übungen der Kinder (Aufgaben mit Hilfe der Modellierung bearbeiten, gegebenenfalls Nachbesprechung der Erfahrung).
> 4. Spielerischer Ausklang, wobei die Trainingsinhalte nochmals in spielerischer Form aufgegriffen werden (z. B. Bewegungen „einfrieren" = sie immer langsamer und bedachter werden lassen; zur Illustration vgl. Lauth & Schlottke, 2008).

Gruppentraining

Das Training wird in Gruppen mit drei bis vier Kindern durchgeführt, wobei die Kinder hinsichtlich ihres Alters, ihrer Fähigkeiten und Störungsmerkmale ähnlich sein sollten. Bei besonders belasteten Ausgangslagen wird mit den Kindern zunächst einzeln gearbeitet.

Im Training werden verschiedene kognitiv-behaviorale Therapietechniken eingesetzt:

Tokens und Verstärkerentzug

- Operante Verstärkung (Münzverstärker-System), um das Aufmerksamkeitsverhalten der Kinder selektiv zu verändern und es zunehmend unter angemessene soziale Kontrolle zu bringen. Die Verstärkung erfolgt als eine Kombination zwischen der Vergabe von positiven Verstärkern und der Wegnahme deponierter Verstärker (Verstärkerentzug).
- Diskussionen und Gespräche mit den Kindern, um therapierelevante Erkenntnisse zu erarbeiten (z. B. Wissen zur Aufmerksamkeitsstörung, Reflexion und Bewertung von Vorgehensweisen).
- Modellierungs- und Demonstrationsphasen, in denen der Trainer förderliche Herangehensweisen „vormacht".
- Übungsphasen, in denen die Kinder aufmerksamkeitsrelevante Aufgaben unter operanter Verstärkung bearbeiten.
- Spielphasen am Ende jeder Therapiesitzung, die den Schwerpunkt der jeweiligen Trainingseinheit nochmals auf einem anderen „Sinneskanal" (z. B. motorisch) aufgreifen.

4.3 Basistraining: Training von Basisfertigkeiten und einfacher Verhaltensregulation

Förderung von Basisfertigkeiten

Dieser Therapiebaustein fördert Basisfertigkeiten (genau hinschauen; genau zuhören; genau nacherzählen; Wahrgenommenes wiedergeben) sowie Reaktionskontrolle und einfache Formen verbaler Handlungsregulation. Dies erfolgt zunächst an weitgehend wissensfreiem Material, um das Erreichen des Behandlungszieles nicht durch Wissensdefizite zu gefährden. Die Vermittlung dieser Fertigkeiten wird durch operante Verstärkung unterstützt. Wesentliche Ziele des Basistrainings sind (Lauth & Schlottke, 2009, S. 114):

Ziele:

- Den Kindern wird handlungsrelevantes Wissen über Aufmerksamkeitsstörungen vermittelt.
- Sie üben prinzipielle Basisfertigkeiten „genau hinschauen", „genau beschreiben", „genau hinhören", „genau zuhören und nacherzählen", „Wahrgenommenes genau wiedergeben".
- Sie lernen Reaktionsverzögerung (nachdenken, prüfen), indem sie zunächst eine Signalkarte („Halt, Stopp!") einsetzen und diese dann später imaginativ verwenden (ikonisch-verbale Reaktionskontrolle). — *Reaktionsverzögerung*
- Die Kinder lernen, ihr Aufmerksamkeitsverhalten durch verbale Selbstanweisungen zu steuern.

Kasten 3: Beispiel für den Verlauf einer Trainingssitzung (7. Trainingseinheit im Basistraining; Auszug).

---

1. Allgemeine einleitende Erläuterungen

T.: ... Ihr erinnert euch sicherlich noch an Philipp, den wir im Film gesehen haben. Welche Sorgen hat er gehabt?

K.:

T.: (Bestätigt:) Er wollte weniger Fehler machen und besser mit seinen Aufgaben zurechtkommen. Welche Ratschläge hatten wir ihm denn gegeben?

K.:

T.: (Bestätigt:) Üben und Stopp zu sich sagen. Wir haben ja nun in den letzten drei Sitzungen geübt, wie man genau zuhört, wie man genau hinschaut und wie man genau beschreibt. Jetzt üben wir „Stopp" zu sagen. — *Detaillierte Arbeitsschritte*

---

2. Einführung der Stopp-Signal-Karte

Der Therapeut legt den Kindern die Stopp-Signal-Karte vor und erarbeitet mit ihnen die Bedeutung des Stopp-Signals im Straßenverkehr. Anhand von Beispielen sollen die Kinder letztendlich erkennen (Modellierungsdialog), dass dieses Schild bedeutet: „Stopp – aufpassen"!

T.: Sicher habt ihr schon einmal ein ähnliches Schild gesehen.

K.:

T.: Was bedeutet das Schild denn im Straßenverkehr?

K.:

T.: (sammelt die Antworten und moderiert sie zugunsten folgender Ziele:)

1. Stopp – nachdenken!
2. Stopp – überprüfen, ob man auf dem richtigen Weg ist, ob die Aufgabe richtig verstanden ist;
3. Stopp – aufpassen, nicht auf den ersten Einfall vertrauen, lieber die Aufgabe noch einmal durchgehen;

Der Therapeut veranschaulicht diese Aussagen gegebenenfalls auf einem Plakat, das im Therapieraum aufgehängt wird.

T: Was nützt es, wenn man sich selbst sagt „Stopp – aufpassen?"

K.:

T.: Man bleibt mehr bei der Aufgabe, arbeitet überlegter und schaut nochmals genau hin. Folglich macht man weniger Fehler. Man ist zufriedener mit sich und kann stolz sein, weil einem weniger Fehler unterlaufen

> Der Therapeut demonstriert die Anwendung des Stopp-Signals:
>
> Die erste Aufgabe wird von ihm modellhaft mit dem Stopp-Signal (8 Sekunden nach der Lösungserarbeitung warten) und der offenen Verbalisation „Stopp – aufpassen!" bearbeitet.

Detaillierte Arbeitsschritte

> **3. Übungsphase der Kinder**
>
> Im weiteren Verlauf bearbeitet ein Kind nun eine Aufgabe (Codieraufgaben sowie Rechenaufgaben) alleine. Der Therapeut beobachtet, wann das Kind etwa fertig sein wird und stellt dann die Stopp-Signal-Karte auf. Nach etwa 15 Sekunden wird die Signal-Karte umgedreht und das Kind darf jetzt seine Lösung mitteilen. Es darf die Aufgabe aber auch länger als diese 8 Sekunden bedenken und überprüfen. Auf keinen Fall darf das Kind vor dem Weglegen bzw. Umdrehen der Signal-Karte die Lösung bekannt geben (Verstärker-Wegnahme; s. o. Kontingenzen).

> **4. Spielerischer Ausklang – Motorische Reaktionsverzögerung**
>
> Spiel: Eine Flaumfeder auf der Schulter durch den Raum tragen.
>
> Spielbeschreibung: Eine Flaumfeder (Wattebausch) wird auf die rechte Schulter gelegt; sie soll möglichst weit durch den Raum getragen werden. Die Feder darf nicht mit der Hand festgehalten oder von einem anderen Spieler weggepustet werden.
>
> Der Übergang zur 8. Trainingseinheit kann dann erfolgen, wenn die Reaktionsverzögerung gelingt.

4.4 Strategietraining zur Einübung von Verhaltensorganisation (Planungsfertigkeiten)

Handlungsleitende Selbstinstruktion

Das Strategietraining ist für Kinder angemessen, die wenig planvoll vorgehen und kaum übergeordneten Strategien folgen, obwohl es nützlich und angebracht wäre. Daher werden ihnen handlungsorganisierende Strategien sowie handlungsleitende Selbstinstruktionen vermittelt. Dabei werden situationsübergreifende, allgemeine Handlungsstrategien sowie eine komplexere und flexible verbale Handlungsregulation ausgebildet.

Die Kinder sollen lernen (Lauth & Schlottke, 2009, S. 150),

- sich zu Beginn ihrer Handlung die relevanten Ziele sowie die verschiedenen Elemente der Problem- oder Aufgabensituation zu vergegenwärtigen;
- ihr Verhalten im Voraus zu planen, an einer übergeordneten Strategie zu orientieren und ihre Handlungen (Aufgabenbearbeitung) danach umzusetzen (z. B. das eigene Vorgehen planen, die Anforderungen analysieren, die eigenen Handlungen überprüfen);
- ihr Verhalten durch zunächst offene, später verdeckte Selbstinstruktionen zu regulieren (selbst zu steuern); und

- Selbstanweisungen und Strategien zu erwerben, um mit Ablenkungen, Fehlern und Frustrationen besser umzugehen.

Um diese Ziele zu erreichen, wird den Kindern eine allgemeine Problemlösestrategie vermittelt, die sie sowohl bei sozialen wie auch kognitiven Aufgaben anwenden können. Diese Problemlösestrategie gibt vor, wie man komplexe Probleme Schritt für Schritt und unter Beachtung von handlungsstrukturierenden Fragen (z. B. Was ist die Aufgabe? Was soll ich tun?) lösen kann. Diese Problemlösestadien werden den Kindern mittels einer Geschichte nahegebracht, vom Therapeuten demonstriert, auf ihre Eignung hin reflektiert und von den Kindern unter Anleitung umgesetzt. Ferner werden diese Bearbeitungsschritte auf sogenannten Signalkarten dargestellt, um den Kindern ein anschauliches und formelhaftes Bild an die Hand zu geben (zur Illustration dieses Vorgehens vgl. Lauth & Schlottke, 2008). *Problemlösestrategie*

Ein wesentlicher Teil dieses Therapiebausteins stützt sich auf das Selbstinstruktionstraining. Dabei wird den Kindern zunächst durch den Therapeuten das förderliche Vorgehen demonstriert (kognitives Modellieren): Die Kinder beobachten sein Vorbild, wobei er sowohl das Vorgehen beim Lösen von Aufgaben zeigt als auch die handlungsleitenden Gedanken laut ausspricht. Im Verlaufe der weiteren Übungen sollen die Kinder dieses Vorgehen in einer für sie geeigneten Weise, einschließlich der begleitenden verbalen Handlungsregulation (Selbstinstruierung) übernehmen. Sie verbalisieren ihre Handlungsschritte zunächst laut, leiten sich also selbst an. Diese Selbstinstruierung überführen sie allmählich in ein „inneres" Sprechen. Hierzu werden unterschiedliche Aufgaben bearbeitet, wobei das förderliche Vorgehen zunächst an einfachen Anforderungen entwickelt und auf zunehmend komplexere und differenziertere Handlungsabfolgen übertragen wird. Die Anforderungen sind nach transfertheoretischen Gesichtspunkten zusammengestellt, werden allmählich komplexer und schwieriger sowie immer alltagsnäher. Die wesentlichen Vermittlungsinhalte im Strategietraining sind (Lauth & Schlottke, 2009, S. 151): *Selbstinstruktionstraining* *Handlungsregulation*

- Die Vermittlung eines praktikablen und handlungsrelevanten Wissens über Aufmerksamkeitsstörungen und die Ableitung der Trainingsinhalte (1. Trainingseinheit).

- Das Einüben einer verallgemeinerbaren Problemlösestrategie bei Zuordnungsaufgaben (1. bis 5. Trainingseinheit).

- Die Übertragung dieser Strategie auf zunehmend komplexere Reihungsaufgaben (5. bis 10. Trainingseinheit).

- Die Ableitung eigener Organisationsprinzipien (9. und 10. Trainingseinheit).

- Die Übertragung dieses Vorgehens auf schulische Aufgaben (11. bis 13. Trainingseinheit; vgl. hierzu Kasten 4) und gegebenenfalls auf die Lösung von sozialen Problemen.

Kasten 4: Generalisierung der Therapieinhalte (11. Trainingseinheit im Strategietraining).

1. Erkennen von „Strukturähnlichkeit"

Der Therapeut erarbeitet mit den Kindern im Modellierungsdialog, dass sich eine Strukturähnlichkeit zwischen eingeübten und neuen Anforderungen aus der Vergleichbarkeit des Vorgehens ergibt. Hierzu legt er die Simile-Materialien vor und leitet die Kinder dazu an, zu berichten, was im Umgang mit diesen Materialien wichtig ist. Sodann wird herausgearbeitet, wie dies bei der Fehlersuche in einem Diktattext genutzt werden kann. Folgende Gemeinsamkeiten werden herausgestellt:

Detaillierte Arbeitsschritte

- Die Aufgabe definieren.
- Systematisch vorgehen von links oben nach rechts unten.
- Bedacht und sorgfältig arbeiten.
- Die Simile-Vorlage sowie das geschriebene Wort genau anschauen (mustern).
- Das eigene Vorgehen „überdenken"; es ist notwendig, sich Fragen zum eigenen Vorgehen zu stellen.
- Die Antwortmöglichkeit mit dem Standardreiz bzw. das geschriebene Wort mit dem gespeicherten Wortbild vergleichen.

Diese Strukturähnlichkeit wird auf einem Plakat festgehalten.

2. Üben der Kinder

Dann diktiert der Therapeut einen Text, der von den Kindern mit Hilfe der abgeleiteten Strategie korrigiert wird. Bei Kindern mit motivationalen Problemen oder begrenzten Rechtschreibkenntnissen wird ein „Fehlertext" (Text mit Schreibfehlern) eingesetzt; sie sollen hier falsch geschriebene Wörter finden und die zutreffende Schreibweise benennen.

3. Spielerischer Ausklang

Ausschnittbögen: ausschneiden und zusammenkleben.

4.5 Begleitende Anleitung von Eltern und Lehrern

Elternanleitung

Die begleitende Elternanleitung informiert über die Aufmerksamkeitsstörung sowie die Therapieziele und -verfahren. Sie soll den Transfer der Trainingsinhalte in den Alltag unterstützen, wobei die Elternanleitung vier Ziele verfolgt:

- Die Eltern sollen dazu befähigt werden, ihr Kind im Alltag in geeigneter Weise zu unterstützen. Erziehungsprobleme werden aufgeschlüsselt und durch Umgestalten von Situationen und eine veränderte Anleitung vermindert.
- Die Eltern sollen praktisches Wissen über Aufmerksamkeitsstörungen erwerben und die Aufmerksamkeitsstörungen des Kindes als Handlungsbeeinträchtigung verstehen; sie sollen lernen, das Handeln ihrer Kinder im Alltag in einer Weise zu unterstützen, die deren Entwicklung fördert.
- Die Eltern sollen durch ein verändertes Erziehungsverhalten konfliktreiche Situationen anders gestalten.

Neues Erziehungsverhalten

Die Eltern sollen schwierige Alltagssituationen anders interpretieren und konstruktive Ziele verfolgen (z. B. das Verhalten des Kindes prozesshaft anleiten, klare

Anweisungen geben, Hausaufgaben mittels eines Token-Programmes strukturieren, vgl. Lauth et al., 2011). **Token-Programm**

Kasten 5: Beispiel zur problemorientierten Beratung: Anforderungen nicht befolgen.

Problemschilderung des Vaters: Keno (8 Jahre) kommt wiederholt Anforderungen nicht nach (z. B. zum Essen kommen, Spiele wegräumen, das Kinderzimmer aufräumen). Der Vater erklärt dieses Verhalten damit, dass Keno Tagträume habe und mit sich und seinen Tätigkeiten selbstversunken beschäftigt sei. Er schaue ihn nicht an, sondern nicke nur und sage „ja, ja"; dennoch befolge Keno die Anweisung nicht.

Problemanalyse: Die nähere Abklärung zeigt, dass der Vater Keno „im Vorübergehen" bestimmte Anweisungen gibt. Er versichert sich nicht, ob Keno diese Anweisung tatsächlich verstanden hat; Keno bekommt auch keine Hinweise, wie er seine begonnene Tätigkeit zu Ende führen kann.

Modifikationsvorschlag: Der Vater fokussiert die Aufmerksamkeit von Keno auf sich, indem er Blickkontakt herstellt und seine Aufforderung ruhig äußert. Er erkundigt sich dabei auch nach der begonnenen Tätigkeit (z. B. Spielen) und geht verbal darauf ein (Lob, Verstärkung); er fordert dann erneut zum Einräumen auf (z. B. Pack' die roten Legosteine hier rein! – er beginnt gleichzeitig die Handlung „einräumen").

Der Vater verstärkt das Einräumen, bleibt zunächst dabei und vergewissert sich später, dass Keno diese Aufgabe vollständig erledigt hat.

Die Anleitung der Eltern ist erfahrungsbezogen und vermittelt zum größeren Teil Erkenntnisse und Einsichten über Selbstversuche, Gruppengespräche und unmittelbare Erprobungen. Diese Vorgehensweise wird deshalb gewählt, weil die so erworbenen Eindrücke wirkungsvoller und einprägsamer sind, als beispielsweise Belehrungen oder Vorträge.

In der Zusammenarbeit mit dem zuständigen Lehrer geht es darum, über das Wesen der Aufmerksamkeitsstörung sowie über die störungsbezogene Schwierigkeiten von aufmerksamkeitsgestörten Kindern zu informieren (z. B. Entstehung der Störung, Diskussion von Fehlannahmen zur Entstehung, Diskussion des Problemverhaltens, Beratung zur Anleitung des Kindes). Der Lehrer soll das Verhalten des Kindes in einer veränderungsrelevanten Weise erklären und die Störung als Handlungsbeeinträchtigung verstehen. Er soll sich typische Problemsituationen vor Augen führen und bestimmen, wann ein Kind zu auffälligem Verhalten neigt und unter welchen Voraussetzungen dies eben nicht der Fall ist. Für die schwierigen Situationen werden entsprechende Maßnahmen verabredet (z. B. Teilziele festlegen, das Kind prozesshaft anleiten, sich Zwischenergebnisse berichten lassen). Ferner wird erarbeitet, wie die Unterrichtsbeteiligung des Kindes erhöht und sein Lernverhalten unterstützt werden kann. **Einbezug der Schule**

5. Empirische Ergebnisse

Vielfältige Studien zur Wirksamkeit

Die Wirksamkeit einer Therapie bemisst sich danach, ob eine nachdrückliche Besserung der bestehenden Problematik erreicht wird. Es geht also um substanzielle Verbesserungen, die sich nicht nur in den Testwerten, sondern im Alltags- und Rollenverhalten der Kinder zeigen müssen. Derzeit liegen insgesamt elf Studien zur Wirksamkeit der beschriebenen Intervention vor (vgl. Tab. 2). Diese Studien gehen unterschiedlichen Fragestellungen nach und realisieren auch unterschiedliche Untersuchungspläne (z. B. Gruppenversuchspläne, Einzelfallversuchspläne, Wirksamkeitsuntersuchungen, katamnestische Fragestellungen).

Einordnung negativer Befunde

Das Training verbessert das Aufmerksamkeitsverhalten (Schlottke, 1984; Lauth, 1996a; Lauth, Naumann, Roggenkämper & Heine, 1996; Beck, 1998) in den testpsychologischen Kennwerten (z. B. vermehrte Problemlösereflexivität, geringere Fehlerzahl, höhere Leistungswerte, Erhöhung von Intelligenzleistungen). Eine Studie (Beck & Mock, 1996) kann dies allerdings so nicht feststellen: Die trainierten Kinder unterscheiden sich darin nicht von anderweitig geschulten Kindern, was von den Autoren durch Besonderheiten der Kinder und mit der Durchführung des Trainings begründet wird (klinisch unauffällige Kinder, starre Zuordnung zum Basistraining, inhomogene Gruppenzusammensetzung). Diese Argumentation erscheint schlüssig, weil die Autoren bei klinisch auffälligen Kindern klare Verbesserungen feststellen konnten, die in homogenen Gruppen trainiert wurden (Beck & Mock, 1996).

Effekt über 6 Jahre belegbar

Die Intervention führt in der Mehrzahl der Studien nicht nur zu einer Reduktion der Verhaltenssymptome, sondern auch zu Störungsfreiheit: Am Ende der Intervention sind die Diagnosemerkmale einer Aufmerksamkeitsdefizit-/Hyperaktivitätsstörung im Urteil der Eltern und der Lehrer nicht mehr erfüllt (Lauth et al., 1996; Kausch, 2002; Lauth & Freese, 2003). Dieser Effekt ist auch in den Nachuntersuchungen festzustellen, die teilweise sechs Jahren später stattfanden (Linderkamp, 2002; Naumann, 2000). Einschränkend ist allerdings festzuhalten, dass vor allem die Eltern ihre Kinder als nunmehr störungsfrei ansehen, während die Lehrer teilweise nur eine vorübergehende oder gar keine Symptomfreiheit beobachten konnten (Kausch, 2002).

Es treten Verbesserungen im Alltagsverhalten zu Hause ein. Die Kinder verbessern ihr Verhalten nach Meinung der Eltern nachdrücklich. Sie können Verhaltensweisen, auf die die Eltern Wert legen (z. B. Hausaufgaben machen, gemeinsames Essen) zunehmend besser und zur größeren Zufriedenheit der Eltern ausführen (Schlottke, 1984; Lauth & Fellner, 1998). Dieser Effekt ist langfristig stabil (Lauth & Fellner, 2004).

Auch in der Schule werden Verbesserungen erreicht: Die Kinder beteiligen sich mehr und konstruktiver am Unterricht (Lauth, 1996a) und die störungstypischen Verhaltensprobleme verschwinden zunehmend (Lauth & Freese, 2003; Lauth & Fellner, 1998). Diese Effekte sind jedoch weit weniger stabil, wenn man nicht begleitend mit

Tab. 2: Übersicht über die Untersuchungen zur Wirksamkeit des Trainings für aufmerksamkeitsgestörte Kinder.

Autor	Anzahl und Alter der Kinder	Diagnose	Untersuchungsplan	Behandlung	Beschreibung der abhängigen Variablen	Ergebnisse
Schlottke (1984)	54 Kinder Alter 9–11 Jahre	ADHDS nach DSM-III	Drei Gruppen: Basis-, Strategietraining, Kontrollgruppe	Basis- oder Strategietraining	Kennwerte zum Aufmerksamkeitsverhalten; Eltern- und Lehrerbefragung	Positive Veränderung der Aufmerksamkeitsproblematik, Verbesserung im Alltag (Einschätzung durch Eltern und Lehrer), Entwicklungsfortschritte bei den Kindern
Beck & Mock (1995)	104 Kinder (3 Studien) 3. und 4. Klasse	Subklinisch bzw. ADHDS nach DSM-III (Lehrer-Urteil)	Drei Gruppen: Aufmerksamkeitstraining; Hausaufgabenbetreuung, Kontrollgruppe (ohne Behandlung)	Basistraining (schulbasiert)	Maße zum Aufmerksamkeitsverhalten	Geringe Effekte bei undifferenzierter Therapiedurchführung, große Effekte bei homogener Gruppenzusammensetzung und klinischer Diagnose
Beck (1998)	32 Kinder 3. und 4. Klasse	ADHDS nach DSM-III (Lehrer-Urteil)	Drei Gruppen: Aufmerksamkeitstraining; Aufmerksamkeitstraining nach Wartezeit; Alternativbehandlung	Basis- oder Strategietraining mit den Kindern (schulbasiert)	Maße zum Aufmerksamkeitsverhalten	Verbesserung des Aufmerksamkeitsverhaltens
Lauth (1996a)	55 Kinder Alter 8–10 Jahre	aufmerksamkeits- und lerngestört (subklinisch)	Drei Gruppen: Strategietraining, Strategietraining mit Elternsitzungen, Kontrollgruppe	Strategietraining (mit Elternanleitung)	Kennwerte zum Aufmerksamkeitsverhalten (Eltern- und Lehrerbefragung)	Verbesserung im Aufmerksamkeitsverhalten, Verbesserung im Unterrichtsverhalten
Lauth, Naumann, Roggenkämper & Heine (1996)	27 Kinder Alter 8–12 Jahre	ADHDS nach DSM-III-R	Zwei Gruppen: Therapiegruppe und Wartekontrollgruppe	Basis- oder Strategietraining mit Elternanleitung	Kennwerte zum Aufmerksamkeitsverhalten (Eltern- und Lehrerbefragung)	Verbesserung im Aufmerksamkeitsverhalten, störungsfrei nach Urteil der Eltern und Lehrer

den Lehrern zusammenarbeitet und deren Verhalten beim Umgang mit diesen Kindern konstruktiv verändert. Teilweise berichten die Lehrer sogar, dass die Maßnahmen keinerlei Auswirkungen auf das Schul- und Unterrichtsverhalten haben, obwohl die Intervention in den Augen der Eltern sehr erfolgreich war (Kausch, 2002).

Langfristige Effekte

Es sind sowohl deutliche als auch andauernde Verhaltenserfolge festzustellen (Lauth & Freese, 2003; Lauth & Fellner, 1998). Insbesondere belegen die katamnestischen Studien (Naumann, 2000; Linderkamp, 2002) eine nachdrückliche und anhaltende Wirksamkeit des Trainings bei den Kindern. Die Entwicklung der behandelten Kinder verläuft in der Mehrzahl der Fälle unproblematisch. Nur etwa ein Fünftel von ihnen musste nach Beendigung der Therapie eine erneute störungsspezifische Behandlung aufnehmen.

Insofern wird die klinische Wirksamkeit dieser Intervention belegt: Das Alltagsverhalten verbessert sich, die Störungssymptomatik reduziert sich bis zur Störungsfreiheit, bei geeignetem therapeutischem Vorgehen werden stabile und andauernde Fortschritte erreicht. Allerdings kann die Intervention in Bezug auf die Wirksamkeit in der Schule verbessert werden. Dies betrifft vor allem die Veränderung des schulischen Verhaltens. Die Lehrer stellen hier teilweise nur anfängliche bzw. vorübergehende Erfolge fest, die sich wieder verlieren, sobald die Intervention beendet ist. Ganz offensichtlich ist es notwendig, ihren Umgang mit den Kindern und ihre Sichtweise der Kinder (z. B. „stört fortgesetzt") zu verändern. Das Trainingsprogramm schlägt bei den Lehrern hierzu Maßnahmen vor, die von der Aufklärung über das Störungsbild, bis zur Anleitung des Kindes und zur Verstärkung von wünschenswertem Verhalten reichen (Lauth & Schlottke, 2009).

Ergänzende Behandlung bei komorbiden Störungen

Das Training ist vor allem für aufmerksamkeitsgestörte/hyperaktive Kinder indiziert, die die Kriterien des Störungsbildes erfüllen. Die derzeitigen Behandlungsleitlinien (s. Deutsche Gesellschaft für Kinder- und Jugendpsychiatrie und Psychotherapie, 2007) sehen für diese Kinder eine Behandlung vor, die zum Ziel hat, das Verhalten dieser Kinder durch ein entsprechendes Training zu verbessern (z. B. Anleitung zu reflexivem Verhalten, Förderung von Planungsverhalten und Selbststeuerung). Dieser Behandlungsbaustein ist neben der ausführlichen Aufklärung von Kind, Lehrern und Eltern, dem Training von Eltern und Lehrern sowie einer eventuellen medikamentösen und einer ggf. ergänzenden Behandlung von komorbiden Störungen (z. B. von Ängsten, Lese-Rechtschreibschwäche) für eine erfolgreiche Therapie dieser Kinder substanziell. Die vorliegenden Ergebnisse belegen die nachhaltige Wirksamkeit dieses Zugangs. Diese Ergebnisse fügen sich in eine Überblicksarbeit von Toplak, Connors, Shuster, Kenzevic und Parks (2008) ein, die mittlere bis große Effektstärken für kognitiv-behaviorale Trainings bei ADHS-Kindern feststellten (ähnlich Trout, Lienemann, Reid & Epstein, 2007). Die Wirkung bezieht sich hauptsächlich auf das Lernen von Selbststeuerung und Planungsverhalten, was besonders in der Schule und beim Lernen nützlich ist.

6. Literatur

American Psychiatric Association (2003). *Diagnostisches und Statistisches Manual Psychischer Störungen – Textrevision (DSM-IV-TR)*. Göttingen: Hogrefe.

Banaschewski, T., Hollis, C., Oosterlaan, J., Roeyers, H., Rubia, K. & Willcutt, E. (2005). Towards an understanding of unique and shared pathways in the psychopathophysiology of ADHD. *Developmental Science, 8*, 132–140.

Banaschewski, T., Coghill, D., Danckaerts, M., Döpfner, M., Rohde, L., Sergeant, J.A., Sonuga-Barke, E.J.S., Taylor, E. & Zuddas, A. (Eds.). (2010a). *ADHD and hyperkinetic disorder.* Oxford: Oxford University Press.

Banaschewski, T., Becker, K., Scherag, S., Franke, B. & Coghill, D. (2010b). Molecular genetics of attention-deficit/hyperactivity disorder: an overview. *European Child and Adolescent Psychiatry, 19*, 237–257.

Barkley, R.A. (1998). *Attention deficit hyperactivity disorder – a handbook for diagnosis and treatment* (2nd ed.). New York: Guilford.

Barkley, R.A. (1999). Hyperaktive Kinder. *Spektrum der Wissenschaft, März,* 30–36.

Barkley, R.-A., Murphy, K.-R. & Fischer, M. (2008). *ADHD in adults. What the science says.* New York: Guilford.

Beck, M. (1998). Therapiebaukasten oder Trainingsprogramm? Das Aufmerksamkeitstraining von Lauth & Schlottke als schulische Intervention. In M. Beck (Hrsg.), *Evaluation als Maßnahme der Qualitätssicherung. Pädagogisch-psychologische Interventionsverfahren auf dem Prüfstand* (S. 161–172). Tübingen: DGVT.

Beck, M. & Mock, A. (1995). Aufmerksamkeitsförderung in der Schule. *Heilpädagogische Forschung, 21,* 180–185.

Bundesärztekammer (2007). Aufmerksamkeitsdefizit-/Hyperaktivitätsstörung (ADHS). *Stellungnahme, herausgegeben vom Vorstand der Bundesärztekammer auf Empfehlung des Wissenschaftlichen Beirats.* Köln: Deutscher Ärzte-Verlag (Im Internet unter www.aerzteverlag.de).

Deutsche Gesellschaft für Kinder- und Jugendpsychiatrie und Psychotherapie et al. (Hrsg.) (2007). *Leitlinien zur Diagnostik und Therapie von psychischen Störungen im Säuglings-, Kindes- und Jugendalter* (3., erweit. Aufl.). Köln: Deutscher Ärzte-Verlag.

Kausch, T. (2002). *Evaluation kognitiv-behavioraler Interventionsmethoden zur Behandlung von aufmerksamkeitsdefizit- und hyperaktivitätsgestörten Kindern: Messung von Einzel- und Additiveffekten.* Dissertation: Universität Tübingen.

Knye, M., Roth, N., Westhus, W. & Heine, A. (1996). Continuous Performance Test (CPT). In G.W. Lauth & K.D. Hänsgen (Hrsg.), *Kinderdiagnostisches System*. Göttingen: Hogrefe.

Lauth, G.W. (1996a). Effizienz eines metakognitiv-strategischen Trainings bei lern- und aufmerksamkeitsbeeinträchtigten Grundschülern. *Zeitschrift für Klinische Psychologie, 25,* 21–32.

Lauth, G.W. (1996b). Dortmunder Aufmerksamkeitstest (DAT). In G.W. Lauth & K.D. Hänsgen (Hrsg.), *Kinderdiagnostisches System.* Göttingen: Hogrefe.

Lauth, G.W. & Fellner, C. (1998). Evaluation eines multimodalen Therapieprogramms bei Aufmerksamkeitsdefizit-/Hyperaktivitätsstörungen über eine differenzierte Einzelfallforschung. In M. Greisbach, U. Kullick & E. Souvignier (Hrsg.), *Von der Lernbehindertenpädagogik zur Praxis schulischer Förderung* (S. 109–124). Lengerich: Pabst.

Lauth, G.W. & Fellner, C. (2004). Therapieverlauf und Langzeiteffekte eines multimodalen Trainingsprogramms bei Aufmerksamkeitsdefizit-/Hyperaktivitätsstörungen. *Kindheit und Entwicklung, 13,* 167–179.

Lauth, G.W. & Freese, S. (2003). Effekt einer schulbasierten Behandlung von ADHD in der Bewertung von Lehrern und Eltern – eine Einzelfallstudie an vier Kindern. *Heilpädagogische Forschung, 24,* 2–8.

Lauth, G.W., Naumann, K., Roggenkämper, A. & Heine, A. (1996). Verhaltensmedizinische Indikation und Evaluation einer kognitiv-behavioralen Therapie mit aufmerksamkeitsgestörten/ hyperaktiven Kindern. *Zeitschrift für Kinder- und Jugendpsychiatrie, 24*, 164–175.

Lauth, G.W. & Schlottke, P.F. (2008). *Therapiebausteine. Training mit aufmerksamkeitsgestörten Kindern. DVD.* Tübingen: Schlottke.

Lauth, G.W. & Schlottke, P.F. (2009). *Training mit aufmerksamkeitsgestörten Kindern* (6., vollst. überarb. Aufl.). Weinheim: Psychologie Verlags Union.

Lauth, G.W., Schlottke, P.F. & Naumann, K. (2011). *Rastlose Kinder – ratlose Eltern. Hilfen bei ADHS* (9., korr. Aufl.). München: Deutscher Taschenbuch Verlag.

Linderkamp, F. (2002). Katamnestische Untersuchung zu einem Selbstinstruktionstraining mit aufmerksamkeitsgestörten Kindern. *Verhaltenstherapie und Verhaltensmedizin, 23*, 53–73.

Naumann, K. (2000). *Katamnestische Untersuchung eines kognitiv-behavioralen Therapieprogramms für aufmerksamkeitsgestörte/hyperaktive Kinder – Ein- bis Zwei-Jahres-Follow-Up.* Unveröff. Dissertation: Universität Tübingen.

Nigg, J.T., Goldsmith, H.H. & Sachek, J. (2004). Temperament and attention deficit hyperactivity disorder: The development of a multiple pathway model. *Journal of Clinical Child and Adolescent Psychology, 33*, 42–53.

Pliszka, S.R., Carlson, C.L. & Swanson, S.M. (1999). *ADHD with comorbid disorders. Clinical assessment and management.* New York: Guilford.

Polanczyk, G. & Silva de Lima, M., (2007), The worldwide prevalence of ADHD: A systematic review and metaregression analysis. *American Journal of Psychiatry, 164*, 94–98.

Scahill, L.H. & Schwab-Stone, M. (2000). Epidemiology in school-age children. *Child and Adolescent Psychiatric Clinics of North America, 9*, 541–555.

Schlack, R., Hölling, H., Kurth, B.-M. & Huss, M. (2007). Die Prävalenz der Aufmerksamkeitsdefizit-/Hyperaktivitätsstörung (ADHS) bei Kindern und Jugendlichen in Deutschland. *Bundesgesundheitsblatt – Gesundheitsforschung – Gesundheitsschutz, 50*, 827–835.

Schlottke, P.F. (1984). *Psychologische Behandlung von Aufmerksamkeitsstörungen bei Kindern.* Tübingen: Unveröffentlichte Habilitationsschrift.

Sonuga-Barke, E.J.S. (2005). Causal models of attention-deficit/hyperactivity disorder: From common simple deficits to multiple developmental pathway. *Biological Psychiatry, 57*, 1231–1238

Sonuga-Barke, E.J., Sergeant, J.A., Nigg, J. & Willcutt, E. (2008). Executive dysfunction and delay aversion in attention deficit hyperactivity disorder: nosologic and diagnostic implications. *Child and Adolescent Psychiatric Clinics of North America, 17*, 367–384.

Thapar, A., Langley, K., Asherson, P. & Gill, M. (2007). Gene-environment interplay in attention-deficit hyperactivity disorder and the importance of a developmental perspective. *British Journal of Psychiatry, 190*, 1–3.

Toplak, M.E., Connors, L., Shuster, J., Knezevic, B. & Parks, S. (2008). Review of cognitive, cognitive-behavioral, and neural-based interventions for Attention-Deficit/Hyperactivity Disorder (ADHD). *Clinical Psychology Review, 28*, 801–823.

Trout, A.L., Lienemann, T.O., Reid, R. & Epstein, M.H. (2007). A review of nonmedication interventions to improve academic performance of children and youth with ADHD. *Remedial and Special Education, 28*, 207–226.

Van der Meere, J. (1996). The role of attention. In S. Sandberg (Ed.), *Hyperactivity disorders of childhood* (pp. 111–148). Cambridge: Cambridge University Press.

WHO (Hrsg.). (2005). *Internationale Klassifikation psychischer Störungen. ICD-10 Kapitel V(F), Forschungskriterien* (5. Aufl.). Bern: Huber.

Training mit aggressiven Kindern

Franz Petermann

1. Erscheinungsbild

Aggression und gewalttätiges (aggressiv-dissoziales) Verhalten wird im Kontext der Klinischen Kinderpsychologie mit den Begriffen „Störung mit oppositionellem Trotzverhalten" und „Störung des Sozialverhaltens" umschrieben, wobei vielfach eine Aufmerksamkeitsdefizit-/Hyperaktivitätsstörung zusätzlich vorliegt. Hierbei liegt ein vielfältiges Erscheinungsbild vor: aggressives Verhalten gegenüber Menschen und Tieren sowie dissoziales Verhalten im Sinne von Straffälligkeit (Delinquenz), zum Beispiel Zerstören von Eigentum, Betrug, Diebstahl und Lügen, aber auch im Sinne von schweren Regelverstößen, zum Beispiel über Nacht vor dem 13. Lebensjahr von zu Hause wegbleiben trotz elterlichem Verbot oder Schuleschwänzen. Besonders in der Altersgruppe der Acht- bis 13-Jährigen nimmt dieses Problemverhalten stark zu; die Rate der Betroffenen steigt bis zu 9% an. Mit ausgehendem Jugendalter (ab ca. 18 Jahre) ist diese Rate jedoch stark rückfällig, das heißt, gut Dreiviertel der Betroffenen entwickeln keine antisoziale Persönlichkeitsstörung – sie kommen auf den Pfad der „Normentwicklung" zurück und bleiben unauffällig (vgl. Petermann & Petermann, 2013).

Störung des Sozialverhaltens

Antisoziale Persönlichkeitsstörung

In der jüngsten Zeit werden kontrovers geschlechtsspezifische Formen aggressiven Verhaltens diskutiert. Bisher zeigte sich der Trend, dass Jungen aggressives Verhalten häufiger zeigen. Jungen scheinen schon als Säuglinge emotional labiler zu sein und zeigen häufiger negative Affekte als Mädchen. Sie regulieren sich emotional schlechter. Weibliche Säuglinge zeigen eher positive Emotionen und regulieren damit ihre Gefühle und Stimmungen besser (Weinberg & Tronick, 1997). Diese Entwicklung setzt sich fort im Kindes- und Jugendalter; wichtig dabei ist, dass Mädchen über differenziertere soziale Fertigkeiten verfügen, was diese befähigt, bei sozialen Konflikten Alternativen zum aggressiven Verhalten zu entwickeln. Spätestens im Jugendalter nähern sich die Formen aggressiven Verhaltens bei den Geschlechtern einander an.

Eine weitere Sichtweise sollte bei der Bewertung aggressiven Verhaltens bei Kindern und Jugendlichen beachtet werden. Aggression findet im sozialen Kontext und in der Interaktion mit Gleichaltrigen und Erwachsenen statt. In der Regel liegen dabei sowohl eindeutig zu klassifizierende Symptome auf der Seite des Kindes als auch eine gestörte Erwachsenen-Kind- (Eltern-Kind)-Interaktion vor. Eine Interaktionsstörung im familiären Bereich kann in manchen Fällen in angemessener Weise die Phänomene kindlicher Aggression erklären (vgl. Schmidt, 2013). Die Bewertung aggressiven Verhaltens als Interaktionsstörung hat selbstverständlich Auswirkungen auf die Therapieplanung, da die familiäre Interaktion verändert werden muss und erst in einem zweiten Schritt (wenn noch nötig) das Problem des Kindes.

Interaktionsstörung

2. Diagnosekriterien

Aggressiv-dissoziales Verhalten

Aggressives Verhalten lässt sich in die Störung des Sozialverhaltens (also aggressiv-dissoziales Verhalten) und oppositionelles Trotzverhalten untergliedern. Die diagnostischen Kriterien der Störung des Sozialverhaltens nach DSM-IV umfassen eine Vielzahl unterschiedlicher Symptome, die vier Gruppen zuzuordnen sind (vgl. Kasten 1). Diese Symptome unterscheiden sich nur geringfügig von jenen des ICD-10.

Kasten 1: Symptomliste für die Störung des Sozialverhaltens nach DSM-IV-TR (312.8; APA, 2003).

Aggressives Verhalten gegenüber Menschen und Tieren
- bedroht oder schüchtert andere häufig ein,
- beginnt häufig Schlägereien,
- hat schon Waffen benutzt, die anderen schweren körperlichen Schaden zufügen können (z. B. Schlagstöcke, Ziegelsteine, zerbrochene Flaschen, Messer, Gewehre),
- war körperlich grausam zu Menschen,
- quälte Tiere,
- hat in Konfrontation mit dem Opfer gestohlen (z. B. Überfall, Taschendiebstahl, Erpressung, bewaffneter Raubüberfall),
- zwang andere zu sexuellen Handlungen.

Zerstörung von Eigentum
- beging vorsätzliche Brandstiftung mit der Absicht, schweren Schaden zu verursachen,
- zerstörte vorsätzlich fremdes Eigentum (jedoch nicht durch Brandstiftung).

Betrug oder Diebstahl
- brach in fremde Wohnungen, Gebäude oder Autos ein,
- lügt häufig, um sich Güter oder Vorteile zu verschaffen oder um Verpflichtungen zu entgehen (d. h. „legt andere herein"),
- stahl Gegenstände von erheblichem Wert ohne Konfrontation mit dem Opfer (z. B. Ladendiebstahl, jedoch ohne Einbruch, sowie Fälschungen).

Schwere Regelverstöße
- bleibt schon vor dem 13. Lebensjahr trotz elterlicher Verbote häufig über Nacht weg,
- lief mindestens zweimal über Nacht von zu Hause weg, während er noch bei den Eltern oder bei einer anderen Bezugsperson wohnte (oder nur einmal mit Rückkehr erst nach längerer Zeit),
- schwänzt schon vor dem 13. Lebensjahr häufig die Schule.

Störung mit oppositionellem Trotzverhalten

Die Diagnose „Störung des Sozialverhaltens" ist nach DSM-IV-TR von der weniger schwerwiegenden Störung mit oppositionellem Trotzverhalten abzugrenzen

(Petermann & Petermann, 2013), bei der zwar vermehrt und wiederkehrend trotzige, ungehorsame und feindselige, jedoch keine ausgeprägten körperlich-aggressiven oder dissozialen Verhaltensweisen gezeigt werden (vgl. Kasten 2).

Kasten 2: Symptomliste für die Störung mit oppositionellem Trotzverhalten nach DSM-IV-TR (313.81; APA, 2003).

- wird schnell ärgerlich,
- streitet sich häufig mit Erwachsenen,
- widersetzt sich häufig aktiv den Anweisungen oder Regeln von Erwachsenen oder weigert sich, diese zu befolgen,
- verärgert andere häufig absichtlich,
- schiebt häufig die Schuld für eigene Fehler oder eigenes Fehlverhalten auf andere,
- ist häufig empfindlich oder lässt sich von anderen leicht verärgern,
- ist häufig wütend und beleidigt,
- ist häufig boshaft und nachtragend.

Nach der ICD-10 wird oppositionelles Trotzverhalten als Untergruppe der Störungen des Sozialverhaltens behandelt. Damit wird stärker als beim DSM-IV-TR auf die Übergänge von oppositionellen Verhaltensstörungen zu den massiveren Formen aggressiv-dissozialer Verhaltensstörungen hingewiesen. **ICD-10-Klassifikation**

Das DSM-IV-TR erlaubt eine Unterteilung der Störung des Sozialverhaltens nach dem Zeitpunkt des Beginns (vor oder nach dem 10. Lebensjahr) und der Intensität (gering, moderat, hoch). Diese Unterteilung nach dem Störungsbeginn resultiert aus empirischen Studien, die zeigen, dass ein früher Beginn andere Komorbiditäten aufweist als ein später Beginn (vgl. auch Moffitt, 1993). Bei einem frühen Beginn treten dissoziale Handlungen, Substanzmissbrauch, Stehlen, Unterbringen außerhalb des Elternhauses und vermehrte offene Aggressionen auf; ein später Beginn führt zu einer geringeren Zahl von Beeinträchtigungen und einer günstigeren Prognose. **DSM-IV-TR-Klassifikation** **Substanzmissbrauch**

3. Ursachen

Obwohl immer noch vehement um die geschlechtsspezifischen Formen aggressiven Verhaltens diskutiert wird, zeigen große epidemiologische Studien, wie die National Comorbidity Survey Replication (Nock et al., 2007), dass sich – zumindest beim aggressiv-oppositionellen Verhalten – die Geschlechtsunterschiede annähern und man von einer extrem hohen Lebenszeit-Prävalenz von 10,2% ausgehen muss. Im Jugendalter tritt dann aggressiv-oppositionelles Verhalten zugunsten der Störung des Sozialverhaltens in den Hintergrund. Ein vielbeachtetes Entwicklungsmodell stammt von Moffitt (1993), das von zwei sich scheinbar widersprechenden Befunden ausgeht (vgl. empirische Befunde Moffitt et al., 2002):

Entwicklungs-modell
- aggressives Verhalten ist einerseits sehr stabil über die Zeit und andererseits
- steigt es bis um das 10-fache während der Jugendzeit an.

Diesen Widerspruch kann man dadurch auflösen, dass man von zwei unterschiedlichen Gruppen von aggressiv-dissozialen Kindern ausgeht. Moffitt unterscheidet zwischen einer:

- stabilen, sich über die Lebensspanne erstreckenden Aggression und einer
- auf das Jugendalter bezogenen Form.

Bei der ersten Gruppe tritt früh aggressives Verhalten auf und es liegt eine Vielzahl von Risikofaktoren vor (vgl. Petermann, Döpfner & Schmidt, 2007), die im Weiteren diskutiert werden soll.

Neuropsychologische Funktionsstörungen

Bei den frühen Startern (der ersten Gruppe also) entwickeln sich neuropsychologische Funktionsstörungen des zentralen Nervensystems, die durch Schwangerschafts- und Geburtskomplikationen bedingt sind. Solche Störungen können das Lernverhalten eines Kindes verändern und das Sozialverhalten umfassend beeinträchtigen (vgl. Witthöft, Koglin & Petermann, 2011).

Eine Reihe der frühen Schädigungen sind abhängig vom Verhalten der Mutter während der Schwangerschaft; in diesem Zusammenhang kommt dem Substanzmissbrauch (Rauchen, Drogen, Alkohol) eine besondere Bedeutung zu. Ebenso können eine schlechte pränatale Ernährung oder Geburtskomplikationen minimale Störungen in der Gehirnentwicklung der Feten bzw. Neugeborenen bewirken (vgl. Loeber et al., 2000). Diese minimalen neurologischen Beeinträchtigungen korrelieren wiederum signifikant mit einem schwierigen Temperament des Kindes in den ersten drei Lebensjahren. Hierzu gehören Ein- und Durchschlafprobleme, exzessives Schreien und Essstörungen des Säuglings und Kleinkindes (vgl. Moffitt, 1993). Im Kindesalter lässt sich das schwierige Temperament als Reiz- und Irritierbarkeit definieren. Es zeigen sich zweierlei Defizite: einmal als verbale Beeinträchtigungen, die Schreiben, Lesen, mündliche und schriftliche Ausdrucksfähigkeit, aber auch Problemlösen und Gedächtnisfunktionen betreffen; und einmal als Verhaltensbeeinträchtigungen, die sich in Aufmerksamkeitsdefiziten, Impulsivität, Hyperaktivität und oppositionellem Trotzverhalten äußern. Im Jugendalter ist ein schwieriges Temperament häufig durch ein enthemmtes, sensationssuchendes Verhalten gekennzeichnet, wobei solche Merkmale über die Zeit weitgehend stabil sind (Campbell, 1997).

Schwieriges Temperament

Steuerungsstrategie der Eltern

Schon das schwierige Temperament des Säuglings stellt die Eltern auf eine harte Bewährungsprobe. Solche Kinder benötigen besondere Unterstützung von ihren Eltern in Form von Geduld, Verständnis und angemessen konsequentem Erziehungsverhalten. Damit sind jedoch viele Eltern schwieriger Kleinkinder deshalb überfordert, da sich diese Kinder ihren Müttern häufiger als sonst widersetzen (vgl. Trautmann-Villalba et al., 2001); sie sind insgesamt sehr viel schwerer zu beeinflussen und damit zu erziehen. Bei den Eltern besteht eine erhöhte Bereitschaft zur Anwendung von restriktiven, strafenden und wenig liebevollen Steuerungsstrategien (vgl.

Denham et al., 2000; Waskewitz, Petermann, Petermann & Büttner, 2010). Auch spielen negative Emotionen der Eltern gegenüber ihren Kindern eine wichtige Rolle bei der Entstehung einer gestörten Eltern-Kind-Beziehung. Das Fehlen positiver Emotionen kann darüber hinaus aggressives Verhalten verstärken (Denham et al., 2000).

Der bisher beschriebene Prozess wird zusätzlich dadurch verschärft, dass die elterlichen Ressourcen für die Entwicklung einer erhöhten Erziehungskompetenz oft nicht gegeben sind (vgl. Maston & Reed, 2002), da sich Eltern und Kinder in der Regel hinsichtlich Temperament und kognitiven Fähigkeiten ähneln. So ist naheliegenderweise das Elternverhalten für einen angemessenen Umgang mit ihrem schwierigen Kind begrenzt; diese Eltern sind ungeduldig, leicht irritierbar und inkonsequent disziplinierend.

Erziehungskompetenz der Eltern

Im Jugendalter geht aggressives Verhalten mit einer geringen sozialen Kompetenz, schlechten Beziehungen zu Gleichaltrigen und einer Störung der sozialen Wahrnehmung einher (vgl. Dodge & Schwartz, 1997). Nach einer Analyse der KiGGS-Daten von Schlack et al. (2010) entwickeln sehr viele Jugendliche mit aggressiv-dissozialem Verhalten eine Depression, vor allem wenn eine psychische Krankheit der Eltern hinzukommt.

Soziale Kompetenz

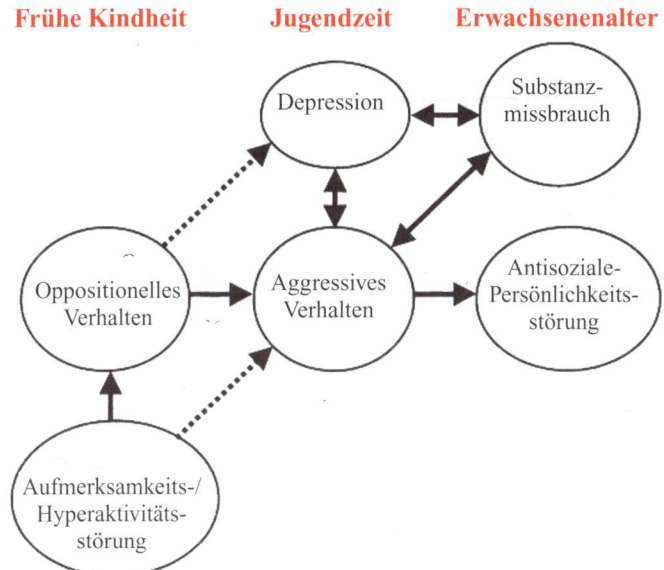

Abb. 1: Entwicklungswege aggressiven Verhaltens (nach Petermann et al., 2007, S. 14).

Abbildung 1 verdeutlicht den Einfluss der Aufmerksamkeitsdefizit-/Hyperaktivitätsstörung auf die Entwicklung aggressiven Verhaltens. Hier ist der indirekte Entwicklungsweg von der Aufmerksamkeitsdefizit-/Hyperaktivitätsstörung über das

ADHS

oppositionelle Verhalten hin zum aggressiven Verhalten besonders häufig (vgl. Witthöft, Koglin & Petermann, 2010). Im Übergang zum jungen Erwachsenenalter stehen Depression und Substanzmissbrauch in Wechselwirkung. Ebenso sind Entwicklungswege vom aggressiven Verhalten zum Substanzmissbrauch und zur antisozialen Persönlichkeitsstörung möglich (vgl. Krischer et al., 2010; Schmid, Schmeck & Petermann, 2008).

Junges Erwachsenenalter

4. Diagnostik und therapeutisches Vorgehen

4.1 Diagnostik

Um einen Behandlungsbedarf bei einem Kind abschätzen zu können, ist es wichtig, die Stabilität und den Ausprägungsgrad des Problemverhaltens zu bestimmen. Unter dem Ausprägungsgrad versteht man dabei sowohl die Generalisierung (über Situationen hinweg) als auch die Intensität des aggressiven Verhaltens. Zur Abklärung der Problematik sollte man auf Befragungen und Beobachtungen des aggressiven Kindes und seiner Bezugspersonen zurückgreifen. Im Training mit aggressiven Kindern werden unter anderem folgende Erhebungsverfahren eingesetzt (vgl. auch Petermann & Petermann 2015):

Training mit aggressiven Kindern

- der Erfassungsbogen für aggressives Verhalten in konkreten Situationen (EAS, Petermann & Petermann, 2000),
- ein Beobachtungsbogen für aggressives Verhalten (BAV, Petermann & Petermann, 2012, S. 62),
- zur Verlaufskontrolle ein Beobachtungsbogen zur Therapiemitarbeit des Kindes (TMK, Petermann & Petermann, 2012, S. 63),
- eine Einschätzliste für das Eltern-Interaktionsverhalten (Petermann & Petermann, 2012, S. 41–43),
- ein ausführlicher Elternexplorationsbogen (Petermann & Petermann, 2012, S. 24–40) zu den Bereichen
  - körperliche Entwicklung und körperliche Gesundheit,
  - frühe Entwicklung des Sozialverhaltens,
  - Verhaltensanalyse: Familiäres Bezugsfeld,
  - Verhaltensanalyse: Schulisches Verhalten,
  - Verhaltensanalyse: Beziehungen zu Geschwistern und Gleichaltrigen.

Aggressionsdiagnostik

Bei der Durchführung einer Aggressionsdiagnostik haben sich einige Leitlinien bewährt, die in der klinischen Praxis beachtet werden sollten (vgl. Kasten 3).

Kasten 3: Leitlinien zur Aggressionsdiagnostik (vgl. Petermann & Petermann, 2015, S. 32 ff.).

1. Abklärung des Störungsbildes (mit Begleitstörungen)
- Aufmerksamkeitsdefizit-/Hyperaktivitätsstörung
- oppositionelles Verhalten
- aggressiv-dissoziales Verhalten
- kognitive Defizite
- geringe soziale Fertigkeiten
- Konflikte mit Gleichaltrigen (Geschwistern, Freunden, Schulkameraden)
- Schuleschwänzen
- Leistungsprobleme in der Schule
- niedriges Selbstwertgefühl bzw. geringe Selbstachtung

2. Identifikation von Risikofaktoren

A. Kindebene
- biologische Risiken (frühkindliche Auffälligkeiten)
- schlechte Schulleistungen
- soziale Ablehnung durch Gleichaltrige

B. Elternebene
- frühe und anhaltende Eltern-Kind-Konflikte
- inkonsequentes Erziehungsverhalten
- massive körperliche Bestrafungen
- emotionale Vernachlässigung und Zurückweisung
- Konflikte zwischen den Eltern und Trennung der Eltern
- mangelnde soziale Fertigkeiten der Eltern
- psychische Störungen und Krankheiten der Eltern

3. Identifikation von Ressourcen

A. Kindebene
- langfristig angelegte Hobbys
- Fähigkeit zur sozialen Abgrenzung
- Bereitschaft, soziale Unterstützung anzunehmen
- Lob/Bekräftigung annehmen können
- positives Einfühlungsvermögen zeigen können

B. Elternebene
- Bereitschaft zur Mitarbeit bei einer Problemlösung
- finanzielle Absicherung
- soziale Unterstützung durch Außenstehende (Freunde, Verwandte, Nachbarschaft)
- Gesprächsfähigkeit und Offenheit gegenüber der Schule und im Rahmen einer Therapie
- hinreichende Geduld und Wertschätzung gegenüber dem Problemkind

4. Erstellung der Diagnose
- Differenzialdiagnostik: Ausschluss anderer Störungen und Probleme, wie zum Beispiel Aufmerksamkeitsdefizit-/Hyperaktivitätsstörung, Lernstörungen, Posttraumatische Belastungsstörung, Substanzmissbrauch, psychosoziale Folgen einer Misshandlung
- formale Diagnose (z. B. Störung des Sozialverhaltens)
- komorbide Störungen

5. Umsetzung der Diagnose
- Einschätzung des Interventionsbedarfs
- Festlegung der Interventionsebenen (Kind, Eltern, Schule)
- Erstellung einer hierarchischen Abfolge von Interventionszielen
- Formulierung der konkreten Therapieschritte, einschließlich der Methoden und Materialien
- Bewertung der Interventionsrisiken

4.2 Ziele des Trainings

Die Ergebnisse der Aggressionsforschung lassen große Zweifel aufkommen, ob sich aggressives Verhalten durch eine psychotherapeutische Behandlung auf „direktem Weg" beseitigen lässt (vgl. Bachmann, Lehmkuhl, Petermann & Scott, 2010). Aus diesem Grund zielt die Kinderverhaltenstherapie daraufhin ab, das Verhaltensrepertoire eines Kindes auszudifferenzieren. Durch eine solche Verhaltensdifferenzierung kann ein Kind neue Handlungsmöglichkeiten entwickeln und mit Aggression unvereinbares Verhalten (z. B. positives Einfühlungsvermögen) kann schrittweise aufgebaut werden.

Verhaltensdifferenzierung

Bedenkt man das häufig komorbide Auftreten von aggressivem Verhalten mit einer Aufmerksamkeitsdefizit-/Hyperaktivitätsstörung, so ist es naheliegend, den Kindern Fertigkeiten zu vermitteln, mit denen sie motorische Ruhe aufbauen können. Diese basalen Fertigkeiten kann man durch bildgetragene (imaginative) Entspannungsverfahren am günstigsten erreichen. Als bildgetragene Entspannungsverfahren haben sich für Kinder seit gut 30 Jahren die Kapitän-Nemo-Geschichten bewährt (vgl. Petermann & Petermann, 2012). Die Kapitän-Nemo-Geschichten sind als Fortsetzungsgeschichten mit Motiven aus der Unterwasserwelt konzipiert; mit diesen Geschichten kann man kindgemäß Schwere- und Wärmeerlebnisse (analog dem Vorgehen des Autogenen Trainings) vermitteln. Diese Geschichten liegen mittlerweile auch als Elternbuch vor, so dass Eltern und Kinder sich diese Methoden unter Anleitung eines Experten erarbeiten können (vgl. U. Petermann, 2013).

Bildgetragene Entspannungsverfahren

Als nächstes grundlegendes Ziel soll ein Kind soziale Prozesse genau wahrnehmen lernen. Es muss soziale Hinweisreize unterscheiden und eindeutig interpretieren lernen, um Sozialverhalten im Alltag richtig bewerten zu können (vgl. Dodge &

Soziale Hinweisreize unterscheiden

Schwartz, 1997). Das aggressive Kind lernt dabei, zwischen unterschiedlich angemessenen Verhaltensweisen zu differenzieren und deren Folgen kennen bzw. vorherzusagen. In diesem Kontext können Formen der angemessenen Selbstbehauptung eingeübt werden, wodurch das aggressive Kind angemessen in die Lage versetzt wird, Kritik oder Ärger angemessen zu äußern (vgl. Abb. 2).

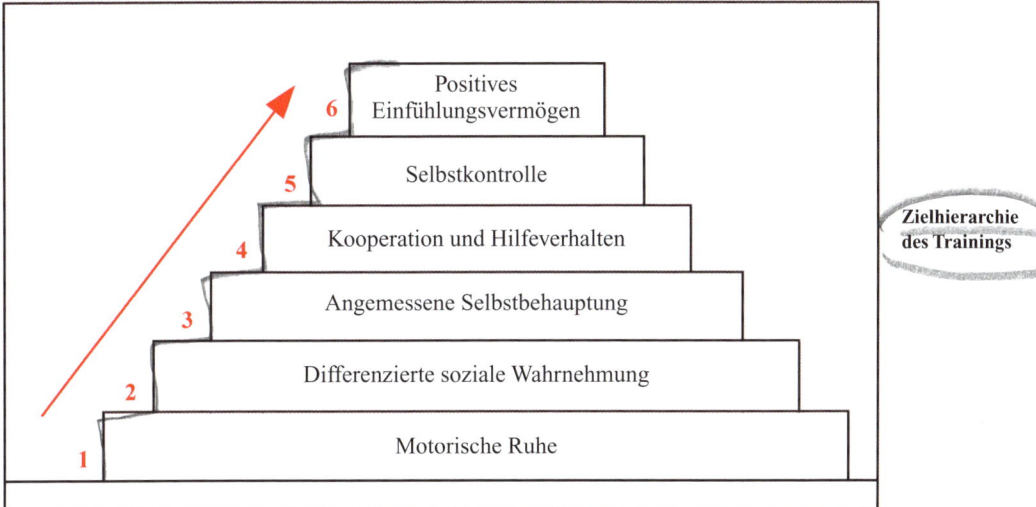

Abb. 2: Ziele des Trainings.

Ein weiteres Trainingsziel bilden Kooperation und Hilfeverhalten als positiv bewertetes Alternativverhalten, das mit Aggression unvereinbar ist und sie hemmt. In Rollenspielen üben aggressive Kinder deshalb kooperatives Verhalten und Hilfeverhalten ein. In einem ersten Schritt muss bei den Kindern eine Bereitschaft aufgebaut werden, dieses neue Verhalten im Alltag zu erproben. Durch eine kognitive Umstrukturierung sollen diese Verhaltensweisen allmählich positiv bewertet werden (z. B. „Es ist nicht Schwäche, sondern Stärke, wenn man nachgeben kann!"; „Hilft man anderen, fühlt man sich gut!"). Aggressive Kinder erfahren mit diesen neuen Verhaltensweisen im Alltag dann schnell, dass sie auf diese Weise befriedigende Sozialkontakte schließen und aufrechterhalten können. Das Einüben von Selbstkontrolle bildet ein weiteres wichtiges Trainingsziel, um aggressives Verhalten durch das Bemühen des Kindes besser regulieren zu können. Eine besonders gut erprobte Form der Selbstkontrolle stellen Selbstinstruktionsverfahren dar; mit ihnen gelingt es, den Ärger und die Wutreaktion zu regulieren (vgl. Feindler, 1995). Bei solchen Verfahren lernt ein aggressives Kind, zu sich selbst in einer bestimmten Weise zu sprechen. So lernt es zum Beispiel durch Selbstinstruktionen impulsive Reaktionen zu stoppen bzw. umzulenken. Durch eine solche Handlungssteuerung (Impulssteuerung) erhält ein aggressives Kind die Chance, sich für angemessenes Verhalten zu entscheiden und dieses im Alltag zu praktizieren. Instruktionskärtchen, Regelkarten für die Trainingssitzung und Beobachtungsbogen (z. B. der Detektivbogen) tragen erheblich dazu bei, diese Ziele zu erreichen. Schließlich muss ein aggressives Kind noch positives Einfühlungsvermögen einüben. Dabei wird es im Rahmen vorstrukturierter (thematischer) Rollenspiele (z. B. im Rahmen des Igelspiels) aufgefordert, sich in die Lage des anderen (z. B. eines Opfers einer aggressiven Handlung) zu versetzen.

Thematische Rollenspiele

4.3 Übersicht über das therapeutische Vorgehen

Rahmenbedingungen. Das Training lässt sich in Therapiephasen und Module untergliedern. Phasen sind der Erstkontakt, das Einzel- und Gruppentraining. Das Einzeltraining besteht aus fünf, das Gruppentraining aus sieben Modulen. Ein Modul umfasst in der Regel eine oder zwei Sitzungen mit einem Kind oder mit einer Familie. Innerhalb eines Moduls wird ein Problembereich unter Vorgabe eines konkreten Ziels mit vorgefertigten Materialien und Instruktionen angegangen. Aufgrund der Materialien kann man gezielt das Problem des Kindes und der Familie bearbeiten. Ein zu anforderungsreiches Modul kann ausgelassen oder bei großen Defiziten vertieft bearbeitet werden. Es ist auch denkbar, dass Module bei Lernbehinderten oder Unkonzentrierten sowie bei jüngeren Kindern auf mehrere Sitzungen verteilt werden müssen. So lässt sich das Vorgehen, ähnlich einem Baukastensystem mit vorgefertigten Elementen, ausweiten oder verkürzen.

Baukastenprinzip

Der Aufbau des therapeutischen Vorgehens im Einzelnen wird in Abbildung 3 verdeutlicht. Man erkennt drei Interventionsebenen: das Kind, die Eltern und den Lehrer.

Ebenen: Kind, Eltern, Lehrer

Die Arbeit mit dem Kind gliedert sich in das Einzeltraining und das Gruppentraining. Im Einzeltraining arbeitet ein Kind – einschließlich des Erstkontaktes – in der Regel in 13 Sitzungen (á 50 Minuten) mit dem Therapeuten alleine (vgl. Abb. 3). Im Anschluss daran wird eine aus drei bis vier Kindern bestehende Gruppe gebildet; die Kinder üben in 14 Sitzungen über Rollenspiele neues Verhalten ein. Die Anzahl der Sitzungen des Einzel- und Gruppentrainings ist von der Sitzungsdauer abhängig (50 oder 100 Minuten; vgl. Abb. 3). Bei sieben- bis neunjährigen Kindern sowie solchen mit massiver Aufmerksamkeitsstörung, Hyperaktivität oder Lernbehinderung bieten sich 50-minütige Sitzungen an. Darüber hinaus hängt es von der Erfahrung eines Therapeuten ab, ob er sich eine Doppelsitzung von 100 Minuten zutraut.

Einzeltraining

Gruppentraining

Die Elternberatung beziehungsweise die familienbezogene Beratung umfasst minimal sechs Treffen. Die Sitzungen umfassen zwei Erstkontakttreffen und minimal vier Sitzungen der trainingsbegleitenden Eltern- und Familienberatung; ein weiteres Treffen ist sinnvoll, das der Nachkontrolle – acht Wochen nach Trainingsende – dient.

Die dritte Ebene bezieht sich auf zwei Lehrerkontakte in der Anfangs- und Endphase des Trainings. Im Rahmen des Lehrerkontaktes wird der Klassenlehrer über unsere Arbeitsweise ausführlich informiert und nach seinen Unterrichtsbeobachtungen befragt.

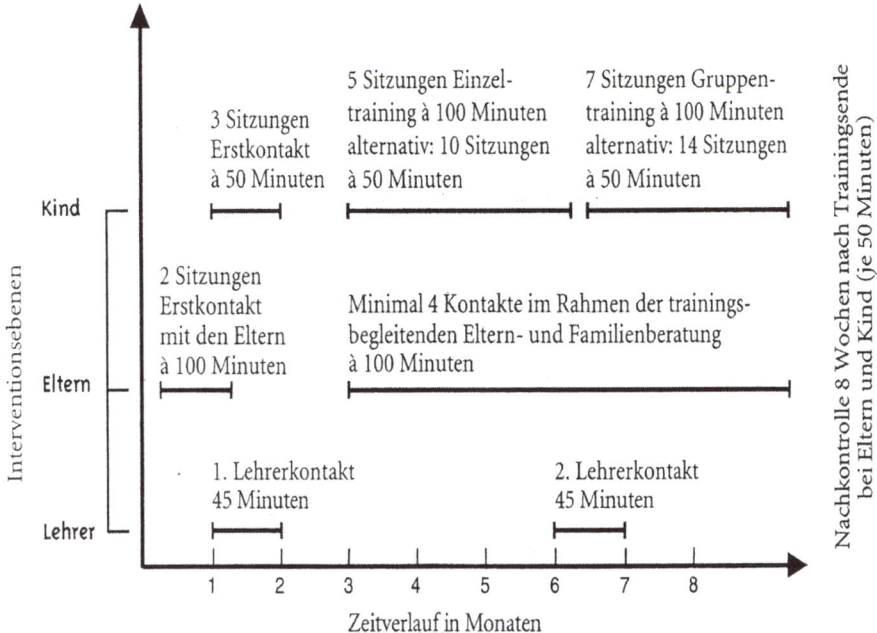

Abb. 3: Interventionsebenen und minimale Dauer des Trainings (aus Petermann & Petermann, 2012, S. 106).

Das Training dauert durchschnittlich sechs bis acht Monate und kann bei lernbehinderten (oder mehrfach beeinträchtigten) Kindern auch bis zu zehn Monate betragen. Der ausgeführte zeitliche Rahmen bezieht sich auf wöchentliche Treffen mit dem Kind. In einer Institution, wie einem Erziehungsheim oder bei einer stationären psychiatrischen Behandlung, wird man mit dem Kind sehr viel intensiver arbeiten und damit in einem zeitlich enger gesteckten Rahmen die Sitzungen realisieren können (vgl. Petermann et al., 2008a, 2008b; Steinke, 1990).

Trainingsdauer

Zweigleisigkeit des Vorgehens. In unserem Konzept hat sich ein zweigleisiges Vorgehen als besonders geeignet gezeigt. Auf der einen Seite wird das Kind als eigenständige Einheit, auf der anderen Seite die Familie insgesamt betrachtet. Die Argumente für eine solche Vorgehensweise sind vielfältig (Petermann & Petermann, 2012):

Kind und Familie

- Die zweigleisige Betrachtung ermöglicht, die unterschiedlichen Einflüsse und Auswirkungen einer Verhaltensstörung offen zu legen. So bringt gerade die getrennte diagnostische Vorgehensweise mit Eltern und Kind wichtige und vollständige Informationen zu Tage.

- Die Zweigleisigkeit spiegelt sich auch in einer differenzierten Beratung wider; es können sowohl für das Kind als auch für die Familie spezifische, aber dennoch aufeinander abgestimmte Hilfen entwickelt werden.

Erziehungsverhalten

- Wenn Eltern mit ihrem unangemessenen Erziehungsverhalten konfrontiert werden sollen, dann benötigen sie einen Schutz vor Gesichtsverlust gegenüber ihren Kindern. Eine Motivation zur Veränderung von Elternverhalten oder des Familienklimas kann nur in diesem Schutzraum entstehen.

- Durch die Zweigleisigkeit ist es erst möglich, die Veränderungen des Kindes und die der gesamten Familie unabhängig voneinander zu erfassen und zu kontrollieren. Wir erwarten auf beiden Seiten Veränderungen.

Verhaltenstherapie mit dem Kind. Im Training mit aggressiven Kindern werden pro Sitzung verschiedene Elemente (Trainingsschritte in einer Sitzung) miteinander kombiniert und mit einem Kind durchgeführt, wobei alle Sitzungen diesen Aufbau aufweisen (vgl. Kasten 4).

Sozial-kognitive Informationsverarbeitung

Der dritte Trainingsschritt zeigt auf, welche Bedeutung die unterschiedlichen Materialien besitzen. Die Themenfolge orientiert sich am Modell von Kaufmann (1965) und den Schritten der sozial-kognitiven Informationsverarbeitung von Dodge und Schwartz (1997): Begonnen wird mit der Wahrnehmungsschulung und Übungen zur angemessenen Interpretation sozialer Konfliktsituationen; danach lernen die Kinder Selbstverbalisationstechniken kennen und schließlich werden neue Problemlösungen erarbeitet und sozial kompetentes Verhalten eingeübt.

Einzeltraining

Im Einzeltraining, im dem der Therapeut sehr individualisiert und entwicklungsorientiert mit einem Kind arbeitet, stehen fünf Module zur Verfügung. Aus diesen gestaltet man minimal fünf, in der Regel jedoch eher für acht bis zehn Sitzungen mit spezifischen Themen und Materialien für die therapeutische Arbeit.

Kasten 4: Aufbau einer Trainingssitzung.

1. Auswertung der Aufgaben zur Selbstbeobachtung/Verhaltensübung, Material: „Detektivbogen"

2. Entspannungs- und Ruhetraining, Material: „Kapitän-Nemo-Geschichten"

3. Trainingsschritt mit spezifischen Materialien: Wahrnehmungsübungen, Materialien: „Fotos" und kurze Videogeschichten; Bildkarten
   Verhaltensübungen im Rollenspiel, Materialien: z. B. EAS (Petermann & Petermann, 2000) und andere Vorgaben
   Selbstinstruktionsübungen, Materialien: Instruktionskarten „Fuchssprüche" und „Fuchsgeschichte"

4. Eintausch verdienter Punkte für selbstbestimmtes Spielen,
   Materialien: Tokens und Regellisten

Verhaltenstherapie mit Kindergruppen. Aggressive Kinder verfügen häufig über geringe oder unzureichend ausdifferenzierte soziale Fertigkeiten. In der Folge davon werden sie häufig von Gleichaltrigen abgelehnt, wodurch wiederum soziales Lernen bzw. positive Erfahrungen mit anderen verhindert werden (vgl. Petermann & Petermann, 2012). Ein wesentliches Ziel besteht darin, im Kontext einer Therapiegruppe neue Erfahrungen zu vermitteln. Die Gruppen umfassen bei Kindern (bis 12 Jahre) drei bis vier Teilnehmer (Petermann & Petermann, 2012) und bei Jugendlichen vier bis fünf Mitglieder (Petermann & Petermann, 2010).

Gruppentraining

Bei den Gruppensitzungen handelt es sich um thematisch gut vorstrukturierte Angebote (vgl. Kasten 5), wobei auch im Gruppentraining ein stark ritualisierter Sitzungsablauf gewählt wird (vgl. Kasten 4). Solche Festlegungen helfen aggressiven Kindern präzise Erwartungen gegenüber den Sitzungsinhalten zu entwickeln, wodurch die Motivation zur Teilnahme in der Regel gefestigt wird. In den Gruppensitzungen werden mit Rollenspielen notwendige soziale Fertigkeiten eingeübt. Bei den ersten Gruppensitzungen werden die Rollenspielinhalte detailliert vom Therapeuten vorgegeben. Im weiteren Verlauf sollen die Kinder verstärkt ihre Alltagsprobleme zu Rollenspielinhalten machen.

Rollenspiele

Kasten 5: Rollenspielinhalte des Gruppentrainings.

1. Gruppentrainingsmodul:	„Kennenlernen der Kindergrupe und Fortschritte aus dem Einzeltraining sichern"
2. Gruppentrainingsmodul:	„Diskussionsregeln erstellen"
3. Gruppentrainingsmodul:	„Positives Einfühlungsvermögen üben" (anhand des Igelspiels)
4. Gruppentrainingsmodul:	„Mit Wut fertig werden"
5. Gruppentrainingsmodul:	„Lob, Nicht-Beachtung und Tadel erfahren"
6. Gruppentrainingsmodul:	„Eigenes Verhalten widerspiegeln"
7. Gruppentrainingsmodul:	„Angemessenes Verhalten stabilisieren und immunisieren"

Verhaltenstherapie mit Familien. Familien mit aggressiven Kindern lassen sich durch folgende Bemühungen zur Therapiemitarbeit motivieren: Zunächst ist ein gemeinsames Beratungsziel und Störungskonzept notwendig; zur Motivierung der Eltern werden die bisherigen Erziehungsbemühungen der Eltern anerkannt. Von Anfang an soll den Eltern vermittelt werden, dass alle Familienmitglieder etwas zur Problemlösung beitragen können. Für den Erfolg einer verhaltenstherapeutischen Familienberatung ist es zentral, dass ein klares und überschaubares Hilfeangebot gemeinsam mit den Eltern erarbeitet und formuliert wird. Familien mit aggressiven Kindern erwarten konkrete Hilfen, die im Alltag umsetzbar sind. In der Beratung wird im Detail beschrieben, was kind- und familienbezogen geändert werden kann. Im Rahmen der Eltern- und Familienberatung soll zunächst die Mitarbeit der Familie sichergestellt

Verhaltenstherapeutische Familienberatung

werden; in einem zweiten Schritt wird den Eltern ein angemessener Umgang mit ihrem Kind vermittelt. Im Blickpunkt stehen u. a. folgende Aspekte:

- Informationen über das aggressive Verhalten des Kindes und ungünstige familiäre Interaktionsformen sammeln,
- die ursächlichen und aufrechterhaltenden Bedingungen aggressiven Verhaltens den Betroffenen verdeutlichen,
- eine Beziehung zwischen aggressiven Verhaltensweisen und dem bisherigen Erziehungsverhalten herstellen,
- angemessene familiäre Interaktionsmuster initiieren sowie
- den Eltern irrationale Erziehungseinstellungen bewusst machen und diese schrittweise mit ihnen revidieren.

So werden zum Beispiel die ursächlichen und aufrechterhaltenden Bedingungen anhand typischer Familienkonflikte herausgearbeitet und Bezüge zum bisherigen Erziehungsverhalten hergestellt. Des Weiteren wird erarbeitet, wie sich das Elternverhalten negativ auf das Kind auswirken kann; mit den Eltern werden dabei neue Verhaltensweisen entwickelt, mit denen sie ihr Kind positiv beeinflussen können (vgl. auch Waskewitz et al., 2010). Ein auf diese Weise schrittweise geändertes Elternverhalten erleichtert es zum einen dem aggressiven Kind, die im Training erworbenen Verhaltensweisen anzuwenden und zu erproben; auf der anderen Seite wird eine weitere Verstärkung unangemessenen Verhaltens verhindert.

4.4 Ausgewählte Inhalte und Materialien

Das praktische Vorgehen des Trainings mit aggressiven Kindern soll durch ein Beispiel aus dem Gruppentraining und eine „Hausaufgabe" aus der Eltern- und Familienberatung erläutert werden.

Das Igelspiel – ein Beispiel aus dem Gruppentraining. Beim Igelspiel handelt es sich um eine differenziert ausgearbeitete Rollenspielvorlage (vgl. Kasten 6) zur Einübung von positivem Einfühlungsvermögen. Jeweils zwei Kinder führen das Rollenspiel (inkl. Rollentausch) durch; in einem nächsten Schritt wird das Rollenspiel mit einem weiteren Kinderpaar wiederholt und anschließend mit der Kindergruppe ausgewertet. Hierbei wird herausgearbeitet, was den „Igel" veranlasst hat, seine Stacheln einzuziehen. Die Antworten werden aufgezeichnet oder auf einer Wandzeitung notiert. Abschließend werden die Kinder danach befragt, ob sie so etwas Ähnliches schon erlebt haben – solche Erlebnisse sollen dann auf dem Hintergrund der Rollenspiele bewertet werden. Auf diese Weise gelingt es den Kindern schrittweise, die Rollenspielinhalte auf den Alltag zu übertragen.

Kasten 6: Das Igelspiel (aus Petermann & Petermann, 2012, S. 255 f.).

> **Das Igelspiel**
>
> „Ich werde euch heute zuerst kurz eine Geschichte erzählen, die ich erlebt habe und ihr vielleicht auch schon. Hört gut zu. Vor einigen Tagen ging ich im Wald spazieren. Es war schon etwas dämmerig. Plötzlich raschelte etwas im Laub, und ich sah einen Igel vor mir auf dem Boden. Er suchte vermutlich Futter. Ich wollte mir den Igel etwas genauer betrachten. So nah hatte ich noch keinen gesehen. Als ich näher kam ... was ist da wohl passiert? – Richtig, der Igel hat sich zusammengerollt, weil der Boden durch meine Schritte erschüttert wurde. Glaubt ihr, dass Menschen sich manchmal auch in sich zurückziehen, so wie ein Igel sich einrollt, und dann niemanden an sich heranlassen? – Wie sieht das denn bei Menschen aus? Was machen die Menschen dann und was machen sie nicht? – Versucht man dann, an sie heranzukommen, piksen sie einen auch so, wie der Igel mit seinen Stacheln das kann? – Was haben Menschen wohl für Gründe, sich so einzuigeln?
>
> Heute wollen wir das Igelspiel zusammen spielen. Es spielen immer zwei Kinder zusammen. Der eine soll sich einrollen wie ein Igel; der andere muss versuchen, ihn hervorzulocken. Derjenige, der sich zusammenrollt, muss sich vorstellen, dass ihn etwas sehr geärgert hat. Jemand hat ihn beleidigt und verletzt. Deshalb zieht er sich wütend und vielleicht auch traurig zurück. Das macht er, indem er sich wie ein Igel einrollt, abkapselt und manchmal seine Stacheln aufstellt."
>
> Der Therapeut führt an dieser Stelle vorgefertigte Instruktionskarten ein, mit denen die Kinder Anforderungen im Rollenspiel leichter bewältigen können.
>
> „Derjenige, der den Igel hervorlocken soll, muss sich anstrengen und alles daransetzen, dass ihm das gelingt. Er darf aber keine Gewalt anwenden. Als Hilfe für sein Verhalten soll er sich eines von diesen Kärtchen aussuchen (= Instruktionskärtchen). Er soll versuchen, bei allem, was er tut und sagt, das zu berücksichtigen, was auf dem Kärtchen steht. Er soll daran denken und sich die Worte, die auf dem Kärtchen stehen, vorsagen. Für den Igel gibt es noch eine Bedingung: Er darf sich nicht länger abkapseln und zusammenrollen als höchstens fünf Minuten. Wir anderen schauen genau zu, was der macht, der wie ein Igel zusammengerollt ist, und was der macht, der ihn hervorlockt. Jeder von euch spielt einmal den, der wie ein Igel zurückgezogen ist, und den, der hervorlockt."

Beispiel für ein Rollenspiel

Beobachtungsaufgaben für Eltern. Durch die systematische Verhaltensbeobachtung können Eltern familiäre Interaktionsabläufe erläutert werden, die aggressives Verhalten aufrechterhalten. Eine Verhaltensbeobachtung ist nur dann von den Eltern durchführbar, wenn ein bis zwei klar definierte, täglich auftretende Ereignisse beobachtet werden sollen. Bei der Formulierung der zu beobachtenden Verhaltenskategorien kann man sich am Beobachtungsbogen für aggressives Verhalten (BAV; Petermann & Petermann, 2012, S. 62) orientieren. Solche Verhaltensweisen sind an konkreten Situationen oder Aufgaben festzumachen (z. B. den Mülleimer leeren, den Mittagstisch abräumen). Die Verhaltenseinschätzungen können entweder anhand eines globalen Urteils („ein wenig" bis „sehr stark" ausgeprägt) oder als Häufigkeiten notiert werden.

Verhaltensbeobachtung

BAV

Es dauert eine gewisse Zeit, bis die Eltern auf diese Weise beobachten können, und daher sollte mehrmals die Bearbeitung von Beobachtungsaufgaben in den Beratungssitzungen geübt werden. Verschiedene Wege können gewählt werden, eine Verhaltensbeobachtung zu dokumentierten. Eltern können durch Ja-/Nein-Angaben registrieren, ob ein Problemverhalten an einem Tag überhaupt aufgetreten ist. Es besteht auch die Möglichkeit festzuhalten, wie häufig ein Verhalten in einer ausgewählten Situation auftritt. Beide Vorgehensweisen sind zuverlässige Dokumentationen, um etwas über die Ausprägung des kindlichen Verhaltens zu erfahren und zugleich die Eltern in eine systematische Verhaltensbeobachtung einzubeziehen.

Beobachtungsaufgabe

Bei manchen Kindern treten aggressive Verhaltensweisen jedoch bei so vielen Anlässen auf, dass eine Häufigkeitsangabe nicht möglich ist. In diesen Fällen sollen die Eltern global die Häufigkeiten einschätzen. Diese globalen Häufigkeitseinschätzungen können manche Eltern überfordern. Aus diesem Grund ist oftmals eine kombinierte Beurteilung sinnvoll, bei der zunächst angegeben wird, ob eine Situation auftritt; ist dies der Fall, dann wird angegeben, wie stark beziehungsweise intensiv ausgeprägt ein Verhalten auftritt – oder die Eltern geben die konkreten Formen des Verhaltens an.

Häufigkeitseinschätzung

5. Empirische Ergebnisse

Aggressives Verhalten im Kindesalter stellt eine besonders stabile und prognostisch ungünstig verlaufende Verhaltensstörung dar, wie entwicklungspsychopathologische Ergebnisse immer wieder belegen (vgl. Petermann et al., 2007; van de Weil, Matthys, Cohen-Kettenis & van Engeland, 2002). Vor allem komplexe und verhaltensorientierte kind- und familienbezogene Behandlungsverfahren weisen befriedigende und langfristig stabile Erfolge auf (vgl. Bachmann et al., 2010; Henggeler et al., 2009; Waskewitz et al., 2010).

Mit komplexen verhaltenstherapeutischen Behandlungsansätzen gelingt es nachhaltig, die Ressourcen aggressiver Kinder und ihrer Familien zu aktivieren (vgl. Bachmann et al., 2010). Auf diese Weise lassen sich die Defizite in verschiedenen Bereichen kompensieren. Um die erzielten Therapieerfolge in den Alltag zu übertragen, ist es wichtig, die vom Kind und der Familie zu erwerbenden Fertigkeiten schrittweise und möglichst realistisch einzuüben.

Ressourcenaktivierung

Empirische Studien zu dem vorliegenden Training, die Petermann und Bochmann (1993) einer Metaanalyse unterzogen, unterstreichen die Wirksamkeit unseres Vorgehens. In diese Metaanalyse gingen 13 Forschungsarbeiten ein (N = 52 Therapien als Einzelfallstudien durchgeführt). Als besonders zentral für den Behandlungserfolg konnten die verhaltensorientierten Elemente des Vorgehens (und weniger die kognitive Therapie) identifiziert werden. Die Bedeutung der familienorientierten Maßnahmen konnten ebenso belegt werden wie der besonders ausgeprägte Erfolg von Fördermaßnahmen mit jüngeren Kindern (bis 9 Jahre). Generell zeigt unser Vorgehen, dass es aggressive Kinder in die Lage versetzt, sich aufgrund der Intervention besser in Gruppen mit Gleichaltrigen zu integrieren.

Seit Mitte des letzten Jahrzehnts wurden mehrere multizentrische Studien zum Training mit aggressiven Kindern durchgeführt, die abschließend referiert werden sollen. In diesen Studien wurde das Vorgehen im Kontext verschiedener Settings und in Kombination mit unterschiedlichen Maßnahmen auf Effektivität und Wirksamkeit überprüft (vgl. Tab. 1).

Mehrere multizentrische Studien

Tab. 1: Übersicht über Stichprobenbeschaffenheit, Diagnosen und Design der Studien zum Training mit aggressiven Kindern (TAK).

Stichproben		Alter	DSM-IV-Diagnosen	Instrumente	MZP
TAK Beratungsstelle	13	M=9;6 SD=1.76	2 (15%) SOT; 6 (46%) SOT, ADHS; 1 (8%) SSV, ADHS; 4 (31%) SOT, SSV, ADHS	Kinder-DIPS, SDQ-Eltern, CBCL (4 Syndromskalen)	t1,-, t3
Jugendhilfe + TAK	12	M=10;2 SD=1.01	2 (17%) SOT; 2 (17%) SOT, ADHS; 3 (25%) SOT, SSV; 1 (8%) SOT, SP; 2 (17%) SOT, SSV, ADHS; 1 (8%) SOT, SSV, SP, ADHS; 1 (8%) SSV	Kinder-DIPS, SDQ-Eltern, SDQ-Lehrer, CBCL und TRF (4 Syndromskalen), LSL	t1, t2, t3
Kinderpsychiatrie + TAK	8	M=9;7 SD=1.16	2 (25%) SVV; 1 (12%) SOT, AS (NNB), ENT (NNB); 2 (25%) SSV, ADHS; 1 (12%) SOT, SSV, ADHS; 1 (12%) SSV, ADHS, EN; 1 (12%) SSV, ADHS, RBS	SDQ-Eltern	t1, t2, t3

Anmerkungen: MZP = Messzeitpunkte; t1 = Prätest; t2 = Posttest; t3 = 6 Monats-Follow-up; SDQ = Strengths and Difficulties Questionnaire; CBCL = Child Behavior Checklist; TRF = Teacher's Report Form; LSL = Lehrereinschätzliste für Sozial- und Lernverhalten. Diagnosen: ADHS = Aufmerksamkeitsdefizit-/Hyperaktivitätsstörung; AS (NNB) = Nicht näher bezeichnete Angststörung; EN = Enuresis; ENT (NNB) = Nicht näher bezeichnete tiefgreifende Entwicklungsstörung (einschließlich atypischem Autismus); SOT = Störung mit Oppositionellem Trotzverhalten; SSV = Störung des Sozialverhaltens; SP = Soziale Phobie; RBS = Reaktive Bindungsstörung im Säuglingsalter oder in der frühen Kindheit (gehemmter Typus)

An einer Beratungsstelle im Großraum Dortmund wurden die langfristigen Effekte durch eine postalische Befragung sechs Monate nach Abschluss des Trainings

Langfristige Effekte

erfasst. Nach Einschätzung der Eltern anhand der *Child Behavior Checklist* (CBCL) von Achenbach (1991) reduzierte sich das aggressive Verhalten der Kinder substanziell. Die Elternurteile mit dem *Strengths and Difficulties Questionnaire* (SDQ) nach Goodman (1997) verdeutlichen eine bedeutsame Abnahme auf den Skalen „Hyperaktivität" und „Probleme mit Gleichaltrigen". Insgesamt verbesserte sich die Gesamtproblembelastung erheblich (Petermann et al., 2007; vgl. auch Tab. 2).

Jugendhilfe-einrichtung
In einer Jugendhilfeeinrichtung in Hessen wurde das Training in Kombination mit Kinder- und Jugendhilfemaßnahmen durchgeführt und mit einer Kontrollgruppe aus der Einrichtung verglichen. Im direkten Vergleich der Effektstärken beider Gruppen war die Kombination aus dem Training mit aggressiven Kindern und sozialpädagogischen Jugendhilfemaßnahme der reinen Jugendhilfe überlegen. Dieses Ergebnis zeigte sich vor allem in größeren Effekten auf den SDQ-Skalen „Verhaltensauffälligkeiten" und „Prosoziales Verhalten" im Elternurteil, als auch nach Einschätzung der Lehrer auf den SDQ-Skalen „Soziale Probleme" und „Probleme mit Gleichaltrigen". Nach Abschluss des Trainings nahmen die Eltern bedeutsame Verbesserungen auf der CBCL-Skala „Aufmerksamkeitsstörungen" und der SDQ-Skala „Hyperaktivität" wahr. Des Weiteren zeigten die Werte der übergeordneten Syndromskala „Externalisierende Störungen" deutlich einen Therapieerfolg an. Aus Sicht der Lehrer (TRF nach Achenbach, 1991b) konnten die „Externalisierenden Störungen", vor allem das aggressive Verhalten reduziert werden. Mit dem SDQ schätzten die Eltern insgesamt die Problembelastung geringer ein und sehen vor allem Verbesserungen im Umgang mit Gleichaltrigen, im Problemverhalten und im prosozialen Verhalten (Nitkowski, Petermann, Büttner, Krause-Leipoldt & Petermann, 2009a; Petermann et al., 2008b). Die Nachkontrolle nach sechs Monaten zeigt, dass die Effekte stabil blieben (Nitkowski et al., 2009b).

Instituts-ambulanz
Des Weiteren wurde das Training mit aggressiven Kindern in der kinder- und jugendpsychiatrischen/psychotherapeutischen Institutsambulanz des Universitätsklinikums Ulm ambulant durchgeführt. Nach Einschätzung der Eltern mit dem SDQ reduzierten sich die „Emotionalen Probleme" und die „Probleme mit Gleichaltrigen" erheblich; ebenso verringerte sich die Gesamtproblembelastung. Diese Effekte zeigten sich nach Abschluss des Trainings und waren langfristig stabil bis zur Nachkontrolle. Lehrer bestätigten nach Abschluss des Trainings positive Effekte im Umgang mit Gleichaltrigen, im prosozialen Verhalten und im Gesamtproblemwert des SDQ (Petermann et al., 2008a). Weitere positive Befunde zum Training mit aggressiven Kindern aus einer Psychotherapeutischen Hochschulambulanz legten Petermann, Kamau, Nitkowski und Petermann (2013) vor.

Aus der Zusammenschau der wichtigsten Ergebnisse ist ersichtlich (vgl. Tab. 2), dass das Training mit aggressiven Kindern aus Sicht der Eltern und der Lehrer externalisierende Störungen, das heißt aggressives und delinquentes Verhalten substanziell reduziert. Dieser Effekt konnte mit Hilfe der CBCL bzw. TRF sowohl nach Abschluss des Trainings als auch langfristig nach sechs Monaten festgestellt werden. Des Weiteren stimmen Eltern und Lehrer in ihrer Einschätzung überein, dass die sozialen Probleme der Kinder erheblich reduziert und das prosoziale Verhalten verbessert wurde.

Tab. 2: Wichtige Ergebnisse aus den Wirksamkeitsstudien zum Training mit aggressiven Kindern (TAK).

Intervention	Erhebungsintervall	Instrument/Skala	Effektstärke (d')
TAK Beratungsstelle	Prä – Follow-up	CBCL: Aggressives Verhalten	0.66
		SDQ-Eltern: Probleme mit Gleichaltrigen	0.51
		SDQ-Eltern: Hyperaktivität	0.79
		SDQ-Eltern: Gesamtproblemwert	0.56
Jugendhilfe und TAK	Prä – Follow-up	CBCL: Externalisierende Störungen	0.94
		CBCL: Aggressives Verhalten	0.95
		CBCL: Soziale Probleme	0.87
		SDQ-Eltern: Probleme mit Gleichaltrigen	1.16
		SDQ-Eltern: Hyperaktivität	0.50
		SDQ-Eltern: Verhaltensauffälligkeiten	1.25
		SDQ-Eltern: Gesamtproblemwert	1.14
Kinderpsychiatrie + TAK	Prä – Follow-up	SDQ-Eltern: Emotionale Probleme	0.98
		SDQ-Eltern: Probleme mit Gleichaltrigen	1.07
		SDQ-Eltern: Hyperaktivität	0.47
		SDQ-Eltern: Gesamtproblemwert	1.06

Anmerkungen: Effektstärke d' wurde berechnet nach Bortz und Döring (2002); das Maß kann eingeteilt werden in mittelstarke (d'=0.50) und (d'=0.80) starke Effekte.

Die Kinder der Beratungsstelle als auch der Kinder- und Jugendhilfeeinrichtung haben nach der Beurteilung ihrer Eltern in Bezug auf Hyperaktivität und Aufmerksamkeitsstörungen signifikante und stabile Verbesserungen erzielt. Die Auswertungen des SDQ unterstreichen die positiven Effekte im Gesamtproblemwert des Kindes. Zu betonen ist, dass sich der Umgang mit Gleichaltrigen stark verbesserte. Diese Einschätzung teilen alle befragten Eltern in den unterschiedlichen Untersuchungskontexten. Nach den aktuellen Befunden profitieren Kinder, die am Training mit aggressiven Kindern im Kontext von Maßnahmen der Kinder- und Jugendhilfe und der ambulanten Kinderpsychiatrie teilnehmen, nachweislich stärker als diejenigen, die das Training mit aggressiven Kindern als Einzelmaßnahme absolvieren.

Hyperaktivität und Aufmerksamkeitsprobleme

6. Literatur

Achenbach, T.M. (1991a) *Manual for the Child Behavior Checklist/4–18 and 1991 Profile.* Burlington: University of Vermont, Department of Psychiatry.

Achenbach, T.M. (1991b). *Manual for the Teacher's Report Form and 1991 Profile*. Burlington: University of Vermont, Department of Psychiatry.

American Psychiatry Association (APA). (2003). *Diagnostisches und Statistisches Manual Psychischer Störungen – Textrevision (DSM-IV-TR)*. Göttingen: Hogrefe.

Bachmann, C.J., Lehmkuhl, G., Petermann, F. & Scott, S. (2010). Evidenzbasierte psychotherapeutische Interventionen für Kinder und Jugendliche mit aggressivem Verhalten. *Kindheit und Entwicklung, 19*, 245–254.

Bortz, J. & Döring, N. (2002). *Evaluation und Forschungsmethodik* (3. Aufl.). Berlin: Springer.

Campbell, S.B. (1997). Behavior problems in preschool children. In T.H. Ollendick & R.J. Prinz (Eds.), *Advances in clinical child psychology, Vol. 19* (pp. 1–26). New York: Plenum.

Denham, S., Workman, E., Cole, P., Weissbord, C., Kendzira, K. & Zahn-Waxler, C. (2000). Prediction of externalizing behavior problems from early to middle childhood: The role of parental socialisation and emotion expression. *Development and Psychopathology, 12*, 23–45.

Dodge, K.A. & Schwartz, D. (1997). Social information processing mechanisms in aggressive behavior. In D.M. Stoff, J. Breiling & J.D. Maser (Eds.), *Handbook of antisocial behavior* (pp. 171–180). New York: Wiley.

Feindler, E.L. (1995). An ideal treatment package for children and adolescents with anger disorders. In H. Kassinove (Ed.), *Anger disorders: Definition, diagnosis, and treatment* (pp. 173–195). Washington: Taylor & Francis.

Goodman, R. (1997). The Strengths and Difficulties Questionnaire: A research note. *Journal of Child Psychology and Psychiatry and Allied Disciplines, 38*, 581–586.

Henggeler, S.W., Schoenwald, S.K., Borduin, C.M., Rowland, M.D. & Cunningham, P.B. (2009). *Multisystemic treatment of antisocial behavior in children and adolescents* (2 nd ed.). New York: Guilford.

Kaufmann, H. (1965). Definitions and methodology in the study of aggression. *Psychological Bulletin, 64*, 351–364.

Krischer, M., Sevecke, K., Petermann, F., Herpertz-Dahlmann, B. & Lehmkuhl, G. (2010). Erfassung und Klassifikation von Persönlichkeitspathologie im Jugendalter. *Zeitschrift für Kinder- und Jugendpsychiatrie und Psychotherapie, 38*, 321–328.

Loeber, R., Burke, J.D., Lahey, B.B., Winters, A. & Zera, M. (2000). Oppositional defiant and conduct disorder: A review of the past 10 years, Part I. *Journal of the American Academy of Child and Adolescent Psychiatry, 39*, 1468–1484.

Maston, A.S. & Reed, M.-G. (2002). Resilience in development. In C.R. Snyder & S. J. Lopez (Eds.), *The handbook of positive psychology* (pp. 74–88). Oxford: Oxford University Press.

Moffitt, T.E. (1993). „Life-cource-persistent" vs. „adolescent-limited" antisocial behavior: A developmental taxonomy. *Psychological Review, 100*, 674–701.

Moffitt, T.E., Caspi, A., Harrington, H. & Milne, B.J. (2002). Males on the life-course-persistent and adolescence-limited antisocial pathways: Follow-up at age 26 years. *Development and Psychopathology, 14*, 179–207.

Nitkowski, D., Petermann, F., Büttner, P., Krause-Leipoldt, C. & Petermann, U. (2009a). Behavior modification of aggressive children in child welfare: Evaluation of a combined intervention program. *Behavior Modification, 33*, 474–492.

Nitkowski, D., Petermann, F., Büttner, P., Krause-Leipoldt, C. & Petermann, U. (2009b). Verhaltenstherapie und Jugendhilfe. Ergebnisse zur Optimierung der Versorgung aggressiver Kinder. *Zeitschrift für Kinder- und Jugendpsychiatrie und Psychotherapie, 37*, 461–468.

Nock, M.K., Kazdin, A.E., Hiripi, E. & Kessler, R.C. (2007). Life time prevalence, correlates, and persistence of oppositional defiant disorder: Results from the National Comorbidity Survey Replication. *Journal of Child Psychology and Psychiatry, 48*, 703–713.

Petermann, F. & Bochmann, F. (1993). Metaanalyse von Kinderverhaltenstrainings. Eine erste Bilanz. *Zeitschrift für Klinische Psychologie, 22*, 133–152.

Petermann, F., Döpfner, M. & Schmidt, M.H. (2007). *Aggressiv-dissoziales Verhalten* (2., erweit. Aufl.). Göttingen: Hogrefe.

Petermann, F. & Petermann, U. (2000). *Erfassungsbogen für aggressives Verhalten in konkreten Situationen* (EAS) (4., überarb. und neu normierte Aufl.). Göttingen: Hogrefe.

Petermann, F. & Petermann U. (2010). *Training mit Jugendlichen* (9., überarb. Aufl.). Göttingen: Hogrefe.

Petermann, F. & Petermann U. (2012). *Training mit aggressiven Kindern* (13., vollst. überarb. Aufl.). Weinheim: Beltz.

Petermann, F. & Petermann, U. (2015). *Aggressionsdiagnostik* (2., vollst. veränd. Aufl.). Göttingen: Hogrefe

Petermann, F., Petermann, U., Besier, T., Goldbeck, L., Büttner, P., Krause-Leipoldt, C. & Nitkowski, D. (2008a). Zur Effektivität des Trainings mit aggressiven Kindern in Psychiatrie und Jugendhilfe. *Kindheit und Entwicklung, 17*, 182–189.

Petermann, U. (2013). *Die Kapitän-Nemo-Geschichten* (18., korr. Aufl.). Freiburg: Herder.

Petermann, U., Kamau, L., Nitkowski, D. & Petermann, F. (2013). Die Effektivität des Trainings mit aggressiven Kindern im Rahmen einer Hochschulambulanz. *Kindheit und Entwicklung, 22*, 174–180.

Petermann, U., Nitkowski, D., Polchow, D., Pätel, J., Roos, S., Kanz, F.-J. & Petermann, F. (2007). Langfristige Effekte des Trainings mit aggressiven Kindern. *Kindheit und Entwicklung, 16*, 143–151.

Petermann, U. & Petermann, F. (2013). Störungen des Sozialverhaltens. In F. Petermann (Hrsg.), *Lehrbuch der Klinischen Kinderpsychologie* (7., veränd. Aufl., S. 291–318). Göttingen: Hogrefe.

Petermann, U., Petermann, F., Büttner, P., Krause-Leipoldt, C. & Nitkowski, D. (2008b). Effektivität kinderverhaltenstherapeutischer Maßnahmen in der Jugendhilfe: Das Training mit aggressiven Kindern. *Verhaltenstherapie, 18*, 101–108.

Schlack, R., Hölling, H., Erhart, M., Petermann, F. & Ravens-Sieberer, U. (2010). Elterliche Psychopathologie, Aggression und Depression bei Kindern und Jugendlichen. *Kindheit und Entwicklung, 19*, 228–238.

Schmid, M., Schmeck, K. & Petermann, F. (2008). Persönlichkeitsstörungen im Kindes- und Jugendalter? *Kindheit und Entwicklung, 17*, 190–202.

Schmidt, M.H. (2013). Interaktionsstörungen. In F. Petermann (Hrsg.) *Lehrbuch der Klinischen Kinderpsychologie* (7., veränd. Aufl., S. 495–512). Göttingen: Hogrefe.

Steinke, T. (1990). *Stationäres Training mit aggressiven Kindern*. Frankfurt: Lang.

Waskewitz, S., Petermann, F., Petermann, U. & Büttner, P. (2010). Videogestützte Elterntrainings mit aggressiven Kindern. *Kindheit und Entwicklung, 19*, 255–263.

Weil, N. van de, Matthys, W., Cohen-Kettenis, P.C. & Engeland, H. van (2002). Effective treatments of school-aged conduct disordered children: recommendations for changing clinical and research practices. *European Child and Adolescent Psychiatry, 11*, 79–84.

Weinberg, K.M. & Tronick, E.Z. (1997). Maternal depression and infant maladjustment: A failure of mutual regulation. In J. Noshpitz (Ed.), *The handbook of child and adolescent psychiatry* (pp. 132–147). New York: Wiley.

Witthöft, J., Koglin, U. & Petermann, F. (2010). Zur Komorbidität von aggressivem Verhalten und ADHS. *Kindheit und Entwicklung, 19*, 218–227.

Witthöft, J., Koglin, U. & Petermann, F. (2011). Neuropsychologische Korrelate aggressiv-dissozialen Verhaltens. *Zeitschrift für Psychiatrie, Psychologie und Psychotherapie, 59*, 11–23.

Training mit sozial unsicheren Kindern

Ulrike Petermann

1. Erscheinungsbild

Sozial unsichere Kinder werden häufig als schüchtern, gehemmt, kontaktscheu, trennungsängstlich und sozial inkompetent bezeichnet. Sie fallen im Alltag nicht zwangsläufig als Kinder auf, die behandlungsbedürftig sind, da sie auf den ersten Blick als „pflegeleicht" erscheinen (vgl. Petermann & Suhr-Dachs, 2013; Rao et. al., 2007). Im Gegensatz zu aggressivem oder hyperkinetischem Verhalten zwingen gehemmte Kinder ihren Bezugspersonen selten ihr Verhalten auf. Bei einigen Formen wie der Trennungsangst kann auch eine Verweigerung auftreten, die sich jedoch vorwiegend auf „anklammerndes Verhalten" bezieht, das heißt den Tatbestand, die vertraute Bezugsperson nicht loslassen zu können.

Merkmale sozial-unsicherer Kinder

Sozial unsichere Kinder fallen durch spezifisches Verhalten, vor allem in Anforderungssituationen auf (Petermann & Suhr-Dachs, 2013; Petermann & Petermann, 2015). Verbales Verhalten ist wie folgt gekennzeichnet: Sozial unsichere Kinder sind eher still, sie erzählen nichts oder sehr wenig; sie sprechen leise, undeutlich und manchmal stotternd. Sie sind oft nicht in der Lage, Gefühle wie Freude oder Ärger auszudrücken (vgl. Kasten 1). Manche Kinder wirken überwiegend apathisch und/ oder weinerlich. Das nonverbale Verhalten ist ebenfalls auffällig: Sozial unsichere Kinder können nicht oder kaum Blickkontakt aufnehmen, schauen vom Interaktionspartner weg und fixieren einen Gegenstand oder einen fernen Ort. Manche zappeln mit Armen, Beinen oder mit dem ganzen Körper, andere gehemmte Kinder bewegen sich kaum frei im Raum oder verharren still in einer Position.

Kasten 1: Erscheinungsformen sozial unsicheren Verhaltens.

- Still-sein (z. B. nichts erzählen und fragen)
- Sprechen (z. B. sehr leise oder gehetzt und undeutlich sprechen)
- Stottern (z. B. keine Worte und keinen Satz zusammenhängend sprechen)
- Gefühle (z. B. Weinen, Zittern in der Stimme)
- Gesichtsausdruck (z. B. verlegenes Lächeln, Gesichtszucken, kurzer Blickkontakt)
- Körperausdruck (z. B. Zappeln, Händezittern, Nägelkauen)
- Bewegungen (z. B. sich nicht von der Stelle bewegen, monotone Schaukelbewegungen mit dem Körper)
- Handlungen (z. B. bei einer gestellten Aufgabe sofort resignieren, verweigern von Aufgaben)
- Sozialkontakt (z. B. Kontaktverweigerung, sich von der Mutter nicht trennen wollen)
- Psychosomatische Reaktionen (z. B. Erbrechen, Einnässen, Erröten, Erblassen; Bauch- und/oder Kopfschmerzen))

In sozialen Anforderungssituationen fallen sozial unsichere Kinder dadurch auf, dass sie sich nicht behaupten können und Sozialkontakt vermeiden oder verweigern. Dies bedeutet, sie können keinen Kontakt zu Gleichaltrigen, manchmal auch nicht zu Erwachsenen außerhalb der Familie aufnehmen, aufrechterhalten oder angemessen beenden. Sie wollen die elterliche Wohnung nicht verlassen, sich von den Eltern nicht trennen und in manchen Fällen jedem Besuch von Erwachsenen und Kindern bei ihnen zu Hause ausweichen. Im Umgang mit anderen können sie nicht angemessen Anforderungen ablehnen und ihre Meinung äußern: Entweder stimmen sie allem zu oder verweigern generell soziale Verpflichtungen und Anforderungen.

Soziale Anforderungssituationen

2. Diagnosekriterien

Das klinische Phänomen „soziale Unsicherheit" findet man in unterschiedlicher Ausprägung in vier verschiedenen kinderpsychiatrischen Diagnosen wieder:

- Emotionale Störung mit Trennungsangst,
- Störung mit sozialer Ängstlichkeit bzw.
- soziale Phobie und
- generalisierte Angststörung.

Kinderpsychiatrische Diagnosen

Für die ICD-10 (2014) und das DSM-5 (APA, 2013) sollen die Diagnosekriterien überblicksartig dargestellt werden.

Emotionale Störung mit Trennungsangst des Kindesalters (F93.0). Diese Störung wird diagnostiziert, wenn die Angst vor der Trennung von wichtigen Bezugspersonen

- einen außergewöhnlichen Schweregrad aufweist,
- bei Kindern über das dritte Lebensjahr hinaus auftritt,
- aus der unrealistischen Sorge besteht, dass den Bezugspersonen etwas zustoßen könnte, wodurch es z. B. zur Verweigerung des Kindergarten- oder Schulbesuchs kommt und
- die Sozialentwicklung des Kindes

einschränkt (vgl. Eisen, Brien, Bowers & Streidler, 2001; Suhr-Dachs & Petermann, 2013). In vielen Fällen verhindert die Trennungsangst, dass sich angemessenes Sozialverhalten entwickelt. Häufig sind diese Kinder passiv; das heißt, sie sind kaum in der Lage, eigenständige Aktivitäten durchzuführen.

Risiko Trennungsangst

Störungen mit sozialer Ängstlichkeit (F93.2) bzw. soziale Phobien (F40.1). Bei dem Erscheinungsbild der Störung mit sozialer Ängstlichkeit und der sozialen Phobie handelt es sich um ähnliche Phänomene. In der ICD-10 spricht man von der „Störung mit sozialer Ängstlichkeit des Kindesalters" (ICD-10: F39.2) als einer Form der emotionalen Störung im Kindesalter; Erwachsene erhalten die Diagnose „soziale Phobien" (F40.1); im DSM-5 existiert keine entsprechende kindspezifische Störung; das heißt, man greift auf die Kriterien einer sozialen Phobie zurück, die für Kinder, Jugendliche und Erwachsene gleichermaßen gilt und einige kindsspezifische Hinweise enthält (vgl. Kasten 2).

Kasten 2: Gegenüberstellung der sozialen Phobie (nach DSM-5) und der Störung mit sozialer Ängstlichkeit des Kindesalters (nach ICD-10).

Soziale Phobie (nach DSM-5)	Störung mit sozialer Ängstlichkeit (nach ICD-10)
• Ausgeprägte, anhaltende Angst vor Beobachtung und Bewertung durch andere Personen in sozialen und Leistungssituationen; • Befürchtungen darüber, ein Verhalten zu zeigen, das demütigend oder peinlich sein könnte; • vermeiden von gefürchteten sozialen Situationen oder Leistungssituationen; • die Angst muss sich gegenüber Erwachsenen und Gleichaltrigen zeigen; • im Umgang mit bekannten Personen muss eine altersgemäße soziale Kompetenz vorliegen; • die Vermeidung führt zu Beeinträchtigungen von sozialen Aktivitäten und Beziehungen sowie schulischen Leistungsproblemen.	• Durchgängige oder wiederkehrende Angst vor Fremden; • Vermeiden von unvertrauten sozialen Situationen; • die Furcht vor unvertrauten Personen bezieht sich auf Erwachsene und Gleichaltrige gleichermaßen; • übertriebene Sorge darüber, ob eigenes Verhalten Fremden gegenüber angemessen ist; dem entsprechend scheues, verlegenes Verhalten; • eine normale Bindung an Eltern oder andere vertraute Personen muss vorliegen; • Furcht und Vermeidung weisen ein altersuntypisches Ausmaß auf; • die Vermeidung führt zu bedeutenden sozialen Beeinträchtigungen.

Phänomenvielfalt Als erstes zentrales Merkmal der Störung mit sozialer Ängstlichkeit wird die durchgehende und wiederkehrende Furcht vor fremden, unvertrauten Personen angeführt, weswegen der Kontakt zu Unbekannten und wenig Vertrauten möglichst gemieden oder sogar verweigert wird (vgl. Stopa & Clark, 2000; In-Albon & Schneider, 2006). Die Phänomene reichen von schweigendem, passivem, zurückweichendem, sich zurückziehendem sowie weinendem Verhalten bis zu Erstarren oder Wutanfällen. Übermäßig ausgeprägte soziale Ängstlichkeit führt zu negativen Folgen in der sozialemotionalen Entwicklung; so sind beispielsweise soziale Beziehungen und Aktivitäten stark eingeschränkt, wodurch eine Reihe von Fertigkeiten im Bereich des Sozialverhaltens nicht geübt und deshalb nicht aufgebaut werden. Die soziale Angst muss sich auf Erwachsene und Gleichaltrige beziehen. Eine gewisse Zurückhaltung ausschließlich Erwachsenen gegenüber ist bei manchen Kindern normal. Zugleich wird gefordert, dass der Kontakt dieser Kinder zu den Eltern, Geschwistern und anderen vertrauten Personen normal ausgeprägt ist; zudem muss im Umgang mit den vertrauten Personen ein sozial kompetentes Verhalten bestehen (Van Roy, Kristensen, Groholt & Clench-Aas, 2009). Dies ist ein wichtiges Abgrenzungskriterium gegenüber tiefgreifenden Entwicklungsstörungen.

Defizite im Sozialverhalten

Bewertungsangst Ein zweites zentrales Merkmal bildet die Bewertungsangst, jedoch nur im DSM-5. Damit ist eine ausgeprägte und anhaltende Angst einerseits vor Leistungssituationen, andererseits generell vor Bewertungen durch andere Personen gemeint. Kinder sorgen sich über die Angemessenheit ihres Verhaltens gegenüber unvertrauten Personen; sie haben Angst vor sozialer Hervorhebung und dass sie dann ein peinliches Verhalten zeigen, aufgrund dessen sie als schwach, ängstlich oder dumm beurteilt werden könnten.

Generalisierte Angststörung des Kindesalters (F93.80). Das Hauptmerkmal der generalisierten Angststörung bezieht sich auf eine intensive und übermäßige Angst, Sorge sowie furchtsame Erwartung bezüglich mehrerer Ereignisse oder Tätigkeiten (vgl. Southam-Gerow, 2001). Bei den Ereignissen handelt es sich um alltägliche Aktivitäten und Probleme in verschiedenen Lebensbereichen; sie beziehen sich beispielsweise auf schulische Aufgaben, freundschaftliche Beziehungen u. Ä. Speziell bei Kindern kann sich dies in Kummer und Sorgen, insbesondere die eigenen Fähigkeiten (soziale Kompetenzen, schulische Leistungen u. Ä.) betreffend, niederschlagen. Konsequent werden aus diesem Grund Situationen gemieden, in denen Kompetenzen und Leistungsfähigkeit erforderlich sind. Die Sorgen und Ängste können von den Betroffenen nur schwer kontrolliert werden.

3. Ursachen

Als Hintergrund zur Einordnung der vielfältigen Ursachen sozial unsicheren Verhaltens werden im Kontext der Angstforschung biopsychosoziale Modelle herangezogen (vgl. Petermann & Suhr-Dachs, 2013). Es wird davon ausgegangen, dass ein komplexes Zusammenspiel von biologischen, psychischen und sozialen Faktoren für die Entstehung von Ängsten bedeutsam ist. Im Folgenden werden einige Faktoren angeführt, die in diesem Kontext diskutiert werden.

Biopsychosoziales Modell

Biologische Faktoren. Hierzu zählen genetische, physiologische und neuropsychologische Einflüsse. Interessant ist vor allem die Beobachtung, dass ängstliche Personen in bestimmten Situationen ein hohes physiologisches Erregungsniveau aufweisen; dieses bildet vermutlich eine Grundlage für Schüchternheit und gehemmtes Verhalten im Kindesalter. Gehemmtes Verhalten gilt als Temperamentsmerkmal, das schon während der Kindheit stabil ausgebildet ist und einen familiär verankerten Risikofaktor für soziale Unsicherheit bildet (vgl. Kagan et al., 2007; Van Roy et al., 2009).

Temperamentsmerkmal „Verhaltenshemmung"

Psychische Faktoren. Zu diesen zählen vor allem emotionale und kognitive Kennzeichen sozial unsicherer Kinder. So ist für die Entwicklung von Ängsten die Emotionsregulation bedeutsam. Es konnte immer wieder belegt werden, dass ängstliche Kinder nur unzureichend in der Lage sind, ihre Emotionen zu regulieren. Dies bedeutet, dass sie nicht im Stande sind, das eigene Erregungsniveau positiv zu beeinflussen (vgl. Hirshfeld-Becker et al., 2007). Emotionen zu regulieren fällt ängstlichen und sozial unsicheren Kindern vermutlich deshalb so schwer, da sie häufig ein erhöhtes, physiologisches Erregungsniveau in ihnen unvertrauten sozialen Situationen aufweisen.

Emotionsregulation

Ängstliche und sozial unsichere Kinder lassen sich durch eine Vielzahl kognitiver Merkmale beschreiben. Besonders häufig werden dabei defizitäre oder verzerrte Wahrnehmungs- und Informationsverarbeitungsprozesse, eine erhöhte Selbstaufmerksamkeit, negative soziale Erwartungen sowie intensive Sorgen und Befürchtungen genannt (vgl. Alfano, Beidel & Turner, 2006 und Kasten 3).

Kasten 3: Kognitive Merkmale sozial unsicherer Kinder.

<table>
<tr><td>Verzerrte soziale Wahrnehmung</td><td>
• Verzerrte soziale Wahrnehmung, das heißt, die Aufmerksamkeit ist auf negative Ereignisse gerichtet, und soziale Anforderungen werden als bedrohlich interpretiert (Stopa & Clark, 2000).

• Negative soziale Erfahrungen werden bevorzugt der eigenen Unfähigkeit zugeschrieben (Hirsch & Clark, 2004).

• Sozial unsichere Kinder erleben sich in sozialen Situationen als wenig kompetent und erwarten, von anderen negativ beurteilt und abgelehnt zu werden; sie erleben deshalb mehr soziale Angst und durch das gehemmte Verhalten verminderte soziale Kompetenz im Vergleich zu Kindern ohne soziale Unsicherheit (vgl. Hirsch & Clark, 2004).

• Sozial unsichere Kinder zeigen eine erhöhte Selbstaufmerksamkeit. Die Überzeugung, über keine sozialen Fertigkeiten zu verfügen, ist mit einer hohen Selbstaufmerksamkeit verbunden. In der Folge stehen negative Gedanken, irrationale Sätze und wahrgenommene autonome Erregungsprozesse im Mittelpunkt der Aufmerksamkeit (vgl. Alden & Taylor, 2004). Die auf diese Weise reduzierte Aufmerksamkeit für soziale Prozesse schränkt die Flexibilität sozialen Handelns ein.

• Ängstliche und sozial unsichere Kinder werden häufig von intensiven Sorgen und Befürchtungen geplagt (vgl. Perrin & Last, 1997).
</td></tr>
<tr><td>Kein Selbstvertrauen</td><td>
• Ängstliche und sozial unsichere Kinder neigen zu negativer Selbstbewertung, weswegen sie kein Selbstvertrauen und kein selbstsicheres Verhalten entwickeln können (vgl. Stopa & Clark, 2000).
</td></tr>
</table>

Soziale Faktoren. Hierzu zählen Merkmale der Eltern, das elterliche Interaktions- und Erziehungsverhalten, kritische Lebensereignisse und der sozioökonomische Status. So ist zum Beispiel von Bedeutung, ob ein Elternteil eine Angst- oder Depressionsdiagnose aufweist; dies erhöht in Kombination mit dem Temperamentsmerkmal „Verhaltenshemmung" des Kindes das Risiko, eine Angststörung zu entwickeln (vgl. Rapee & Spence, 2004). Einerseits besitzt das ängstliche Verhalten einer Mutter Vorbildfunktion für ihre Kinder; andererseits verstärkt der elterliche Interaktionsstil sehr häufig das Vermeidungsverhalten von Kindern, indem die Vermeidung angstauslösender Situationen nicht nur geduldet, sondern auch positiv bewertet wird. Weiterhin vermitteln manche Eltern ihren ängstlichen Kindern, vorsichtig auf bedrohliche oder vermeintlich bedrohliche Reize zu reagieren. Auf diese Weise werden Kinder für solche Reize sensibilisiert, was bei einem Kind zu abwartendem, vermeidendem Interaktionsverhalten führt; dies verstärkt wiederum die Ängste (Cobham, Dadds, Spence & McDermott, 2010).

Vermeidungsverhalten

4. Diagnostik und therapeutisches Vorgehen

Das Training mit sozial unsicheren Kindern von Petermann und Petermann (2015) bezieht sich in erster Linie auf die Behandlung einer sozialen Phobie (sozialen Ängstlichkeit) und Trennungsangst; des Weiteren kann es zur Depressionsprävention eingesetzt werden (vgl. Groen & Petermann, 2011).

Depressionsprävention

4.1 Diagnostik

Im Rahmen der Diagnostik wird ein multimodales und multimethodales Vorgehen empfohlen. Eine solche Mehrebenendiagnostik sollte Informationen sowohl über die Eltern als auch über das Kind selbst etwa ab einem Alter von zehn Jahren gewinnen. Einsetzbar sind Fragebogen, Checklisten, Elternexplorationsbogen, Beobachtungsbogen, aber auch Checklisten für den Lehrer, um das Verhalten des Kindes im weiteren sozialen Umfeld beurteilen zu können (vgl. Petermann & Petermann, 2015; und Tab. 1). In der Regel wird es bei der Abklärung sozial unsicheren Verhaltens auch vonnöten sein, situationsbezogene Verhaltensweisen zu erheben (vgl. Saile & Kison, 2002).

Tab. 1: Mehrebenendiagnostik der Angst (nach Petermann & Petermann, 2015).

Erhebungsebene	Diagnostischer Zugang	Erhebungsverfahren
Kind	• Selbsturteil • Verhaltensbeobachtung	• SASC-R-D: Soziale Angstskala für Kinder • AFS: Angstfragebogen für Schüler • KAT-II: Kinder-Angst-Test-II • BSU: Beobachtungsbogen für sozial unsicheres Verhalten
Eltern	• Fremdurteil	• Checklisten zur Symptomabklärung • Klinisches Interview • Elternexplorationsbogen als Basis der Anamnese und Verhaltensanalyse
Lehrer	• Fremdurteil	• LSL: Lehrereinschätzliste für Sozial- und Lernverhalten

Multimodale und multimethodale Diagnostik

Im Training mit sozial unsicheren Kindern werden minimal folgende Erhebungsverfahren empfohlen:

- ein ausführlicher Elternexplorationsbogen (nach Petermann & Petermann, 2015),
- verschiedene psychometrische Tests (z. B. SASC-R-D, dt. Version in Petermann & Petermann, 2015 und SPAIK von Melfsen, Florin & Warnke, 2001; vgl. auch Melfsen & Florin, 1997) und

- der Beobachtungsbogen für sozial unsicheres Verhalten (BSU; nach Petermann & Petermann, 2015).

4.2 Ziele des Trainings

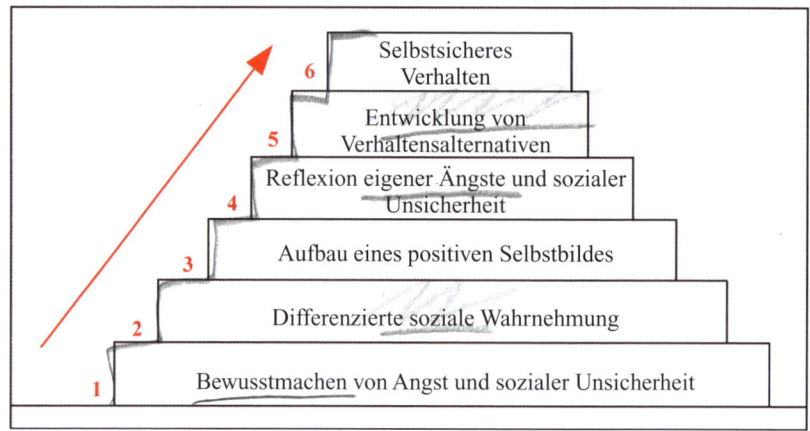

Abb. 1: Ziele des Trainings mit sozial unsicheren Kindern

Einzel- und Gruppentraining

Das Training mit sozial unsicheren Kindern gliedert sich in zwei Abschnitte; einem Gruppentraining (mit drei bis vier Kindern) ist ein Einzeltraining zeitlich vorgeordnet (vgl. Petermann & Petermann, 2015). Im Einzeltraining sollen einem Kind einfühlsam seine eigenen Ängste schrittweise bewusst gemacht werden. Dies wird immer wieder mit psychoedukativen Elementen zur Entstehung und Aufrechterhaltung der Angst verknüpft. In einem nächsten Schritt werden die verzerrten Wahrnehmungs- und Informationsverarbeitungsprozesse bearbeitet, indem die Wahrnehmung für zwischenmenschliche Situationen und Interaktionsabläufe sensibilisiert wird; auf diese Weise soll einem Kind verdeutlicht werden, dass der Gesichtsausdruck die Gefühlszustände von Interaktionspartnern verraten und verbale Aussagen hervorheben kann. Einem sozial unsicheren Kind kann in diesem Zusammenhang verdeutlicht werden, wie notwendig der Blickkontakt ist. Von Anfang an sollen einem Kind bei der Bearbeitung der sozialen Ängste auch Ermutigungsstrategien (z.B. durch positive Selbstinstruktionen) vermittelt werden, um eine angemessene Emotionsregulation bei befürchteten bedrohlichen Situationen oder auftretenden Ängsten aufzubauen. Die Ermutigungsstrategien helfen einem Kind, dass es Schwierigkeiten immer besser bewältigen kann. Durch die wiederholte Reflexion eigener Ängste und sozialer Unsicherheit gelingt es allmählich, Verhaltensalternativen zu entwickeln und anschließend umfassend in Rollenspielen zu erproben. Dieser zweite Abschnitt des Trainings (= Gruppentraining) verfolgt das Ziel, verschieden schwierige selbstsichere Verhaltensweisen einzuüben (vgl. Abb. 1). Im Gruppentraining wird zunächst mit einfachen Verhaltensweisen begonnen, zum Beispiel positive Gefühle (Freude) gegenüber vertrauten Personen zeigen. Schrittweise werden dann immer komplexere Anforderungen

Ermutigungsstrategien

Rollenspiele

vorgegeben, so zum Beispiel mit Fremden Kontakt aufnehmen oder anderen gegenüber Kritik äußern.

4.3 Übersicht über das therapeutische Vorgehen

Rahmenbedingungen. Da sozial unsicheres Verhalten entscheidend durch die familiären Bedingungen entsteht und vor allem aufrechterhalten wird, hat sich eine zweigleisige Vorgehensweise bewährt; das heißt, es erfolgt eine Intervention auf der Eltern- und Kindebene (vgl. Petermann & Suhr-Dachs, 2013; Schneider & Döpfner, 2004). Neben dem Training zum Abbau sozial unsicheren, ängstlichen Verhaltens beim Kind werden in der Elternberatung die familiären Bedingungen (vor allem das verwöhnende und überbehütende Erziehungsverhalten) modifiziert. Die Kontakte mit den Eltern werden über die gesamte Zeitspanne des Kindertrainings verteilt durchgeführt, sodass beide Interventionsebenen sowohl auf der Zeitschiene als auch inhaltlich eng miteinander verzahnt werden können (vgl. Abb. 2).

Eltern-Kind-Interaktion

	Schulkind				
	Diagnostik:	Trainingsvorbereitung:	Einzeltraining:	Kennenlernphase:	Gruppentraining:
	2 Sitzungen à 50 Minuten	1 Sitzung à 50 Minuten	4 Sitzungen à 100 Minuten *alternativ* 8 Sitzungen à 50 Minuten (jeweils minimal)	2 Sitzungen à 50 Minuten in der Kindergruppe	6 Sitzungen à 100 Minuten *alternativ* 12 Sitzungen à 50 Minuten (jeweils minimal)
	Kindergartenkind				
	Diagnostik:	Trainingsvorbereitung:	Einzeltraining:	Kennenlernphase:	Gruppentraining:
	2 Sitzungen à 50 Minuten	1 Sitzung à 50 Minuten	6–10 Sitzungen à 50 Minuten (minimal)	2 Sitzungen à 50 Minuten in der Kindergruppe	6 Sitzungen à 100 Minuten *alternativ* 12 Sitzungen à 50 Minuten (jeweils minimal)
	Eltern				
	Diagnostik und Indikationsstellung: 1 Sitzungen à 50 Minuten und 1 Sitzung à 100 Minuten		Elternberatung: 5 Sitzungen à 100 Minuten (minimal) mit den Eltern bzw. der Familie (abwechselnd)		Nachgespräch: 2 Sitzung à 100 Minuten
	Erstkontaktphase		Interventionsphase		

Abb. 2: Übersicht über das therapeutische Vorgehen (nach Petermann & Petermann, 2015).

Verhaltenstherapie mit einem Kind. Das Vorgehen ist entwicklungsorientiert und liegt deshalb in zwei altersspezifisch ausgearbeiteten Versionen vor: eine für Kindergartenkinder (5- bis 7-Jährige) und eine für Schulkinder (8- bis 12-Jährige). Die Arbeit beginnt zunächst mit einem Einzeltraining mit den Schulkindern beziehungsweise mit den Kindergartenkindern mit je

Kindergarten und Schulkinder

Soziale Wahrnehmung verbessern

altersangepassten Materialien; mit dem Einzeltraining sollen im Wesentlichen die verzerrte soziale Wahrnehmung, die erhöhte Selbstaufmerksamkeit und die mangelnde Emotionsregulationsfähigkeit eines Kindes verändert werden. Im Einzeltraining soll ein Kind deshalb folgende Ziele erreichen:

- Sprechängste überwinden,
- sich durch Selbstinstruktionen beruhigen können,
- vermeintlich bedrohliche (angstmachende) Situation analysieren und verschiedene Verhaltensmöglichkeiten sowie deren Konsequenzen erkennen,
- im Rollenspiel nach Problemlösungen für schwierige Situationen suchen und diese erproben,
- offen und direkt ansprechen, was es will und
- über eigene Erlebnisse berichten können, wobei auch Angst besetzte Situationen bearbeitet werden.

Altersspezifische Materialien

Durch altersspezifische Materialien (Puppen, kurze Videofilme mit Problemsituationen, Fotos, Cartoons) lernen die Kinder in Gesprächen und Rollenspielen mit dem Therapeuten, allmählich ihre Ängste zu thematisieren und zu bearbeiten. Durch Übungen im Alltag (am Anfang mit Unterstützung der Bezugspersonen) sollen neu erworbene Fertigkeiten erprobt werden. Ein Kind wird angeleitet, durch Selbstbeobachtungen (mit Hilfe des Detektivbogens; vgl. Kasten 4) die Probleme und Erfolge beim Erproben der neuen Fertigkeiten zu registrieren und wöchentlich mit dem Therapeuten zu besprechen. Die zu übenden Aufgaben werden schrittweise komplexer, sodass ein Kind durch erzielte Erfolge im Alltag immer selbstsicherer wird (vgl. Petermann, Petermann & Röll, 2012).

Kasten 4: Selbstbeobachtung und Selbstmodifikation mit dem Detektivbogen

---

Detektivbogen

Mit Hilfe des Arbeitsblattes „Detektivbogen" sollen die Kinder sich selbst „wie ein Detektiv auf der Spur sein". In diesen Bogen, der von der ersten Trainingssitzung an täglich auszufüllen ist, tragen die Kinder ihre Beobachtungen mit Hilfe von einer oder zwei Regeln ein. Diese Regeln sind einfach und konkret formuliert. Es handelt sich dabei entweder um eine Beobachtungsaufgabe oder um eine Aufgabe zur Verhaltenseinübung. Zum Beispiel soll ein Kind registrieren, ob und wie häufig es sich im Unterricht meldet; oder es wird mit einem Kind vereinbart, bei welcher Person und welcher Gelegenheit am Tag es das abgesprochene Verhalten zeigen soll. Am Abend trägt es das Ergebnis in den Bogen ein. Dem Kind wird erklärt, dass man nur dann etwas lernen kann, wenn man jeden Tag mit dem „Detektivbogen" übt.

Arbeitshilfe zur Selbstbeobachtung

Je konkreter und klarer die Regeln ausgehandelt und im Bogen notiert werden, umso leichter fällt es einem Kind, die Regeln umzusetzen. Der „Detektivbogen" wird zu Beginn der Sitzungen des Einzel- und Gruppentrainings mit dem Therapeuten gemeinsam ausgewertet und in der Trainingsmappe aufbewahrt. Neue Regeln und Aufgaben können sich aus den Themen einer Sitzung ergeben oder individuell mit einem Kind abgesprochen werden.

Verhaltenstherapie mit der Kindergruppe. Das Vorgehen mit der Kindergruppe (drei bis vier Kinder) basiert im Wesentlichen darauf, dass die Kinder anhand vorgegebener Problemsituationen im Rollenspiel neues Verhalten (im Sinne sozialer Kompetenz) einüben. Die sozialen Kompetenzen, die sozial unsichere Kinder erwerben sollen, beziehen sich auf konkrete soziale Fertigkeiten, die im Umgang mit ausgewählten Interaktionspartnern erforderlich sind. Solche Fertigkeiten können nach Beidel, Turner & Morris (2004, s. a. Matson, 2009) wie folgt beschrieben werden:

Soziale Kompetenz

- Soziale Hervorhebung ertragen (z. B. Angst vor Zuschauern),
- Gefühle zeigen, Meinungen und Kritik äußern,
- Kontakt knüpfen und aufrechterhalten,
- Kritik annehmen und angemessen verarbeiten,
- sich durchsetzen gegenüber Anforderungen und
- Durchsetzen eigener Ansprüche unter der Beachtung der Ansprüche anderer.

Die Verhaltensübungen werden im Gruppentraining aufgrund bestimmter Vorgaben ausgestaltet (vgl. Kasten 5). So spielt für sozial unsichere Kinder der Vertrautheitsgrad eines Interaktionspartners eine erhebliche Rolle dafür, ob und in welcher Form sozial kompetentes Verhalten gezeigt werden kann. Durch die Rollenspielvorlagen, die unterschiedlich schwierig gestaltet sind, lernen die Kinder im Verlaufe des Gruppentrainings, immer komplexere soziale Situationen zu bewältigen.

Verhaltensübungen

Kasten 5: Verhaltenstherapeutische Methoden im Training mit sozial unsicheren Kindern.

- Modelllernen mit Hilfe von Videosequenzen und Rollenspielen.
- Diskriminationslernen mit Hilfe verschiedener Arbeitsblätter, die Comics, Fotogeschichten u. Ä. enthalten; es soll die Wahrnehmung für gerechtfertigt und ungerechtfertigt bedrohlich erlebte Situationen sensibilisiert und es sollen Verhaltensmöglichkeiten dafür unterschieden werden.
- Differenzielle Verstärkung für angemessenes Verhalten zur Angstbewältigung; neben sozialen kommen Handlungsverstärker zum Einsatz, also Lob und Anerkennung sowie gemeinsame Spielaktivitäten.
- Selbstbeobachtung und Selbstinstruktion (vgl. „Detektivbogen" aus Kasten 4; Instruktionskarten); ein Kind soll dadurch lernen, sich selbst einzuschätzen, eine angemessene Emotionsregulation zu verwenden und allmählich ein eigenständiges Angstmanagement aufzubauen.
- Verhaltensübungen mit Hilfe von Rollenspielen und Übungsaufgaben für den Alltag (In-vivo-Aufgaben).

Die Rollenspiele gliedern sich in eine Spiel- und Reflexionsphase, die einen Realitätstransfer des eingeübten Verhaltens vorbereiten sollen. Die Inhalte der Rollenspiele sind unterschiedlich komplex und stellen für sozial unsichere Kinder verschiedene Schwierigkeitsgrade dar, wobei das Gruppentraining mit leichter bewältigbaren Inhalten beginnt und in den minimal sechs Sitzungen schrittweise zu anforderungsreicheren übergeht.

Rollenspiele

Verhaltenstherapie mit der Familie. Die Eltern unterstützen den Therapieverlauf in vielfältigerweise. So sollen sie ihre sozial unsicheren Kinder zu Sozialkontakt und

Freizeitaktivitäten (z. B. an einer Sportgruppe teilnehmen) ermutigen; hierbei kommt der Elternmitarbeit eine wichtige Rolle zu. Mit den Elternkontakten sollen jedoch weitere, sehr vielfältige Ziele erreicht werden (vgl. Abb. 3).

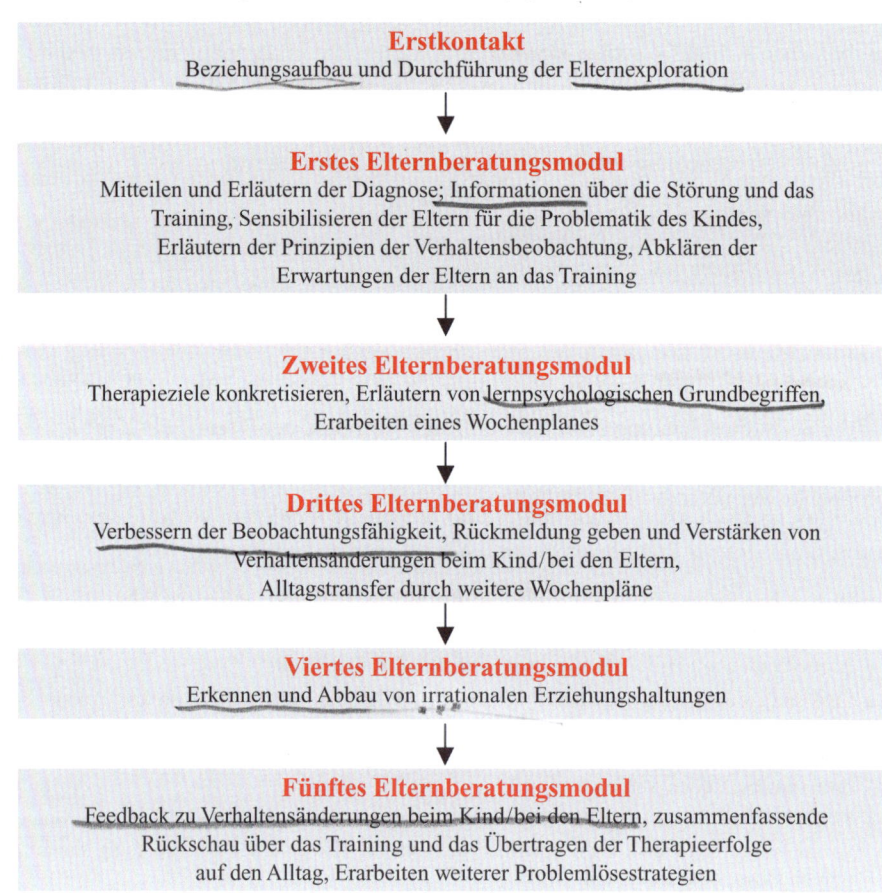

Schritte der Elternberatung

Abb. 3: Überblick über die Zielbereiche der Elternberatung.

Eltern-Kind-Interaktion

Das durch das Training veränderte Verhalten eines Kindes muss mit einer Veränderung des Erziehungsverhaltens der Eltern und der Eltern-Kind-Interaktion einhergehen. So ist es notwendig, einem sozial unsicheren Kind einerseits mehr Selbstständigkeit und Freiraum zuzubilligen, andererseits an es konsequent mehr (soziale) Anforderungen zu stellen. Darüber hinaus ist es (vor allem für jüngere Kinder) wichtig, durch regelmäßige gemeinsame Freizeitaktivitäten im „Schutzraum" der Familie Sozialverhalten auszudifferenzieren.

4.4 Ausgewählte Inhalte und Materialien

Das praktische Vorgehen des Trainings mit sozial unsicheren Kindern soll durch ein Beispiel aus dem Einzeltraining und ein Material aus der Elternberatung illustriert werden.

Das Tokenprogramm – ein Beispiel aus dem Einzeltraining. Ein Tokenprogramm bezieht sich auf Verhaltensweisen eines Kindes, die vom Therapeuten während einer Sitzung beobachtbar sind. Das Tokenprogramm ermöglicht es, sozial angemessenes Verhalten eines Kindes gezielt zu verstärken, sodass dieses zwischen sozial kompetentem und unangemessenem Verhalten unterscheiden lernt. Die Kinder können in einer Sitzung Tokens (Punkte) dadurch verdienen, dass sie ein oder zwei zu Beginn einer Sitzung definierte Verhaltensweisen zeigen. Dabei handelt es sich in der Regel um grundlegende soziale Fertigkeiten, die bei einem Kind defizitär sind, wie zum Beispiel „Wenn ich mit jemandem rede, schaue ich ihn an!" oder „Ich rede laut und deutlich!" (vgl. weitere Beispiele in Kasten 6). *Einzeltraining*

Um die Selbsteinschätzung zu verbessern, kann während der Sitzung ein Kind (etwa ab 10 Jahre) mehrmals aufgefordert werden zu beurteilen, ob und wie es die abgesprochenen Verhaltensweisen einhalten konnte. Ein Kind trägt die verdienten Punkte auf seinem Arbeitsblatt ein. Die Verhaltensabsprachen werden von Sitzung zu Sitzung in ihrer Schwierigkeit gesteigert. Am Ende einer Sitzung können die Kinder die verdienten Tokens gegen eine beliebte Spieltätigkeit (= Handlungsverstärker) eintauschen. *Handlungsverstärker*

Kasten 6: Regeln für das Tokenprogramm: Auszüge aus dem Arbeitsblatt für Kinder aus dem Erstkontakt (nach Petermann & Petermann, 2015).

Hier sind einige Dinge beschrieben, die wichtig sind, wenn man mit anderen zusammen ist. Wir wollen sie gemeinsam lesen!

1. Wenn ich mit jemandem zusammen bin, dann erzähle ich auch etwas oder ich stelle Fragen oder ich bitte um etwas.
2. Wenn mir etwas sehr gut gefällt bei jemandem, zum Beispiel ein Spiel, eine Musik-CD, eine Hose, eine Frisur, dann sage ich ihm das.
3. Wenn jemand sehr gut basteln oder schwimmen oder etwas anderes gut kann, dann sage ich ihm das.
4. Wenn ich etwas sage, dann rede ich laut und deutlich, damit mich der andere verstehen kann.
5. Wenn ich mit jemandem spreche oder spiele, dann schaue ich ihn an.
6. Ich zappele nicht herum.
7. Meine Hände sind ruhig.
8. Ich kaue nicht an den Fingernägeln.
9. Ich bewege mich ganz locker und frei.

Vermittlung von lernpsychologischen Grundlagen – ein Beispiel aus der Elternberatung. Eine langfristige Mitarbeit der Eltern ist nur möglich, wenn sie ein Verständnis dafür entwickeln, durch welche Bedingungen ein Problemverhalten entsteht und aufrechterhalten wird. Es ist dabei besonders wichtig, Eltern lernpsychologische Grundlagen anhand von Alltagsbeispielen zu erläutern (vgl. Kasten 7). Auf der Basis solcher lernpsychologischen Erkenntnisse kann man in der Elternberatung Problemlösestrategien für die Familie erarbeiten. Die Problemlösestrategien in der Familie beinhalten u. a.:

- Modifikation des Elternverhaltens im Umgang mit ihrem sozial unsicheren Kind (z. B. gezielter loben, ignorieren). So sollen die Eltern ihr sozial unsicheres Kind für die selbstständige Bearbeitung der Hausaufgaben loben und die Gesprächsbereitschaft des Kindes (z. B. um Hilfe bei den Hausaufgaben bitten) anerkennen.
- Den Eltern soll verdeutlicht werden, wie wichtig es im Umgang mit ihrem Kind ist, Anforderungen (z. B. alleine zur Schule zu gehen) konsequent umzusetzen.

Kasten 7: Lernpsychologische Grundlagen für Eltern (nach Petermann & Petermann, 2015).

Vorausgehende Ereignisse bestimmen ein Verhalten! Was heißt das?		
Elternverhalten ⟶	**Problemverhalten** ⟶	**Belohnungseffekt**
Eine Mutter sagt zu ihrem Sohn Paul: „Nachher kommt Frau Becker mit Cedric zu uns zu Besuch. Cedric ist so alt wie du, ihr könnt zusammen spielen."	Paul denkt: „Ich will aber nicht mit diesem Jungen spielen. Ich kenne ihn doch gar nicht." Er verlässt die elterliche Wohnung mit einer Ausrede und kehrt erst am Abend zurück, nachdem die Bekannte der Mutter mit Cedric bereits wieder gegangen ist.	Der Sohn denkt: „Gut, dass Frau Becker mit Cedric weg ist und ich nicht mit ihm heute Nachmittag spielen musste. Allein war es viel schöner. Und geschimpft hat Mama auch nicht; sie war sogar froh, als ich wieder nach Hause kam."
Das Verhalten des Sohnes wird entscheidend durch das vorausgehende Verhalten der Mutter ausgelöst. Der Belohnungseffekt (= positive Konsequenz) führt nicht prinzipiell zum Problemverhalten, sondern: die Wohnung verlässt der Sohn nur, weil Besuch angekündigt wird. Allerdings trägt der Belohnungseffekt dazu bei, dass der Sohn sich zukünftig wieder ähnlich verhalten wird. Begründung: Paul konnte etwas ihm Unangenehmes durch sein Verhalten (= die Wohnung verlassen) vermeiden, was positiv auf ihn wirkt. Positiv wirkt auch, dass die Mutter nicht schimpft und über die Rückkehr von Paul froh ist.		

5. Empirische Ergebnisse

Es liegen aus der über 30jährigen Forschungsarbeit zum Training mit sozial unsicheren Kindern ein Vielzahl von Befunden vor, und es zeigt sich vor allem bei Kindern mit Trennungsängsten und sozialer Phobie, dass neue soziale Fertigkeiten erworben und spezifische Symptome abgebaut werden können. Für die Entwicklung des Sozialverhaltens zeigt sich nach sechs Monaten, dass die Kinder aktiver waren, besser Sozialkontakte knüpfen und sich angemessener selbst behaupten konnten. Die erzielten Veränderungen konnten problemlos von den Kindern auf ihren Alltag übertragen werden (z. B. sich einer Schwimmgruppe anschließen, regelmäßig einen Freund/eine Freundin besuchen). Bei generalisierten Ängsten waren die Effekte geringer ausgeprägt und weniger stabil. Heimkinder erzielten vergleichbar positive Effekte wie Kinder, die in ihren Familien lebten (vgl. Specht, 2000).

Soziale Fertigkeiten

Insgesamt lässt sich die Effektivität des Training mit sozial unsicheren Kindern in neun Punkten zusammenfassen:

1. Im Rahmen einer Elternbefragung (nach 2 Jahren) konnten langfristige Effekte des Trainings belegt werden (vgl. Petermann & Walter, 1989).
2. Jüngere und lernbehinderte Kinder weisen häufig verzögerte Trainingseffekte auf; das Ausmaß der Effekte unterscheidet sich jedoch nicht grundsätzlich von denen älterer, normal entwickelter Kinder (vgl. Petermann & Sauerborn, 1989).
3. Sozial benachteiligte Kinder können besonders stark von dem Vorgehen profitieren, wobei die Arbeit mit Unterschichtsfamilien einige Spezifikationen verlangt (vgl. Burk, 1993; Burk & Wittchen, 1991).
4. Bei sehbehinderten, sozial unsicheren Kindern konnten Petermann und Senftleben (1990) die Wirksamkeit des Trainings belegen.
5. In der Heimerziehung kann mit dem Training eine nachhaltige Verhaltensänderung und Verbesserung des Selbstbildes erzielt werden (vgl. Specht, 2000).
6. Eher passive, sozial zurückgezogene Kinder benötigen viel mehr Zeit als sich ängstlich-verweigernde Kinder, um einen stabilen Trainingserfolg zu erzielen (vgl. Petermann & Suhr-Dachs, 2013).
7. Bei mehrfach beeinträchtigten Kindern scheint soziale Unsicherheit ein so zentrales Problem zu sein, dass durch unser Vorgehen auch andere Symptome verschwinden und über Jahre diese Befunde konstant bleiben (vgl. Petermann & Walter, 1989).
8. In einem metaanalytischen Vergleich von 29 Therapiefällen, die von sieben Therapeuten durchgeführt wurden, zeigte sich, dass das Vorgehen weitgehend von Merkmalen des Settings und des Therapeuten unabhängig ist; es treten durchgängig positive Trainingseffekte auf (vgl. Petermann & Bochmann, 1993).

Lernbehinderte Kinder

Sozial benachteiligte Kinder

Heimerziehung

Die Wirksamkeit des Trainings mit sozial unsicheren Kindern wurde in den letzten Jahren in einer Wartekontrollgruppenstudie über drei Messzeitpunkte untersucht. An

Effekte bei verschiedenen Angststörungen

der Studie nahmen zehn Mädchen und neun Jungen im Alter von sieben bis zwölf Jahren teil. Im Rahmen dieser Studie zeigte es sich, dass das Training zur Behandlung von folgenden Angststörungen indiziert ist: Trennungsangst, soziale Ängstlichkeit, soziale Phobie oder generalisierte Angststörung (Ortbandt & Petermann, 2009).

Unmittelbar nach dem Training (Posttest) wies die Interventionsgruppe auf den Skalen „Trennungsangst" und „Soziale Angst" sowie auf der Gesamtskala „Angststörungen" des DISYPS-KJ (Döpfner & Lehmkuhl, 2000) signifikant niedrigere Werte auf als die Wartekontrollgruppe. Die Effektstärken, die für die Skala „Trennungsangst" ($d=1.05$) sowie für die Gesamtskala „Angststörungen" ($d=0.99$) ermittelt wurden, sind als stark einzuschätzen. Für die Skala „Soziale Angst" ($d=0.74$) wurde ein mittelstarker Effekt errechnet.

In den sechs Monaten zwischen Posttest und Follow-up wurden keine signifikanten Veränderungen innerhalb der Interventionsgruppe auf den vorgegebenen Skalen gemessen. Aus Sicht der Eltern blieben die mit dem Training erzielten Erfolge über einen Zeitraum von sechs Monaten stabil. Die Angstsymptomatik der Kinder in der Interventionsgruppe war nach Einschätzung der Eltern sechs Monate nach Trainingsende deutlich niedriger als vor dem Training. In allen Störungsbereichen, insbesondere im Bereich der sozialen Angst, konnte mit Effektstärken zwischen $d=0.88$ und $d=2.36$ eine starke Abnahme der Symptomatik festgestellt werden.

Lehrerurteile

Zentral bei den Ergebnissen in Tabelle 2 ist, dass aus Sicht der Eltern, Lehrer und Kinder deutliche Langzeiteffekte auftreten (Möller & Petermann, 2011). Während sich nach Ansicht der Eltern sowohl das trennungsängstliche als auch das sozial ängstliche Verhalten der Kinder stark verringerte, hatte sich das sozial ängstliche Verhalten der Kinder aus Sicht der Lehrer nur mäßig reduziert. Demgegenüber hatten sich die Kompetenzen der Kinder – erfasst mit der Lehrereinschätzliste für Sozial- und Lernverhalten (LSL, Petermann & Petermann, 2013) – nach dem Lehrerurteil zum Zeitpunkt der Nachuntersuchung (Follow-up nach 6 Monaten) deutlich verbessert. Dieser Effekt zeigte sich vor allem in einem verbesserten Sozialkontakt, einer angemessenen Selbstbehauptung sowie selbstständigem und sorgfältigerem Lernen (vgl. Tab. 2).

Die Kinder beurteilten ihre Angst mit dem SASC-R-D. Auf der Skala „Vermeidung von und Belastung durch soziale Situationen" schätzten sich die Kinder der Interventionsgruppe sechs Monate nach dem Training als signifikant weniger ängstlich ein als unmittelbar nach dem Training. Für diese Skala wurde ein starker Effekt ($d=0.86$) errechnet. Während sich die Veränderungen zwischen Prätest und Follow-up (nach 6 Monaten) auf der Skala „Furcht vor negativer Bewertung" innerhalb der Interventionsgruppe als nicht signifikant herausstellten, reduzierte sich das Angsterleben der Kinder auf der Skala „Vermeidung von und Belastung durch soziale Situationen" in signifikantem Maße. Der ermittelte Effekt ($d=1.16$) ist als stark einzuschätzen (Möller & Petermann, 2011).

Die Studie hat gezeigt, dass Kinder, die am Training teilgenommen hatten, nach Einschätzung der Eltern zum Zeitpunkt des Posttests deutlich weniger ängstlich waren,

Tab. 2: Neue Befunde zum Training mit sozial unsicheren Kindern (Möller & Petermann, 2011; Ortbandt & Petermann, 2009).

Vorgehen	Erhebungs-intervall	Informations-quelle	Instrument/Skala	(korrigierte) Effektstärke
Interventions-gruppe vs. Wartekontroll-gruppe	Prä – Post[a]	Eltern	DISYPS-KJ FBB-ANG: Angststörungen FBB-ANG: Trennungsangst FBB-ANG: Soziale Angst FBB-ANG: Spezifische Phobie FBB-ANG: Generalisierte Angst FBB-DES: Depressive Störungen FBB-DES: Depressive Symptome FBB-DES: Somatisches Syndrom FBB-DES: Dysthyme Störung	 0.99 1.05 0.74 0.65 0.45 0.26 0.31 0.36 0.32
Interventions-gruppe im Verlauf	Prä – Post[b]	Eltern	DISYPS-KJ FBB-ANG: Trennungsangst FBB-ANG: Soziale Angst	SG/PS 0.93/0.80 0.88/0.81
		Kinder	SASC-R-D: Vermeidung von und Belastung durch soziale Situationen	0.41
	Prä – Follow up[b] (nach 6 Monaten)	Eltern	DISYPS-KJ FBB-ANG: Angststörungen FBB-ANG: Trennungsangst FBB-ANG: Soziale Angst FBB-ANG: Spezifische Phobie FBB-ANG: Generalisierte Angst FBB-DES: Depressive Störungen FBB-DES: Depressive Symptome FBB-DES: Somatisches Syndrom FBB-DES: Dysthyme Störung	SG/PS 2.36 0.94/0.89 1.87/2.06 0.88 1.43 1.19 1.39 0.71 1.23
		Lehrer	DISYPS-KJ FBB-ANG: Soziale Angst LSL: Sozialkontakt LSL: Kooperation LSL: Angemess. Selbstbehauptung LSL: Selbstständigkeit beim Lernen	SG/PS 0.54/0.86 0.58 0.72 0.63 0.80
		Kinder	SASC-R-D: Vermeidung von und Belastung durch soziale Situationen	1.16

Anmerkungen: [a] Die Effektstärke gibt an, wie stark sich die Kinder der Interventionsgruppe gegenüber den Kindern der Wartekontrollgruppe hinsichtlich der Symptomatik verbessert haben. [b] Die Effektstärke gibt an, wie stark sich die Symptomatik der Kinder im Trainingsverlauf verbessert. Das Effektstärkemaß lässt sich in schwache (0.20), mittelstarke (0.50) und starke Effekte (0.80) einteilen. SG = Schweregrad, PS = Problemstärke

als die Kinder, die kein Training erhalten hatten. Es wurden mittelstarke bis starke, stabile Verbesserungen in den Bereichen soziale Angst und Trennungsangst erzielt. Die Kinder gaben in ihren Einschätzungen zum Zeitpunkt der Nachuntersuchung an, dass sich die ängstlichen Verhaltensweisen und das Vermeidungsverhalten im Vergleich zur Ausgangssituation vor dem Training deutlich verringert hatte, nicht jedoch die Gedanken zur Anerkennung bzw. Ablehnung durch andere Personen. Durch die Teilnahme am Training konnte außerdem die depressive Symptomatik der Kinder deutlich verbessert werden.

Stabile Effekte bei sozialer Angst und Trennungsangst

6. Literatur

Alden, L.E. & Taylor, C.T. (2004). Interpersonal processes in social phobia. *Clinical Psychology Review, 24*, 857–882.

Alfano, C.H., Beidel, D.C. & Turner, S.M. (2006). Cognitive correlates of social phobia among children and adolescents. *Jounal of Abnormal Child Psychology, 34*, 182–194.

APA (2013). *Diagnostic and Statistical Manual of Mental Disorders, Fifth Edition (DSM-5)*. Arlington: American Psychiatric Association.

Beidel, D.C., Turner, S.M. & Morris, T.L. (2004). *Social Effectiveness Therapy for Children and Adolescents (SET-C)*. Toronto, Ontaria: Multi-Health Systems, Inc.

Burk, B. (1993). Training mit einem sozial unsicheren deprivierten Kind aus einer Tagesheimgruppe. *Kindheit und Entwicklung, 2*, 47–53.

Burk, B. & Wittchen, H.-U. (1991). Modifizierte Anwendung eines Trainings für sozial unsichere Kinder aus soziokulturell benachteiligten Schichten. *Zeitschrift für Klinische Psychologie, Psychopathologie und Psychotherapie, 39*, 64–87.

Cobham, V.E., Dadds, M.R., Spence, S.H. & McDermott, B. (2010). Parental anxiety in treatment of childhood anxiety: A different story three years later. *Journal of Clinical Child and Adolescent Psychology, 39*, 410–420.

Crozier, W.R. & Alden, L.E. (Eds.). (2001). *International handbook of social anxiety. Concepts, research and interventions relating to the self and shyness*. New York: Wiley.

Döpfner, M. & Lehmkuhl, G. (2000). *Diagnostik-System für psychische Störungen im Kindes- und Jugendalter nach ICD-10 und DSM-IV (DISYPS-KJ)* (2., korr. Aufl.). Bern: Huber.

Eisen, A.R., Brien, L.K., Bowers, J. & Streidler, A. (2001). Separation anxiety disorder. In C.A. Essau & F. Petermann (Eds.), *Anxiety disorders in children and adolescents. Epidemiology, risk factors and treatment* (pp. 111–141). New York: Taylor & Francis.

Groen, G. & Petermann, F. (2011). *Depressive Kinder und Jugendliche* (2., veränd. Aufl.). Göttingen: Hogrefe.

Hirsch, C.R. & Clark, D.M. (2004). Information-processing bias in social phobia. *Clinical Psychology Review, 24*, 799–825.

Hirshfeld-Becker, D.R., Biederman, J., Henin, A., Faraone, S.V., Davis, S., Harringtin, K. & Rosenbaum, H.F. (2007). Behavioral inhibition in preschool at risk in a specific predictor of middle childhood social anxiety: A five-year follow-up. *Journal of Developmental and Behavioral Pediatrics, 28*, 225–233.

ICD-10 (2014). *Internationale Klassifikation psychischer Störungen der World Health Organization (WHO). Kapitel V (F) Klinisch-diagnostische Leitlinien* (9., überarb. Aufl.). Bern: Huber.

In-Albon, T. & Schneider, S. (2006). Psychotherapy of childhood anxiety disorders: A meta-analysis. *Psychotherapy and Psychosomatics, 76*, 15–24.

Kagan, J., Snidman, N., Kahn, V. & Towsley, S. (2007). The preservation of two infant temperaments into adolescence. *Monographs of the Society for Research in Child Development, 72*, 1–75.

Matson, J.L. (Ed.). (2009). *Social behavior and skills in children*. New York: Springer.

Melfsen, S. & Florin, I. (1997). Ein Fragebogen zur Erfassung sozialer Angst bei Kindern (SASC-R-D). *Kindheit und Entwicklung, 6*, 224–229.

Melfsen, S., Florin, I. & Warnke, A. (2001). *Sozialphobie und -angstinventar für Kinder (SPAIK)*. Göttingen: Hogrefe.

Mick, M.A. & Teich, M.J. (1998). Social anxiety and history of behavioral inhibition in young adults. *Journal of Anxiety Disorders, 12*, 1–20.

Möller, C. & Petermann, U. (2011). Kurz- und langfristige Effekte des Trainings mit sozial unsicheren Kindern. *Verhaltenstherapie, 21*, 15–22.

Ortbandt, C. & Petermann, U. (2009). Effekte des Trainings mit sozial unsicheren Kindern. *Kindheit und Entwicklung, 18,* 21–29.

Perrin, S. & Last, CG. (1997). Worrisome thoughts in children clinically referred for anxiety disorder. *Journal of Clinical Child Psychology, 26,* 161–189.

Petermann, F. & Bochmann, F. (1993). Metaanalyse von Kinderverhaltenstrainings. Eine erste Bilanz. *Zeitschrift für Klinische Psychologie, 22,* 137–152.

Petermann, F. & Sauerborn, C. (1989). Training of social competence with nursery-school children. *European Journal of Child and Adolescent Psychiatry, 52,* 176–187.

Petermann, F. & Senftleben, S. (1990). Training sozialer Kompetenzen mit sehbehinderten Grundschulkindern. *Heilpädagogische Forschung, 16,* 53–60.

Petermann, F. & Walter, H.-J. (1989). Wirkungsanalyse eines Verhaltenstrainings mit sozial unsicheren, mehrfach beeinträchtigten Kindern. *Praxis der Kinderpsychologie and Kinderpsychiatrie, 38,* 118–125.

Petermann, U. & Petermann, F. (2013). *Lehrereinschätzliste für Sozial- und Lernverhalten (LSL).* (2., veränd. Aufl.). Göttingen: Hogrefe.

Petermann, U. & Petermann, F. (2015). *Training mit sozial unsicheren Kindern* (11., vollst. überarb. Aufl.). Weinheim: Beltz.

Petermann, U., Petermann, F. & Röll, J. (2012). Hausaufgaben in der Kinderpsychotherapie. *Zeitschrift für Psychiatrie, Psychologie und Psychotherapie, 60,* 93–102.

Petermann, U. & Suhr-Dachs, L. (2013). Soziale Phobie. In F. Petermann (Hrsg.), *Lehrbuch der Klinischen Kinderpsychologie* (7., überarb. u. erw. Aufl., S. 369–386). Göttingen: Hogrefe.

Rao, P.A., Beidel, D.C., Turner, S.M., Ammermann, T., Crosby, L.E. & Sallee, F.R. (2007). Social anxiety disorder in childhood and adolescence: Descriptive psychopathology. *Behavior Research and Therapy, 45,* 1181–1191.

Rapee, R.M. & Spence, S.H. (2004). The etiology of socialphobia: Empirical evidence and an initial model. *Clinical Psychology Review, 24,* 737–767.

Saile, H. & Kison, K. (2002). Erfassung sozialer Unsicherheit bei Kindern: situative Konzepte und Verarbeitungsebenen. *Diagnostica, 48,* 6–11.

Schneider, S. & Döpfner, M. (2004). Leitlinien zur Diagnostik und Psychotherapie von Angst- und Phobischen Störungen im Kindes- und Jugendalter: Ein evidenzbasierter Diskussionsvorschlag. *Kindheit und Entwicklung, 13,* 80–96.

Southam-Gerow, M.A. (2001). Generalized anxiety disorder. In CA. Essau & F. Petermann (Eds.), *Anxiety disorders in children and adolescents. Epidemiology, risk factors and treatment* (pp. 219–260). New York: Taylor & Francis.

Specht, M.K.I. (2000). *Angststörungen im Kindesalter. Implementierung eines kognitiv-behavioralen Trainings im Rahmen der stationären Jugendhilfe.* Aachen: Shaker.

Stopa, L. & Clark, D.M. (2000). Social phobia and interpretation of social events. *Behavior Research and Therapy, 38,* 273–283.

Suhr-Dachs, L. & Petermann, U. (2013). Trennungsangst. In F. Petermann (Hrsg.), *Lehrbuch der Klinischen Kinderpsychologie* (7., überarb. u. erw. Aufl., S. 353–368). Göttingen: Hogrefe.

Van Roy, B., Kristensen, H., Groholt, B. & Clench-Aas, J. (2009). Prevalence and characteristics of significant social anxiety in children aged 8–13 years. A Norwegian cross-sectional population study. *Social Psychiatry and Psychiatric Epidemiology, 44,* 407–415.

Familienorientierte kognitiv-verhaltenstherapeutische Interventionen

Fritz Mattejat und Wolfgang Ihle

1. Bedeutung familienorientierter Interventionen

Familie als sozialer Kontext

Die Entwicklung eines Kindes ist gleichermaßen ein individueller und sozialer Prozess und die Familie stellt den zentralen sozialen Kontext dar, in dem sich diese Entwicklung abspielt. Es ist daher nicht verwunderlich, dass in der modernen Kinder- und Jugendlichenpsychotherapie inzwischen darüber Konsens herrscht, dass bei der Behandlung von psychisch gestörten Kindern und Jugendlichen immer – unabhängig von der Frage nach der Ätiologie der Störung – die Situation der Familie und des gesamten Umfeldes mit berücksichtigt werden sollte (Mattejat, 2002, 2009; Ihle & Mattejat, 2005).

Die Zusammenarbeit mit den Eltern oder anderen wichtigen Bezugspersonen des Kindes oder Jugendlichen ist seit jeher integraler Bestandteil der Verhaltenstherapie mit Kindern und Jugendlichen (vgl. z. B. Innerhofer, 1977; Warnke, 1997). Unter dem Begriff „familienorientierte Ansätze" der Kinderverhaltenstherapie fassen wir im Folgenden alle verhaltenstherapeutischen Arbeitsformen zusammen, die das Ziel verfolgen, die Interaktion in Familien zu verändern. Familienorientierte Interventionen sind vor allem deshalb wichtig und sinnvoll, weil man aufgrund der vorhandenen Erkenntnisse davon ausgehen kann, dass die Familie und speziell die Eltern einen bedeutsamen Beitrag zur Bewältigung der psychischen Störungen von Kindern und Jugendlichen leisten können.

Von Kinderverhaltenstherapeuten wurden verschiedene Modelle entwickelt, wie man mit den Eltern und Familien zusammenarbeiten kann (vgl. hierzu Mattejat, 2006). Hierzu gehören vor allem

Elterntraining

- psychoedukative Ansätze,
- Elterntrainings und
- kognitiv-behaviorale Familientherapien.

Familientherapie

Der aktuelle Forschungsstand belegt, dass vor allem diejenigen eltern- und familienorientierten Ansätze wirksam sind, die sich auf verhaltenstherapeutische Konzepte und Methoden stützen und in denen kognitiv-behaviorale und systemorientierte Konzepte und Methoden miteinander verbunden werden (Mattejat, 2005a, 2005b, 2009). Verhaltenstherapie und Familientherapie stellen daher keine Gegensätze dar. In Abgrenzung zu anderen Richtungen der Familientherapie orientiert sich die kognitiv-behaviorale Elternarbeit und Familientherapie an den Grundprinzipien der Verhaltenstherapie. Zu diesen Prinzipien zählen

- die Orientierung an der empirischen Psychologie,
- der direkte Problembezug,
- die klare Zielorientierung,
- das Ansetzen an auslösenden und aufrechterhaltenden Bedingungen der Probleme,
- die praktische Handlungsorientierung und
- die Transparenz der Therapie.

Tabelle 1 gibt einen Überblick über die Interventionsansätze Psychoedukation, Elterntraining sowie kognitiv-behaviorale Familientherapie.

Kognitiv-behaviorale Familientherapie

Tab. 1: Die wichtigsten familienorientierten Interventionsansätze der Kinder- und Jugendlichenverhaltenstherapie: Psychoedukation, Elterntraining und kognitiv-behaviorale Familientherapie.

Interventionsansatz	Behandlungsziel	Bausteine und Methoden	Angestrebter Effekt
Psychoedukation	Die Eltern sollen Wissen über die Störung erwerben.	Informationsvermittlung	Information führt zur Versachlichung und entlastet die Eltern von Schuldgefühlen, in der Erziehung versagt zu haben.
	Verbesserung der elterlichen Reaktionen auf die Störung / Symptomatik.	Verhaltensdiagnostik, Entwicklung und Erprobung von Verhaltensalternativen.	Die Eltern lernen, welche Reaktionen ihrerseits sinnvoll und angemessen sind.
Elterntraining	Die Erziehungskompetenz soll verbessert werden.	Verhaltenssteuerung und -modifikation.	Die Eltern können die Rahmenbedingungen zu Hause angemessener gestalten; das Erziehungsverhalten wird effektiver, die Interaktionen werden kontrollierter und positiver.
	Es sollen angemessene und funktionale Erziehungseinstellungen entwickelt werden.	Verdeutlichung, Infragestellung und Korrektur von Erziehungseinstellungen.	Die elterlichen Zielsetzungen und Erwartungen an sich selbst und an ihr Kind werden realistischer; positive Erfolgserlebnisse werden wahrscheinlicher.
Kognitiv-behaviorale Familientherapie	Verbesserung der familiären Kommunikation.	Einführung von Gesprächsregeln und Kommunikationstraining.	Gespräche zwischen den Familienmitgliedern werden produktiver und positiver erlebt.
	Verbesserung der gemeinsamen Problemlösung.	Problemlöse-Training und klärungsorientierte Methoden.	Gemeinsame Probleme und Konflikte können sinnvoll thematisiert und verhandelt werden. Die Familienmitglieder verfügen über Strategien, Probleme und Konflikte so zu lösen, sodass alle Beteiligten zufrieden sind.
	Verbesserung der familiären Beziehungen.	Verdeutlichung, Infragestellung und Korrektur von familienbezogenen Einstellungen und Erwartungen.	Die familiäre Beziehungsstruktur ist besser an den Entwicklungsstand und die individuellen Bedürfnisse der Familienmitglieder angepasst; individuelle und familiäre Entwicklungsaufgaben können besser erfüllt werden.

In **psychoedukativen Ansätzen** erhalten die Eltern Informationen über die Art der psychischen Erkrankung des Kindes, über ihre Ursachen und ihren Verlauf, welche therapeutischen Möglichkeiten es gibt und darüber, was sie selbst tun können, um ihrem Kind zu helfen. Außerdem erhalten sie Anregungen und Anleitungen, diese Informationen auf den eigenen Fall anzuwenden.

Verhaltens-training

In **verhaltenstherapeutischen Elterntrainings** lernen die Eltern, mit ihrem Kind so umzugehen, dass sie ihren eigenen Zielvorstellungen oder Wünschen und den Bedürfnissen ihres Kindes besser gerecht werden können. Dazu gehört das Kennenlernen von Prinzipien der Kindererziehung, der Verhaltenssteuerung und Verhaltensmodifikation mit einer praktischen Anwendung/Umsetzung dieser Prinzipien in der eigenen Familie, um mit schwierigen Situationen besser zurecht zu kommen und die Klärung, Überprüfung und gegebenenfalls auch die Veränderung der eigenen Erziehungseinstellungen.

In einer **kognitiv-behavioralen Familientherapie** erhalten Eltern und Jugendliche Anregungen und Anleitungen, um

- produktiv miteinander zu sprechen (Kommunikation),
- um familiäre Probleme offen anzusprechen, gemeinsam zufriedenstellende Lösungen für sie zu entwickeln und diese Lösungen auch praktisch umzusetzen (Problemlösung) und
- ihre gegenseitigen Beziehungseinstellungen und -erwartungen genauer kennenzulernen, zu überprüfen und gegebenenfalls zu verändern (Beziehungen/Einstellungen).

Verhaltens- und Familientherapie

Manchmal werden Verhaltens- und Familientherapie als unterschiedliche, ja gegensätzliche psychotherapeutische Ansätze kontrastiert. Eine solche Gegenüberstellung – die historisch begründet ist – ist heute nicht mehr gerechtfertigt: In der Praxis bilden eltern-, familien- und umfeldorientierte Interventionen einen unverzichtbaren Bestandteil der Kinderverhaltenstherapie. Darüber hinaus zeigt die Forschung, dass verhaltenstherapeutische Elterntrainings und kognitiv-behaviorale Familieninterventionen zu den am besten evaluierten Behandlungsansätzen im Kinder- und Jugendlichenbereich gehören; gerade die familienorientierten Interventionen und Modelle, die explizit verhaltenstherapeutisch konzipiert sind oder die ein klar strukturiertes Vorgehen praktizieren und verhaltenstherapeutische Methoden nutzen, haben die besten Wirksamkeitsnachweise (vgl. Carr, 2009; Mattejat, 2009).

2. Familienorientierte Interventionen bei spezifischen Störungsbildern

2.1 Allgemeine Hinweise

Der Einbezug der Eltern, Betreuer oder anderer wichtiger Bezugspersonen spielt in der Kinderverhaltenstherapie grundsätzlich eine große Rolle. Je jünger das Kind, desto mehr müssen die Eltern/Bezugspersonen miteinbezogen werden und spezifische Interventionen können nur auf der Elternebene durchgeführt werden. Grundsätzlich hängt das Ausmaß des Einbezugs der Eltern immer von dem funktionalen Bedingungsmodell ab, das mit den Patienten oder Eltern erarbeitet wurde. Im Folgenden soll exemplarisch auf den Einbezug der Eltern bei aggressiv-dissozialen, depressiven und Angststörungen des Kindes- und Jugendalters eingegangen werden. Bei aggressiv-dissozialen Störungen steht die Eltern-/Familienkomponente im Zentrum der Behandlung, sie ist unabdingbar (Mattejat, 2006). Familientherapeutische und multisystemische Konzepte sind für dieses Störungsbild empirisch klar bestätigt und allen anderen, insbesondere individuell ausgerichteten Behandlungskonzepten überlegen (Fonagy et al., 2002). Bachmann et al. (2008a, 2008b) haben in einer umfassenden Auswertung von 112 Metaanalysen und systematischen Reviews, die sich auf den Zeitraum von 2000 bis 2007 beziehen, untersucht, welche Interventionen bei den wichtigsten psychischen Störungen im Kindes- und Jugendalter (ADHS, Störungen des Sozialverhaltens, depressive Störungen, Angststörungen) empirisch bestätigt sind. Dabei konnten sie nachweisen, dass bei ADHS die behavioralen Elterntrainings am besten validiert sind und dass bei den Störungen des Sozialverhaltens kognitiv-behaviorale Familieninterventionen (z. B. funktionale Familientherapie) und hochstrukturierte pragmatische Familieninterventionen (z. B. multisystemische Therapie) am besten bestätigt sind. Bei internalisierenden Störungen steht die Eltern- und Familienkomponente teilweise im Zentrum der Behandlung (z. B. bei Trennungsangststörung mit Schulverweigerung). Bei anderen Störungen (z. B. sonstigen Angststörungen) stehen eher patientenorientierte Interventionen im Vordergrund und werden durch familienorientierte Interventionen ergänzt. Die Bedeutung der Eltern- und Familienkomponente sinkt mit zunehmendem Alter der Patienten. Im Vorschul- und Grundschulalter und noch in der frühen Adoleszenz ist die elternbezogene Arbeit meist unabdingbar, in der späteren Adoleszenz nimmt die Bedeutung der Eltern- und Familienkomponente ab.

Multisystemische Konzepte

Funktionale Familientherapie

2.2 Aggressiv-dissoziale Störungen

Kognitiv-behaviorale Elterntrainings wurden besonders häufig bei oppositionellen und aggressiven Verhaltensweisen im Vorschul- und Grundschulalter eingesetzt. In diesen Behandlungsmodellen werden Eltern darin trainiert, das Verhalten ihres Kindes im häuslichen Milieu systematisch zu beeinflussen. Ausgangspunkt bildet ein Konzept, nach dem oppositionelle und aggressive Verhaltensweisen durch un-

Kognitiv-behaviorales Elterntraining

Eltern-Kind-Interaktion

günstige Eltern-Kind-Interaktionen verstärkt werden. Solche Interaktionsmuster wurden zuerst von Patterson (1982) beschrieben, der darauf hinwies, dass sich bei solchen Problemen Eltern und Kinder wechselseitig bedrohen und aufeinander Druck ausüben (vgl. Abb. 1).

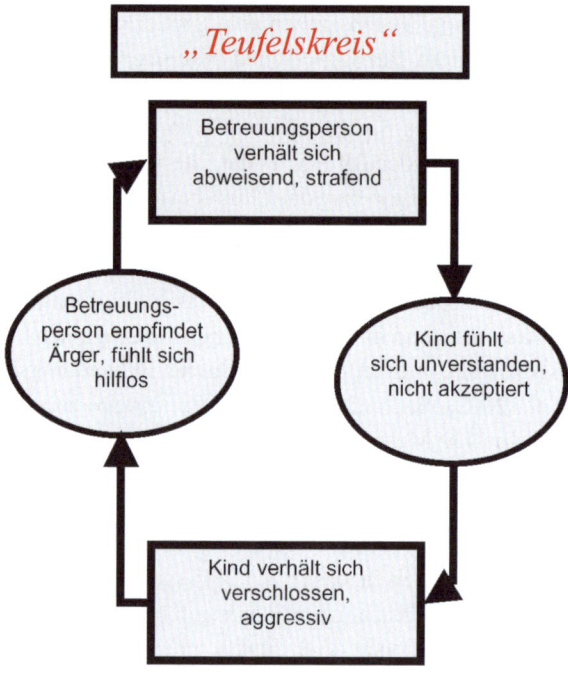

Abb. 1: Interaktion mit „schwierigen" Kindern: Negative Gegenseitigkeit (nach Patterson, 1982).

Video-gestütztes Modelllernen

Im Anschluss an Patterson wurden die Methoden des Elterntrainings vielfach weiter entwickelt (vgl. z. B. Warnke, 1997). In jüngerer Zeit stehen Behandlungsprogramme im Mittelpunkt, die von Webster-Stratton und Reid (2003) und Kazdin (2003a) entwickelt wurden. Eine wichtige Rolle bei den neueren Behandlungsprogrammen spielt das Modelllernen, bei dem Videoaufnahmen eingesetzt werden. Kazdin (2003b) kommt in seiner Übersichtsarbeit zum Schluss, dass kognitiv-behaviorale Elterntrainings (parent management training) wahrscheinlich die am besten untersuchte Therapietechnik für Kinder und Jugendliche darstellt. Schon Brestan und Eyberg (1998) werteten im Rahmen einer Metaanalyse insgesamt 82 kontrollierte Einzel- sowie metaanalytische Wirksamkeitsstudien zu psychosozialen Interventionen aus. Einbezogen wurden sowohl Interventionen bei aggressiv-dissozialem Verhalten als auch bei oppositionellem Trotzverhalten. Als wirksam („well-established") können nach Aussagen der Autoren lediglich zwei Interventionsformen bezeichnet werden. Zum einen handelt es sich um Eltern-Verhaltenstrainings auf der Grundlage des von Patterson und Guillon (1968) entwickelten Programms „Living with children". Bei diesem Training werden operante Methoden der Verhaltensmodifikation vermittelt. Außerdem werden die Eltern darin geschult, das Verhalten ihres Kindes besser zu „überwachen", um kontingent und konsequent auf erwünschtes und nicht erwünschtes Verhalten reagieren zu lernen. Der zweite als wirksam eingeschätzte Interventionsansatz bildet ein Videomodell-basiertes Elterntrainingsprogramm (Webster-Stratton, 1981, 1982, 1993), das in seinem Ursprung unter anderem auf Hanf (1969) zurückgeht. Hierbei werden von Therapeuten geleitete Gruppentrainings durchgeführt, bei denen das Erlernte und die damit gemachten Erfahrungen diskutiert werden. Über die Video-Lektionen werden den Eltern hauptsächlich Kommunikationstechniken, Techniken zur Grenzsetzung und zur Verstärkung erwünschten Verhaltens, zum Umgang mit kindlichem Fehlverhalten sowie Problemlösefertigkeiten in der Interaktion zwischen Eltern und Kind vermittelt. Bachmann et al. (2010) weisen darauf hin, dass neben den Elterntrainingsprogrammen auch solche Modelle sich als effektiv erwiesen haben, in denen neben der Familie auch die Schule mit einbezogen wird.

Programm „Living with children"

Videoeinsatz

Problemlösefertigkeit

Ein wichtiges Problem bei vielen Elterntrainings stellt allerdings die relativ hohe Abbruchquote dar und der Umstand, dass es bei vielen Familien schwierig ist, die Eltern für ein solches Training zu gewinnen. So ist zwar der Nutzen von Elterntrainings unbestritten, allerdings scheint es schwierig zu sein, die Eltern, die ein solches Training dringend benötigen, tatsächlich zu erreichen.

Bei aggressiv-dissozialen Jugendlichen existiert auch eine Reihe von Studien, in denen die Wirksamkeit der funktionalen Familientherapie (Alexander & Parsons, 1982; Heekerens, 2002) überprüft wurde. Diese Studien konnten zeigen, dass dieser Ansatz verglichen mit anderen Interventionen (z. B. traditionelle Behandlung, Fremdunterbringung in einer Wohngruppe) bessere Ergebnisse erreicht. Ein anderes wichtiges Behandlungskonzept, für das sehr gute Effekte nachgewiesen sind, stellt die multisystemische Therapie (Henggeler et al., 2009) dar; zu einer neueren Übersicht hierzu siehe Bachmann et al. (2010).

Funktionale Familientherapie

Da sich die hier beschriebenen Ansätze bei jeweils bestimmten Zielgruppen als wirksam erwiesen haben, empfehlen wir nach Altersgruppe, Schweregrad und Dauer der psychischen Störung eine differenzierte Bewertung (vgl. Brosnan & Carr, 2000).

Bei Vorschul- und Schulkindern mit umgrenzteren Problemen sind Elterntrainings hinreichend; im Jugendalter ist eher eine funktionelle Familientherapie anzuraten. Bei einer sehr schweren Symtomausprägung sollte der familientherapeutische Ansatz erweitert werden zu einer multisystemischen Therapie mit sehr intensiven Interventionen auf mehreren Ebenen. Behandlungen mit Fremd-/Pflegeunterbringung sollten bei extremen Fällen zum Einsatz kommen.

2.3 Depressive Störungen

Nicht selten ist auch ein Elternteil depressiv erkrankt, so dass nicht nur das Kind/der Jugendliche selbst über dysfunktionale kognitive Schemata verfügt, sondern auch die Bezugsperson diese depressiven Überzeugungen äußert und als Verstärkung der ungünstigen Sichtweise des Kindes/Jugendlichen wirkt (vgl. auch Groen & Petermann, 2011). Diese Eltern zeigen häufig einen perfektionistischen Leistungsanspruch an das Kind bei gleichzeitig geringer Unterstützung. Wichtige Therapiebausteine sind:

Verbesserte elterliche Erziehungskompetenz

- die Erarbeitung eines gemeinsamen Störungskonzeptes,
- die Erhöhung der positiven Aktivitäten zwischen Eltern und Kind,
- die Verringerung der negativen verbalen Äußerungen gegenüber dem Kind und
- die Verbesserung elterlicher Erziehungskompetenz durch die Erarbeitung von Problemlösestrategien in der Familie wie Familienrat etc. (vgl. hierzu Ihle, Ahle, Jahnke & Esser, 2004; Ihle, Jahnke & Ahle, 2006).

Empfehlenswert sind auch Ratgeber für Eltern, die den Wissensstand verbessern. Der Einbezug der Eltern wurde bisher nur in wenigen Wirksamkeitsstudien bei 14- bis 18-Jährigen systematisch untersucht (vgl. Ihle & Jahnke, 2005). Dabei erwies sich der Einbezug der Eltern der reinen Jugendlichentherapie nicht überlegen. Auch neuere Arbeiten kommen zum Ergebnis, dass die Einbeziehung der Eltern bzw. der Familie in die Therapie nicht zu einer empirisch nachweisbaren Verbesserung der therapeutischen Wirksamkeit führt (Groen & Petermann, 2008; Eimecke et al., 2010). Der Einbezug der Eltern ist allerdings bei jüngeren Kindern notwendig, und bei depressiven Eltern ist er aus klinisch-praktischer Sicht anzuraten, auch wenn dies bisher noch nicht hinreichend überprüft wurde.

2.4 Angststörungen

Die Wirksamkeit kognitiv-behavioraler Methoden zur Behandlung kindlicher Ängste, vorrangig einer Kombination aus behavioraler Techniken (z. B. In-vivo-Exposition, Entspannung und Kontingenzmanagement) und kognitive Bewältigungsfertigkeiten (z. B. Selbstinstruktionstraining), ist hinreichend belegt (z. B. Dadds et al., 1991; Kendall et al., 1992; Kendall, 1994). Studien der letzten Jahre weisen jedoch auf die Bedeutung eines Angstmodells hin, das die Entwicklung ängstlicher kognitiver Stile vor dem Hintergrund angstunterstützender familiärer Prozesse betont (Barrett, Rapee, Dadds & Ryan, 1996; Dadds, Marrett & Rapee, 1996). Für eine Reihe von Störungen im Kindesalter wurde ein erheblicher Einfluss familiärer Interaktion auf Entstehung und Behandlung nachgewiesen (Dadds, 1995). Bisher existieren zur kognitiven Verhaltenstherapie mit Einbezug der Familie nur Wirksamkeitsstudien bei jüngeren (6- bis 14-jährigen) Kindern/Jugendlichen (Ihle & Jahnke, 2005). Der Einbezug der Eltern, das heißt die Verbesserung der Erziehungskompetenz, erwies sich vor allem bei jüngeren Kindern (7- bis 10-Jährige im Vergleich zu 11- bis 14-Jährigen) sowie bei Vorhandensein eines ängstlichen Elternteils als bedeutsam.

Kontingenzmanagement

Kognitive Verhaltenstherapie

3. Wirksame Bestandteile familienorientierter Interventionen

Trotz aller Unterschiede im Detail sind bei einem Vergleich der empirisch bestätigten Behandlungsmodelle unschwer ähnliche Prinzipien und vergleichbare Grundbestandteile erkennbar. Bei Vorschul- und Schulkindern mit psychischen Störungen stehen die kognitiv-behavioralen Elterntrainings im Vordergrund. Kaminski et al. (2008) haben in einer sehr großen Metaanalyse, in die 128 einzelne Studien eingingen untersucht, welche Programmkomponenten in Elterntrainings einen signifikanten positiven Effekt auf elterliche und kindliche Verhaltensweisen hatten. In dieser Analyse erwiesen sich die folgenden Programmkomponenten als besonders effektiv:

Kognitiv-behaviorales Elterntraining

(1) Positive Interaktion mit dem Kind:
- Freude und positive Aufmerksamkeit zeigen bei angemessenem Verhalten,
- im Spiel auf die Ebene des Kindes „einsteigen",
- beim gemeinsamen Spielen dem Kind die Führung überlassen,
- gemeinsame/getrennte Freizeitaktivitäten ermöglichen.

(2) Emotionale Kommunikation mit dem Kind:
- Aktives Zuhören, Mitteilungen des Kindes spiegeln,
- dem Kind helfen, eigene Emotionen zu identifizieren und mit ihnen umzugehen,
- negative Kommunikation (Kritik, Sarkasmus) mit dem Kind reduzieren,
- positive Emotionen gegenüber dem Kind ausdrücken.

(3) Konsequente Reaktionen auf Fehlverhalten:
- Klare Instruktionen/Anweisungen/Aufforderungen,
- konsistente/konsequente Reaktion auf Fehlverhalten immer wenn es auftritt,
- ggf. Nutzung von Time-out.

(4) Praktische Übungen mit dem eigenen Kind:
- Die Mutter/der Vater übt gemeinsam mit dem Kind unter Video-/in-vivo Beobachtung und Rückmeldung.

Auch in der Arbeit mit Jugendlichen und ihren Familien weisen die wirksamen familienorientierten Ansätze (funktionale Familientherapie, behaviorale Familiensystemtherapie, multisystemische Therapie, multidimensionale Familientherapie und ähnliche Ansätze) viele Überschneidungen und Gemeinsamkeiten auf (vgl. Kasten 1).

Verschiedene Familientherapie-Ansätze

Kasten 1: Merkmale familienorientierter Interventionen.

> (1) Die theoretischen Grundlagen beziehen sich auf die Ergebnisse der empirischen Forschung, insbesondere auf die Ergebnisse der Entwicklungspsychopathologie (Risikofaktoren, Schutzfaktoren), und sie berücksichtigen mehrere Systemebenen.

(2) Die Therapeuten richten sich gleichermaßen an Kinder/Jugendliche und an die Bezugspersonen. Ein besonderes Gewicht liegt in der Stärkung der elterlichen Verantwortung.
(3) Die Interventionen sind nicht standardisiert, sondern auf den individuellen Fall zugeschnitten.
(4) Das praktische Vorgehen ist deutlich strukturiert, problembezogen und zielorientiert, mit klaren Verpflichtungen für alle Beteiligten.
(5) Die Interventionen zielen darauf, eine positive Kommunikation zu fördern, insgesamt gemeinsame Problemlösung zu verbessern und ungünstige Kognitionen zu verändern.
(6) Die Therapeuten sehen es als ihre Aufgabe an, die Motivation der Familie zu fördern und möglichst günstige Voraussetzungen für therapeutische Lernprozesse zu gestalten. Dies bedeutet, dass der Beziehungsaufbau und die Aktivierung der Familie eine wichtige Rolle spielen.
(7) Die Therapeuten sind nicht nur für die psychotherapeutischen Interventionen verantwortlich, die sie selbst unmittelbar umsetzen, sondern sie fungieren auch als „Fallmanager", um alle Maßnahmen sinnvoll aufeinander abzustimmen.
(8) Beim therapeutischen Vorgehen werden unterschiedliche Methoden genutzt, die nach Möglichkeit empirisch abgesichert sein sollen. Eine wesentliche Rolle spielen dabei die kognitiv-behavioralen Methoden.

Tabelle 2 stellt das Vorgehen für verschiedene elternzentrierte Bausteine im Rahmen familienorientierter Behandlungsansätze (nach Carr, 1999) dar.

Tab. 2: Die Vermittlung elternzentrierter Bausteine im Rahmen familienorientierter Behandlungsansätze (nach Carr, 1999).

	Richtlinien für die Vermittlung elternzentrierter Bausteine		
	Baustein	Konkrete Instruktionen	Allgemeine Richtlinien
Zuhörerfertigkeiten / Sprecherfertigkeiten	Kommunikation: Sprecher- und Zuhörerfertigkeiten	Zuhörerfertigkeiten: Zuhören ohne andere zu unterbrechen, Wesentliches zusammenfassen, genau prüfen, ob man alles richtig verstanden hat, erwidern. Sprecherfertigkeiten: Entscheide dich für bestimmte Hauptthemen, baue diese logisch auf, teile deine Argumente klar mit, prüfe, ob du richtig verstanden wurdest, stelle ausreichend Zeit für Antworten zur Verfügung.	Zeitpunkt und Ort für offene Kommunikation festlegen, Ablenkung entfernen, Fernseher abschalten, nur über ein Problem diskutieren, mit der Absicht zuzuhören, genau das zu erinnern, was gesagt wurde, versuchen zuzuhören, ohne das Gesagte zu bewerten, negatives Gedankenlesen vermeiden, Dinge ansprechen, ohne andere Personen anzugreifen, beschuldigen, schmollen und beleidigen vermeiden, Unterbrechungen vermeiden, jedem gleichviel Sprechzeit einräumen, Ich-Gebrauch üben, sich kurz fassen.

Problemlöse-fertigkeiten	Definiere das Problem, Brainstorming verschiedener Möglichkeiten, Vor- und Nachteile abwägen, gemeinsamen Handlungsplan beschließen, den Plan implementieren, Fortschritte beobachten, den ursprünglichen Plan bei Bedarf verändern.	Zeitpunkt und Ort für offene Kommunikation festlegen, Ablenkung entfernen, Fernseher abschalten, nur über ein Problem diskutieren, große Probleme in mehrere kleine aufteilen, Probleme nacheinander angehen, ungenaue Problemdefinitionen vermeiden, Probleme kurz und knapp definieren, zeigen, dass das Problem (und nicht die Person) mich traurig macht, zugeben, dass man bei der Problemverursachung mitverantwortlich ist, Vor- und Nachteile erst nach Abschluss des Brainstormings abwägen, Erfolge gebührend feiern.
Spiel- und Spaßzeit	Täglichen Zeitpunkt für 20 Minuten gemeinsame Spielzeit festlegen, das Kind darf die Spielinhalte vorschlagen, wenn irgend möglich, sollen die Eltern dem Vorschlag zustimmen, „von ganzem Herzen" mitmachen, Aktivitäten des Kindes kommentieren, damit es merkt, dass Sie aufmerksam dabei sind, kongruent „Ich mag es gern, wenn du …" sagen, um zu zeigen, dass Sie sich in der Situation wohlfühlen, Kind öfter loben, Lachen und Körperkontakt zulassen, zusammenfassen, was man gemeinsam gemacht hat und dass es einem gefallen hat.	Sich vornehmen, eine positive Beziehung zum Kind aufzubauen, dem Kind deutlich machen, dass es „der Bestimmer" in der Situation ist und dass es Ihnen mit ihm zusammen Spaß macht, versuchen Sie, Regelverletzungen vorauszusehen und versuchen Sie, diese zu vermeiden, vermeiden Sie Anweisungen und Anleitungen, achten Sie darauf, wie viel Spaß Ihnen das gemeinsame Spiel bereitet.
Belohnungssysteme	Definiere das Zielverhalten klar, entscheiden Sie, wann und wo das „Monitoring" stattfinden soll, eine Tabelle (Punkte, lachende Gesichter) erstellen, dem Kind erklären, dass es Punkte/lachende Gesichter gewinnen kann, wenn es das Zielverhalten zeigt, das Kind bitten, eine Liste mit „Preisen" zu erstellen, die es mit den gewonnenen Punkten eintauschen kann,	Stelle dem Kind das Belohnungssystem als Methode dar, ihm zu helfen, erwünschtes Verhalten zu erlernen, alle Erziehungspersonen sollten das Belohnungssystem verstehen und es mittragen, altersangemessenes Material benutzen (Kinder: lachende Gesichter, Sterne zum Kleben; Jugendliche: Punkte), Punkte unmittelbar nach dem Auftreten des Zielverhaltens vergeben; dies

	vereinbare, wie viele Punkte für die einzelnen Preise notwendig sind, kontrolliere die Umsetzung des vereinbarten Plans und prüfe dessen Wirksamkeit.	beschleunigt das Lernverhalten, höherwertige Preise erhöhen die Motivation des Kindes.
		Versuche herauszufinden, wie das Belohnungssystem noch genauer eingestellt oder „nachjustiert" werden kann, um die Erfolge zu maximieren, wenn keine Preise gewonnen werden, so muss das Zielverhalten reduziert oder klarer definiert werden, oder die „Kosten" für den Preis müssen gemindert werden. Wenn das Belohnungssystem nicht funktioniert, sollte dennoch keine Kritik am Kind geübt werden, die Zielverhaltensweisen sollten weniger als fünf umfassen.
Verhaltens-kontroll-systeme	Verhaltenskontrollprogramme: Gemeinsame Festlegung einiger klarer Regeln, klare Konsequenzen festlegen, Konsequenzen durchhalten, positives Verhalten belohnen, Verwendung von Time-out- oder Verlust von Privilegien-Methode bei Regelverletzungen, beobachte Veränderungen genau. Time-out-Methode: Warne zweimal. Bringe das Kind in den Time-out-Bereich ohne negative Emotionen zu zeigen. Binde das Kind nach 5 Minuten in eine positive Aktivität ein und lobe es für seine Selbstkontrolle. Wenn weitere Regelverletzungen auftreten, bringe das Kind in die Time-out-Situation zurück, bis mindestens 30 Sekunden Ruhe einkehrt. Führe eine positive Aktivität mit dem Kind durch und lobe es für seine Selbstkontrolle	Beginne mit der Erwartung, dass du deinem Kind helfen kannst, angemessenes Verhalten zu lernen, baue Episoden uneingeschränkter Freizeit in das Verhaltenskontrollprogramm ein, beschreibe dem Kind die Zielsetzung des Programmes: Das Erlernen von Selbstkontrolle, beteilige das Kind beim Aufbau, Durchführung und Registrierung des Programms. Beobachte sowohl die Zunahme positiven als auch die Abnahme negativen Verhaltens, halte nach Episoden negativen Verhaltens nicht an deinem Groll fest, vermeide negatives Gedankenlesen, vermeide Beleidigungen, Beschuldigungen und Schmollen, bitte deinen Partner um Hilfe, wenn du dich mit dem Programm schlecht fühlst, Erfolge gebührend feiern.

4. Praktisches Vorgehen am Beispiel des Familien-Kooperations-Modells

Im Folgenden wird in verkürzter Form das Familien-Kooperations-Modell vorgestellt (vgl. ausführlich in Mattejat, 2006). Es handelt sich dabei um ein allgemeines Modell für die Zusammenarbeit mit Familien bei psychischen Störungen von Kindern und Jugendlichen, das nicht auf bestimmte Störungsbilder eingegrenzt ist und das in unterschiedlichen therapeutischen Settings einsetzbar ist. Die wichtigsten Prinzipien des Familien-Kooperations-Modells sind in Kasten 2 ausgeführt.

Kasten 2: Prinzipien des Familien-Kooperations-Modells (vgl. Mattejat, 2006).

(1) Allgemeiner Rahmen bildet ein empirisch fundiertes mehrdimensionales (multimodales/multisystemisches) Konzept für die Diagnostik und Therapie, in dem die biologische, psychologische und soziale Ebene gleichermaßen berücksichtigt werden.	Mehrdimensionales Konzept
(2) Auftraggeber und Partner in der Therapie sind gleichermaßen das vorgestellte Kind wie auch seine Eltern. Wie dies im einzelnen ausgestaltet wird, ist vom Alter und Entwicklungsstand des Patienten und von der Kooperationsfähigkeit und -bereitschaft der Eltern abhängig.	
(3) Die Interventionen beruhen auf einer ausführlichen Diagnostik und einer individuellen Fallkonzeptualisierung. Die Therapie beruht auf einem Störungs-/Problem- und Therapiekonzept, das gemeinsam mit der Familie erarbeitet wurde.	
(4) Der Therapeut hat die Aufgabe, mit der Familie ein Behandlungskonzept zu entwickeln, in dem die verschiedenen Behandlungskomponenten aufeinander abgestimmt sind. Er sorgt für die Koordination aller an der Therapie beteiligten Stellen und führt die psychotherapeutischen Interventionen durch. Der Therapeut fungiert somit als der zentrale Ansprechpartner für die Familie, neben seinen eigentlichen psychotherapeutischen Aufgaben sorgt er auch als „Fallmanager" für die Koordination der Behandlung.	
(5) Es handelt sich um ein methodisch offenes Behandlungsmodell, das den Prinzipien der Verhaltenstherapie verpflichtet ist. Es werden vorrangig empirisch abgesicherte Methoden verwendet; im Zentrum stehen Methoden aus dem kognitiv-behavioralen Spektrum.	Methodisch offenes Behandlungsmodell
(6) Die Zusammenarbeit mit Eltern und Familien ist durch folgende Hauptmerkmale gekennzeichnet: Um eine offene und vertrauensvolle Zusammenarbeit zu erreichen, werden im Kontakt mit den Eltern oder der Familie die Gesprächsprinzipien Transparenz, Akzeptanz, Empathie, Perspektivität, Problembezug, Lösungs- und Entwicklungsorientierung beachtet. Im Gespräch werden die Anliegen und Inhalte der Familie aufgegriffen (inhaltliche Offenheit), der Gesprächsverlauf wird vom Therapeuten aktiv gesteuert (Prozesssteuerung), um eine positive und produktive Kommunikation (positive Reziprozität) zu erreichen. Die Zusammenarbeit mit den Eltern ist problembezogen und zielorientiert. Dies bedeutet, dass sich alle Beteiligten auf eine gemeinsam bestimmte Problemdefinition beziehen, dass die Zielorientierung für alle Beteiligten klar ist und auf dieser Grundlage die jeweils eingesetzten Maßnahmen und Methoden verständlich sind.	

Abbildung 2 illustriert den allgemeinen Ablauf der Zusammenarbeit mit Eltern und Familien.

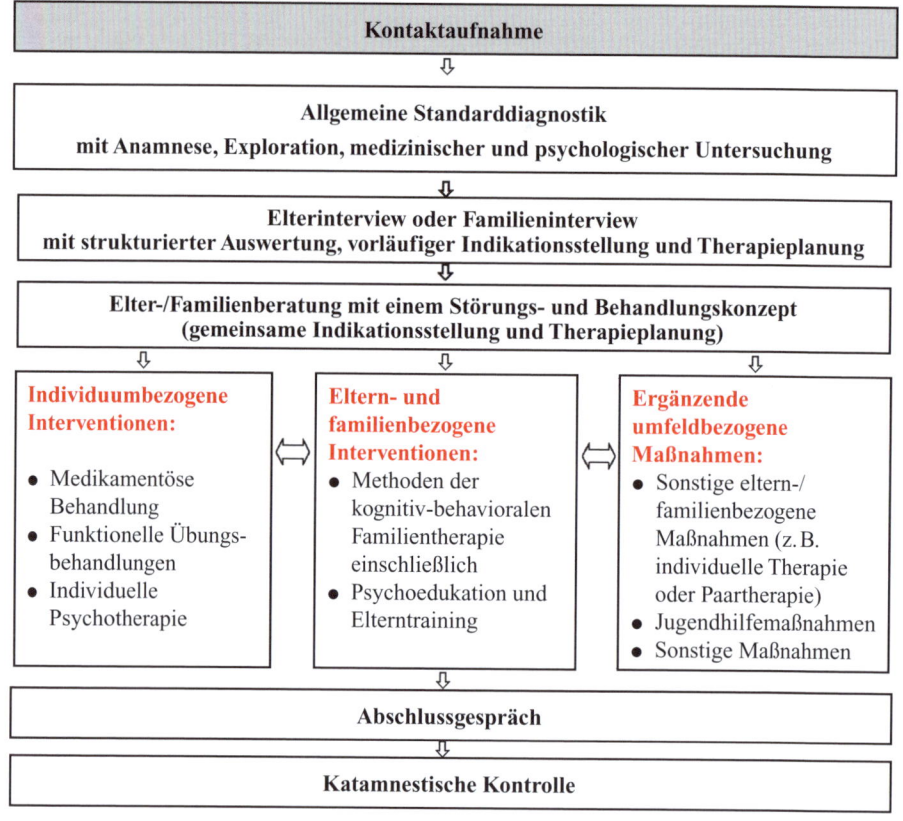

Abb. 2: Allgemeiner Ablauf der Zusammenarbeit mit Eltern und Familien.

Falls ein Kind oder Jugendlicher ambulant vorgestellt wird, schlagen wir vor, zunächst die Standarddiagnostik durchzuführen, die in der Regel einen bis zwei Untersuchungstermine in Anspruch nimmt. Zur Standarddiagnostik gehört immer die Erhebung der Anamnese mit einem Elternteil oder beiden Eltern und die Exploration des Kindes/Jugendlichen. Diese werden durch eine genauere medizinische Abklärung, eine psychologische Untersuchung und weitere diagnostische Erhebungen ergänzt. Aufgrund dieser diagnostischen Erhebungen kann eine vorläufige Einordnung nach einem aktuellen psychiatrischen Klassifikationssystem, wie z. B. dem multiaxialen Klassifikationsschema nach Remschmidt et al. (2006) erfolgen, und der Therapeut kann eine erste vorläufige Fallkonzeptualisierung erstellen.

Falls überlegt wird, der Familie eine Therapie anzubieten, dann sollte als weiterer diagnostischer Termin ein gemeinsames familiendiagnostisches Interview durchgeführt werden. Falls die Kinder noch sehr jung sind (bis etwa 8 Jahre) oder sehr unruhig sind oder durch ein gemeinsames Familiengespräch überfordert wären (z. B. bei Psychosen), kann das familiendiagnostische Interview durch ein Elterninterview ersetzt werden. Dieses Interview wird dann ausgewertet. Mit den gewonnenen Informationen kann das Fallkonzept vom Therapeuten noch ergänzt und präzisiert werden. Hierauf folgt eine Sitzung, in der die Familie oder die Eltern beraten werden und Empfehlungen zum weiteren Vorgehen erhalten. Diese Beratungssitzung dient dazu, mit den Eltern oder mit der Familie ein Störungs- und Behandlungskonzept zu entwickeln und auf dieser Grundlage mit der Familie die Behandlung zu planen. Familiendiagnostisches Interview und Eltern- bzw. Familienberatungsgespräch zusammengenommen bilden den Übergang von der Diagnostik zur Therapie.

Eltern- und Familieninterview

Falls es im Familien-Beratungsgespräch zu einer Therapievereinbarung kommt, dann können individuumbezogene, familienorientierte oder andere ergänzende umfeldbezogene Maßnahmen im Vordergrund stehen. Sehr häufig werden mehrere Maßnahmen kombiniert. Familienbezogene Interventionen stellen nur einen Ausschnitt aus dem Gesamtbereich der Möglichkeiten dar. Die häufigsten Konstellationen im ambulanten Bereich sind:

Familien-Beratungsgespräch

- Vorwiegend individuelle Psychotherapie mit grobmaschig begleitenden Elterngesprächen;

- individuelle Psychotherapie und Eltern-/Familienarbeit, wobei beide Komponenten etwa gleich häufig und gleich gewichtig sind. Die Komponenten können hintereinander geschaltet sein oder parallel ablaufen;

- überwiegend Elternarbeit oder Familientherapie, wobei keine oder nur sehr wenige Einzeltermine mit dem vorgestellten Patienten stattfinden.

Es ist nicht selten, dass sich die Konstellation und der Schwerpunkt der Zusammenarbeit im Therapieverlauf verändert. Bei der möglichen Vielfalt und Komplexität der konkreten Therapiedurchführung ist es wichtig, dass die Therapie ihren inneren Zusammenhang durch eine überzeugende individuelle Fallkonzeption und Therapieplanung erhält und dass dieser „rote Faden" auch für die Patienten und insbesondere für die Eltern möglichst klar ist. Um die Therapie für die Familie möglichst transparent, verständlich und kontrollierbar zu machen, ist es deshalb auch sinnvoll in überschaubaren Zeiträumen zu planen. Konkrete Ziele sollten jeweils für die kommenden vier bis sechs Wochen festgelegt werden. Nach dieser Zeit sollte in einer Zwischenbilanz überprüft werden, ob die Therapie wie gewünscht vorwärts kommt, ob Modifikationen notwendig sind oder ob die Behandlung abgeschlossen werden kann. Manchmal kann sich die Planung auch nur auf das nächste Gespräch beziehen. Die grobe Therapieplanung kann sich selbstverständlich auch auf größere Zeiträume von mehreren Monaten beziehen. In einem solchen Fall sollte aber trotzdem versucht

Transparente Therapie für die Familie

werden, den Gesamtzeitraum in kürzere Planungsphasen aufzuteilen, in denen jeweils die vorrangigen Probleme, Ziele und Maßnahmen festgelegt werden.

5. Fallbeispiele

5.1 Elterntraining bei einfacher Aktivitäts- und Aufmerksamkeitsstörung (F90.0)

Angaben zum Patienten und Anamnese. Florian (6;4 Jahre alt) ist ein Einzelkind. Er lebt mit seiner leiblichen Mutter und dem Stiefvater zusammen, die in zwei Monaten ihr erstes gemeinsames Kind erwarten. Die Mutter berichtet, sie habe als Kind unter einem Aufmerksamkeitsdefizit-Hyperaktivitätssyndrom (ADHS) gelitten und leide auch heute noch darunter; sie sei als Kind in Behandlung gewesen und habe auch eine Pharmakotherapie erhalten. Bereits vor der Geburt von Florian verließ der leibliche Vater die Mutter. Seit Florian sechs Monate alt war, lebt der Stiefvater in der Familie; zum leiblichen Vater besteht kein Kontakt. Florian besucht die erste Klasse einer Grundschule, in die er im Alter von 5;9 Jahren eingeschult wurde. Schwangerschaft und Geburt verliefen ohne Besonderheiten. In der Zeit vor der Geburt von Florian habe die Mutter einige Zeit lang Drogen konsumiert, sei jedoch durch die erste Schwangerschaft davon wieder losgekommen. Ab dem zweiten Lebensjahr besuchte Florian die Kindertagesstätte. Dort sei er zwar motorisch unruhig gewesen, habe Schwierigkeiten gehabt, angefangene Arbeiten und Spiele zu beenden, aber insgesamt habe die Erzieherin sein Verhalten als unauffällig eingeschätzt. Florian habe in der Kindertagesstätte viele Freunde gehabt. Im Alter von fünf Jahren habe sich die motorische Unruhe und ständige Aktivität dann weiter ausgeprägt. In der Hoffnung, Florian werde ruhiger werden, schulten ihn die Eltern vorzeitig ein. Mit der Einschulung sei jedoch eine deutliche Zunahme der Schwierigkeiten verbunden gewesen.

Vorstellungsgrund. Die Mutter stellt Florian auf Anraten seiner Klassenlehrerin vor. Florian sei wissbegierig und habe Spaß an anspruchsvollen Aufgaben. Im Schulalltag finde sich Florian jedoch nur schwer zurecht. Es falle ihm schwer, sich über längere Zeiträume zu konzentrieren. Sein Arbeitsmaterial liege verstreut herum, und außerdem lasse er sich sehr leicht ablenken. Er mache viele Flüchtigkeitsfehler und arbeite unordentlich und nachlässig. Es falle ihm ferner schwer, Aufgaben in der richtigen Reihenfolge vollständig zu lösen. Im Unterricht rutsche er auf dem Stuhl herum, sei ständig mit verschiedenen Dingen beschäftigt. In den Pausen renne er ständig, „ohne Rücksicht auf Verluste". Florian verstoße oft gegen Regeln, ohne jedoch aggressives Verhalten zu zeigen. Er sei sehr laut und weise seine Mitschüler ständig auf ihr Fehlverhalten hin. Diese reagierten zunehmend „genervt". Er habe zwar noch soziale Kontakte in der Schule, würde aber aufgrund seines lebhaften, lauten und rücksichtslosen Verhaltens zunehmend gemieden. Seit Beginn des ersten Schulhalbjahrs besuche Florian bis 16.00 Uhr den Hort. Auch hier zeigten sich seine Schwierigkeiten,

Regeln einzuhalten und selbstständig die Hausaufgaben zu erledigen. Die von der Lehrerin und im Hort berichteten Verhaltensweisen träten in anderer Form auch zu Hause auf. So sei es Florian nicht möglich, Handlungsabläufe zu strukturieren und auszuführen. Das betreffe das Zähneputzen und Anziehen, aber auch die Erledigung der Hausaufgaben. Niemals und nirgends sitze Florian still, auch in fremden Umgebungen nicht. Er sei vom Aufstehen bis zum Zubettgehen in Bewegung und habe abends große Schwierigkeiten einzuschlafen; er sei dann angespannt und komme nicht zur Ruhe. Den ganzen Tag über kommentiere er sein eigenes Verhalten und das der anderen Familienmitglieder. Regeln, die er kenne, halte er nicht ein. Mit dem Schulstart habe sich die Situation zu Hause ebenfalls verschärft. Ständig gebe es Auseinandersetzungen wegen vergessener Arbeitsmaterialien, wegen der Erledigung der Hausaufgaben, der Ausführung einfacher Anforderungen und Handlungsabläufe und verschiedenster Regelverstöße. Die Eltern stehen dem Verhalten des Sohnes zunehmend hilflos gegenüber. Es falle ihnen schwer, in jedem Moment konsequent zu handeln. Die Mutter habe große Angst, dass sich das Verhältnis zwischen ihrem Sohn und dem Stiefvater unwiderbringlich verschlechtern würde.

Testpsychologischer und medizinischer Befund. Die Ergebnisse der psychologischen Untersuchung zeigen, dass Florians intellektuelle Leistungen im Normbereich seiner Altersgruppe liegen. Die Aussagen (Fragebögen, Interview) der Mutter, des Stiefvaters, der Klassenlehrerin sowie die Verhaltensbeurteilung der Therapeutin weisen einheitlich auf ausgeprägte Auffälligkeiten in den Bereichen Unaufmerksamkeit, Hyperaktivität und Impulsivität hin. Es wird die Diagnose einer einfachen Aktivitäts- und Aufmerksamkeitsstörung (F90.0) gestellt. Hinweise auf eine Störung des Sozialverhaltens oder andere komorbide Störungen existieren nicht. Bei der internistischen und neurologischen Untersuchung wurden keinerlei auffällige Befunde diagnostiziert.

Medizinisch-psychologischer Befund

Therapieziele und Behandlungsplan. Ein familienorientierter Ansatz zielt darauf ab, dass alle Familienmitglieder klar und offen über die Probleme kommunizieren, die emotionale Intensität von Eltern-Kind-Interaktionen abnimmt, gemeinsame elterliche Problemlösestrategien gefördert werden und die elterliche Unterstützung für das Kind optimiert wird (vgl. Carr, 1999). Als Hauptziele der vorliegenden Behandlung wurden gemeinsam mit den Eltern eine Stärkung der Erziehungskompetenz, eine Förderung der Eltern-Kind-Interaktion, das Trainieren einer besseren Selbststeuerung und der Aufmerksamkeitssteuerung zur Verminderung problematischer und zum Aufbau erwünschter Verhaltensweisen festgelegt. Dabei werden elternzentrierte Verfahren, kindzentrierte Verfahren sowie Interventionen in der Schule eingesetzt. Mit den Eltern wird außerdem besprochen, dass eine Stimulanzientherapie notwendig wird, sofern sich die Symptomatik nicht vermindert. Sie erhalten umfassende Informationen über die Wirkweise und Wirksamkeit von Pharmakotherapie (beim vorliegenden Störungsbild). Im Folgenden sollen die elternzentrierten Bausteine in der vorliegenden Behandlung näher erläutert werden (vgl. Tab. 3).

Eltern-Kind-Interaktion

Stärkung der Erziehungskompetenz

Tab. 3: Kurzdarstellung elternzentrierter Bausteine in der Behandlung von Florian.

	Nr.	Therapieziel	Fokus: Eltern
	1	Problemdefinition und Entwicklung eines Störungskonzeptes	Aufklärung der Eltern über das Störungsbild und Erarbeitung eines gemeinsamen Konzeptes über die Ursachen des Problemverhaltens.
	2	Förderung positiver Eltern-Kind-Interaktionen und Eltern-Kind-Beziehungen	Erarbeitung einer Bilanz positiver und negativer Erlebnisse mit Florian; Lenkung der Aufmerksamkeit auf positive Eigenschaften von Florian. Einführung einer gemeinsamen „Spaß- und Spielzeit"; Anleitung der Eltern zu nondirektivem Verhalten.
Familienrat	3	Verminderung impulsiven und oppositionellen Verhaltens	Erarbeitung der Erstellung einer Liste von wichtigen Familienregeln und Besprechung der Regeln in einem Familienrat. Erarbeitung von Regeln, wie Eltern Florian wirkungsvoll auffordern, wie die soziale Verstärkung bei Beachtung von Aufforderungen bzw. bei nicht-störendem Verhalten erfolgen sollte und wie bei Problemverhalten negative Konsequenzen gesetzt werden.
	4	Veränderung negativer Verhaltensauffälligkeiten	Erarbeitung operanter Methoden: Tokensystem (Punkteplan), Anpassung von Tokensystemen (falls erforderlich) und Verstärker-Entzugssystem (Veränderung und Beendigung eines Punkteplans).
Selbstinstruktionstraining	5	Spezifische Verhaltensprobleme verändern	Anleitung der Eltern zur Durchführung eines Selbstinstruktionstrainings zu Hause (Anfertigung Hausaufgaben). Besprechung von Regeln für die Anfertigung der Hausaufgaben zusammen mit Florian.

Die Darstellung des kindzentrierten Verfahrens und die Interventionen in der Schule werden an dieser Stelle nicht ausgeführt.

5.2 Familien-Vertragsmanagement bei Trennungsangststörung mit Schulverweigerung (F 93.0)

Der zwölfjährige Egon wurde wegen massiver Ängste vor der Schule vorgestellt. Egon grübelte viel über vermeintlich zu schlechte Noten nach, befürchtete einen Leistungsabfall und äußerte in diesem Zusammenhang mehrfach Suizidgedanken. Egons Ängste sind häufig mit Bauchschmerzen und Herzklopfen gekoppelt. In den letzten beiden Wochen hat sich die Symptomatik so verstärkt, dass er wegen seiner Ängste weder alleine zu Hause bleiben, noch alleine weggehen konnte. Da auch schon früher Trennungsängste auftraten, konnten diese Probleme als Trennungsangststörung mit Schulverweigerung oder Schulphobie (F 93.0) klassifiziert werden. Der Familie wurde angeraten, Egon stationär behandeln zu lassen. Weil die Eltern dies vermeiden wollten, stimmten wir zu, probeweise eine ambulante Therapie zu beginnen. Da sich schnell Fortschritte zeigten, wurde das ambulante Setting auch beibehalten.

Familienorientierte kognitiv-verhaltenstherapeutische Interventionen

Die Therapie umfasste insgesamt 18 Sitzungen, die zunächst wöchentlich, dann in größeren Abständen stattfanden. Egon und seine Mutter nahmen an allen Sitzungen teil, bei fünf Sitzungen war auch der Vater anwesend, eine häufigere Teilnahme war ihm aus beruflichen Gründen nicht möglich. Zunächst war die Therapie symptomorientiert. Sobald das Gespräch sich von der Symptomatik löste und auf die Familie insgesamt richtete, reagierten die Eltern unsicher und abwehrend. Erst nachdem die Symptomatik weitgehend bewältigt war, konnten auch die Familienbeziehungen ausführlicher thematisiert werden.

Während der ersten Phase von 5 1/2 Monaten wurde die Behandlung mit Hilfe eines Therapievertrages durchgeführt. In den Sitzungen wurde in der Regel zunächst der Therapievertrag besprochen und anknüpfend daran das Gespräch auf die allgemeine psychische Situation Egons und auf die familiären Beziehungen erweitert. Der Vertrag wurde dann abgesetzt und die letzten 2 1/2 Monate der Behandlung (4 Sitzungen) konzentrierten sich auf die Klärung der Familienbeziehungen. *Therapievertrag*

Von Beginn an machten wir deutlich, dass die ambulante Behandlung nur sinnvoll sein kann, wenn Egon möglichst schnell wieder mit dem Schulbesuch beginnt. Diesbezüglich konnten wir einen Vorschlag des Patienten selbst aufgreifen: Egon war sich sicher, dass für ihn ein kurzzeitiger Schulbesuch von zwei Stunden möglich sei, die Angstzustände ergäben sich für ihn dadurch, dass die Schule so lange dauere. Der erste Vertrag, den wir mit der Familie vereinbarten, ist im Kasten 3 wiedergegeben. *Kurzfristiger Schulbesuch*

Kasten 3: Therapievertrag zum Schulbesuch.

Therapievertrag

Die Unterzeichneten vereinbaren heute folgenden Vertrag:

1. Die Eltern von Egon haben die Aufgabe, den Vertrag mit den Lehrern so abzusprechen, dass auch die Schule damit einverstanden ist.
2. Egon hat die Aufgabe, an jedem Schultag mindestens zwei Schulstunden (und zwar immer die beiden ersten Stunden) die Schule zu besuchen. In der kommenden Woche hat er außerdem die Aufgabe, über die zwei Stunden hinaus den Schulbesuch schrittweise auf ca. vier Stunden zu steigern.
3. Egon registriert den Schulbesuch (Dauer), die Angst (abends, morgens und mittags) und die körperlichen Beschwerden auf dem von uns vorbereiteten Beobachtungsbogen.
4. Falls Egon die Mindestanforderung (täglich zwei Stunden Schulbesuch) erfüllt, wird weiterhin probiert, die Therapie zu Hause durchzuführen. Falls Egon H. dies nicht erreicht, wird ab Dienstag, den 4. März die Therapie stationär bei uns in der Klinik durchgeführt.

Unterschriften:
C. H. (Mutter)   E. H. (Vater)   Egon H.   Therapeut   Kotherapeut

---

Egon und seine Eltern erlebten diesen Vertrag – trotz des erheblichen psychologischen Drucks (Gefahr der stationären Aufnahme), der mit dem Vertrag verbunden war – als außerordentlich entlastend, weil damit wieder eine konkrete Zielorientierung und Perspektive erkennbar wird. Im Verlauf der Therapie wurde dieser Vertrag in fast jeder Sitzung schrittweise geändert. Diese Veränderungen bezogen sich auf mehrere Bereiche (vgl. Kasten 4). *Konkrete Zielorientierung entlastet*

Kasten 4: Vertragstechnik im Fall Egon.

<table>
<tr><td>Muss-
Forderungen</td><td>(1) Zunächst war die stationäre Aufnahme eine Konsequenz, falls der Vertrag nicht durchgeführt werden kann; später wurde diese Konsequenz durch die Forderung ersetzt, dass Egon bei fehlender Vertragserfüllung sofort bei uns anzurufen hat.
(2) Die Anforderung an die Dauer des Schulbesuches wurden immer und nur dann gesteigert, wenn alle Mindestforderungen (Muss-Forderungen) erfüllt waren und wenn darüber hinaus Egon die neu zu vereinbarende Forderung schon fast erreicht hatte. Jede Steigerung wurde nur mit ausdrücklichem Einverständnis oder auf Wunsch Egons durchgeführt.</td></tr>
<tr><td>Kontakte zu
Gleichaltrigen</td><td>(3) Nachdem zunächst nur die Dauer des Schulbesuches als Zielbereich herausgegriffen wurde, wurden später dem Vertrag noch andere Elemente hinzugefügt. Erst im Therapieverlauf wurde zum Beispiel deutlich, dass Egon vor dem Schulgang seine Mutter durch inständige Bitten mit Jammern und Weinen unter Druck setzte. Dieses Verhalten wurde später zusätzlich in den Vertrag aufgenommen, ebenso wie Egons Kontakte zu Gleichaltrigen (Vereinbarung: Besuche bei Freunden).
(4) Wenn solche neuen Elemente in den Vertrag eingeführt wurden, hatte (z. B. beim Aspekt „die Mutter unter Druck setzen") Egon zunächst nur die Aufgabe, sein Verhalten zu beobachten und zu registrieren, erst später wurde gefordert, dass diese Verhaltensweisen auch geändert werden. Neben dem „Jammern" registrierte Egon auch seine subjektiv erlebte Angst. Im Hinblick auf die Angst wurde von Anfang klargestellt, dass diese Registrierungen dem Therapiegespräch als Informationsgrundlage dienen sollten; diese subjektiven Befindlichkeiten aber kein Gegenstand einer gezielten Verhaltenssteuerung und -kontrolle sein sollen.</td></tr>
<tr><td>Gesonderter
Eltern-Vertrag</td><td>(5) Der Vertrag wurde außerdem auch noch hinsichtlich der Aktivität der Eltern ergänzt. Die Eltern sollten Egon nicht mehr in die Schule begleiten. Diese und ähnliche elterliche Verhaltensweisen (Probleme bei der Durchsetzung gegenüber Egon) wurden später in einem gesonderten Eltern-Vertrag hervorgehoben (Abgrenzung Egon vs. Eltern; verbesserte Durchsetzung der Eltern), in dem auch dem Vater Aufgaben zugewiesen wurden, die vorher ausschließlich von der Mutter wahrgenommen wurden. Schließlich wurde im Verlaufe der Vertragsdurchführung den Eltern wieder Verantwortungen und Kontrollaufgaben zurückgegeben, die wir zeitweilig übernommen hatten.</td></tr>
</table>

5.3 Multisystemische Therapie (MST) bei Störung des Sozialverhaltens mit depressiver Störung (F92.0) und Cannabisabusus (F12.1)

Die multisystemische Therapie (MST) bezieht sich häufig auf mehrere Systemebenen (Indidiuum, Familie, Gleichaltrige, Schule); dies wird im folgenden Fallbeispiel verdeutlicht. Das Beispiel basiert auf einem stark gekürzten Fall von Henggeler et al. (2002, S. 192 ff.).

Die wichtigsten Informationen zu Vorstellungsanlass und Vorgeschichte. Das 15-jährige Mädchen Stacey wurde wegen Suiziddrohungen bei der psychiatrischen Notaufnahme vorgestellt. Bei der Vorstellung wurde Stacey von ihren Adoptiveltern begleitet. Die Adoptiveltern berichten über eine Reihe von weiteren Problemen: Häufiges Weglaufen über mehrere Tage hinweg, Alkohol und Haschischabusus, körperliche

Angriffe. Außerdem habe Stacey ungeschützten Geschlechtsverkehr mit erwachsenen Männern. Die Situation eskaliere häufig. Um das Weglaufen von Stacey zu verhindern, haben die Eltern mittlerweile schon die Fenster zugenagelt. Stacey selbst verneint Suizidimpulse, äußert aber Morddrohungen gegen ihren Adoptivvater. Die leiblichen Eltern von Stacey starben bei einem Verkehrsunfall, als sie ein Kleinkind war. Danach wurden Stacey und ihr Bruder adoptiert. Der Adoptivvater hatte vor vier Jahren einen Unfall mit Hirnverletzung; dies zeigt sich heute in Problemen beim Sprechen, in Gedächtnisstörungen und bei der emotionalen Regulation (Stimmungsschwankungen, Impulsivität).

Sofortmaßnahmen. In der ersten Woche stand die Sicherheit von Stacey im Vordergrund. Sie wurde für drei Tage stationär untergebracht, um eine genauere diagnostische Klärung herbeizuführen. Danach wurde sie nach Hause entlassen. In den ersten zehn Tagen nach der Entlassung wurde aus Sicherheitsgründen ein 24-Stunden-Überwachungsplan in Gang gesetzt.

24-Stunden-Überwachungsplan

Elternbezogene Maßnahmen. Da die Einschränkungen des Adoptivvaters eine wichtige Rolle bei der Entstehung der Familienkonflikte spielten, wurden folgende Interventionen durchgeführt: Nach Absprache mit dem Hausarzt wurde eine neurologische Konsultation durchgeführt mit dem Ergebnis, dass eine stimmungsstabilisierende Medikation für den Adoptivvater angesetzt wurde. Der MST-Therapeut arbeitete bei der medikamentösen Einstellung mit dem Neurologen zusammen (Rückmeldung aus dem Alltag). Die Stimmungslabilität verbesserte sich, jedoch nicht die Gedächtnisfunktionen (Konzentration).

Familienbezogene Interventionen. Stacey und ihre Adoptivmutter und ihr Adoptivvater erhielten ausführliche Informationen (Psychoedukation) über die Folgen der Hirnverletzung beim Adoptivvater. Mit Stacey und den Eltern wurde ein Verhaltensvertrag schriftlich festgelegt und in der Küche an die Wand gepinnt. In dem Vertrag sind Regeln und Konsequenzen bei Regelverletzungen aufgeführt. Während der Familiensitzungen arbeitete der MST-Therapeut daran, die Kommunikationsfertigkeiten der Familie zu verbessern (Ich-Äußerungen, aktives Zuhören). Die Familiensitzungen konzentrierten sich außerdem darauf, die Funktionsfähigkeit des Elternsystems zu stärken (mehr Übereinstimmung zwischen Adoptivvater und -mutter) und die Haushaltsregeln konseqent durchzusetzen. Wenn Stacey die Gedächtnisstörung ihres Adoptivvaters ausnützte, erhielt sie negative Konsequenzen. Die Familie entwickelte außerdem Strategien zur Kontrolle des Drogenmissbrauchs einschließlich der Analyse von Urinscreenings. Wenn das Urinscreening „clean" war, erhielt Stacey eine finanzielle Belohnung. Durch diese Maßnahmen reduzierten sich die Verhaltensauffälligkeiten und das Familienleben verbesserte sich sehr deutlich. Da Stacey trotzdem noch deutliche depressive Sympome zeigte, wurde mit ihr eine antidepressive medikamentöse Behandlung begonnen, kombiniert mit einer kognitiv-behavioralen Therapie.

Psychoedukation

Kommunikationsfertigkeiten der Familie verbessern

Auf die Gleichaltrigen bezogene Interventionen. Da sich Stacey stark an ihrem älteren Bruder Mark und dessen drogenabhängigen Freunden orientierte, wurde eine Sitzung mit Mark durchgeführt, in dem die Adoptiveltern an seine Verantwortung und Zuneigung für seine Schwester appellierten und ihn darum baten, sie dabei zu unterstützen, Staceys Drogenabusus zu reduzieren. Die Adoptiveltern begrenzten außerdem die Zeit, die Stacey unbeaufsichtigt mit ihrem Bruder und dessen aggressiv-dissozialen Freunden verbringen konnte. Schließlich unterstützten sie häufigere Kontakte von Stacey mit Freunden, die angemessenes Sozialverhalten zeigten. Für diese Aktivitäten erhielt sie finanzielle Unterstützung und durfte das Auto benutzen. Schließlich wurde für Stacey ein Praktikum in einer Tierstation organisiert, das sie wegen ihrer Tierliebe motiviert annahm.

[Marginalie: Freunde mit angemessenem Sozialverhalten]

Schulbezogene Interventionen. Stacey wurde wieder in die Schule eingeschrieben. Die Eltern entwickelten mit Unterstützung der MST-Therapeuten einen Plan, in dem der Schulbesuch und die Lernfortschritte gemeinsam von Lehrern und Stacey eingetragen und von den Eltern mit den MST-Therapeuten kontrolliert wurden.

[Marginalie: Lehrermitarbeit]

Ergebnisse. Schon in den ersten Wochen zeigten sich sehr deutliche Erfolge bei Stacey. Ein großer Teil dieser Erfolge können darauf zurückgeführt werden, dass sich beim Adoptivvater eine deutliche Verbesserung zeigte und dass die elterliche Kontrollfunktion hauptsächlich auf die Adoptivmutter übertragen wurde. Am Ende der Behandlung besuchte Stacey die Schule wieder regelmäßig, war seit drei Monaten nicht mehr weggelaufen und sie hatte seit über zwei Monaten keinen positiven Befund im Urinscreening, das heißt, der Drogenabusus bestand zu diesem Zeitpunkt nicht mehr.

6. Literatur

Alexander, J.F. & Parsons, B.V. (1982). *Functional family therapy.* Monterey, CA: Brooks Cole.

Bachmann, M., Bachmann, C., Rief, W. & Mattejat, F. (2008a). Wirksamkeit psychiatrischer und psychotherapeutischer Behandlungen bei psychischen Störungen von Kindern und Jugendlichen – Eine systematische Auswertung von Metaanalysen und Reviews. Teil I: Angststörungen und depressive Störungen. *Zeitschrift für Kinder- und Jugendpsychiatrie und Psychotherapie, 36,* 309–320.

Bachmann, M., Bachmann, C., Rief, W. & Mattejat, F. (2008b). Wirksamkeit psychiatrischer und psychotherapeutischer Behandlungen bei psychischen Störungen von Kindern und Jugendlichen – Eine systematische Auswertung von Metaanalysen und Reviews. Teil II: ADHS und Störungen des Sozialverhaltens. *Zeitschrift für Kinder- und Jugendpsychiatrie und Psychotherapie, 36,* 321–333.

Bachmann, C.J., Lehmkuhl, G., Petermann, F. & Scott, S. (2010). Evidenzbasierte psychotherapeutische Interventionen für Kinder und Jugendliche mit aggressivem Verhalten. *Kindheit und Entwicklung, 19,* 245–254.

Barrett, P.M., Dadds, M.R. & Rapee, R.M. (1996). Family treatment of childhood anxiety: A controlled trial. *Journal of Consulting and Clinical Psychology, 2,* 333–342.

Brestan, E. V. & Eyberg, S. M. (1998). Effective psychosocial treatments of conduct-disordered children and adolescents: 29 years, 82 studies, and 5272 kids. *Journal of Clinical Child Psychology, 27*, 180–189.

Brosnan, R. & Carr, A. (2000). Adolescent conduct problems. In A. Carr (Ed.), *What works with children and adolescents?* (pp. 80–122). London: Routledge.

Carr, A. (1999). *The handbook of child and adolescent clinical psychology. A contextual approach.* London: Routledge.

Carr, A. (2009). The effectiveness of family therapy and systemic interventions for child-focused problems. *Journal of Family Therapy, 31*, 3–45.

Dadds, M. R. (1995). *Families, children and the development of dysfunction.* London: Sage.

Dadds, M. R., Barrett, P. M., Rapee, R. M. & Ryan, S. M. (1996). Family process and child anxiety and aggression: An observational analysis. *Journal of Abnormal Child Psychology, 24*, 715–734.

Dadds, M. R., Heard, P. M. & Rapee, R. M. (1991). Anxiety disorders in children. *International Review of Psychiatry*, 3, 231–241.

Eimecke, S., Pauschardt, J. & Mattejat, F. (2010). Wie wirksam ist ein begleitendes Elterntraining in der Prävention von Angst und Depression bei Kindern. *Verhaltenstherapie, 20*, 193–200.

Fonagy, P., Target M., Cotrell, D., Phillips, J. & Kurtz, Z. (Eds.). (2002). *What works for whom? A critical review of treatments for children and adolescents.* London: Guilford.

Groen, G. & Petermann, F. (2008). Was wirkt in der Therapie von Depression bei Kindern und Jugendlichen wirklich? *Kindheit und Entwicklung, 17*, 243–251.

Groen, G. & Petermann, F. (2011). *Depressive Kinder und Jugendliche* (2., veränd. Aufl.). Göttingen: Hogrefe.

Hanf, C. (1969). *A two stage program for modifying maternal controlling during the mother-child interaction.* Vancouver: Paper presented at a meeting of the Western Psychological Association.

Heekerens, H.-P. (2002). Die funktionale Familientherapie. In S.K.D. Sulz & H.P. Heekerens (Hrsg.), *Familien in Therapie. Grundlagen und Anwendung kognitiv-behavioraler Familientherapie* (S. 159–184). München: CIP-Medien.

Henggeler, S. W., Schoenwald, S. K., Borduin, C. M., Rowland, M. D. & Cunningham, P. B. (2009). *Multisystemic therapy for antisocial behaviour in children and adolescents* (2nd ed.). New York: Guilford.

Henggeler, S., Schoenwald, S. K., Rowland, M. D. & Cunningham, P. B. (2002). *Serious emotional disturbance in children and adolescents.* New York: Guilford.

Ihle, W., Ahle, M. E., Jahnke, D. & Esser, G. (2004). Leitlinien zur Diagnostik und Psychotherapie von depressiven Störungen im Kindes- und Jugendalter: Ein evidenzbasierter Diskussionsvorschlag. *Kindheit und Entwicklung, 13*, 64–79.

Ihle, W. & Jahnke, D. (2005). Die Wirksamkeit familienbezogener Interventionsansätze bei Angststörungen und depressiven Störungen im Kindes- und Jugendalter. *Kindheit und Entwicklung, 14*, 12–20.

Ihle, W., Jahnke, D. & Ahle, M.-E. (2006). Depressive Störungen. In F. Mattejat (Hrsg.), *Verhaltenstherapie mit Kindern, Jugendlichen und ihren Familien* (S. 649–664). München: CIP-Verlag.

Ihle, W. & Mattejat, F. (2005). Familienorientierte Diagnostik und Intervention bei psychischen Störungen im Kindes- und Jugendalter. *Kindheit und Entwicklung, 14*, 1–2.

Innerhofer P. (1977). *Das Münchner Trainingsmodell.* Berlin: Springer.

Kaminski, J.W., Valle L.A, Filene, J.H. & Boyle, C.L. (2008). A meta-analytic review of components associated with parent training program effectiveness. *Journal of Abnormal Child Psychology, 36*, 567–589.

Kazdin, A.E. (2003a). Psychotherapy for children and adolescents. *Annual Review of Psychology, 54*, 253–276.

Kazdin, A.E. (2003b). Problem-solving skills training and parent management training for conduct disorder. In A.E. Kazdin & J.R. Weisz (Eds.), *Evidence-based psychotherapies for children and adolescents* (pp. 101–119). New York: Guilford.

Kendall, P.C. (1994). Treating anxiety disorders in children: A controlled trial. *Journal of Consulting and Clinical Psychology, 62*, 100–110.

Kendall, P.C., Chansky, T.E., Kane, M., Kim, R., Kortlander, E., Ronan, K., Sessa, F. & Siqueland, L. (1992). *Anxiety disorders in youth: Cognitive-behavioral interventions*. Needham Heights, MA: Allyn & Bacon.

Mattejat, F. (2002). Zusammenarbeit mit Familien bei psychischen Problemen von Kindern und Jugendlichen. In M. Wirsching & P. Scheib (Hrsg.), *Paar- und Familientherapie* (S. 565–580). Berlin: Springer.

Mattejat, F. (2005a). Evidenzbasierte Prinzipien und Grundkomponenten familientherapeutischer Interventionen bei psychischen Störungen von Kindern und Jugendlichen. *Kindheit und Entwicklung, 14*, 3–12.

Mattejat, F. (2005b). Familientherapie in der Verhaltenstherapie. *Verhaltenstherapie und Verhaltensmedizin, 26* (Sonderheft 1), 40–62.

Mattejat, F. (2006). Kognitiv-behaviorale Elternarbeit und Familientherapie. In F. Mattejat (Hrsg.), *Verhaltenstherapie mit Kindern, Jugendlichen und ihren Familien* (S. 363–382). München: CIP-Verlag.

Mattejat, F. (2009). Familienintervention. In S. Schneider & J. Margraf (Hrsg.): *Lehrbuch der Verhaltenstherapie Band 3: Störungen im Kindes- und Jugendalter* (S. 277–294). Heidelberg: Springer Medizin.

Patterson, G.R. (1982). *Coercive family process*. Eugene, OR: Castalia.

Patterson, G.R. & Guillion, M.E. (1968). *Living with children: New methods for parents and teachers*. Champaign, IL: Research Press.

Rao, P.A., Beidel, D.C., Turner, S.M., Ammermann, T., Crosby, L.E. & Sallee, F.R. (2007). Social anxiety disorder in childhood and adolescence: Descriptive psychopathology. *Behaviour Research and Therapy, 45*, 1181–1191.

Remschmidt, H., Schmidt, M., Poustka, F. (Hrsg.). (2006) *Multiaxiales Klassifikationsschema für psychische Störungen des Kindes- und Jugendalters nach ICD-10 der WHO* (5. Aufl.). Bern: Huber.

Warnke, A. (Hrsg.). (1997). *Elterntraining*. Stuttgart: Thieme.

Webster-Stratton, C.H. (1981). Videotape modelling: A method of parent education. *Journal of Clinical Child Psychology, 10*, 93–98.

Webster-Stratton, C.H. (1982). Teaching mothers through videotape modeling to change their children's behavior. *Journal of Pediatric Psychology, 7*, 279–294.

Webster-Stratton, C.H. (1993). What really happens in parent training? *Behavior Modification, 17*, 407–456.

Webster-Stratton, C. & Reid, M.J. (2003). The incredible years parents, teachers, and children training series: A multifaceted treatment approach for young children with conduct disorder. In A.E. Kazdin & J.R. Weisz (Eds.), *Evidence-based psychotherapies for children and adolescents* (pp. 101–119). New York: Guilford.

Glossar

Glossar

Anamnese Vorgeschichte einer Erkrankung; wichtiger Bestandteil der Informationssammlung im Rahmen der Diagnosestellung.

Asphyxie Sauerstoffmangel während der Geburt (z. B. durch eine Nabelschnurumschlingung um den Hals).

Assoziationslernen meint die Verknüpfung zweier Reize im Kontext des klassischen Konditionierens; verknüpft werden dabei ein neutraler konditionierter und ein unkonditionierter (unbedingter) Reiz.

Ätiologie bezeichnet die systematische Analyse der Ursachen und Entstehungsbedingungen von Krankheiten und psychischen Störungen.

Aufmerksamkeitsfunktionen beziehen sich auf verschiedene Teilfunktionen von Aufmerksamkeitsleistungen. Dabei werden diese diversen Funktionen im Wesentlichen der Aufmerksamkeitsintensität (Daueraufmerksamkeit, Vigilanz) und der Aufmerksamkeitsselektivität (selektive Aufmerksamkeit, geteilte Aufmerksamkeit, Reizinhibition, Flexibiliät) zugeordnet.

Aufmerksamkeitsstörung bezieht sich auf eine Komponente der ADHS, die sich durch eine verminderte Dauerkonzentration, eine erhöhte Ablenkbarkeit von äußeren und auch inneren Reizen (=andere Gedanken) und die Schwierigkeit auszeichnet, relevante von irrelevanten Reizen auszufiltern.

Auszeit siehe Time-Out

Äußere Verstärkung siehe Verstärkung sowie Münzverstärkung

Autismus-Spektrum-Störung Oberbegriff, der die verschiedenen Formen autistischer Störungen abhängig vom Ausmaß der sozialen Auffälligkeiten und dem Funktionsniveau auf einem Kontinuum anordnet.

Basisfunktionen hierunter werden in der Neuropsychologie wesentliche Funktionen verstanden, die als Grundlage für höhere kognitive Prozesse benötigt werden. Hierzu zählen u. a. Aufmerksamkeit, Gedächtnis, Wahrnehmung und Verarbeitungsgeschwindigkeit.

Beanspruchungssymptome Wenn über längere Zeiträume Beanspruchungen auftreten, ohne ein angemessenes Bewältigungspotenzial, können körperliche und psychische Beanspruchungssymptome auftreten, die als Folge von Stress interpretierbar sind. Körperliche Beanspruchungssymptome können sich beispielsweise als Kopf- und Bauchschmerzen oder Schlafstörungen äußern.

Behaviorismus meint die Verhaltenspsychologie und Verhaltensforschung, die ihre Wurzeln und Grundlagen in der Lernpsychologie haben.

Beobachtungslernen siehe Modelllernen

Biopsychosoziales Modell ist gleichbedeutend mit einer interdisziplinären Sichtweise der Entstehung und Behandlung von psychischen Störungen. Mit einem solchen Modell, das biologische, psychologische und soziale Aspekte verknüpft, können die Entwicklungsrisiken und Schutzfaktoren im Rahmen der Einschätzung von Kindern neu bewertet werden. So lassen sich biologische Risiken und psychosoziale Ressourcen gegenüberstellen und die Bedeutung sozialer (z. B. familiärer) Faktoren für eine Psychotherapie erkennen.

Chaining (Verhaltensverkettung) beschreibt eine Verhaltensfolge, die nötig ist, um ein komplexes Verhalten aufzubauen; soll etwa ein geistig behindertes Kind lernen, sich selbstständig zu duschen, dann müssen viele Schritte eingeübt werden, um dieses Verhalten zu zeigen.

Compliance bezeichnet kooperatives Verhalten eines Patienten im Rahmen einer Therapie; meistens mit guter Therapiemitarbeit gleichgesetzt.

Depression bezeichnet eine psychische Erkrankung, die vor allem durch Niedergeschlagenheit und Verlust an früheren Interessen gekennzeichnet ist. Kinder und Jugendliche entwickeln vor allem eine Major Depression (depressive Episode) und dysthyme Verstimmung. Ängste und depressive Störungen treten häufig kombiniert auf. Als Ursachen der Depression werden biologische und psychische Faktoren diskutiert.

Desensibilisierung, systematische Es handelt sich um ein verhaltenstherapeutisches Verfahren zur Angstbehandlung, in dem eine schrittweise Konfrontation mit dem angstauslösenden Reiz erfolgt. Bei diesem Vorgehen darf der Patient nicht mit der Angst offen überflutet werden, sondern nur so viel Angst bei der Konfrontation erzeugt werden, wie noch vom Patienten bewältigt werden kann.

Detektivbogen stellt ein Material zum Selbstmanagement dar; er dient zur Selbstbeobachtung, Selbstbewertung und Selbstmodifikation.

Diskriminationslernen erfolgt durch gezielte Hinweise, die verdeutlichen, wann ein Verhalten angezeigt ist. Durch Diskriminationslernen wird also kein neues Verhalten erworben, sondern nur gelernt, ob ein bestimmtes Verhalten angezeigt ist oder nicht. Dabei lernt ein Kind zu unterscheiden, wann ein (Sozial) Verhalten angemessen oder unangemessen ist. So sollen etwa aggressive Kinder lernen, welches Verhalten bei einer berechtigten Kritik des Lehrers angemessen ist und wie man sich am „geschicktesten" bei unberechtigter Kritik „wehrt". Beim Diskriminationslernen soll vermittelt werden, unter welchen Bedingungen ein bestimmtes Verhalten angemessen ist und woran man erkennt, ob das angestrebte Verhalten auch wirklich „passt".

DSM steht als Abkürzung für **D**iagnostisches und **S**tatistisches **M**anual Psychischer Störungen; es handelt sich um das Klassifikationssystem der American Psychiatric Association, das heißt der Amerikanischen Psychiatriegesellschaft, die in regelmäßigen Abständen überarbeitete Versionen dieses Systems veröffentlicht. Die zurzeit gültige Version (das DSM-5) wurde 2013 in den USA veröffentlicht.

Dysmorphophobie stellt eine extreme Angst vor einer Entstellung des körperlichen Erscheinungsbildes dar.

Effektkontrolle (= Therapiekontrolle) dient der Qualitätssicherung in der Psychotherapie. Hiermit wird überprüft, ob der Therapieverlauf und langfristige Therapieerfolge den Erwartungen entsprechen.

Einzeltraining stellt ein Vorgehen dar, bei dem ein Kind im Rahmen eines therapeutischen Prozesses (z. B. über fünf bis zehn Therapiesitzungen) mit seiner Problemlage indirekt und direkt „konfrontiert" wird und schrittweise mit ihm gemeinsam Problemlösungen erarbeitet werden. Bei der Problembearbeitung werden dazu Methoden der kognitiven Verhaltenstherapie (z. B. Wahrnehmungsschulung, Erarbeiten neuer Problemlösungen) eingesetzt.

Elternarbeit siehe Eltern- und Familienberatung

Eltern- und Familienberatung bilden ein zentrales psychotherapeutisches Angebot, mit dem die Erfolge der Kinderpsychotherapie ermöglicht, unterstützt und langfristig stabilisiert werden können. Durch die Eltern- und Familienberatung lernen alle Familienmitglieder neue Problemlösestrategien kennen. Im Rahmen einer solchen Beratung wird mit den Familienmitgliedern neues Interaktionsverhalten eingeübt.

Elternexplorationsbogen dient der standardisierten Informationssammlung im diagnostischen Elterngespräch, wobei folgende Bereiche erfragt werden: Auffälligkeiten in der bisherigen Entwicklung des Kindes, die Familiensituation, die Beziehung der Kinder zu Gleichaltrigen, die Schulsituation, die Symptomatik, Entstehung und Aufrechterhaltung des Problemverhaltens.

Elterngruppentraining bezeichnet ein Training in einer Kleingruppe, das der Stärkung der Erziehungs- und Förderkompetenzen dient.

Emotionsbezogene Bewältigung zielt auf den Abbau der ausgelösten Emotionen ab. Es wird dabei versucht, die emotionalen Stressreaktionen zu regulieren. Beispiele: Entspannung, Ablenkung.

Emotionsregulation bezieht sich auf Prozesse, die emotionale Reaktionen auslösen, erhalten oder verändern. Eine Veränderung einer aktuellen Emotion kann in Bezug auf die Qualität, die Intensität, die Häufigkeit und die Dauer erfolgen. In der Regel verfügen Kinder – je nach Alter – über Mechanismen, ihre Emotionen eigenständig zu regulieren. So beruhigen sich etwa Säuglinge selbst, indem sie am Zipfel ihrer Decke nuckeln.

Empathie (Einfühlungsvermögen) bezieht sich auf das Bestreben und die Fähigkeit, sich in eine andere Person oder deren Situation hineinzuversetzen. Es handelt sich hierbei um eine sozial-emotionale Kompetenz, die dazu beiträgt, „mit den Augen des Gegenübers" eigenes Handeln zu bewerten. Gelingt Empathie, dann versucht man, im Sozialkontakt eigenes Handeln auch aufgrund der Folgen für den anderen zu bewerten. Für aggressive Kinder wäre etwa „Mitleid mit dem Opfer" eine Barriere, sich in egoistischer Weise aggressiv zu verhalten.

Entspannungsverfahren bestehen aus wiederkehrenden Übungen, die zur inneren und äußeren Ruhe beitragen sollen. Dabei sind körperliche und psychische Veränderungen gemeint, beispielsweise ein verringerter Puls, eine gleichmäßige ruhige Atmung, motorische Ruhe und stress-/angstfreie Empfindungen.

Entwicklungsauffälligkeit eine Abweichung vom normalerweise im entsprechenden Alter erwartbaren Entwicklungsstand.

Entwicklungsstörung kennzeichnet eine Entwicklungsauffälligkeit, die die diagnostischen Kriterien einer Teilleistungsstörung/umschriebenen Entwicklungsstörung erfüllt. Störungen können in einzelnen Bereichen (z. B. Motorik oder Sprache) oder kombiniert auftreten.

Entwicklungspsychopathologie bildet ein Teilgebiet der Psychologie, das sich mit den Ursachen und dem Verlauf abweichenden Verhaltens auseinandersetzt und diese Phänomene mit der unauffälligen Entwicklung über die gesamte Lebensspanne vergleicht.

Entwicklungsstörungen lassen sich in umschriebene Auffälligkeiten (z. B. der Sprache und des Sprechens, des Lesens und Schreibens oder Rechnens) und tiefgreifende Störungen (z. B. die autistische Störung) unterteilen.

Epidemiologie bezeichnet die Lehre von der Häufigkeit, der Verbreitung und dem Verlauf von Krankheiten.

Erholung, spontane Wenn eine Extinktion erfolgreich stattgefunden hat, kann dennoch hin und wieder das konditionierte Verhalten durch den ehemals konditionierten Reiz wieder ausgelöst werden.

Erlernte Hilflosigkeit stellt ein lernpsychologisches Konzept dar, das zur Entstehung der Depression entwickelt wurde. Erlernte Hilflosigkeit beschreibt einen passiven, resignativen Zustand einer Person, der daraus resultiert, dass unabhängig vom eigenen Bemühen nicht das erwartete Ergebnis erzielt wird.

Erpresserspiele beziehen sich auf bestimmte Formen negativer Eltern-Kind-Interaktionen, wobei aufgrund strafender Erziehungspraktiken oppositionelles und aggressives Verhalten beim Kind gefördert wird. Die Reaktionen der Eltern auf das herausfordernde Verhalten ihrer Kinder werden immer massiver (aggressiver) und tragen zur Eskalation der Familienkonflikte bei.

Erziehungskompetenz setzt sich vor allem aus dem Bemühen der Eltern zusammen, eine förderliche Familieninteraktion zu ermöglichen. Vor allem soll inkonsistentes (widersprüchliches) und strafendes Elternverhalten verhindert werden. Durch ein solches Elternverhalten wird ein Problemverhalten eines Kindes oft mit verursacht und aufrechterhalten. Eine intensive Elternberatung, die solche Interaktionsformen problematisiert, und ein Elterntraining sind in der Lage, neue Impulse für die Familie zu setzen. In Elterntrainings wird vermittelt, wie Eltern das Verhalten ihres Kindes angemessen steuern können.

Exekutive Funktionen Sammelbegriff für die höchsten Hirnfunktionen des Menschen, insbesondere Verhaltenssteuerung, Denken, Planen, Selbstkontrolle und Verhaltensmodulation.

Exposition (siehe auch Systematische Desensibilisierung) steht für eine verhaltenstherapeutische Technik, bei der ein Patient mit dem angstauslösenden Reiz konfrontiert wird. Dies kann auf zweierlei Weise erfolgen: (1) in sensu (in der Vorstellung) und (2) in vivo (in einer realen Situation im Alltag).

Extinktion siehe Löschung

Familienzentrierte Intervention bezieht sich auf die Veränderung familiärer Bedingungen, die zur Auslösung und Aufrechterhaltung einer Symptomatik beitragen.

Flooding (Reizüberflutung) ist eine rasche und unmittelbare Konfrontation mit dem angstauslösenden Reiz, so dass es zu einer Überflutung mit Angstgefühlen kommt.

Frühförderung bezeichnet eine möglichst früh einsetzende, professionelle Fördermaßnahme bei Entwicklungsauffälligkeiten, -störungen und manifesten oder drohenden Behinderungen bei Kindern vor dem Schuleintritt.

Gegenkonditionierung siehe reziproke Hemmung

Generalisierte Angststörung kennzeichnet eine übermäßige Sorge und unkontrollierbare Angst, die sich auf mehrere Bereiche (z. B. Schule, Familie) bezieht. Die betroffenen Personen sind generell grüblerisch, wobei diese Problematik an den meisten Tagen und mindestens über sechs Monate auftreten muss.

Gestose (Schwangerschafts-Gestose) unzureichende Anpassung des mütterlichen Organismus an die Schwangerschaft mit der Folge einer unzureichenden Durchblutung der Plazenta.

Gewohnheitsumkehr gemeint ist die Reaktionsumkehr, etwa in der Behandlung von Tic-Störungen. Es handelt sich um eine Kombinationsbehandlung, die aus vier oder fünf Komponenten besteht, nämlich einem Selbstwahrnehmungstraining, (häufig) dem Erlernen eines Entspannungsverfahrens, einem Training inkompatibler Reaktionen, einem Kontingenzmanagement sowie einem Generalisierungstraining. Die zentrale Methode stellt das Training inkompatibler Reaktionen dar. Sie sind mit dem zu verändernden Verhalten (z. B. einem motorischen Tic) unvereinbar; es handelt sich dabei um motorische Gegenbewegungen von Muskelgruppen zur Tic-Reaktion.

Gruppentraining bezeichnet ein verhaltenstherapeutisches Vorgehen, bei dem in Kindergruppen (drei bis vier Kinder) neues Sozialverhalten eingeübt wird. Für den Aufbau neuer Sozialverhaltensweisen ist ein solches Gruppentraining erforderlich. In der Regel werden die Kinder in einem Einzeltraining auf das Vorgehen in der Gruppe vorbereitet.

Habit reversal siehe Gewohnheitsumkehr

Habituation (Gewöhnung) bezeichnet den Prozess, bei dem die Reaktionsstärke (meist Angst, Ekel) auf einen Reiz bei wiederholter Darbietung (Konfrontation) abnimmt.

Handlungskompetenz siehe soziale Kompetenz

Handlungsverstärker bestehen darin, eine angenehme Tätigkeit ausführen zu dürfen (z. B. Spielen, Fernsehen).

Hemmung, reziproke Es handelt sich um eine Gegenkonditionierung, bei der durch positive Emotionen der konditionierte Reiz (z. B. ein angstauslösendes Ereignis) in seiner Wirkung blockiert wird.

Hilflosigkeit, erlernte siehe Unkontrollierbarkeit

Hinweisreiz bezieht sich auf Reize, die darüber informieren, welche Konsequenzen ein Verhalten haben wird.

Hirnfunktionsstörung angeborene oder erworbene Funktionsstörungen des Gehirns, die durch eine Erkrankung oder Schädigung des Gehirns verursacht wurden.

Hyperkinetische Störung (= ADHS) ist durch die drei Kernsymptome Unaufmerksamkeit, Hyperaktivität und Impulsivität definiert. Diese Störung ist häufig schon in den ersten fünf Lebensjahren beobachtbar und geht in der Regel der Entstehung aggressiven Verhaltens voraus. Eine hyperkinetische Störung muss in mehreren Lebensbereichen (z. B. in der Familie, im Kindergarten oder in der Schule) auftreten, um klinisch bedeutsam zu sein.

Hyperthyreose Überfunktion der Schilddrüse

Hypothyreose Unterfunktion der Schilddrüse

Impulsivität beschreibt eine Komponente der ADHS, die sich auf ein vorschnelles und unbedachtes Verhalten (z. B. Antworten, bevor eine Frage vollständig gestellt wurde) bezieht. Solche Impulse lassen sich vom Patienten kaum hemmen oder unterdrücken, sondern werden unmittelbar umgesetzt.

Impulskontrolle ist die Fähigkeit, die erste Idee für eine Handlung oder ein Verhalten zu stoppen, um zu überprüfen, mit welchen Konsequenzen die Handlung beziehungsweise das Verhalten verbunden ist. Durch diese Fähigkeit kann ein Kind gegebenenfalls noch eine andere Handlungsauswahl treffen.

Indikationsstellung bezeichnet die Phase zwischen Diagnosefindung und Therapiedurchführung. Die diagnostischen Befunde verdeutlichen die Stärken und Schwächen eines Kindes und seiner Familie. Sie zeigen an, ob eine Therapie notwendig ist. Mit den erzielten Ergebnissen lassen sich Therapieziele ableiten und Therapieschritte differenziert planen.

Inhibition Hemmung

Inhibitionskontrolle bezeichnet die Fähigkeit, eine unangemessene oder ungeeignete Reaktion unterdrücken zu können.

Interaktionsanalyse beinhaltet eine genaue Beschreibung der Form, wie beispielsweise Eltern und Kinder miteinander umgehen. Eine solche Analyse gibt Aufschlüsse darüber, wie in einem Familiengespräch die Beteiligten miteinander interagieren. Es wird zum Beispiel offensichtlich, wer sich aus den Geschehensabläufen heraushält, wer die meisten Schuldvorwürfe erhält. Interaktionsanalysen können damit Aussagen über die Qualität der familiären Interaktionen treffen.

Irrationale Erziehungshaltungen bilden vereinfachte, überzeichnete Einstellungen zur Kindererziehung (z. B. „Jungs sind halt so; er wird schon seinen Weg finden!"). Oft spiegeln diese Erziehungshaltungen eigene Kindheitserlebnisse wider. Vielfach führt der Versuch, einen bestimmten Fehler in der Erziehung zu vermeiden, oder die unreflektierte Übernahme selbst erlebter Erziehungspraktiken zu folgenreichen Erziehungsfehlern.

Katamnese bezeichnet eine Nachuntersuchung (Follow up) nach Abschluss einer Therapie.

Kapitän-Nemo-Geschichten sind Fortsetzungsgeschichten zur Imagination (bildgetragene Entspannung). Spezifische Merkmale strukturieren den Aufbau der Geschichten: Einstiegsrituale betreffen den gleichbleibenden Beginn jeder Entspannungsgeschichte; sie beinhalten vertraute Bestandteile der Geschichte (z. B. das Unterwasserboot Nautilus, Leitfigur Kapitän Nemo, den Taucheranzug). Erlebnisbilder bestehen aus den Fortsetzungsteilen der Kapitän-Nemo-Geschichten und beziehen sich etwa auf folgende Motive: Delfinritt, warme Unterwasserfontäne. In die Erlebnisbilder sind gezielte Entspannungsinstruktionen integriert.

Klassifikation psychischer Störungen erfolgt anhand der Klassifikationssysteme der WHO (ICD-10) und der amerikanischen Psychiatriegesellschaft (APA: DSM-5). Diese beiden Ordnungsschemata gleichen sich weitgehend. Die Klassifikationssysteme geben Hinweise darauf, wie häufig und in welcher Ausprägung bestimmte Symptome andauern müssen. In der Regel wird erst ab einer bestimmten Symptomanzahl (Anzahl der erforderlichen Kriterien) von dem Vorliegen einer psychischen Störung gesprochen.

Klassisches Konditionieren kennzeichnet einen Lernprozess, bei dem eine Verknüpfung zwischen Reizen gebildet wird. Ursprünglich löst nur der unkonditionierte, biologisch bedeutsame Reiz eine Reaktion aus. Durch wiederholte Paarung mit einem ursprünglich neutralen Reiz löst schließlich dieser (konditionierte) Reiz allein die Reaktion aus (= konditionierte Reaktion).

Kognitive Umstrukturierung bezeichnet die Veränderung fehlerhafter Denk-, Einstellungs- und Wahrnehmungsmuster. Es handelt sich um ein zentrales Element der kognitiven Verhaltenstherapie (z. B. im Rahmen der Depressionsbehandlung).

Kognitive Verfahren sind verhaltenstherapeutische Techniken, die auf folgende kognitive Prozesse Einfluss nehmen wollen: Selbst- und Fremdwahrnehmung, Selbst- und Fremdbewertung, Motivation, Stressbewältigung und anderes. Um diese

Ziele zu erreichen, bestehen kognitive Techniken vor allem aus Selbstbeobachtung, Selbstinstruktion, kognitiver Umstrukturierung und Selbstkontrolle.

Kognitives Leistungsniveau bezieht sich auf eine Einschätzung der kognitiven Leistungsfähigkeit, die meist sowohl allgemein als auch funktionsspezifisch in Relation zu bestimmten standardisierten Vergleichswerten einer angemessenen Vergleichsgruppe vorgenommen wird.

Komorbidität bezeichnet das gleichzeitige Auftreten unterschiedlicher, von einander abgrenzbarer Erkrankungen bei einer Person.

Kompensation Einsatz von Hilfsmitteln, Strategien und Anpassung der Umgebung, um Beeinträchtigungen auszugleichen. Dabei werden im Rahmen der Therapieplanung auch individuelle Stärken und Ressourcen einbezogen.

Kompetenztraining kennzeichnet ein vorwiegend auf Rollenspielen basierendes verhaltenstherapeutisches Vorgehen, mit dem positives Sozialverhalten eingeübt wird. Auf diese Weise können neue soziale Fertigkeiten alltagsnah vermittelt und schrittweise blockierende Gefühle (z. B. Ärger und Wut) abgebaut werden.

Kontiguität bezieht sich auf das Zeitintervall zwischen auftretender Reaktion und nachfolgender Verstärkung.

Kontingenz charakterisiert den zeitlichen und inhaltlichen Zusammenhang zwischen einem Verhalten und der nachfolgenden Konsequenz. Eine Verstärkung ist nur effektiv, wenn die Bekräftigung dann einsetzt, wenn das gewünschte Verhalten auftritt. Die Verstärkung darf zudem nur bei diesem Verhalten gegeben werden.

Kontrolle, reziproke Dieser Begriff umschreibt einen Lernprozess, bei dem eine Person sowohl mit ihrem Verhalten und ihrer Persönlichkeit, ihre unmittelbare Umwelt beeinflusst als auch diese Umwelt wiederum die Person in all ihren Facetten prägt.

Lernen wird als Verhaltensänderung definiert, die durch wiederholte Erfahrungen einer Person in einer spezifischen Situation zustande kommt. Erst wenn ein zu lernendes Verhalten wiederholt gezeigt wird, also nicht zufällig aufgetreten ist, kann von Lernen gesprochen werden.

Löschung Wird ein Verhalten nicht verstärkt beziehungsweise treten die Konsequenzen, die ein Verhalten aufrechterhalten, nicht ein, so verringert sich die Auftretenshäufigkeit dieses Verhaltens; der Vorgang wird auch als Extinktion bezeichnet.

Memotechnik Merkhilfen und Strategien mit deren Hilfe Informationen vertiefend bearbeitet und behalten werden. Sie werden zur Kompensation von Gedächtnisstörungen eingesetzt und dienen auch im nicht-klinischen Kontext zur Leistungssteigerung (z. B. bei einer Prüfungsvorbereitung).

Modelllernen dient vor allem dem Erwerb neuen, komplexen Verhaltens durch Nachahmung. Aufgrund der Konsequenzen, die ein Modell erfährt, kann jedoch auch bereits erworbenes Verhalten verändert werden. Wird das Modell für ein Verhalten bestraft, so wird zukünftig auch der Beobachter dieses Verhalten seltener zeigen. Wird das Verhalten jedoch stellvertretend beim Modell belohnt, dann wird es auch der Beobachter häufiger zeigen. Modelllernen wird auch als Imitations-, Beobachtungs- oder Vorbildlernen bezeichnet. Die auftretenden Effekte werden über die stellvertretende Verstärkung erzielt.

Modul stellt eine Therapieeinheit dar, die sich durch spezifische Themen und Übungen auszeichnet. Ein Modul kann über mehrere Therapiesitzungen bearbeitet werden. Ein modulares Vorgehen gestattet eine gezielte kind- und familienbezogene Arbeitsweise, die sich flexibel auf die Problemlage eines Falles anpassen lässt.

Multimodale Behandlung kennzeichnet ein therapeutisches Vorgehen, bei dem verschiedene Maßnahmen nach einem „Baukastenprinzip" miteinander kombiniert werden. Hierzu werden in der Kinderpsychotherapie unterschiedliche Settings (Familie, Schule) in die Therapie aktiv miteinbezogen.

Münzverstärkung unterstützt Lernprozesse durch operante Verstärkung, bei der der Betroffene eine Belohnung für erwünschtes Verhalten in Form einer Münze (eines „Tokens") erhält. Diese symbolische Verstärkung kann man am Ende einer verabredeten Zeit (einer Sitzung, Unterrichtsstunde u. Ä.) gegen eine gewünschte Belohnung eintauschen.

Negative Affektivität bezeichnet die Neigung, schnell negative Emotionen zu erleben oder bei sich hervorzurufen (Ärger, Trauer, Frustration), und die mangelnde Fähigkeit, diese angemessen zu regulieren.

Neuropädiatrie medizinische Fachrichtung, die sich mit Nervenerkrankungen bei Kindern beschäftigt; sie wird auch als Kinderneurologie bezeichnet.

Neuropsychologische Diagnostik bezeichnet ein Vorgehen, das bei Verdacht auf das Vorliegen einer Hirnfunktionsstörung eingesetzt wird, um die Leistungsfähigkeit und das Befinden anhand von Vorbefunden, Befragung, Verhaltensbeobachtung und psychologischen Testverfahren zu überprüfen.

Neurowissenschaften Sammelbezeichnung für Fachdisziplinen, die sich mit der Erforschung gesunder oder gestörter Gehirnfunktionen befassen.

Nordwestdeutsches Präventionsforum es handelt sich dabei um ein Onlineangebot (www.praeventions-forum.de) für Fachkräfte zur Information über Präventionsmaßnahmen für Kinder und Jugendliche sowie über Materialien zur Entwicklungsbeobachtung und Diagnostik.

Operantes Konditionieren bezieht sich auf die Steuerung von Verhalten durch Verhaltenskonsequenzen und Hinweisreize.

Patientenschulung vermittelt dem Patienten und seinen Angehörigen Informationen über Krankheitsursachen und Behandlungsmöglichkeiten; das Vorgehen zielt auf die Stärkung des eigenverantwortlichen Krankheitsmanagements; von besonderer Bedeutung ist dabei die aktive Mitwirkung des Patienten bei der (langfristigen) Behandlungsdurchführung.

Perinatale Risikofaktoren beziehen sich auf Schädigungsmöglichkeiten kurz vor, während oder gleich nach der Geburt (u. a. Asphyxie, Blutungen), die die Wahrscheinlichkeit neuropsychologischer oder psychischer Störungen bedeutsam erhöhen.

Phenylketonurie bezeichnet eine genetisch bedingte Stoffwechselerkrankung bei der es zu einer Störung des Dopamin-Stoffwechsels kommt. Die Erkrankung kann unbehandelt zu schweren Verhaltensauffälligkeiten und geistiger Behinderung führen.

Phonologische Bewusstheit bezeichnet das explizite Verständnis für Laut- (=Phonem) struktur der Sprache und die Fähigkeit, Sprachlaute zu manipulieren.

Phonologisches Defizit stellt ein Problem der Sprachlautverarbeitung dar, das häufig der Lese- und besonders der Rechtschreibstörung zugrunde liegt.

prämorbid steht für Erscheinungsformen (Anzeichen), die vor dem Ausdruck einer Krankheit auftreten.

Prävalenz bezieht sich auf die relative Häufigkeit von Fällen einer psychischen Störung in einer Population zu einem bestimmten Zeitpunkt. Es werden dabei Punkt-Prävalenz (Häufigkeit zu einem bestimmten Zeitpunkt) und die Perioden-Prävalenz (Häufigkeit innerhalb einer bestimmten Zeitperiode) unterschieden.

Prävention bezieht sich auf vorbeugende Maßnahmen, die drei Ziele verfolgen können: (1) Bei der primären Prävention soll die Entstehung einer Krankheit verhindert werden. (2) Die sekundäre Prävention trägt dazu bei, dass ein Krankheitsrisiko oder eine bereits kurzfristig aufgetretene Krankheit (Anzeichen einer Krankheit) nicht wieder auftreten. (3) Die tertiäre Prävention bezeichnet die Verhinderung der sekundären Folgen einer Krankheit.

Premack-Prinzip besagt, dass ein Verhalten mit einer hohen Auftretenswahrscheinlichkeit ein Verhalten mit einer geringen Auftretenswahrscheinlichkeit bekräftigen kann.

Primärprävention alle Maßnahmen, die die Gesundheit einzelner Personen oder von Bevölkerungsgruppen erhalten bzw. fördern, bevor eine Erkrankung entsteht, werden als Primärprävention bezeichnet. Die Aufklärung über gesundheitsbeeinträchtigende Faktoren oder das Aufzeigen von gesundheitsfördernden Möglichkeiten sind typische Inhalte der Primärprävention.

Prinzip der kleinen Schritte beinhaltet ein lerntheoretisches Konzept, welches das Lernen in kleinen aufeinanderfolgenden Schritten hin zu einem komplexen Verhaltensmuster bezeichnet.

Problemlösende Bewältigung zielt auf den Abbau des Problemniveaus und setzt an den situativen Bedingungen an, die den Stresszustand verursachen. Die Person versucht, das Problem selbst zu beheben bzw. die Belastung zu reduzieren (Beispiele: Zeitplan mit Prioritäten erstellen, Konfliktlösung erarbeiten).

Problemlösestrategien werden in der Verhaltenstherapie durch kognitive Verfahren entwickelt und verbessert. Problemlösestrategien zielen darauf ab, das Verhaltensspektrum einer Person zu erweitern. Dazu lernt der Betroffene für eine bestimmte Problemsituation in einem ersten Schritt, eine Reihe von Lösungen oder Verhaltensalternativen zu finden. In einem zweiten Schritt werden die verschiedenen Problemlösungen auf ihre Vor- und Nachteile geprüft. Das Ergebnis dieser Prüfung bestimmt die Handlungsauswahl.

Progressive Muskelentspannung bezeichnet eine leicht erlernbare Entspannungsmethode, die in der Verhaltenstherapie häufig eingesetzt wird. Sie basiert auf dem systematischen Anspannen und Entspannen verschiedener Muskelgruppen. Der Betroffene nimmt die dabei produzierten körperlichen Effekte (allgemeine Entspannung) als besonders angenehm war. Das Verfahren geht auf den US-amerikanischen Nervenarzt Jacobson zurück und wird deshalb häufig auch als Jacobson-Entspannung bezeichnet.

Prompting (Verhaltensprovokation) stellt ein Vorgehen dar, bei dem man eine verbale Anweisung an ein Kind richtet und ihm sagt, was es tun soll.

Prosoziales Verhalten verfolgt das Ziel, anderen eine Unterstützung zuteilwerden zu lassen. Dieses Verhalten ist nicht daran gekoppelt, von anderen für die „gute Tat" belohnt zu werden – es ist selbstlos. In manchen Fällen liegt dem prosozialen Verhalten auch ein Wiedergutmachungsmotiv zugrunde.

Psychoedukation ist der Versuch, Krankheits- und Behandlungswissen so zu übersetzen, dass es von den Betroffenen gut verstanden wird. Dadurch soll den Betroffenen geholfen werden, die wichtigsten Informationen und Bewältigungsmöglichkeiten zu begreifen und nachzuvollziehen. Das Verständnis des Patienten über seine Krankheit und deren Behandlung ist die Grundvoraussetzung für einen selbstverantwortlichen Umgang mit ihr.

Reduktion der Komplexität des Reizangebots ist ein lerntheoretisches Konzept, welches einerseits ein Abbau von Störreizen beinhaltet, um das Wahrnehmen des gewünschten Reizes zu erleichtern; andererseits wird bei der Reduktion der Komplexität des Reizangebots der Reiz auch möglichst deutlich und einfach erkennbar für das Kind dargeboten.

Regellisten beinhalten Absprachen zwischen einem Kind und dem Therapeuten, die auf den Aufbau eines Zielverhaltens (z. B. einem sozial kompetenten Verhalten) dienen. Diese Verhaltensweisen werden im Training eingeübt und mit einem Münzverstärkungsprogramm unterstützt.

Regulationsstörungen in der frühen Kindheit (z. B. Fütter-, Schlafstörungen oder exzessives Schreien) können als Frühindikatoren für die Entwicklung einer Verhaltensstörung betrachtet werden.

Reizgeneralisierung spielt im Kontext des klassischen Konditionierens eine Rolle: je ähnlicher ein anderer neutraler Reiz dem konditionierten Reiz ist, umso wahrscheinlicher löst dieser ebenfalls die konditionierte Reaktion aus. Allerdings ist nicht jeder dargebotene Reiz zur Konditionierung und Generalisierung geeignet.

Reizkontrolle bezeichnet die Wegnahme oder Begrenzung von (akustischen, visuellen oder sozialen) Einflüssen, die ein Verhalten auslösen. Hiermit gelingt es, ein neues Verhalten in einer Situation zu begünstigen und bislang praktiziertes Problemverhalten abzubauen.

Response-Cost kennzeichnet eine verhaltenstherapeutische Methode, die den Entzug positiver Verstärker (z. B. Privilegien) vorsieht, wenn ein Kind Absprachen (Regeln) nicht einhält. Diese wirksame Methode setzt voraus, dass ein angemessenes Gleichgewicht zwischen Verstärkerverlust und Verstärkererwerb gegeben ist.

Restitution bedeutet, dass durch gezielte Übungen beeinträchtigte Funktionen des Gehirns wieder hergestellt werden.

Retardierung (Entwicklungs) Verzögerung

Rezidiv Rückfall, Wiederauftreten einer Erkrankung

Rollenspiele ermöglichen in der Verhaltenstherapie die Einübung von neuem Verhalten aufgrund strukturierter Vorgaben. In Verhaltenstrainings werden den Kindern Alltagsgeschichten präsentiert, die verschiedene Problemlösungen aufweisen. Die Kinder spielen die vorgegebenen Rollen nach, gestalten die Problemlösungen aus und bewerten die Lösungen danach, wie angemessen sie für die Problematik sind. Das Rollenspiel greift vor allem auf die Methode des Modelllernens und der Verhaltensübung zurück.

S-R-Psychologie bedeutet Stimulus-Response-, also Reiz-Reaktions-Psychologie. Es wird dabei von dem „Gesetz der Wirkung" ausgegangen, das besagt, dass ein Verhalten dann wahrscheinlicher wiederholt wird, wenn es von Erfolg begleitet wird oder ihm eine Belohnung folgt.

Schüchternheit beschreibt die Verhaltenstendenz, Situationen mit Fremden möglichst zu vermeiden oder sich in solchen Situationen passiv und schweigsam zu zeigen. Die Abgrenzung zur sozialen Ängstlichkeit und sozialen Phobie ist nicht inhaltlicher, sondern gradueller Art; das heißt, bei der Schüchternheit liegt eine leichte (subklinische) Form der sozialen Ängstlichkeit beziehungsweise sozialen Phobie vor.

Schulangst bezeichnet ein Verhalten im Kontext schulischer Belastungen. Unter Schulangst versteht man in erster Linie schulbezogene Leistungsangst. Bei Schulängsten treten häufig Konzentrationsstörungen, aber auch psychosomatische Störungen wie Kopf- und Bauchschmerzen sowie Schlafstörungen auf.

Schutzfaktor mildert die Wirkung von Risikofaktoren ab oder hebt diese komplett auf. Er besteht bereits vor der Entwicklung einer Störung und wird durch das Auftreten von Risikofaktoren aktiviert.

Schwieriges Temperament bezeichnet ungünstige Entwicklungsbedingungen aufseiten eines Kindes besonders im ersten Lebensjahr, die als Alarmzeichen für die Entwicklung einer hyperkinetischen Störung bzw. aggressiven Verhaltens angesehen werden können. Ein schwieriges Temperament liegt vor, wenn etwa Probleme beim Tag-Nacht-Rhythmus (Ein- und Durchschlafstörungen), eine ungeregelte Nahrungsaufnahme und Ausscheidung, ein unangemessenes Rückzugsverhalten in neuen

Situationen und exzessives Schreien, das von den Eltern nur schwer oder gar nicht beeinflussbar ist, auftreten.

Screenings sind Kurztestverfahren, mit denen Personen grob im Sinne von auffällig und unauffällig klassifiziert werden können. Mit einem solchen Urteil kann man keine Diagnose im engeren Sinne vergeben.

Sekundäre Verhaltensstörungen treten in Folge einer anderen Störung oder Erkrankung (z. B. einer Asthma-Erkrankung) auf.

Sekundärprävention Maßnahmen der sekundären Prävention dienen der Früherkennung und/oder dem Abbau von Risikofaktoren, um ein Fortschreiten bzw. eine Chronifizierung einer akuten Erkrankung zu verhindern. Beispiele der sekundären Prävention sind zum Beispiel Sprachförderprogramme für Vorschulkinder, die in einer Vorsorgeuntersuchung als auffällig bestimmt wurden.

Selbstbehauptung bezieht sich auf eine positive Form der Selbstdarstellung und Abgrenzung von anderen. Selbstbehauptung beinhaltet somit positive Aspekte aggressiven Verhaltens. Bei Kindern erstreckt sich dieses Verhalten auf die Forderung nach einem Ausgleich von Pflichten und Rechten in einer Familie, das Verteidigen eines Standpunktes, das angemessene Äußern von Ärger und Wut bei Konflikten sowie faires Konkurrieren.

Selbstinstruktionen sind Selbstgespräche, die dazu dienen, Gedanken und Handlungen gezielt und eigenständig zu steuern. In Abgrenzung zur Selbstverbalisation handelt es sich bei der Selbstinstruktion um eine Handlungsanleitung/Handlungsanweisung und Handlungssteuerung durch kurze formelhafte Sätze (z. B. „Nur ruhig Blut, dann geht alles gut!"). Häufig werden Selbstinstruktionen auch zur Impulskontrolle eingesetzt und gezielt trainiert.

Selbstkontrolle bezeichnet verschiedene verhaltenstherapeutische Methoden, die den Betroffenen befähigen sollen, sein Verhalten mittels verschiedener Techniken selbst zu steuern. Zentrale Techniken zum Aufbau der Selbstkontrolle sind Selbstverbalisation, präzise Selbstinstruktionen und Selbstbekräftigungen. Entscheidend für die Erreichung dieses Zieles ist, dass es gelingt, zum Beispiel impulsives Verhalten zu unterbrechen oder zumindest zeitlich zu verzögern. Techniken zum Erlernen der Selbstkontrolle fördern positives Verhalten und machen dieses vom Therapeuten und dem sozialen Umfeld unabhängig. Der Aufbau der Selbstkontrollfähigkeit unterstützt die langfristige Stabilisierung neu erlernten Verhaltens und trägt zum Selbstmanagement bei.

Selbstmanagement bezeichnet die Fähigkeit, die eigenen Aktivitäten zielorientiert zu steuern und zu koordinieren.

Selbstregulation bezieht sich auf die Fähigkeit des Menschen, durch selbstgesetzte Ziele und den Einsatz von Selbstbekräftigung das eigene Verhalten zu steuern. Selbstregulation wird durch Methoden der Selbstkontrolle verbessert. Diesen Methoden kommt eine große Bedeutung zu, da auf diese Weise die Autonomie des Betroffenen gestärkt wird. Vielfach bezeichnet man die Mechanismen der Selbstregulation mit dem Oberbegriff „Selbstmanagement".

Selbststeuerung siehe Selbstkontrolle und Selbstverstärkung

Selbstverbalisation besteht aus einem handlungsbegleitenden Gespräch, das eine Person verdeckt (in Gedanken) oder offen (z.B. flüsternd) mit sich selber führt.

Selbstverstärkung resultiert aus der Beobachtung der eigenen Person und orientiert sich an persönlichen Zielen. Erfüllt man die Ziele, die man sich selbst gesetzt hat, belohnt man sich selbst, indem man sich einen Wunsch erfüllt. Wird das Ziel nicht erreicht, bestraft man sich, indem man sich keine Wünsche erfüllt und an sich zu zweifeln beginnt.

Selbstwirksamkeit bezeichnet allgemeine Überzeugungen einer Person, eine gewünschte Handlung erfolgreich auszuführen.

Shaping (Verhaltensformung) bezeichnet eine verhaltenstherapeutische Strategie mit schrittweiser Verstärkung von Verhaltenselementen, die sich dem Zielverhalten annähern.

Sicherheitssignale bieten für eine Person in einer bestimmten Situation oder an einem bestimmten Ort ein Sicherheitsgefühl. Ein Sicherheitssignal kann etwa eine vertraute Person oder die Kenntnis einer Selbstinstruktion für eine eindeutig umschriebene Situation sein, deren Bewältigung einer Person ohne dieses Sicherheitssignal (noch) nicht gut gelingt.

Sozial-kognitive Informationsverarbeitung beschäftigt sich damit, wie Informationen in sozialen Situationen wahrgenommen und verarbeitet werden. Da die Verarbeitung aufgrund bisheriger Erfahrungen nach einem bestimmten Schema verläuft, treten in sozialen Situationen stark verzerrte Wahrnehmungs- und Reaktionsmuster auf. So unterstellen etwa aggressive Kinder ihrem Interaktionspartner vielfach unbegründet Feindseligkeit und verhalten sich deshalb „prophylaktisch" abwehrend oder aggressiv.

Soziale Fertigkeiten siehe soziale Kompetenz

Soziale Kompetenz umfasst alle Fertigkeiten und Handlungskompetenzen, die für ein befriedigendes Zusammenleben notwendig sind. Solche sozialen Fertigkeiten (social skills) sind an drei Voraussetzungen gebunden: (1) Eine differenzierte soziale Wahrnehmung, (2) eine komplexe soziale Urteilsfähigkeit und (3) ein umfassendes Verhaltensrepertoire. Soziale Fertigkeiten werden durch soziales Lernen in verschiedenen Lebensbereichen (Elternhaus, Schule, Freundeskreis) aufgebaut.

Soziale Regeln basieren auf Übereinkünften (Absprachen), welches Verhalten in einer gegebenen Situation (z.B. im Unterricht) als angemessen gelten soll.

Soziales Lernen siehe Modelllernen

Spiegelneuronen Die Beobachtung von bedeutungsvollen Handlungen führt zur neuronalen Aktivierung beim Menschen; die entsprechenden Zellen im Gehirn werden

Spiegelneuronen genannt. Die Funktion dieser Spiegelneuronen besteht darin, eine kognitive Repräsentation einer beobachteten Handlung aufzubauen. Eine vermutete Spezialisierung der Spiegelneuronen erlaubt einer Person darüber hinaus, auch Empfindungen und Gefühle anderer Menschen kognitiv zu repräsentieren, was die Basis für Empathie darstellt.

Stellvertretende Verstärkung siehe Modelllernen

Störung des Sozialverhaltens bezeichnet eine Gruppe auffälliger Verhaltensweisen, die sich als oppositionelles, aggressives und dissoziales Verhalten äußern können.

Störung mit oppositionellem Verhalten bezieht sich auf die vom Erscheinungsbild „leichtere" Vorläuferstörung der Störung des Sozialverhaltens. Diese Störung tritt meist bei jüngeren Kindern (vor dem neunten Lebensjahr) auf und äußert sich als ungehorsames und trotziges Verhalten.

Stress kann durch eine Vielzahl körperlicher und seelischer Reize ausgelöst werden (z. B. Wärme, Kälte, Lärm oder zwischenmenschliche Probleme). Jeder Reiz, der die eigene Anpassungsfähigkeit oder körperliche Beanspruchung überfordert, sorgt für ein Ungleichgewicht zwischen Anforderungen und Reaktionskapazitäten. Dieser Zustand wird als Stress bezeichnet und hängt von den eigenen Bewertungen ab. So wird kein Stress erlebt, wenn die Person davon ausgeht, dass sie die aktuellen Anforderungen bewältigen kann.

Stressor (Belastung) bezeichnet Reize, die Stress auslösen und eine Anpassungsreaktion verursachen. Die Begriffe „Stressor" und „Belastung" werden häufig synonym verwendet. Stressoren werden nach ihrem Ursprung in endogene Stressoren, die von der Person selbst ausgehen (z. B. zu hohe Leistungserwartungen) und exogene Stressoren differenziert, die von der Umwelt an die Person herangetragenen Anforderungen (z. B. Lärm). Bewertet die Person den Stressor als belastend, wird Stress erlebt und ein Bewältigungsversuch unternommen.

Stressverarbeitung (= Coping) bezeichnet die kognitiven und verhaltensbezogenen Versuche, mit den äußeren und inneren belastenden Anforderungen umzugehen. Weiterhin wird die Bewältigung davon abgegrenzt, die sich auf eine gelungene Stressverarbeitung bezieht (englisch „mastery"). Bewältigungsversuche können sowohl problem- als auch emotionsorientiert sein.

Tertiärprävention Gegenstand der Tertiärprävention ist, Krankheitsverschlechterungen, Verfestigungen von Störungen oder den Eintritt von Komplikationen bei einer bereits manifesten Erkrankung abzuwenden sowie Rückfälle bzw. neue Krankheitsepisoden zu verhindern. Typische Bestandteile der tertiären Prävention sind Rehabilitationsmaßnahmen zur Wiederherstellung von Gesundheit.

Therapeutische Beziehung kennzeichnet den Kontakt zwischen einem Therapeuten und Personen, die an einer Förderung oder Therapie beteiligt sind. Die Qualität der therapeutischen Beziehung bestimmt maßgeblich den Therapieerfolg.

Therapiemappe (Trainingsmappe) stellt eine Dokumentationsform des Therapieverlaufs für ein Kind dar. Hierzu erhält ein Kind schrittweise (von Sitzung zu Sitzung) alle Trainingsmaterialien als Kopie, die das Kind – nach der gemeinsamen Bearbeitung mit dem Therapeuten – in einer Mappe (mit Heftvorrichtung) sammelt. In dieser Mappe werden auch Materialien gesammelt, die ein Kind eigenständig zu Hause bearbeitet (z. B. den Detektivbogen). Die Mappe bringt ein Kind zu jeder Therapiesitzung mit.

Therapiemodul bildet eine thematische Einheit mit modulübergreifenden und modulspezifischen Zielen, konkreten Instruktionen (i. S. eines Therapiemanuals) und erprobten Therapiematerialien.

Therapievertrag regelt die Pflichten und Rechte des Kindes und des Therapeuten; er stellt eine schriftliche Vereinbarung über die Anzahl und Länge der Therapiesitzungen dar.

Time-Out (Auszeit) bedeutet einen Entzug von sozialen Verstärkern (z. B. Aufmerksamkeit, Zuwendung) und einen Ausschluss von Aktivitäten (Entzug von Handlungsverstärkern). In der Regel wird dabei ein Kind aus einer sozialen Situation entfernt und in einen möglichst reizarmen Raum gebracht.

Token werden Kindern für das Bemühen um Regeleinhaltung gewährt, wobei Tokens symbolische Verstärker (z. B. Münzen) darstellen, die gegen andere Verstärker (z. B. beliebte Aktivitäten) eingetauscht werden können.

Tokenprogramm siehe Münzverstärkung

Triggerfaktoren Auslöser

Ungünstige Erziehungshaltungen stellen überzogene Wunschvorstellungen der Eltern dar. Sie können zu einer extremen Verwöhnung des Kindes („Mein Sohn soll es einmal besser haben!"), Vernachlässigung oder übermäßiger Strenge („Was mir nicht geschadet hat, ist auch gut für meine Kinder.") führen. Meist resultieren diese Erziehungshaltungen aus eigenen Kindheitserlebnissen bzw. der unüberlegten Übernahme selbsterlebter Erziehungspraktiken.

Universelle Prävention umfasst Maßnahmen die auf Personen oder Personengruppen (z. B. eine Schulklasse) unabhängig von bestehenden Risikofaktoren oder ersten Erlebens- und Verhaltensproblemen bezogen sind. Sie weist den Nachteil eines breiten Angebots an Personen auf, die sich vermutlich auch ohne Prävention gesund entwickeln. Günstig ist jedoch, dass Personen durch eine Teilnahme an einer universellen Prävention nicht stigmatisiert werden.

Unkontrollierbarkeit bedeutet, dass eine Person nicht durch willentliche Handlungen erwartete Ergebnisse oder Konsequenzen herbeiführen kann. Verhalten und seine Folgen sind unabhängig voneinander, stehen also in keinem Zusammenhang. Eintreffen und Ausbleiben von Konsequenzen, seien es positive oder negative, sind gleich wahrscheinlich. Wiederholte Erfahrungen mit unkontrollierbaren negativen Ereignissen rufen einen unangenehmen psychischen Zustand hervor, der mit dem Begriff

„erlernte Hilflosigkeit" bezeichnet wird. Auch wiederholte Erfahrungen mit unkontrollierbaren positiven Ereignissen führen zu Hilflosigkeitsreaktionen.

Unsicherheit, soziale spiegelt sich als Sammelbezeichnung in vier kinderpsychiatrischen Diagnosen wider; die Phänomene treten bei der emotionalen Störung mit Trennungsangst, der Störung mit sozialer Ängstlichkeit, der sozialen Phobie oder der generalisierten Angststörung auf.

Verhaltensanalyse bildet ein diagnostisches Vorgehen in der Verhaltenstherapie, nach dem Informationen erhoben werden, mit deren Hilfe man auslösende und aufrechterhaltende Bedingungen eines Verhaltens abklärt. Auf diese Weise wird ein Problemverhalten erklärbar und warum sich ein Zielverhalten nicht entwickeln konnte. Es handelt sich um eine Methode zur systematischen Sammlung von Informationen auf der Basis von Verhaltensbeobachtungen, psychologischen Testverfahren und einer Elternexploration zur Diagnosefindung und Planung einer Verhaltenstherapie. Aus den auf diese Weise gesammelten Informationen erstellt man ein Bedingungsmodell, mit dem man Behandlungsschritte begründen kann.

Verhaltenseinübung siehe Rollenspiele

Verhaltenshemmung (Behavioral Inhibition) beschreibt die Verhaltenstendenz eines Kindes, in neuen Situationen mit anfänglicher Hemmung, Zurückhaltung, Angst, Schüchternheit und Rückzug sowie verstärkter psychologischer Aktivierung (z. B. Aufgeregtheit, Unruhe) zu reagieren.

Verhaltensmedizin bezeichnet die Anwendung von Methoden der Verhaltenstherapie auf verschiedene Fachgebiete der Medizin (z. B. auf die Kinderheilkunde = pädiatrische Verhaltensmedizin oder Verhaltenspädiatrie). Die Erkenntnisse und Techniken der Verhaltenstherapie werden in vielfältiger Weise im Bereich der Diagnostik, Prävention, Therapie und Rehabilitation genutzt.

Verhaltensmodifikation setzt die Analyse von ein Verhalten auslösenden und aufrechterhaltenden Bedingungen voraus; werden diese Bedingungen verändert, modifiziert sich auch dieses Verhalten.

Verhaltenspädiatrie siehe Verhaltensmedizin

Verhaltensrepertoire bezeichnet das Spektrum an Reaktionsmöglichkeiten im Kontext einer sozialen Situation. So soll ein Kind durch ein Verhaltenstraining verschiedene Verhaltensweisen einüben, um differenziert auf eine soziale Anforderung (z. B. eine berechtigte Kritik) reagieren zu können. Auf diese Weise zielen Verhaltenstrainings darauf ab, das Verhaltensrepertoire eines Kindes (und der Familie) schrittweise zu erweitern.

Verhaltenstherapie, entwicklungsorientierte Ein solches Vorgehen bedeutet, dass die Therapieplanung konsequent auf den Entwicklungsstand und die Entwicklungsprognose eines Kindes bezogen wird. Hierbei sind differenzierte Kenntnisse über die normale und abweichende Entwicklung erforderlich.

Verhaltensübung siehe Rollenspiel

Verstärker sind Konsequenzen, die einem Verhalten folgen und die Auftretungswahrscheinlichkeit dieses Verhaltens verändern.

Verstärkerqualität entscheidet darüber, ob ein Verhalten wahrscheinlicher oder weniger häufig auftritt. Eine angenehme Verstärkung (z. B. eine Belohnung) stellt einen positiven Reiz dar; diese positive Reiz- beziehungsweise Verstärkerqualität fördert die Auftretungshäufigkeit eines Verhaltens; umgekehrt verhält es sich bei einem negativen Reiz (z. B. Bestrafung).

Verstärkung bezieht sich auf Belohnung und Bestrafung. Zur Förderung von Kindern setzt man verschiedene Verstärkerarten ein: Soziale Verstärker bestehen in einem angenehmen zwischenmenschlichen Kontakt (z. B. Lob, Streicheln, Zulachen, aufmerksames Zuhören). Des Weiteren unterscheidet man materielle Verstärker (Geld, Süßigkeiten, Spielsachen usw.) und Handlungsverstärker; die letztgenannten bestehen darin, eine angenehme Handlung durchzuführen (z. B. Fernsehen, Lesen, Basteln).

Verstärkung, intermittierende bezeichnet eine verhaltenstherapeutische Technik, bei der das Zielverhalten nur noch gelegentlich verstärkt wird. Diese Art der Verstärkung führt zu einem stabilen Lernergebnis beziehungsweise einer stabilen Verhaltensänderung.

Verstärkung, partielle siehe intermittierende Verstärkung

Vertragstechnik bedeutet, dass zu Beginn einer Therapie zwischen Patient und Therapeut ein schriftlicher Vertrag geschlossen wird, der regelt, welche Pflichten und Rechte beide Seiten im Rahmen der Therapie haben. In der Regel wird in diesem Vertrag auch vereinbart, wie viele Sitzungen eine Therapie umfasst.

Sachwortregister

Sachwortregister

ABC-Methode 283, 288, 289, 290
Ablenkbarkeit, erhöhte 296
Absprachefähigkeit 149
Adhärenz 150
ADHS 363 ff.
Adipositas 158
Adolescent Coping with Depression Course (CWD-A) 272, 277
Affektregulation 146
Aggression 319 ff.
Aggressionsdiagnostik 324, 325
Aktivierungssteuerung 302
Aktivitätenprotokoll 284
Aktivitäts- und Aufmerksamkeitsstörung, einfacher 298, 372
Aktivitätsniveau 275
Altersgruppenspezifität 104
Analyse, horizontale 86
Angstbereitschaft 28
Angstdiagnostik 345
Ängstlichkeit, soziale 87, 356
Angstsensitivität 142
Angststörung 364
Angststörung, generalisierte 343, 354
Angstthermometer 145
Annäherung, sukzessive 52
Annäherungs- und Vermeidungsverhalten 68
Ansätze, verhaltensmedizinische 100
Anstrengung, mangelnde 67
Anstrengungsbereitschaft 67, 303
Anti-Stress-Training 253, 254
Anti-Stress-Training (AST) für Erstklässler 251, 264, 268, 269
Antwortverhalten, selektives 302
Äquipotentialität 27
Arbeitsgedächtnis 303
Arbeitsverhalten 127, 128
Ärger 248, 327, 340
Ärgerregulation 219
AST für Grundschüler 266
Attentioner-Training 196
Auffrischungskurs 263
Aufmerksamkeit, selektive 182, 249
Aufmerksamkeitsdefizit-/Hyperaktivitätsstörung (s.a. ADHS) 296, 300, 319, 323, 326
Aufmerksamkeitsfokussierung 226, 229, 231

Aufmerksamkeitsfunktion 187
Aufmerksamkeitslenkung 222, 225
Aufmerksamkeitssteuerung 373
Aufmerksamkeitsstörung 191, 196, 300, 309, 312, 337
Auftretensrate 41
Ausblenden von Verstärkung 37
Auslösereiz, unkonditionierter 163
Aussage, beschreibend-lobende 127

Bandura 56, 57, 67
Basisemotionen 217
Basisfertigkeit 309
Basisfunktion, neuropsychologische 186, 187, 194, 199
Basistraining 306, 308
Basisverhalten, therapeutisches 206
Battery for Assessment in Children-Merk- und Lernfähigkeitstest (BASIC-MLT) 188
Bauchschmerz, funktioneller 157
Bauchschmerz, rezidivierender 140, 141
Baukastenprinzip 210
Baukastensystem 105, 328
Beanspruchungssymptom 247
Bedingungsanalyse 75
Bedingungsanalyse, funktionale 73, 164
Befindlichkeitsstörung 148
Behandlung, intermittierende stationäre 151
Behandlung, teilstationäre 136
Behandlungsprogramm 150
Behandlungsschmerz 157
Behandlungssettings 132, 175
Behandlungsteam, multiprofessionelle 140
Behaviorismus 25
Behinderung 111
Behinderung, geistige 48
Bekräftigungswert, subjektiver 51
Belastungssituation 248
Belohnung 24, 31
Belohnung, direkte 33
Belohnung, indirekte 33
Belohnung, verzögerte 41
Belohnungseffekt 351
Belohnungssystem 367
Beobachtung, direkte 82
Beobachtungsaufgabe 333

Beobachtungsbogen für aggressives Verhalten (BAV) 324, 333
Beobachtungslernen 55, 58
Beratung, familienbezogene 99, 328
Beratung, problemorientierte 148, 313
Bestrafung 24, 31, 32, 44, 46, 50, 92
Bestrafung, direkte 31, 33
Bestrafung, externe 59
Bestrafung, indirekte 31, 34
Bestrafung, körperliche 325
Bewältigungsstrategie 173, 255
Bewusstheit, phonetisch-phonologische 123, 124
Bewusstheit, phonologische 123, 125
Beziehungsabbruch 151
Biofeedbackverfahren 194

Case-Manager 192
Chaining 37, 195
Chamäleon-Handpuppe 221
Child Behavior Checklist (CBCL) 336
Chronifizierung 279
Commitment 150
Compliance-Problem 177
Cool-Packs 169
Co-Therapeut 118, 119, 120, 121, 122, 130, 132

Datenerhebung, psychophysiologische 83
Defizit, emotionales 64
Defizit, kognitives 64
Defizit, motivationales 64
Denken, konstruktives 287
Denken, schlussfolgerndes 183
Depression 272, 291, 324
Depressionsprävention 345
Deprivation 51, 82
Dermatitis, atopische 161, 267
Desensibilisierung, systematische 17, 21, 29
Detektivbogen 348
Diabetes 158
Diagnosefindung 72
Diagnostik, neuropsychologische 176, 185, 187
Diagnostik, operante 83
Diagnostik, verhaltensanalytische 73
Diathese-Stress-Hypothese 276
Dilemma-Diskussion 237
Diskrimination, sukzessive 54
Diskriminationsfähigkeit 305

Diskriminationsleistung 49
Diskriminationslernen 24, 32, 49, 52, 80, 254
Diskriminationslernen, simultanes 54, 164, 349
Drehtürkarriere 151
Dysmorphophobie 174

Eigenantrieb 187
Eigenverantwortung 239
Ein- und Durchschlafstörung 174
Einfühlungsvermögen 241, 326, 328
Eingangsdiagnostik 113
Einnässen 158
Einschlafrituale 174
Einzelbetreuung, integrative 132
Einzeltraining 240, 328, 330, 346, 351
Eltern- und Angehörigenberatung 192
Elternberatung 171, 173, 192, 196, 328, 350
Elternbeteiligung 255, 262, 267
Elternexploration 78, 83
Elternexplorationsbogen 84
Elterngruppentraining 130
Elterninterview 373
Eltern-Kind-Beziehung 144, 172
Eltern-Kind-Interaktion 319, 347, 350, 362, 373
Eltern-Kind-Konflikt 325
Eltern-Kind-Treffen 256
Elternmitarbeit 350
Elterntraining 197, 304, 359, 360
Elterntraining, kognitiv-behaviorales 129, 363, 365
Elterntrainingsprogramm, videomodellbasiertes 363
Eltern-Verhaltenstraining 362
Emotionsausdruck, mimischer 214, 217
Emotionsregulation 56, 214, 236, 343
Emotionsverständnis 214
Empathie 62, 214, 217, 219
Entspannung 169, 255, 263, 364
Entspannungsmethoden 138, 146
Entspannungstechniken 282
Entspannungsübung 286
Entspannungsverfahren 27, 29, 98, 249, 258
Entspannungsverfahren, imaginative 326, 109, 111, 113, 115, 117, 119, 121, 123, 125, 127, 129, 131, 133, 135
Entwicklung, emotionale 186
Entwicklung, sozial-emotionale 243
Entwicklungsaufgabe 159

Sachwortregister

Entwicklungsdefizit 111
Entwicklungsförderung 114, 116, 122, 147
Entwicklungsintervention 307
Entwicklungsmodell 17, 103
Entwicklungsorientierung 104
Entwicklungspsychologie 213
Entwicklungspsychopathologie 102
Entwicklungsstörung 48, 101, 111, 112, 186
Entwicklungstest 6 Monate bis 6 Jahre (ET 6–6) 189
Epilepsie 193, 194
Episode, depressive 272, 273, 274, 279
Erfassungsbogen für aggressives Verhalten in konkreten Situationen (EAS) 324
Ergebniserwartung 67
Ergotherapie 155
Erholung, spontane 28
Erholungsaktivität 261, 262
Erholungskompetenz 263
Erinnerungskarte 218
Erkrankung, neurologische 188
Erkrankung, chronisch-somatische 156, 157, 159
Erkrankung, körperliche 22
Ermutigungsstrategien 346
Erpresserspiel 88, 89, 90, 91
Erziehungseinstellung, irrationale 332
Erziehungsheim 262
Erziehungskompetenz 46, 131, 142, 323, 364, 373
Erziehungsstil, fördernder 142
Erziehungsverhalten 325, 330, 344, 347
Erziehungsverhalten, entwicklungsförderndes 147
ET 6-6 109, 180, 182
Exploration 82, 83
Extinktion 28

Fading out 37
Fähigkeit, visuell-räumliche 185
Faktor, kognitiver 144
Faktor, makroanalytischer 144
Fallsupervision 107
Familienberatung, behavioral-systemische 159, 176
Familienrat 364, 373
Familienregel 374
Familientherapie, funktionale 361, 363
Familientherapie, kognitiv-behaviorale 150, 358, 359, 360, 361, 362, 365

Familien-Vertragsmanagement 374
Fertigkeit, soziale 147, 283, 307, 331, 355
Fertigkeit, sozial-emotionale 227
Fertigkeitstraining, soziales 99
Fluchtverhalten 50
Folgebelastung, psychosoziale 161, 172
Folgerichtigkeit 32
Förderkompetenz 129
Förderübung 118
Förderziel 114
Fremdunterbringung 151
Fremdverstärkung 34
Fremdwahrnehmung 227
Frühförderstelle, interdisziplinäre 113, 129
Frühfördertherapeut 112
Frühförderung, entwicklungsorientierte 99, 109, 110, 115, 118, 132
Frühförderverordnung 114
Frühtherapie 102
Frustrationstoleranz 197, 304
Funktionsbeeinträchtigung 158
Funktionsniveau, psychosoziale 112
Funktionsstörung, erworbene 186
Funktionsstörung, neuropsychologische 185, 190, 322
Funktionstraining 191

Geburtskomplikation 322
Gedächtnisstörung 194, 197, 198
Gedächtnisstrategie 195
Gedächtnistraining 195, 197
Gedanken, dysfunktionale 142, 144, 146
Gedanken, irrationale 287, 288
Gedankenstopp-Technik 171
Gefahrenschema 144
Gefahrenüberschätzung 144
Gefühl, negatives 214
Gegengedanken, positive 288
Gegenkonditionierung 24, 29
Generalisierung 42, 43, 68, 147, 150, 151, 305, 312
Generalisierungsfähigkeit 28
Genetisches Syndrom 186
Geschicklichkeitsaufgabe, visomotorische 127
Gesellschaft für Neuropsychologie 189
Gewohnheitsumkehr 165, 170, 171, 194
Grundintelligenz 183
Gruppenbehandlung 132, 133

Gruppenprogramm, psychoedukative 273, 278
Gruppensetting 210
Gruppentherapie 117, 119, 193
Gruppentraining 129, 241, 256, 328, 331, 332, 346
Gruppenübung 280, 287
Gruppenzusammensetzung 256, 314

habit reversal 165, 170
Handlungsplanung 305
Handlungsregulation 311
Handlungsverstärker 351
Hausaufgabe 258, 260, 261
Hauterkrankung 161
Hautstimulation 169
Heimerziehung 353
Hilfeverhalten 327
Hilflosigkeit 63
Hilflosigkeit, erlernte 63, 64, 68, 276, 166, 172
Hinweisreiz 50, 51, 227
Hinweisreiz, diskriminativer 164
Hinweisreiz, sozialer 326
Hirnfunktion 185
Hirnfunktionsstörung 185, 187, 200
Hirnleistungstraining 192
Hirnreifungsstörung 186
Hirnschädigung, erworbene 188
Hörverstehen 126
Hyperaktivität (s. a. ADHS) 297, 298, 300, 337

Igelspiel 332
Ignorieren, inkonsequentes 34
Ignorieren, konsequentes 34
Imagination 195
Imitation 55, 117, 119, 120, 121
Imitationsverhalten 59
Impulsivität 45, 296, 298, 300
Impulssteuerung 327
Individualisierung 78
Informationssammlung 82, 84
Informationsverarbeitung, sozial-kognitive 214, 217, 330, 167
Inhibition 196
Inhibitionskontrolle, mangelnde 303, 302
Institutsambulanz, kinder- und jugendpsychiatrische 139
Instruktionsverständnis 190

Intelligenzdiagnostik 113, 301
Intelligenzleistung 314
Intelligenzminderung 191
Interaktionsstörung 319
Interaktionsverhalten 344
Intervallverstärkung, fixe 37
Intervallverstärkungspläne 36
Intervention, familienbezogene 205
Intervention, familienorientierte 358, 365
Intervention, kognitiv-behaviorale 243
Interventionsstrategie 157
Interview 83
Interview, familiendiagnostisches 371
In-vivo-Konfrontationsübung 138
In-vivo-Übung 29
Irritabilität 219

JobFit-Training 238, 241, 242
Juckreiz 161, 162, 163, 171
Juckreizbewältigungsstrategie 171
Juckreiz-Kratz-Zirkel 162, 165
Juckreizwahrnehmung 167
Jugendhilfe, stationäre 151
Jugendhilfeeinrichtung 336
Jugendhilfemaßnahme 151

K-ABC 180, 182
Kapitän-Nemo-Geschichte 326, 330
Kapitän-Nemo-Methode 98
Katamnese-Studie 151
Kausalattribution 65
Kinder, entwicklungsgefährdete 177
Kinder, lernbehinderte 353
Kinder, oppositionell-aggressive 214
Kinder, sozial benachteiligte 353
Kinder- und Jugendgesundheitssurvey (KiGGS) 212
Kinder- und Jugendhilfegesetz 152
Kinder- und Jugendlichenpsychotherapie 208
Kinder- und Jugendpsychiatrie 136, 139, 145
Kinderarzt 177
Kinderheilkunde 177
Kinder, retardierte 120
Kinder, sprachretardierte 118
Kinderneuropsychologie, klinische 193, 186, 200
Kinderpsychologie, Klinische 102, 194, 242, 247, 319
Kinderpsychotherapie 44, 48
Kindertageseinrichtung 243

Kinderverhaltenstherapie 17, 21, 23, 46, 72, 78, 79, 92, 97, 98, 101, 132, 139, 200, 326, 358
Kind, sprachretardiertes 121
Klassenregel 223
Klassenwiederholung 301
Klassifikationsschema, multiaxiales 370
Klassifikationssystem 72
Kodierungsvorgang 58
Kognitionsanalyse 22
Kommentieren von Bilderbüchern 118
Kommunikationstraining 280
Kompensationshilfe 198
Kompetenz, emotionale 217
Kompetenz, soziale 142, 185, 323, 342, 349
Kompetenz, sozial-emotionale 212, 213, 220, 237
Kompetenz, sozial-kognitive 222
Kompetenz, sprachliche 125
Kompetenztraining, soziales 193, 280
Komplexitätsreduktion 118, 120
Konditionieren, klassisches 24, 25, 28, 44, 50, 143, 166
Konditionieren, operantes 24, 30, 46, 50, 80, 116, 143, 162
Konditionierung, respondente 162
Konfliktbewältigungsstrategie 237
Konfliktlösestrategie 215
Konfliktlösung 221, 233
Konfliktmanagement 220
Konfliktsituation 218
Konfrontation in vivo 146
Konfrontationsbehandlung 146
Konnektivität 191
Konsequenzen, negativen 30, 82, 116
Konsequenzerwartung 67
Kontiguität 29, 32, 45
Kontingenz 115, 143, 164
Kontingenzmanagement 46, 47, 48, 117, 165, 170, 364
Kontingenzzusammenhang 79, 92
Kontrolle, persönliche 57
Kontrollierbarkeit 63
Konzentrationsfähigkeit 249
Konzept, multisystemisches 361
Kopfschmerzen 141, 157
Krankengymnastik 155
Krankheit, chronische 101
Krankheitsbild, funktionelles 158
Krankheitsmanagement 161

Kratzalternative 168, 170
Kratzauslöser 166
Kratzimpuls 171
Kratzklötzchen 168, 171
Kratzkontrolle 172
Kratzprotokoll 167
Kratzverhalten 162, 163, 164, 167, 171, 172
Kreativtherapie 150
Krisenintervention 176
Kurzentspannung, bildgetragene 98

Lebensereignisse, belastende 276
Lebensqualität 159
Lehrereinschätzliste für Sozial- und Lernverhalten (LSL) 354
Leistungsdiagnostik 188
Leistungsfähigkeit, intellektuelle 183
Leistungsfähigkeit, kognitive 188
Leistungsfähigkeit, schulische 301
Leistungsniveau 189
Leistungsprobleme, schulische 186
Lernbereitschaft 28
Lernen 25
Lernen am Modell 117
Lernen durch Beobachtung 55, 61
Lernen, explizites 23
Lernen, fehlerloses 54
Lernen, implizite 23
Lernen, kognitives 53
Lernen, operantes 44
Lernen, soziales 54, 55
Lernen, sozial-kognitives 24, 57, 58, 60, 62
Lernprinzip 22, 23, 24, 197
Lernstörung 188
Lernstörung, nichtsprachliche 190
Lernstrategie 184, 198
Lerntheorie 22
Lerntheorie, sozial-kognitive 55, 56, 66
Lese-Rechtschreibfähigkeit 123
Lese-Rechtschreibstörung 112
Lese-Rechtschreibtherapie 191
Liaisondienst 175
Lob 47
Lobo-Kindergartenprogramm 125
Lobo-Programm, elternbasiertes 126
Lobo-Schulprogramm 125
Löschung 40

Magnetenzephalographie 61
Magnetstimulation, transkranielle 61

Manualtreue 206
Maßnahme, supportive 150
Mega-Stresser 254, 260
Memorierungstechnik 192
Merkfähigkeit 184, 186
Merkfähigkeitsstörung 189
Merkspanne 182, 184, 197
Metaanalyse 105
Methode, kognitive 98
Methode, operante 47, 48
Methode, verhaltenstherapeutische 22
Milieuwechsel 151
Missbrauch 151
Misshandlung 151
Mittelanalyse 77
Mnemotechnik 194
Modell, biopsychosoziales 343
Modellieren, kognitives 311
Modellierungsdialog 312
Modelllernen 24, 55, 56, 99, 117, 119, 130, 133, 215, 255, 260, 264, 349, 362
Modul 105
Modularisierung 210
Motivation 62
Münzverstärker-System 308
Muskelentspannung, progressive 138, 249, 260, 267, 285
Mutter-Kind-Maßnahme 155
Mutter-Kind-Spieltherapie 110
Mutter-Kind-Therapeut-Behandlungssetting 132

Nachahmungsverhalten 61
Nachhaltigkeit 150, 151
Neurodermitis 154, 157, 161, 172
Neurodermitisbehandlung 175
Neurodermitisschulung 155, 161, 173
Neurofeedback-Methode 304
Neuropädiatrie 180
Nordwestdeutsches Präventionsforum 213, 216, 242
Notfallplan 138

Organismusvariable 81

Patientenschulung 100, 159, 176, 193
Persönlichkeitsstörung, antisoziale 319, 324
Phantasiereise 267
Phobie, soziale 341, 342, 356
Phobie, spezifische 87

Planungsfähigkeit 307
Planungsfertigkeit 310
Planungsverhalten 316
Präventionsplan 291
Präventionsprogramm 104
Premack-Prinzip 41
Preparedness-Hypothese 28
Primärprävention 250
Prinzip der kleinen Schritte 117, 119
Prinzip der Komplexitätsreduktion 127
Problemanalyse 75, 306, 313
Problemlösefertigkeit 92, 282, 365, 369
Problemlöseprozess 77
Problemlösereflexivität 314
Problemlösestrategie 147, 252, 311, 375
Problemlösetraining 249
Programm, multimodales 250
Prompting 37, 39
Prozessanalyse 75
Psychiatrie-Personalverordnung 139
Psychoedukation 100, 137, 138, 145, 196, 254, 361, 362, 379
Psychologie, experimentelle 22

Qualitätssicherung 106, 191, 206, 208
Quotenverstärkung, fixe 37
Quotenverstärkungspläne 36

Reaktion, bedingte 25
Reaktion, emotionale 27
Reaktion, konditionierte 25, 29
Reaktion, inkompatible 35, 40, 41, 193
Reaktionsdifferenzierung 52
Reaktionsdiskrimination 52, 54
Reaktionsdiskriminationsaufgabe 52
Reaktionsdiskriminationsleistung 53
Reaktionsverzögerung, motorische 310, 307, 309
Reaktionszeitverzögerung 60
Reattributionstrainings 65
Reduktion der Komplexität des Reizangebots 117, 119
Regulationsstörung 194
Rehabilitation, neuropsychologische 48
Rehabilitation, psychosoziale 147
Rehabilitation, stationäre 262, 176
Reihenfolge 29, 32
Reiz, diskriminativer 53, 117
Reiz- und Reaktionsdiskrimination 49
Reizdiskrimination 50, 54

Sachwortregister

Reiz, diskriminativer 50
Reiz, hemmender 50
Reizgeneralisierung 27, 52, 163
Reiz-Reaktions-Diskriminationsprozess 54
Reiz-Reaktions-Psychologie 21
Reizverarbeitung 303
Reminder 197
Reminder-Training 197, 198
Repräsentation, kognitive 61, 60
Reproduktion, motorische 58
Resonanz-Mechanismus 61
Response-Cost-Verfahren 193, 196
Ressource, soziale 277, 103, 162, 185, 325, 334
Ressourcenanalyse 92
Ressourcenorientierung 104
Retardierungen der ZNS-Entwicklung 156
Rollenspiel 83, 99, 193, 197, 215, 218, 240, 241, 260, 280, 282, 290, 347
Rollenspiel, gelenktes 58, 233, 258
Rollentausch 240
Rückfallprävention 142, 150, 255, 269
Rückfallprophylaxe 273
Rückfallquote 151
Rückzug, sozialer 174
Ruhe, motorische 326
Ruheritual 223, 228

Sättigung 51, 82
Schädel-Hirn-Trauma 188
Schema, dysfunktionales 275
Schlafstörung 157, 172
Schmerzsensitivität 158
Schmerzverarbeitung 167
Schüchternheit 343
Schulabsentismus, chronischer 138
Schuldgefühl 173
Schulleistung 300
Schulphobie 140, 374
Schulverweigerung 148
Schwierigkeitsniveau 129
Sekundärprävention 252, 266
Selbstanweisung 226
Selbstaufmerksamkeit 344
Selbstbehauptung 220, 327
Selbstbekräftigung 59
Selbstbeobachtung 83, 145, 165, 167, 170, 254, 282, 348, 349
Selbstbeobachtungsverfahren 104
Selbstgespräch 59

Selbstinstruktion 40, 59, 168, 193, 226, 231, 255, 259, 290, 310, 327, 348, 349
Selbstinstruktionskärtchen 60
Selbstinstruktionstechnik 60
Selbstinstruktionstraining 376
Selbstkontrolle 24, 160, 170, 220, 239, 327
Selbstkontrollverfahren 98
Selbstmanagement 160
Selbstmanagementtherapie 35
Selbstmodifikation 348
Selbstregulation 131, 160, 304
Selbstregulationsprozess 56
Selbstsicherheitstraining 174
Selbststeuerung 307, 316, 373
Selbstverstärkung 34
Selbstvertrauen 344
Selbstwahrnehmung, differenzierte 229, 239
Selbstwirksamkeit 23, 24, 63, 67, 162
Selbstwirksamkeitserfahrung 166
Selbstwirksamkeitserwartung 28, 167
Selektion 196
Selektivität 196 Serielle Merkfähigkeit 181
Shaping 37, 40, 53
Sicherheitssignal 65, 66
Signalkarte 307
Simile-Materialien 312
Situationsanalyse 233
Situations-Verhaltens-Test 83
Sofortmaßnahme 377
SON-R 2 1/2-7 109
SORKC-Analyse 90
SORKC-Modell 75, 80, 81, 89, 115
Sozialpsychiatrie-Vereinbarungen 139
Sozialverhaltens, hyperkinetische Störung des 299
Sozialverhaltens, Störung des 320, 321
Spiegelneurone 61, 62
Spielzeit 367
Sprache, expressive 120
Sprachentwicklungsstörung 120
Spracherwerb 117
Sprachförderprogramm 120
Sprachförderung, vorschulische 122, 119, 120, 121
Sprachretardierung 120
Sprachsprechspiel-Programm 124
Sprachstörung 120
Sprachverständnis 120 Kopplung
Sprechangst 348 /-denken 127
Sprecherfertigkeit 366

Sprechfreude 121
Spritzenphobie 157
Standardisierung 78
Stepping Stones Triple P Programm 130
Steuerungsstrategie 322
Stimmung, depressive 273
Stimmungsbeobachtung 284
Stimmungsschwankung 304
Stimmungstagebuch 284, 291
Stopp-Signal 310
Stopp-Signal-Karte 309
Störung, autistische 113
Störung, aggressiv-dissoziale 361
Störung, depressive 144, 364
Störung, funktionelle und somatoforme 156
Störung, hyperkinetische 299
Störung, neuropsychologische 194
Störung der seriellen Merkfähigkeit 181
Störung des Sozialverhaltens 319
Störung, dysthyme 274
Störung mit sozialer Ängstlichkeit 341, 342
Störungsanalyse 73, 75, 77
Störungskonzept 331, 364
Strafe, körperliche 44
Strategie, emotionsregulierende 252
Strategie, kognitive 250
Strategietraining 306, 310
Strengths and Difficulties Questionnaire (SDQ) 336
Stressbewältigungskompetenz 252
Stressbewältigungsprogramm, multimodales 249
Stressbewältigungsprogramm, kognitiv-behaviorales 250
Stressbewältigungstraining 249, 264, 266
Stresserleben 250
Stressforschung 247
Stressimpfungstraining 251, 269
Stresskiller 252, 253, 255, 260
Stresskonzeption, psychologische 251
Stressmanagement 250
Stressor 247
Stressverarbeitungsstil 247
Stressverarbeitungsstrategie 248, 253
Stresswaage 252, 254, 260
Strukturierten Klinischen Interviews für DSM-IV (SKID-I) 279
Strukturierung, verhaltenstherapeutische 116
Strukturierung von Lernprozessen 114
Strukturqualität 107

Substanzmissbrauch 321, 324
Suizidalität, akute 278
Symptommanagement 160

Tagebuch 240
Tagesklinik 138
TAP (s. a. Testbatterie zur Aufmerksamkeitsprüfung) 183, 184, 196
Technik, imaginative 167
Technik, kognitive 146, 165
Technik, operante 35
Temperament, schwieriges 322
Temperamentsmerkmal 343
Tertiärprävention 252
Testbatterie zur Aufmerksamkeitsprüfung (TAP) 188
Test, psychologischer 78
Test, situationsspezifischer 79
Therapeutenpersönlichkeit 207
Therapie, multimodale 149
Therapie, multisystemische 376
Therapie, neuropsychologische 191, 192
Therapie, rational-emotive 280, 288
Therapiebausteine 307, 311
Therapiemanual 102, 105, 205
Therapiematerial 100, 104
Therapiemitarbeit 160, 165, 172
Therapiemodul 100
Therapiemotivation 162
Therapieplan 128
Therapieplanung 72, 74, 75, 91
Therapieplanung, entwicklungsorientierte 103, 104, 197, 319
Therapiestrategie 206
Therapievereinbarung 371
Therapievertrag 375
Tierexperiment 64, 276
Time-out 92, 193
Time-out-Methode 368
Time-out-Technik 45
Token 222, 228, 229, 47
Tokenprogramm 78, 313, 351
Tokensystem 60, 116, 165, 193, 198
Training, autogenes 249
Training mit aggressiven Kindern 324, 335
Training mit Jugendlichen 213, 238
Training mit sozial unsicheren Kindern 340, 353
Training, neuropsychologisches 186
Trainingsmanual 78

Trainingspaket 100
Trainingsprogramm, kompaktes 97
Trainingsvertrag 223
Transparenz 106
Traumatisierung 144
Trennungsangst 137, 140, 141, 172, 341, 345, 354
Trennungsangstbehandlung, teilstationäre 145
Trennungsangststörung mit Schulverweigerung 141, 374
Trennungsangsttagebuch 141
Trennungsereignis 276
Triade, kognitive 275
Triggerfaktor 158
Triple P 130
Trotzverhalten, oppositionelles 320, 321, 304

Überaktivität, motorische 296
Übungsbehandlung 150
Übungsdauer 128
Übungsprogramm 126, 127
Übungstechnik, reizgesteuerte 191
Übungszeitpunkt 128
Umfeldorientierung 104
Umstrukturierung, kognitive 21, 24, 193, 254
Umweltkontrolle 57
Unaufmerksamkeit 296, 297, 298, 300
Unkontrollierbarkeitsbedingung 64
Unterstützung, soziale 277, 325
Unterstützungskompetenz 118
Untersuchung, neuropsychologische 180
Unterzuckerung, diabetische 159
Unvorhersagbarkeit 66

Verarbeitung, intermodale 199
Verarbeitung, serielle 199
Verarbeitungsstrategie 248, 258, 261
Verfahren, hypnotherapeutisches 194
Verfahren, imaginatives 249, 255
Verfahren, operantes 170
Verhalten, aggressives 45, 88, 91
Verhalten, gehemmtes 343
Verhalten, inkonsequentes 65
Verhalten, operantes 80
Verhalten, aggressiv-dissoziales 212
Verhalten, oppositionelles 304
Verhalten, respondentes 25, 80
Verhalten, selbstverletzendes 194

Verhaltensanalyse 32, 33, 54, 72, 73, 74, 79, 80, 81, 82, 84, 89
Verhaltensanalyse, entwicklungsbezogene 86, 87, 88
Verhaltensanalyse, funktionale 73
Verhaltensanalyse, situationsbezogene 88, 91, 143
Verhaltensaufbau 31
Verhaltensbeobachtung 79, 82, 83, 333, 334
Verhaltensbeobachtung, systematische 72, 110, 150, 189
Verhaltenscheckliste 83
Verhaltensdiagnostik 73, 74, 140
Verhaltensdifferenzierung 326
Verhaltenseinübung von Kratzalternativen 168, 165
Verhaltensexzesse 92, 158
Verhaltensformung 35, 37, 38, 39, 53
Verhaltensformung, sukzessive 145
Verhaltensgleichung 77, 79
Verhaltenshemmung 142, 305
Verhaltensinventare 83
Verhaltenskonsequenz 47
Verhaltenskontrollsystem 370
Verhaltenslöschung 31
Verhaltensmängel 92
Verhaltensmedizin 158, 176
Verhaltensmodifikation, kognitive 22
Verhaltensorganisation 310
Verhaltensprobleme, sekundäre 187
Verhaltensprovokation 37, 39, 40
Verhaltensregel 65, 148
Verhaltensregulation 215, 304, 306, 308
Verhaltenssteuerung 51, 303
Verhaltensstörung, aggressiv-dissoziale 321, 102
Verhaltensstrategie 174
Verhaltenstherapie 97
Verhaltenstherapie, ambulante 138
Verhaltenstherapie, entwicklungsorientierte 103
Verhaltenstherapie, kognitive 175, 252
Verhaltenstherapieplanung 73
Verhaltenstraining im Kindergarten 216
Verhaltenstraining für Schulanfänger 220, 223
Verhaltenstraining in der Grundschule 236, 225, 234
Verhaltenstraining, komplexes 99, 102, 104, 107, 213, 216, 251

Verhaltensübung 215, 282, 349
Verhaltensverkettung 35, 37, 38, 39
Verhaltensvertrag 23, 48, 148
Verknüpfung, assoziative 26
Verlaufsdiagnostik 113
Vermeidungsverhalten 44, 50, 87, 89, 138, 139, 142, 143, 144, 344
Vernachlässigung 151
Versorgungsbedarf 157
Versorgungsstruktur 138
Verstärker 30
Verstärker, negativer 31
Verstärker, positiver 31
Verstärker, primärer 42
Verstärkerentzug 92, 308
Verstärkergabe 117
Verstärker, generalisierte 43
Verstärkerplan 223
Verstärkung 50, 92
Verstärkung, differenzielle 35, 40, 53
Verstärkung, episodische 35
Verstärkung, intermittierende 32, 36, 37
Verstärkung, negative 31, 89, 90, 164
Verstärkung, operante 308
Verstärkung, positive 31, 89, 116
Verstärkung, stellvertretende 35
Verstärkungsbedingung 30
Verstärkungskontingenz 31, 60
Verstärkungsplan 35, 36, 38
Verstärkungsplan, intermittierender 171
Verstärkungsrate 36
Versuch-Irrtum-Lernen 21
Vertragstechnik 376
Videoaufnahme 362
Viktimisierung 237
Vorhersagbarkeit 63, 65, 66
Vorsorgeuntersuchung 180

Wachstumsstörung 158
Wahrnehmung, differenzierte 225, 229, 237
Wahrnehmung, soziale 344
Wahrnehmungs- und Konstruktionsleistung, visuell-räumliche 192
Wahrnehmungsproblem, visuelles 184
Wahrnehmungsschulung 252, 262, 264
Wahrnehmungsstörung, visuelle 190
Wahrnehmungsübung 330
Wartezimmerfähigkeit 150
Wechsler Intelligenz-Skala für Kinder (WISC-IV, dt.) 188
Wiedereingliederung, schulische 148
Wiederholung 29, 32
Wirksamkeits- und Ergebniserwartung 66
Wirksamkeitserwartung 67, 68
WISC-IV (s. a. Wechsler Intelligenz-Skala) 182, 184
Wissensvermittlung 160
Wochenprotokoll 167
Wort-Bildgedächtnis 199
Wutkontrollplan 236

Zeitschrift „Kindheit und Entwicklung" 17
Zentrum, sozialpädiatrisches 113
Zielanalyse 77
Ziele, therapeutische 80
Zuhören, aktives 290
Zuhörerfertigkeit 368

Verzeichnis der Autorinnen und Autoren

Verzeichnis der Autorinnen und Autoren

Dipl.-Päd. Nikola Del Fabro
Sozialpädiatrisches Zentrum, Marienhausklinik St. Josef Kohlhof, Klinikweg 1–5, 66539 Neunkirchen
E-Mail: n.schaedler@koh.marienhaus-gmbh.de

Dipl.-Päd. Aline Dörr
Sozialpädiatrisches Zentrum, Marienhausklinik St. Josef Kohlhof, Klinikweg 1–5, 66539 Neunkirchen
E-Mail: a.doerr@koh.marienhaus-gmbh.de

Prof. Dr. Lutz Goldbeck
Universitätsklinikum Ulm, Klinik für Kinder- und Jugendpsychiatrie/Psychotherapie, Steinhövelstr. 5, 89075 Ulm
E-Mail: lutz.goldbeck@uniklinik-ulm.de

Dipl.-Psych. Olaf Hampel
Sozialpädiatrisches Zentrum, Marienhausklinik St. Josef Kohlhof, Klinikweg 1–5, 66539 Neunkirchen
E-Mail: o.hampel@koh.marienhaus-gmbh.de

Prof. Dr. Petra Hampel
Institut für Gesundheitspsychologie und Gesundheitsbildung der Universität Flensburg, Auf dem Campus, 24943 Flensburg
E-Mail: petra.hampel@uni-flensburg.de

Dr. Reiner Hasmann
Sozialpädiatrisches Zentrum, Marienhausklinik St. Josef Kohlhof, Klinikweg 1–5, 66539 Neunkirchen
E-Mail: r.hasmann@koh.marienhaus-gmbh.de

Dipl.-Psych. Wolfgang Ihle
Akademie für Psychotherapie und Interventionsforschung und Department für Psychologie der Universität Potsdam, Friedrich-Ebert-Str. 112, 14467 Potsdam
E-Mail: ihle@uni-potsdam.de

Dipl.-Psych. Dörte Jahnke
Department Psychologie, Universität Potsdam, Humanwissenschaftliche Fakultät, Karl-Liebknecht-Str. 24–25, 14476 Potsdam OT Golm
E-Mail: djahnke@uni-potsdam.de

Prof. Dr. Ute Koglin
Institut für Sonderpädagogik der Universität Oldenburg, Ammerländer Heerstraße 114–118, 26129 Oldenburg
E-Mail: ute.koglin@uni-oldenburg.de

Prof. Dr. Gerhard W. Lauth
Humanwissenschaftliche Fakultät der Universität zu Köln, Abt. Psychologie und Psychotherapie in der Heilpädagogik, Klosterstr. 79b, 50931 Köln
E-Mail: gerhard.lauth@uni-koeln.de

Dr. Anja C. Lepach
Zentrum für Klinische Psychologie und Rehabilitation der Universität Bremen, Grazer Str. 6, 28359 Bremen
E-Mail: alepach@uni-bremen.de

Prof. Dr. Fritz Mattejat
Klinik für Kinder- und Jugendpsychiatrie und -psychotherapie der Philipps-Universität Marburg, Hans Sachs Str. 6, 35039 Marburg
E-Mail: mattejat@ivv-marburg.de

Priv.-Doz. Dr. Meinolf Noeker
Landschaftsverband Westfalen/Lippe, Landesrat, Freiherr-vom-Stein-Platz 1, 48147 Münster
E-Mail: meinolf.noeker@lwl.org

Dr. Sylvia H. Oswald
Universitätsklinikum Ulm, Klinik für Kinder- und Jugendpsychiatrie/Psychotherapie, Steinhövelstr. 5, 89075 Ulm
E-Mail: sylvia.oswald@uniklinik-ulm.de

Prof. Dr. Franz Petermann
Zentrum für Klinische Psychologie und Rehabilitation der Universität Bremen, Grazer Str. 2 und 6, 28359 Bremen
E-Mail: fpeterm@uni-bremen.de

Verzeichnis der Autorinnen und Autoren

Prof. Dr. Ulrike Petermann
Zentrum für Klinische Psychologie und Rehabilitation der Universität Bremen, Grazer Str. 6, 28359 Bremen
E-Mail: upeterm@uni-bremen.de

Dr. Thomas Pietzsch
Sozialpädiatrisches Zentrum, Marienhausklinik St. Josef Kohlhof, Klinikweg 1–5, 66539 Neunkirchen
E-Mail: th.pietzsch@arcor.de

Prof. Dr. Peter F. Schlottke
Institut für Medizinische Psychologie und Verhaltensneurobiologie, Universität Tübingen, Gartenstr. 29, 72074 Tübingen
E-Mail: peter.schlottke@uni-tuebingen.de

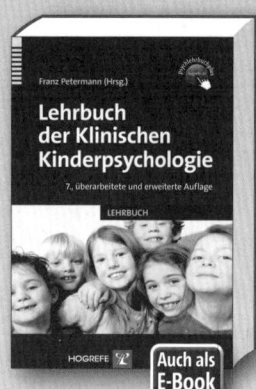

Franz Petermann (Hrsg.)

Lehrbuch der Klinischen Kinderpsychologie

7., überarb. u. erw. Aufl. 2013,
903 Seiten, geb.,
€ 69,95 / CHF 95,–
ISBN 978-3-8017-2447-4

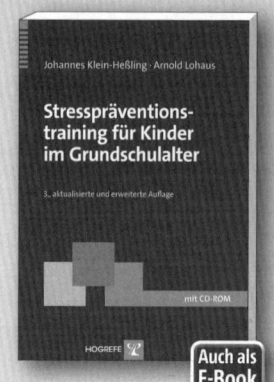

Johannes Klein-Heßling
Arnold Lohaus

Stresspräventionstraining für Kinder im Grundschulalter

(Reihe: »Therapeutische Praxis«)
3., aktualisierte und erweiterte
Auflage 2012, 116 Seiten,
Großformat, inkl. CD-ROM,
€ 29,95 / CHF 39,90
ISBN 978-3-8017-2431-3

Das Lehrbuch liefert in 45 Kapiteln eine Übersicht über Grundlagen und wichtige Anwendungsbereiche der Klinischen Kinderpsychologie. Im Mittelpunkt stehen zentrale Ansätze zur Erklärung und Behandlung psychischer Störungen im Kindes- und Jugendalter. Ergänzt wurde das Lehrbuch u.a. mit Kapiteln zu motorischen Entwicklungsstörungen, zu Kindesmissbrauch sowie zu Kindern psychisch kranker Eltern. Das Lehrbuch eignet sich auch für die Vorbereitung der Approbationsprüfung im Bereich Kinder- und Jugendlichenpsychotherapie.

Das Buch beschreibt ein Gruppentraining zur Stressprävention im Grundschulalter. Die dritte Auflage des Manuals gibt eine erweiterte und aktualisierte Einführung in das Thema Stresserleben und Stressbewältigungsverhalten von Kindern und stellt dazu neue Evaluationsergebnisse vor. Alle Arbeitsmaterialien sind nun auch zum direkten Ausdrucken auf einer CD-ROM beigefügt.

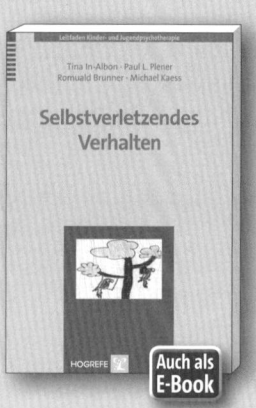

Tina In-Albon · Paul L. Plener
Romuald Brunner · Michael Kaess

Selbstverletzendes Verhalten

(Reihe: »Leitfaden Kinder- und Jugendpsychotherapie«)
2015, ca. 160 Seiten,
ca. € 24,95 / CHF 35,50
ISBN 978-3-8017-2571-6

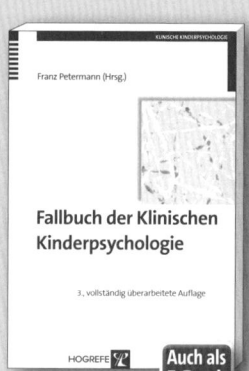

Franz Petermann (Hrsg.)

Fallbuch der Klinischen Kinderpsychologie

(Reihe: »Klinische Kinderpsychologie«)
3., vollständig überarbeitete
Auflage 2009, 347 Seiten,
€ 34,95 / CHF 46,90
ISBN 978-3-8017-2257-9

Nicht-suizidales Selbstverletzendes Verhalten ist bei vielen Jugendlichen ein Thema. Die häufigste Absicht, die mit diesem Verhalten einhergeht, ist die Reduktion von unangenehmen Emotionen. Der Band vermittelt aktuelle Ergebnisse zur Symptomatik, Diagnostik, Therapie und Prävention. Kernstück des Leitfadens sind die Leitlinien zur Diagnostik und Behandlung von nicht-suizidalem selbstverletzenden Verhalten, die praxisorientiert vorgestellt werden. Materialien für die Praxis und Fallbeispiele ergänzen den Leitfaden.

Das bewährte Fallbuch liefert eine ideale Grundlage für die psychotherapeutische Arbeit mit Kindern und Jugendlichen. Einheitlich aufbereitete Fallbeispiele illustrieren in der dritten, vollständig überarbeiteten Auflage die Behandlung psychischer Störungen im Kindes- und Jugendalter. Die ausgewählten Fallbeispiele beziehen sich auf Entwicklungs- und Verhaltensstörungen sowie die Behandlung der psychosozialen Folgen körperlicher Erkrankungen.

www.hogrefe.de

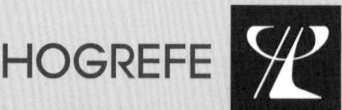

Hogrefe Verlag GmbH & Co. KG
Merkelstraße 3 · 37085 Göttingen · Tel.: (0551) 99950-0 · Fax: -111
E-Mail: verlag@hogrefe.de · Internet: www.hogrefe.de